U0232514

国医大师张大宁简介

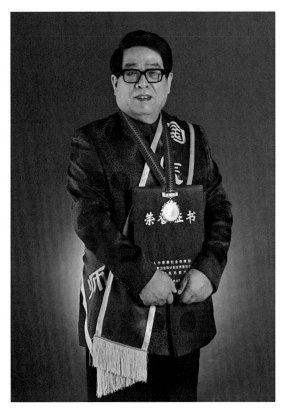

　　张大宁，生于1944年，天津人，国医大师、中央文史馆馆员、国际欧亚科学院院士、优秀中央保健医生，1998年被授予"张大宁星"。

　　现任天津市中医药研究院名誉院长、首席专家、天津市中医肾病研究所所长。主任医师、教授、博导、博士后导师、中医肾病学国家授衔专家，首批享受国务院特殊津贴专家，国家卫生和计划生育委员会公共政策专家咨询委员会委员，国家中医药管理局中医药改革发展专家咨询委员会委员。

　　又任中华中医学会副会长、肾病分会主任委员、中国中医药研究促进会会长、天津中医药学会会长。

　　曾任第九届、第十届、第十一届全国政协常委，第七届、第八届全国政协委员，第十一届全国政协教科文卫体委员会副主任，第十二届、第十三届、第十四届中国农工民主党中央副主席，第十二届天津市政协副主席，农工党天津市第八届、第九届主委。

　　作为中医肾病学的奠基人之一，20世纪80年代，张大宁主编了我国第一部

《实用中医肾病学》和《中医肾病学大词典》，提出"肾为人体生命之本""心-肾轴心系统学说""补肾活血法"等理论，并以高超的临床疗效赢得广大患者们的赞誉。

多年来，张大宁著述及论文颇丰。出版了我国第一部中医肾病学专著《实用中医肾病学》和《中医肾病学大辞典》，还有其他如《中医补肾活血法研究》《补肾活血法与肾脏疾病》《古今肾病医案精华》《张大宁医学论文集》《中医基础学》《常用中成药》等十余部学术专著，以及发表在国内外重要学术刊物上的百余篇论文，都在中西医学术界产生重要影响，其中有些著作被国外翻译成外文并在国外出版发行。

作为中国中医肾病学的学术带头人，张大宁曾多次主持国际及全国肾脏病学术会议，包括海峡两岸的一些高级学术会议。并应邀赴美国、英国、日本、德国、法国、韩国、澳大利亚以及东南亚等国家著名大学讲学、会诊，广受好评，并为不少外国元首、政要会诊，广受赞誉。

1990年8月，张大宁教授作为大陆首位杰出中医学者应邀赴台湾讲学，半个多月的时间，他走进了台大、荣民总医院、阳明医学院等机构讲学与会诊，广受赞誉，在台湾宝岛引起轰动，使两千多万台湾同胞第一次目睹了大陆中医学者的风采，架起了隔绝四十多年的海峡两岸的第一座桥梁，受到中央领导好评。以后又多次赴台讲学、会诊，深受中国台湾中西医界以及社会上下层的欢迎。

1998年8月，经中国科学院提名，国际天文学联合会批准，将中国科学院发现的8311号小行星命名为"张大宁星"，这是世界上第一颗以医学家命名的小行星，被收录世界吉尼斯大全，中国集邮总公司专门发行了纪念首日封。

2013年，由张大宁亲传弟子张勉之教授主编的450万千字五卷精装本《张大宁学术思想文集》正式出版发行。为了祝贺该书的出版和"张大宁星"命名十五周年，全国政协、国家中医药管理局、天津市政协以及中华中医药学会、中国中医药研究促进会等组织了专门大会，现任和曾任党和国家领导人贾庆林、孙春兰、王刚、陈竺、桑国卫、陈宗兴等题字、来电或亲临大会表示祝贺，中国集邮总公司再次专门发行了纪念首日封。

2013年，李克强总理在中南海紫光阁向张大宁颁发了亲自署名的中央文史馆馆员证书。

2014年，由人力资源和社会保障部、卫生部和国家中医药管理局三部门共同组织评选，张大宁教授入选第二届国医大师。

"十二五"国家重点图书出版规划项目

国医大师临床研究

张大宁医学丛书

中华中医药学会 组织编写

张大宁补肾活血法研究

张勉之
范玉强
总主编

王莹
杨洪涛
张勉之
主编

科学出版社
北京

内 容 简 介

　　本书是"十二五"国家重点图书出版规划项目《国医大师临床研究·张大宁医学丛书》分册之一，获得国家出版基金项目资助。全书系统总结了张大宁补肾活血法理论与临床研究，内容共分三篇，从补肾活血法的源流及其提出、实验研究与理论探讨及临床研究来阐述。全书实用性强，也具有临床医学探讨意义。

　　本书适合中医临床医生及科研工作者使用。

图书在版编目（CIP）数据

张大宁补肾活血法研究／张勉之，杨洪涛，王莹主编 . —北京：科学出版社，2016.1

（国医大师临床研究·张大宁医学丛书）

国家出版基金项目·"十二五"国家重点图书出版规划项目

ISBN 978-7-03-046514-6

Ⅰ.①张…　Ⅱ.①张…②杨…③王…　Ⅲ.①补肾–研究②活血–研究　Ⅳ.①R256.5②R254.2

中国版本图书馆 CIP 数据核字（2015）第 285694 号

责任编辑：郭海燕／责任校对：何艳萍
责任印制：赵　博／封面设计：黄华斌　陈　敬

科学出版社 出版

北京东黄城根北街 16 号

邮政编码：100717

http://www.sciencep.com

三河市春园印刷有限公司印刷

科学出版社发行　各地新华书店经销

*

2016 年 1 月第　一　版　开本：787×1092　1/16
2024 年 6 月第六次印刷　印张：19 1/2　插页：1
字数：499 000

定价：98.00 元

（如有印装质量问题，我社负责调换）

《国医大师临床研究》丛书序

2009年6月19日，人力资源和社会保障部、卫生部和国家中医药管理局在京联合举办了首届"国医大师"表彰暨座谈会。30位从事中医临床工作（包括民族医药）的老专家获得了"国医大师"荣誉称号。这是新中国成立以来，中国政府部门第一次在全国范围内评选国家级中医大师。国医大师是我国中医药事业发展宝贵的智力资源和知识财富，在中医药的继承创新中发挥着不可替代的重要作用。将他们的学术思想、临床经验、医德医风传承下来，并不断加以发展创新，发扬光大，是继承发展中医药学，培养造就高层次中医药人才，提升中医药软实力与核心竞争力的重要途径。

为了弘扬中华民族文化，广泛传播和充分利用中医药文化资源，满足中医药人才队伍建设的需要；进一步完善中医药传承制度，将国医大师的学术思想、经验、技能更好地发扬光大。科学出版社精心组织策划了"国医大师临床研究"丛书的选题项目，这个选题首先被新闻出版总署批准为"十二五"国家重点图书出版规划项目，后经科学出版社遴选后申报国家出版基金项目，并在2012年获得了基金的支持。这是国家重视中医药事业发展的重要体现，同时也为中医药学术传承提供良好契机。国家出版基金是国家重大常设基金，是继国家自然科学基金、国家社会科学基金之后的第三大基金，旨在资助"突出体现国家意志，着力打造传世精品"的重大出版工程，在"弘扬中华文化，建设中华民族共有精神家园"方面与中医药事业有着本质和天然的相通性。国家出版基金设立六年以来，对中医药事业给予了持续的关注和支持。

作为我国成立最早、规模最大的中医药学术团体，中华中医药学会长期以来为弘扬优秀民族医药文化、促进中医药科学技术的繁荣、发展、普及推广发挥了重要作用。本丛书编辑出版工作得到了中华中医药学会大力支持。国家卫生和计划生育委员会副主任、国家中医药管理局局长、中华中医药学会会长王国强亲自出任丛书主编。

作为中国最大的综合性科技出版机构，60年来科学出版社为中国科技优秀成果的传播发挥了重要作用。科学出版社为本丛书的策划立项、稿件组织、编辑出版倾注了大量心血，为丛书高水平出版起到重要保障作用。

本丛书同时还得到了各位国医大师及国医大师传承工作室和所在单位的大力支持，并得到各位中医药界院士的支持。在此，一并表示感谢！

本丛书从重要论著、临床经验等方面对国医大师临床经验发掘整理，涵盖了中医原创思维与个性诊疗经验两个方面。并专设《国医大师临床研究概览》分册，总括国医大师临床研究成果，从成才之路、治学方法、学术思想、技术经验、科研成果、学术传承等方面疏理国医大师临床经验和传承研究情况。这既是对国医大师临床研究成果的概览，又是研究国医大师临床经验的文献通鉴，具有永久的收藏和使用价值。

文以载道，以道育人。丛书将带您走进"国医大师"的学术殿堂，领略他们深邃的理论造诣，卓越的学术成就，精湛的临床经验；丛书愿带您开启中医药文化传承创新的智慧之门。

《国医大师临床研究》丛书编辑委员会
2013 年 5 月

陈 竺 序

中国医药学是一个伟大的宝库，是中华民族传统文化的重要组成部分。几千年来，对中华民族的繁衍昌盛和世界医学的发展都作出了巨大的贡献，是世界医学宝库中的一块璀璨的瑰宝。

中医学之所以称之为"伟大的宝库"，一方面它有着独立的系统完整的理论体系；另一方面还有着极其丰富、行之有效的临床实践经验。而这些理论和经验，除了记载在《黄帝内经》《伤寒论》《金匮要略》《神农本草经》四部经典和历代不少名家的医学著作中，还存在于众多的老中医的经验之中，所以完整地继承、整理、研究、发扬他们卓有成效的临床经验和理论，实是当务之急。

国医大师张大宁是我国著名中医学大家、国医大师、中央文史馆馆员、国际欧亚科学院院士，多年从事中央领导的医疗保健工作，学术功底深厚，临床经验丰富，尤其在中医肾病学的理论和实践方面造诣颇深。他曾在 20 世纪 80 年代主编了我国第一部《实用中医肾病学》和《中医肾病学大辞典》，科学严谨地规范了"中医肾病"的概念、范围及辨证论治的基本规律，并提出"肾为人体生命之本""心-肾轴心系统学说""补肾活血法"等理论，被誉为中医肾病学的奠基人之一，是一位被医学界和社会公认的、有着高超医术的中医大家。1998 年，经中国科学院提名，国际天文联合会命名"张大宁星"，这是世界上第一颗以医学家命名的小行星。

大宁教授医德高尚，严格律己，善待病人。无论是高官政要、亿万富翁，还是平民布衣、贫困百姓，他都一视同仁，奉为至亲。他经常以孙思邈的《大医精诚论》来要求自己和教育学生，这种崇高的医德在医界和社会上传为佳话。

大宁教授是中国农工民主党党员，曾担任过第十二届、第十三届、第十四届农工党中央副主席，第九届、第十届、第十一届全国政协常委，第七届、第八届全国政协委员，并担任过第十一届全国政协教科文卫体委员会副主任，以及农工党天津市主委、天津市政协副主席等职务。作为担任过中央及地方领导的参政党党员，多年来他不仅努力敬业，做好自己的本职工作，而且积极参政议政，为中央及地方提出很多有价值、有建设性的意见和建议，受到中央领导的多次表扬。

大宁教授有很多名誉，但他从不自傲，总是谦虚待人，礼贤下士。此次《国医大师临床研究·张大宁医学丛书》的出版，凝聚了他及传承弟子的心血，我衷心地祝贺他，愿我们的医学同道及广大农工党员学习他的高尚医德和敬业精神，为我国医学卫生事业的发展做出新的贡献。

即将付梓，是为序。

全国人大常委会副委员长

中国农工民主党中央主席　　陈竺

中华医学会会长

2015 年 11 月

邓铁涛序

日前，大宁教授送来他弟子张勉之和范玉强等主编的《国医大师临床研究·张大宁医学丛书》的部分书稿，大体浏览了一下，注意到他说的这样一段话，我很同意。"中医学，从学科的属性来讲，属于自然科学中应用科学的范畴，即属于医学的范畴。但由于它在形成和发展的漫长历史过程中，所具有的特殊历史背景和条件，使其具有浓厚的、中华民族传统文化的底蕴和内涵。中医学是一门独立于现代医学之外的，系统完整的医学科学体系"，这段话既讲明了中医学有关"科学与文化"的双重属性，又讲明了中医学作为一门系统、完整，而又有着自己特色和优势的学科体系，独立地屹立于世界医学之林。

中医学之所以称为伟大的宝库，除了具有自己独特系统的理论体系和临床经验之外，还有着《黄帝内经》《伤寒论》《金匮要略》《神农本草经》等四大经典，及数以千计的历代医家著作。除此之外，还有着数以万计的老中医，这些老中医不仅有着丰富的临床实践经验，而且还有着自己独特的学术思想，总结、整理这些十分宝贵的资源、实是当今中医界的重要任务。

张大宁是我国第二届国医大师，对于我们这些耄耋之年、期颐之年的首届国医大师来讲，属于"小一辈"的国医大师，大宁教授是我国著名的中医大家，多年从事中医肾病学的研究，在中医肾病学的形成和发展中，作出了巨大的贡献，是中医肾病学的奠基人之一。大宁教授有着深厚的中医理论功底，和丰富的临床经验，多年坚持在中医临床工作第一线，以高尚的医德和高超的医术，赢得广大患者的赞誉。此外，他坚持教书育人，言传身教，提携后人，培养了一批又一批的中医高档人才。同时，他坚持临床与科研相结合，在中医肾病研究领域取得了很大的成果。

这里要特别提到大宁教授的亲传弟子张勉之，他从现代医学角度对大宁教授的临床经验，尤其是"补肾活血法"的机理进行了系统的研究，取得了不少的成绩，有力地证实了其科学基础和内涵。

最近，大宁教授的弟子们将其老师多年来积累的临床经验、学术思想、科研成果和心得体会编成大作出版，很有意义，必会推动中医学的发展，促进中医药的传承与创新，作为老一代的中医，我衷心的祝福他们。

谨以此为序。

邓铁涛

2015.10

传承好中医 发展好中医

——写在《张大宁医学丛书》出版的时候

《张大宁医学丛书》即将付梓了，丛书编者请我写序，我想了想，写点想法，取名"传承好中医发展好中医"，放在丛书正文的前面，算是一点感悟吧。

时间真快，我现在已经是一名七十多岁的老人了，可以说干了一辈子中医，几乎每一天都没闲着，看病、看书、写书、学习，医、教、研忙个不停，看过的病人可以说"数以十万计"，在长期、大量的临床实践中，总结了一些行之有效的经验，也悟出了一些有关中医理论上的问题，学生们整理起来，编查丛书，算作为一次总结，和同道们的交流吧。

我们常说："中医药学有着几千年的悠久历史，长期以来，在中华民族的繁衍昌盛上作出了巨大的贡献"，我想这是无疑的。但如何看待这门学科，如何评价这门学科，人们看法上却不尽相同。与此，我在2007年3月，在向时任中共中央总书记、国家主席胡锦涛汇报中医工作时，有过这样一段话："中医学，从学科的属性来讲，属于自然科学中应用科学的范畴，即属于医学的范畴。但由于它在形成和发展的漫长历史过程中，所具有的特殊历史背景和条件，使其具有浓厚的中华民族传统文化的底蕴和内涵"。意思是说，中医学具有"医学"和"文化"的双重属性，我想这是西医所不具备的。正是因为如此，所以中医学算作"国学"的一部分，可以申请世界的"非遗"；也正是如此，中医学要讲传承，要带徒，要评大师，要读经典。纯属自然科学的学科，是"新的代替老的"，"读最新的、学最新的、用最新的"，而"文化"则不然，"文化"是讲经典，讲"新的老的并存，百花齐放"，《诗经》是诗歌的经典，但没有人分析"唐诗是超过了诗经，还是不如诗经"，没有人分析"现代诗是超过了唐诗，还是不如唐诗"，"文化"需要的是"新的继承老的、发展老的，但新的老的都要存在，要讲传承"，这也许能回答一些西医经常问的问题："为什么中医总是要读古书？"

当然，我要说的一点是，中医学虽然是具有传统文化属性，但它根本的属性是"医学"，换言之，是一门防病、治病的科学。我常讲："广义的临床疗效，包括防病、治病、康复、养生、延年益寿等，是任何一门医学的根本宗旨与归宿，离开了这点，作为一门医学将不复存在"，中医学也是如此。两千多年来，中医学之所以产生、所以发展，其根本的原因在于它的"疗效"，在于它能防病治病，能养生，能益寿，如果没有这些，它也就早已灭亡了。但由于前面所说的中医学的特点，中医学的双重属性，所以中医学作为世界医学宝库的一部分，它的"宝"

不仅仅在于当代的医疗实践中，而更多的在于中医学的四大经典，在于中医学的历代医学著作，在于现代老中医的经验之中。

不久前，中国中医科学院85岁的屠呦呦研究员荣获2015年诺贝尔生理学或医学奖，作为中国大陆第一位诺贝尔自然科学奖的获得者，像是一声惊雷，震动整个神州大地，中国人期盼百余年的梦想变成了现实，除了兴奋、激动、高兴之余，又会带来哪些思考呢？我想会很多、很多，但无疑，其中一条重要的思考是：这第一个诺贝尔奖来自于中医，来自于中药，来自于晋代葛洪的《肘后备急方》，一本看起来不显眼的小册子，"肘后"即放在袖子里，"备急"是医生、老百姓都可以"备急"，"方"即中药方剂、药物，《肘后备急方》充其量不过是一本"可以放在袖子里"的"简明内科急救手册"，传承下来，发展出去，却成了每年可以救活数百万人生命的无价之宝，要知道，这只是数以千计、数以万计的中医药著作中的"一本小书"，沧海之一粟，能量竟然如此之大，那整个中医药学的宝库中该有多少"宝"呢？该在世界医学的发展中作出多大的贡献呢？我想，再往大处想，再往远处想，再大也不为大，再远也不为远，真正的宝库啊！

我常和学生们讲："读经典、读历代医学著作，学老中医经验，多临床、多实践、多总结"，这是学中医、用中医、传承中医、发展中医的必由之路，要系统完整的传承好中医，才能科学创新的发展好中医，我们鼓励西医学中医，鼓励中西医结合，鼓励多学科的专家们加入到研究中医、发展中医的队伍中来。

中共中央总书记、国家主席、中央军委主席习近平非常重视中华民族传统文化的继承与发扬，重视作为中华民族传统文化一部分的中医药的传承与发展，习主席指出："中医药学凝聚着深邃的哲学智慧和中华民族几千年的健康养生理念及其实践经验，是中国古代科学的瑰宝，也是打开中华文明宝库的钥匙"。这是总书记站在战略的高度，对中医药学所做的最科学、最准确的评价，也是对中医药学最重要的指示。

2014年10月30日，中共中央政治局委员、国务院副总理刘延东在人民大会堂接见第二届国医大师时，曾做过一段中医学整体定位与发展的重要指示："要把中医药这一独特的卫生资源发展好，潜力巨大的经济资源利用好，具有原创优势的科技资源挖掘好，优秀的文化资源弘扬好，重要的生态资源维护好"，这一段精彩的论述，不仅给悠久的中医药学以科学、完整地定位，而且又以简练、准确的语言对中医药学的发展予以高度的概括。所以后来国家中医药管理局让我代表30位国医大师发言时，我以四个"非常"表达了大家的感想和体会，即"非常科学、非常全面、非常严谨、非常准确地表明了中医药学的特色和优势，表明了中医药学在我国医疗卫生事业中的重要作用，表明了中医药学作为原创医学在人体生命科学中的重要内涵，表明了中医药学在中华民族传统文化中的重要位置，表明了中医药学在我国经济、文化、科教，乃至整个社会发展中所作出的，和将进一步做出的更大更重要的贡献"。

在这篇感悟文章的最后，我愿以下面一段发自内心的话，与同道们共勉：

我们生活在条件最好的年代里，有这么好的民族，这么好的国家，这么好的制度，这么好的领导，这么好的传统文化，这么好的中医遗产，这么好的老中青结合的队伍，让我们团结起来，"坐下来，安下心，念好书，实好践，多看书、多临床、多研究、多总结"，把我们中华民族传统文化中的瑰宝中医学，系统完整地继承下来、传承下去，科学创新地发展开来，为中国人民、世界人民的健康事业作出贡献，为世界医学宝库增添一份绚丽多彩的礼物。

谢谢大家。

张大宁

2015 年 11 月

总　前　言

　　张大宁，我国著名的中医学大家、中医临床家、中医教育家、中医肾病学专家、国医大师、中央文史馆馆员、国际欧亚科学院院士。从 20 世纪 90 年代至今，张大宁连续担任中央保健医生，负责中央领导的医疗保健工作，被中央授予优秀中央保健医生，予以表彰。张大宁现任天津市中医药研究院名誉院长、首席专家，天津市中医肾病研究所所长。主任医师、教授、博导、博士后导师、中医肾病学国家授衔专家、首批享受国务院特殊津贴专家、国家卫生和计划生育委员会公共政策专家咨询委员会委员、国家中医药管理局中医药改革发展专家咨询委员会委员。同时，还兼任中华中医药学会副会长、肾病分会主任委员、中国中医药研究促进会会长、天津市中医药学会会长、天津市老卫生科技工作者协会会长，以及《中医杂志》《中华中医药杂志》等十余种专业学术期刊的编委会主任、副主任。

　　作为中医肾病学奠基人之一的张大宁教授，在 20 世纪 80 年代，就主编了我国第一部《实用中医肾病学》和《中医肾病学大辞典》，科学、严谨地规范了"中医肾病"的概念、范围，及辨证论治的基本规律，从而"中医肾病学"从中医内科学中科学地分离出来，形成一门独立的，系统完整的中医临床学科。其中，他提出的"肾为人体生命之本""心-肾轴心系统学说""肾虚血瘀论和补肾活血法"等理论，已被中西医学术界所公认。尤其是"补肾活血法"的理论，经过三十余年中西医多学科的共同研究，现已在 100 多种病症中得到广泛使用，获得满意的效果。为此，经全国科协、国家中医药管理局、民政部批准，中华中医药学会于 2011 年成立了全国自然科学二级学会——中医补肾活血法分会，这是第一个以"个人提出的治法"命名的医学会。张大宁治疗各种肾脏疾病，如慢性肾炎、慢性肾盂肾炎、肾病综合征、糖尿病肾病、慢性肾衰竭等，有着卓著的疗效，在全国乃至国际上都享有盛名。几十年来，经他治愈的患者数以万计，不少国家元首政要都慕名求诊。他医德高尚，严格律己，对待病人，都一视同仁，奉为至亲。门诊看病时，他经常从早上八点看到半夜，仔细认真、一丝不苟，病人感动万分。几十年来，他几乎每天不离病人，有求必应。用他自己的话说："从个体上、现象上看，是病人求医生；但从整体上、本质上看，是医生求病人。脱离了病人，医生就失去了存在的价值"。

　　科研方面，张大宁多年从事中医药治疗肾脏疾病的临床与基础研究，他强调"在临床实践有效的基础上，从事基础研究"。作为首席专家，负责国家"十五""十一五""十二五""十三五"的课题多项，其研究成果证实，中医药对于肾小球硬化、间质纤维化、小管萎缩以及血管病变等，都有着良好的效果，从而打破了西医"不可逆"的理论，也为其他脏器硬化和纤维化的治疗提供了新的思路。其领衔研究的"肾衰系列方治疗慢性肾衰竭的临床与实验研究""TNF-α 对肾间质纤维化细胞表型变化的影响及补肾活血法对 TEMT 的抑制作用""补肾活血法在肾间质纤维化上的应用研究""补肾活血法治疗系膜增生性肾小球肾炎的临床与基础研究"等，先后荣获国家各级科技进步一等奖、二等奖等十余项科技成果奖及多项发明专利。他研制的"肾康宁胶囊""补肾扶正胶囊""活血化瘀胶囊""补肾止血胶囊""肾衰排毒胶囊""糖肾康胶囊"等二十余种成药，疗效显著，驰名国内外。其他如"碳类药"在慢性肾衰中的应用；中药"脱钾"技术在高血钾患者中的应用等，都堪称国内外一流水平。

1990 年 8 月，张大宁作为首位大陆杰出中医学者赴台湾讲学会诊，破冰之旅，架起了海峡两岸医学交流的第一座桥梁，受到台湾两千多万同胞和中西医界的热烈欢迎，以后又多次赴台，为两岸交流作出重大贡献，受到中央领导的表扬。

1993 年，张大宁用个人款项建立了"张大宁传统医学基金会"，以弘扬祖国传统医学，发扬中医肾病事业。张大宁积极培养接班人，作为博士生导师、博士后导师和国医大师，多年来在全国各地建立了数十个工作站，培养了一批又一批的学术接班人，形成完整的学术梯队。

1998 年 8 月，经中国科学院提名，国际天文学联合会批准，将中国科学院发现的 8311 号小行星命名为"张大宁星"，这是世界上第一颗以医学家命名的小行星，为此被选入世界吉尼斯大全，中国集邮总公司特别发行了纪念首日封。

此外，张大宁作为国学大师，对中华民族的传统文化，对国学，尤其是"经学"，有着深厚的功底和研究，他有自己撰写的 96 字的治家格言和各种教人诲人的警句名言，使后学者，包括子女和学生，都能"做人正，做事强，人忠厚，人包容"，以下仅将张大宁的《治家格言》摘录于下，作为本书总前言的结束语以自勉。

张大宁治家格言；书香门第，诗礼传家；孝悌为首，忠厚为佳；实力立足，事业为重；勤奋好学，若谷为大；人生挑战，笑而相迎；难得糊涂，粗旷儒雅；宏观人世，似与非似；业绩昭昭，为本中华；女子贤惠，端庄规范；敬老爱夫，教子淑达；家庭和睦，老幼各宜；代代相传，兴旺发达。

《张大宁医学丛书》总主编　张勉之
范玉强
2015 年 11 月

目　　录

第三篇　张大宁教授补肾活血法的临床应用

第一篇　补肾活血法源流与张大宁教授补肾活血法的提出

祖国医学认为，肾为先天之本，在人体中占有重要的位置，古人认为肾脏对于人体的重要性犹如大树离不开树根，因此把它比作人体之根、人体之本。人们对于肾的认识及补肾法的运用也是逐步深入、逐步完善起来的。

中医"瘀血"是指瘀积不行、污秽不洁和已离经脉之血及在久病后影响到脉络时所出现的病变。它既是疾病过程中产生的病理产物，又可作为致病因素加重病情的进展。因为"久病多瘀"，在慢性病的进程中，瘀血常常贯穿始终，所以在慢性疾病的治疗中，活血法越来越得到历代医家的重视。

补肾活血法是一种新兴的中医临床治疗法则。此法自 1978 年由张大宁教授在国内首先提出，至今已 37 年。本法是补肾法与活血法的有机结合及高度统一，通过补肾促进活血，应用活血益于补肾，两者相互协同，改善肾虚血瘀的病理变化，使机体阴阳平衡、邪祛正存的一种新的治疗法则。补肾活血法的形成也经历了漫长的进程，并日益完善起来。

第一章 肾与补肾法的研究

"肾"是祖国医学藏象学说中一个非常重要的内容，早在《黄帝内经》（简称《内经》）中，对肾的功能、肾虚的病因、治法等已经有了比较明确的认识。

第一节 肾的生理功能

一、肾藏精，主人体的生长、发育及生殖功能

（一）藏先天之精

肾所藏先天之精是先天的基础，它受之于父母，充实于后天，又影响着下一代。《素问·阴阳应象大论》曰："夫精者，身之本也。"《灵枢·经脉篇》也论："人始生先成精，精而脑髓生，骨为干，脉为营，筋为刚，肉为墙，皮肤坚而毛发长。"说明人之孕育，最先生成的就是精，在此基础上才逐渐形成了脑髓、骨骼、筋脉、皮肉、毛发等形体组织。此精即"先天之精"，为生命之基础。

（二）藏后天之精

《素问·经脉别论》曰："饮入于胃，游溢精气，上输于脾，脾气散精，上归于肺，通调水道，下输膀胱，水精四布，五经并行。"说明水谷入胃，经过胃的腐熟，化为精微，经过脾的运化及肺的化生，最后把形成的精气，贮藏在肾脏。肾一方面不断地贮藏，另一方面把所藏之精气供养五脏六腑。这就是肾藏五脏六腑之精气，也说明了"后天之精"是维持生命、滋养五脏六腑并促进人体生长发育的基本物质。

由此可见，肾为先天之本，受五脏六腑之精气而藏之，后天之精不断供养先天之精，而先天之精为后天之精准备了物质基础，因此，肾藏精是肾的重要功能之一。

（三）主生长、发育及生殖

《素问·上古天真论》中早有肾气盛衰直接影响人体生长发育的论述，认为肾气在人的生、长、壮、老、已过程中起着十分重要的作用，并随着年龄的增长，肾气也经历着由实而盛、由盛而衰的变化。所以，人的一生中，肾气盛则人体生长、发育、强壮，肾气衰则人体虚弱、衰老，肾气竭则人体走向死亡。《素问·上古天真论》："女子七岁，肾气盛，齿更发长；二七而天癸至，任脉通，太冲脉盛，月事以时下，故有子；三七，肾气平均，故真牙生而长极；四七，筋骨坚，发长极，身体盛壮；五七，阳明脉衰，面始焦，发始堕；六七，三阳脉衰于上，面皆焦，发始白；七七，任脉虚，太冲脉衰少，天癸竭，地道不通，故形坏而无子也。丈夫八岁，肾气实，发长齿更；二八，肾气盛，天癸至，精气溢泻，阴阳和，故能有子；三八，肾气平均，筋骨劲强，故真

牙生而长极；四八，筋骨隆盛，肌肉满壮；五八，肾气衰，发堕齿槁；六八，阳气衰竭于上，面焦，发鬓颁白；七八，肝气衰，筋不能动，天癸竭，精少，肾脏衰，形体皆极；八八，则齿发去。"该记载明确指出了"肾气"是人体生长、发育、强壮、衰老的关键。《素问·上古天真论》的记载全面阐述了人在出生之后由于肾中精气的逐渐充盛，出现了幼年齿更发长等生理现象，随着肾中精气的不断充盛，发展到一定阶段，产生了促进性腺发育成熟的物质——"天癸"，于是男子就产生精子，女子就月经来潮。性功能的发育渐趋成熟，具备了生殖能力，人进入了青春期。以后，随着肾中精气进一步充盛，人体的各项生理功能达到了顶峰。但随着年龄的增长，肾中精气由充盛逐渐趋向衰退，天癸的生成亦随之减少，甚至逐渐耗竭，性功能亦逐渐衰退，生殖能力亦随之下降，人也就从中年而转入老年。可见，肾中精气充足对于改善生长发育不良、生殖机能低下及抗衰老等均有重要的意义。同时，它明确指出了以齿、骨、发的生长状况，作为观察肾中精气盛衰的标志，亦即作为判断机体生长发育和衰老的标志，至今仍有重要的指导意义。

《灵枢·天年》："人生十岁，五脏始定，血气已通，其气在下，故好走；二十岁，血气始盛，肌肉方长，故好趋；三十岁，五脏大定，肌肉坚固，血脉盛满，故好步；四十岁，荣华颓落，发颇斑白，平盛不摇，故好坐；五十岁，肝气始衰，肝叶始薄，胆汁始灭，目始不明；六十岁，心气始衰，苦忧悲，血气懈堕，故好卧；七十岁，脾气虚，皮肤枯；八十岁，肺气虚，魄离，故言善误；九十岁，肾气焦，四藏经脉空虚；百岁，五藏皆虚，神气皆去，形骸独居而终矣。"再次说明了肾脏所藏之精气，决定着人体的生长、发育、衰老和死亡。

二、肾 主 水

肾主水是指肾有主持和调节人体水液代谢的功能，即所谓"司开阖"，"开"则代谢的水液得以排出，"合"则机体需要的水液得以在体内留存。

《素问·水热病论》："黄帝问曰：少阴何以主肾？肾何以主水？岐伯对曰：肾者，至阴也，至阴者，盛水也。"对于"至阴"，《景岳全书·肿胀篇》进一步解释"盖水为至阴，故其本在肾；水化于气，故其标在肺；水惟畏土，故其制在脾。经曰：膀胱者，州都之官，津液藏焉，气化则能出焉。所谓气化者，即肾中之气也"。说明在人体整个水液代谢中，主要依靠肺、脾、肾三脏功能的正常运行。肺主宣发和通调水道，脾主转输和运化水液，而肾主水司小便之开合，以调节体内的水量。而这上、中、下三焦功能的正常要靠肾阳即命门火的蒸腾气化，肾气充足则气化正常，开合有度，水液代谢正常。若肾脏出现病变时，则开合失常，水液代谢失调。

三、肾 主 纳 气

祖国医学认为，人体的呼吸要靠肺肾两脏来完成，呼吸固然靠肺，但吸入之气，必须在肺中肃降而下达于肾，有肾气为之摄纳，故有"肺主呼气，肾主纳气"之说。只有肾气充沛，摄纳正常，才能使肺的气道通畅，呼吸均匀。《素问·经脉别论》有"是以夜行，则喘出于肾"的记载。《医贯·喘论篇》明确提出"真元耗损，喘出于肾气之上奔……乃气不归元也"。都是说明因肾虚不能纳气而出现的呼多吸少、喘促等症。

四、肾主骨生髓，开窍于耳及二阴，其华在发

《素问·宣明五气篇》说"肾主骨"，《素问·六节藏象论》曰："肾者……其气在骨。"说明了肾与骨髓的生长发育有密切关系。肾主藏精，精能生髓，髓居骨中，骨赖髓养，故肾足则骨坚，

发育正常。肾生髓，包括骨髓和脑髓，又因"脑为髓之海"，肾精充足则脑髓健，反之则髓海不足，健忘失眠。

《灵枢·脉度篇》有："肾气通于耳，肾和则耳能闻五音矣。"说明肾开窍于耳，耳的听觉功能有赖于肾的精气充养。二阴是指前阴生殖器和后阴肛门，前阴具有排尿和生殖功能，后阴具有排泄粪便功能。尿液的贮藏和排出虽在膀胱，但要依靠肾阳的气化功能才能完成。大便的排泄也要受到肾气的温煦作用来控制。故《素问·金匮真言论》有"北方黑色，入通于肾，开窍于二阴"之说。

《素问·五脏生成篇》曰"肾之合骨也，其荣发也"，《素问·六节藏象论》也说："肾者，主蛰，封藏之本，精之处也，其华在发。"说明毛发的生长、脱落、润泽、枯槁均与肾之精气的盛衰有关。因"精血同源"，发为肾之外候，故又有"发为血之余"的说法。

五、命门学说

命门乃生命之门，历代医家一致推崇其重要性，命门学说也一直作为祖国医学脏象学说中一个不可缺少的部分。命门的提出始见于《内经》、《难经》二经，笼统包含于"肾气"的概念中，直到明代才重新受到重视。赵献可、张景岳等，特别阐发命门之说，使之逐渐形成一个独立的学说。历代对命门的部位及生理功能等一直有所争论，提出种种不同意见。归纳起来有下列几种：右肾为命门说；两肾俱称肾门说；两肾之间命门说；命门为肾间动气说等，分述如下。

（一）右肾为命门说

肾有二枚，左肾为肾，右肾为命门之说，始自《难经》。如《难经·三十九难》说："其左为肾，右为命门，命门者，诸精神之所舍也。男子以藏精，女子以系胞；其气于肾通。"从这段论述中我们可以看出它包含着三个方面的意义：其一，是说明命门在人体的重要性，"精神之所舍"，是人体生命的根本，是维护生命的门户，故称命门；其二，是指出了它的功能，是具有男子藏精、女子系胞的重要作用，说明人体的生殖机能在于命门；其三，是说明肾与命门相通，两者虽有左右之分，但在生理功能上是难以分割的，也就是说命门具有肾的功能，肾也具有命门的作用。自此而后，以右肾为命门之说多源于此。如《脉经琼璜·脉赋》中说："肾有两枚，分居两手尺部，左为肾，右为命门。"这不仅认为有命门存在，而且有了固定的诊脉部位。《医学入门·脏腑赋》则大倡其说，它说："命门下寄肾右，而丝系曲透膀胱之间，上为心包，而膈膜横连脂漫之外，配左肾以藏精，男女阴阳攸分，相君火以系元气，疾病死生是赖。"它并为之注说："命门即右肾，言寄者，以其非正脏也。……命门为配成之官，左肾收血花精运入，藏诸命门，男以此而藏精，女以此而系胞。"本论不但详述了右肾为命门，且将命门与心包联系起来，进一步阐述了命门的功能是男子以藏精，女子以系胞。

（二）两肾俱称命门说

元代滑寿虽承认左肾为肾，右肾为命门，但他又认为"命门，其气与肾通，是肾之两者，其实则一尔"。这也可以说滑氏是倡两肾俱为命门说之先导。明代张景岳虽将命门释为在女子为产门，在男子则为精关，但他认为"两肾皆属命门"。他在《类经附翼·三焦包络命门辨》中说："肾两者，坎外之偶也；命门一者，坎外之奇也。以一统两，两而包一。是命门总乎两肾，而两肾皆属命门。故命门者，为水火之府，为阴阳之宅，为精气之海，为死生之窦。"张氏强调了命门在人体的重要性，借此以示人们对命门的重视。他在《景岳全书·传忠录》里强调："命门为元气之根，为水火之宅，五脏之阴气，非此不能滋；五脏之阳气，非此不能发。"他强调了命门之中具有阴阳、水火二气。所以他在《类经附翼·真阴论》中说："命门之火。谓之元气，命门之水，谓之元精。"他的这一论点，给肾阴、肾阳的理论奠定了基础。

（三）两肾之间为命门说

以命门独立于两肾之外，位于两肾之间者，实以赵献可为首倡。他在《素问·灵兰秘典论》中所指出者"主不明，则十二官危"的启示下，认为十二官之外，还有一个人身之主，这一人身之主，即命门。他在《医贯·内经十二官论》中说："命门在人身之中，对脐附脊骨，自上数下，则为十四椎；自下而上，则为七椎。"《内经》曰："七节之傍，中有小心。"此处两肾所寄，左边一肾属阴水，右边一肾属阳水，各开一寸五分，中间是命门所居之宫，其右旁即相火也，其左旁即天一之真水也。此一水一火，俱属无形之气，相火禀命于命门，真水又随相火，自寅至申，行阳二十五度；自酉至丑，行阴二十五度。日夜周流于五脏六腑之间，滞则病，息则死矣。赵氏认为命门部位是在两肾之间。至于命门的功能，他认为是"一身之主"，所以他在同一篇中又说"愚谓人身别有一主，非心也。命门为十二经之主。肾无此，则无以作强而技巧不出矣；膀胱无此，则三焦之气不化，水道不行；脾胃无此，则无能蒸腐水谷，而五味不出矣；肝胆无此，则将军无决断，而谋虑不出矣；大小肠无此，则变化不行，而二便秘矣；心无此，则神明昏，而万事不能为矣。正所谓主不明则十二官危也。"并把命门喻为"走马灯"中之灯火，他说："火旺则动速，火微则动缓，火熄则寂然不动……。"赵氏认为命门的功能，就是真火，主持人体一身之阳气。

（四）命门为肾间动气

此说虽认为两肾中间为命门，但其间非水非火，而只是存在着一种原气发动之机，同时认为命门并不是一个具有形质的脏器。倡此说者首推明代孙一奎，他在《医旨绪余·命门图说》中指出："细考《灵》、《素》。两肾未尝有分言者，然则分立者，自秦越人始也。考越人而呼命门为精神之舍，原气之系，男子藏精，女子系胞者，岂温语哉！是极贵重与肾为言，谓肾间原气，人之生命，故不可不重也……越人亦曰：'肾间动气，人之生命，五脏六腑之本，十二经脉之根，呼吸之门，三焦之原'。命门之意，该本与此。观铜人图命门穴，不在右肾，而在两肾俞之中可见也。……命门乃两肾中间之动气，非水非火，乃造化之枢纽，阴阳之根蒂，即先天之太极，五行由此而生，脏腑以继而成。若谓属水、属火、属脏、属腑，乃有形之物，则外当有经络动脉而形于诊，《灵》、《素》亦必著之于经也。"孙氏对命门的认识有三个方面：一是命门并不是一个具有形质的脏器，所以无经络之循行，又无动脉之可诊；二是命门的部位虽在两肾中间，但它不过为肾间动气之所在，是一种生生不息，造化之枢而已；三是肾间动气虽为脏腑之本，生命之源，但不能认为是火。

以上各家对命门的认识，各有不同见解。从形态言，有有形与无形之论；从部位言，有右肾与两肾之间之辨；从功能言，有主火与非火之争。但他们对于命门的主要生理功能是没有分歧的，对于命门的生理功能与肾息息相通也是没有分歧的。肾为五脏之本，内寓真阴与真阳，人体五脏六腑之阴都是由肾阴来资助，五脏六腑之阳都是由肾阳来温养。

第二节　肾虚的病因

五脏之病皆有虚实，独肾只虚不实。肾为人体元阴元阳秘藏之所，元阴元阳为人体生殖发育的根本，故宜秘藏，不宜过泄耗伤。《内经》所谓"肾者，主蛰，封藏之本"。固秘则能维持生理的正常，耗伤则根本虚衰，诸病由之而丛生。所谓"肾无实证"，"肾多虚证"，即是指肾脏疾病以虚证为多见、常见。故我们在本章讨论历代医家对于肾虚的论述。

《黄帝内经》是最早记载"肾虚"的医学文献，《素问·脉解》云："肾虚内夺而厥，则为瘖俳，此肾虚也。少阴不至者，厥也。"《内经》不但率先提出"肾虚"概念，并进一步强调肾虚的原因为肾气不足或肾精耗竭，详细描述了肾虚的一系列体征或证候表现。《灵枢·本神》："肾藏精，精舍志，肾气虚则厥，实则胀，五藏不安。"《素问·脉解》："肾虚内夺而厥，则为瘖俳，此肾虚也。少阴不至者，厥也。"《素问·示从容论》："夫浮而弦者，是肾不足也。沉而石者，是肾气内着也。"《素问·厥论》："此人必数醉若饱以入房，气聚于脾中，不得散。酒气与谷气相薄，热盛于中，故热偏于身，内热而溺赤也。夫酒气盛而慓悍，肾气有衰，阳气独胜，故手足为之热也。"到《难经·三十六难》时："肾虚内夺而厥，则为瘖俳，此肾虚也。少阴不至者，厥也。"具体分述如下。

一、先天不足

先天不足是导致肾虚，尤其是儿科病证中肾虚的重要原因。《灵枢·经脉》"人始生，先成精"的记载，说明了父母肾精不足，可致子女肾虚。明代医家说："因先天者，受气之初，父母或年已衰老，或乘劳入房……经血不旺，致命所生之子天弱。"

二、老年人

人到老年，肾的精气逐渐衰弱，性机能和身体各方面机能也随之减退。《素问·上古天真论》有"女子五七，阳明脉衰，面始焦，发始堕；六七，三阳脉衰于上，面皆焦，发始白；七七，任脉虚，太冲脉衰少，天癸竭，地道不通，故形坏而无子也。……丈夫五八，肾气衰，发堕齿槁；六八，阳气衰竭于上，面焦，发鬓颁白；七八，肝气衰，筋不能动，天癸竭，精少，肾脏衰，形体皆极；八八，则齿发去"的论述。《灵枢·天年》也记载了"人生四十岁，荣华颓落，发颇斑白，平盛不摇，故好坐；五十岁，肝气始衰，肝叶始薄，胆汁始灭，目始不明；六十岁，心气始衰，苦忧悲，血气懈堕，故好卧；七十岁，脾气虚，皮肤枯；八十岁，肺气虚，魄离，故言善误；九十岁，肾气焦，四藏经脉空虚；百岁，五藏皆虚，神气皆去，形骸独居而终矣"。

三、房劳过度

中医历来重视房劳过度对肾的影响，认为系导致肾虚的重要因素。房劳过度、肾精流失过多，肾阴、肾阳因之亏损而致肾虚。《灵枢·邪气脏腑病形》云："入房过度则伤肾。"过度房事，既可使相火偏旺而伤阴，也可使命门火衰而伤阳。中医认为肝肾乙癸同源，皆归相火。色欲过度，肾水亏乏，则相火即亢；或肝肾水火不济，或心肾水火不交，从而表现出梦遗或阳强不倒等病症。另一方面，色欲过度也可使命门火衰表现出阳痿。《素问·痿论》云："思想无穷，所愿不得，意淫于外，入房太甚，宗筋弛纵……"故不管相火偏旺，还是命门火衰，皆与色欲过度伤肾有关。

四、精神因素

尽管情志变化，虽脏腑性能不同而有异，一般而言，恐为肾志，《素问》说："在脏为肾，在志为恐，恐伤肾。"因肾主闭藏，喜静而恶动，"恐则气下"、"惊则精劫"，精劫则上焦闭，闭则气还，还则下焦胀，故气不行。因此，临床上见到精神恍惚、神志不宁、遇事多疑、妄见妄闻等症状，基本上可定位在肾。多因肾虚气陷于下而惊恐太过所伤之故。

朱丹溪说："心动则相火亦动，动则精自走，相火翕然而动，虽不交会，亦暗流而疏泄矣。"一是指人之情欲太过，致使邪火妄动，损耗其阴，虽无房事，亦可致肾虚。其二指各种情志活动太过，久之可导致肾虚，即所谓"先伤其气者，气伤必及于精"。

五、久病及肾

各种慢性疾病随着病程的延长，肾虚证的出现亦增多，即所谓"久病及肾"。明代张景岳《景岳全书》中"虚损"和"经脉诸脏病因"两篇提出"五脏之伤，穷必及肾"这一治疗要则，其中指出由于各种致病因素的侵犯，疾病无论从心、肺、肝、脾、肾任何一脏开始，当病情不断变化加剧或日久迁延不愈时，最后都会造成肾脏的损伤，这是必然的规律，也是治病的法则。由此说明五脏病证病程日久，病情发展的趋势必然会导致肾的生理功能失常。这是由于肾中精气是机体生命活动之本，五脏之阴阳根于肾，即肾阴和肾阳是各脏腑阴阳的根本，肾阴可以滋生五脏之阴，肾阳可以产生五脏之阳。所以，无论五脏的阴虚或阳虚，日久皆会导致肾阴或肾阳的虚衰，这也是"久病及肾"的理论依据。

六、寒邪直中

《伤寒论》中少阴病表现为心肾机能衰退性病变，所谓"寒邪直中"是指人体正气不足，寒邪直犯少阴，或因误治、失治，损伤心肾，从而形成心肾虚衰。其主要脉症为脉微细，但欲寐，故《医宗金鉴》言："少阴肾经，阴盛之脏也。少阴受邪则阳气微，故脉微细也。卫气行阳则寤，行阴则寐，少阴受邪则阴盛而行阴者多，故但欲寐也，此少阴病之提纲。"

由于致病因素和体质的不同，心肾机能衰竭或为阳虚阴盛，或为阴虚火旺。阳虚阴盛，心肾阳气虚衰，邪从寒化，阴寒内盛，即为少阴寒化证。若阴虚火旺，心肾阴液不足，虚热内生，邪从热化，以致肾阴虚亏于下，心火亢逆于上，即为少阴热化证。所以寒邪直中也是导致肾虚的原因之一。故临床上有"实则太阳，虚则少阴"之说，即指正气虚衰、太阳之邪最易直入少阴之意。

第三节　肾虚的病理

一、肾只虚不实

五脏之病皆有虚实，独肾只虚不实。肾为人体元阴元阳秘藏之所，元阴元阳为人体生殖发育的根本，故宜秘藏，不宜过泄耗伤。《内经》所谓"肾者，主蛰，封藏之本"即是此意。肾的精气固秘则能维持生理的正常，耗伤则根本虚衰，诸病由之而丛生。所谓"肾无实证"、"肾多虚证"即是指肾病虚证为临床所常见。因此，肾的病证虽多，但不外肾阴虚、肾阳虚、肾气虚与肾精亏及肾阴阳俱虚等几方面。

二、阴阳失调是肾虚的病理

肾为阴阳之根，五脏之阳非肾阳不能发，五脏之阴非肾阴不能滋。因此，肾脏疾病，其根本矛盾就是阴阳失调。众所周知，任何一脏都有阴阳气血，而肾之阴阳则不仅关系本身阴阳，而且关系着五脏阴阳，所以病变晚期它脏失调，亦影响肾之阴阳；而肾之阴阳失调，又易导致它脏阴阳失调。

阴阳是互根互化的，因此肾虚证以肾阳虚，或肾阴虚，阴阳两虚为多见。

（一）肾气不固，发展而为虚脱

肾气不足，封藏不固，发展下去就会出现虚脱欲绝之证。所谓不固，亦有"二便"与"精液"之分。其一关门不合：即是二便失禁，或膀胱不约而为遗溺，或仓廪不藏而为门户不要。尽管遗溺也有肾阴虚而热扰膀胱所致者，但肾阳虚，诸脏气化失调，使三焦、膀胱、肺等功能失司，因而遗溺，小便量多；大便失禁，亦多命门火衰。王好古在《此事难知》中云："经言下焦如渎者，正谓大小便也。大便为阴，为有形，乃下焦之下者也。肾脏病，为肾主大便……俱是丹田衰败。"可见，大便不禁，或滑泄失脱，都与肾阳虚衰有关。其二是玉门不固：即属滑精、白淫等疾病，多为肾精不摄。由于肾主蛰，封藏之本，精之处也，所以肾阳虚衰，尤其日久滑精之症，无不由肾阳之虚。若肾阳虚衰进一步发展，可导致阴阳将离的虚脱症，多见于疾病的晚期。阳虚而脱的重要标志是汗出淋漓而身寒。其中又有上脱与下脱之分，陈武广说："凡阳气上绝，阴气不能上交于阳，则为下脱，阴窍载气是也；阴气下绝，阴气不能上交于阳，则为上脱，耳中出气是也。"（俞震《古今医案按》转引）但无论上脱、下脱，而真阳虚脱则在命门。

（二）水泉涸竭，元阴亏耗

张景岳谓："虚邪之至，害少归阴，五脏所伤，穷必归肾。"在疾病的发生发展过程中，如因外感内伤，耗伤真阴，而见腰膝酸软，头晕目眩，耳鸣齿动，遗精盗汗，心悸健忘，女子月经不调，甚则久病伤阴。肾阴虚可致水泉涸竭诸变。因水为天一之源，肾为先天之本，肾之液谓之精，精由血生，血从津化，津液枯燥，精血耗伤，则形成"水亏火炽"，《素问·调经论》也说："阴虚则内热，有所劳倦，形气衰少，谷气不盛，上焦不行，下脘不通，胃气热，热气蒸胸中，故内热。"水越亏，而火越炽，致水泉涸竭，而见下消、男子失精、妇人经闭等病。

（三）阴伤及阳，或阳伤及阴，均可导致阴阳两虚，阴阳维系，互为其根，在病变过程中，尤其疾病晚期，易导致阴阳两伤

产生阴阳两虚的病理机转主要为：一是素体虚弱，日久不复，渐至阴阳两伤。二是精气空虚，先由于肾气衰，肾气衰而精气竭，互为因果。陈无择在《三因极—病症方论》中提出："精虚极"与"虚羸、惊悸、梦中遗泄、尿后遗溺、小便白浊，甚则茎弱，小腹里急"等症同见。

此外，"水火者，阴阳之征兆也"。水火失济也是阴阳失调的一个方面。水火者，以升降而言，心火降而肾水升，水升火降而既济，若"肾水一亏，则无制南方之心火，使东方实而西方虚，其命门与心包络之相火，皆挟心火之势，而来侮所不胜之水，使水日亏而火日盛"（《医门法律》引虞搏），则心烦不寐。水不上承于心，火不下交与肾，即为失济之象。水火者，以元阴元阳而言，元阴为肾精属水，元阳为肾气属火，肾的元阴元阳平衡协调，实际也是水火既济的问题。水亏则火旺，火旺则水更亏；火亏则水盛，水盛则火更衰，因而形成病理上的重要因素。

《素问·逆调论》云："肾脂枯不长，一水不能胜二火。"这里的水指肾阴，火指君火、相火，因火常实而水常亏，朱丹溪在《格致余论》中解释说："五行之中，惟火有二。肾虽有二，水居其一，阳常有余，阴常不足，故经曰一水不能胜二火。"从肾本身水火而言，火外水包，火藏水内，无论是寒水之邪太盛，迫阳上越；或肾水虚亏，阳不恋阴，虚阳浮越，皆属龙雷浮游之火，故前人有引火归原之说。

第四节　补肾法的源流及流派

祖国医学认为，肾是人体中一个很重要的内容，在生理活动及病理变化中起着重要作用，被称为"先天之本"。人们对于肾的认识及补肾法的运用也是逐步深入、逐渐完善起来的。

"肾"是祖国医学藏象学说中的一个重要内容，肾虚证可出现在多种疾病中，故补肾法也就广泛地运用于各科临床，对于提高疗效、巩固疗效、改善机体体质等方面都起到了重要作用，成为当前异病同治的一个范例。

早在《黄帝内经》中，对于肾的功能、肾虚的病因、治法等已经有了比较明确的认识。《难经》中，又进一步突出了肾的作用，并正式提出了命门的概念。汉代著名医家张仲景在其著作《伤寒杂病论》中，运用辨证论治的方法，对于肾虚的病机，补肾的方法、方剂药物等都做了新的补充和发展，如《伤寒论》中关于少阴病的辨证分析和扶阳、育阴的治疗原则；《金匮要略》中关于虚劳病的论述及肾气丸的创制等，都为后世补肾法的发展奠定了基础。《金匮要略·水气病脉证并治第十四》中，对风水、皮水、正水、石水等的认证、治疗论述颇详，是后世医家对水肿辨证论治的准绳。此外，在描写"淋"的主症时曰："淋之为病，小便为粟状，小腹弦急，痛引脐中。"在治疗原则上提出"淋家不可发汗，发汗必便血"。张仲景认为尿血其"热在下焦，亦令淋秘不通"。对于下焦竭而致的遗溺失便，认为属"其气下陷，不能自禁制"，无需治疗，待正气来复，自能不药而愈。所载名方"真武汤"，主治肾阳虚衰不能制水之阴水症，有温阳化气利水之功；"肾气丸"主治肾阳虚馁、虚劳消渴等症，有温阳补肾利水之功。几千年来，历代医家反复验证，证实其确有较高的临床疗效。唐代王冰撰有《素问释文》一书，对《黄帝内经》有精湛的研究，提出了"益火之源，以消阴；壮水之主，以制阳光，故曰求其属也"的名论，对明清两代的温病学家如薛己及赵献可、张介宾、李中梓等温补命门学说的创立有很大的启示，对补肾法乃至中医肾病学的发展起着重要作用。到了宋代，钱乙《小儿药证直诀》的六味地黄丸，开创了补肾方剂的先河，后世医家诸多补肾方剂的提出，多以此方为借鉴。

以后，随着人类医疗实践的不断深入，补肾法的研究也就逐步完善。其中出现了不少倡导补肾的医家，他们都从不同的角度，阐述自己的观点、理论和方法，并各自创制了不少有效的代表方剂。这样就形成了补肾法的不同流派。它不仅促进了补肾法的研究，更丰富了补肾法的内容，中医学的理论就是这样不断地得到了发展和提高。

其中比较有代表性的是朱丹溪、张景岳和赵献可三人。金元时期，朱丹溪提出"阳常有余，阴常不足"论，主张养阴，其从阴阳动静关系出发，认为阳主动，阴主静，人的生命活动，常处于阳动状态中，精血阴气最易耗伤。人不能避世而无物欲。物欲所感，则心为之动。心动则相火亦动，动则精自走，相火翕然而起，虽不交合，亦暗流而疏泄。所以人之一生，难成而易亏的唯有阴气，朱氏提醒人们平时要清心寡欲，保阴养精，病时更要维护阴气，重视滋阴降火。创补肾水、降阴火之"大补阴丸"以治疗阴虚火旺之梦遗、赤白浊等，并由此派生出补阴丸、龙虎丸、锁阳丸等方剂，成为滋阴派的代表。

明代，张景岳在《景岳全书·卷五十·新方八略》中曰："善补阳者，必于阴中求阳，则阳得阴助而生化无穷；善补阴者，必阳中求阴，则阴得阳升而泉源不竭。"此种学术观点与王冰"壮水之主以制阳光，益火之源以消阴翳"之说相呼应，提出了阴阳双补之法。其以《内经》《难经》"损其肾者益其精""精不足者补之以味"的思想为指导，以仲景之肾气丸及仲阳之地黄丸为基础，化裁出左归丸以补阴精，右归丸以补阳精，常选血肉有情之阿胶、龟板胶、鹿角胶助肾阴、填精髓。张景岳之学术观点，对后世医家有关肾病的理、法、方、药的提出产生了深远的影响。张氏初期曾极力推崇朱丹溪的主张，后来通过实践，提出了自己的见解。提出"阳非有余，重视温补"的观点，故被后世称为温补派的代表。

　　与张景岳同时代的赵献可，其学术观点基本同于张景岳，但对于命门的重要性又有所提高，甚至要置于心之上，而为人身中之第一重要的脏器。临证上对于许多疾病的分析和判断，多从水火阴阳二气的盛衰着眼，强调八味丸、六味丸的使用，认为二方使用得当有益脾胃而培万物的目的。所著《医贯》一书称之为"一以贯之"，将肾与补肾法提高到一个至高的地位，成为命门派的代表。

第二章 血与活血法的研究

血是在心气推动下循环于脉道之中以营养周身的红色液体，它内注五脏六腑外滋四肢百骸，是维持人体生命的重要物质。"肾"是祖国医学藏象学说中一个非常重要的内容，早在两千年以前，对血的生理功能、瘀血的病因、治法等已经有了比较明确的认识。

第一节　血的生理功能与运行

一、血的生理功能

（一）充养五脏六腑，滋润四肢百骸，为营养机体的最重要物质之一

目得血能视，足得血能行，掌得血能握，筋得血而不枯萎，皮毛得血而滋润光滑。机体维持各脏腑组织器官的正常生理活动，都离不开血液的滋润和濡养，是人体各种功能活动的物质基础。

（二）养心神

中医认为心主神志，主血脉，血养心。心得血养则神志聪，心失血养，轻则心悸健忘，重则心痹、神昏。

（三）调节津液

《灵枢·痈疽》说："津液和调，变化而赤为血。"《灵枢·营卫生会》说："夺血者无汗，夺汗者无血。"这说明津液与血是可以相互转化的，血可以化生津液，津液又可化血。清代周学海尤其强调津液在血液流动中的运载作用。

（四）维持阴阳平衡

《血证论》言："气为阳，气盛即为火盛；血为阴，血虚即为水虚。"说明了临床上血少即是阴虚，阴虚不能制阳则易见热象。血盛则易见实象。因此说血是保持机体阴阳平衡的重要物质。

（五）抵御外邪

《灵枢·营卫生会》说："血者，神气也。"血可化气，气可保卫机体，抗御外邪，而使机体不受病邪的侵害。

（六）血为气母

脾之运化，肝之疏泄，肺之宣发均有赖于气机通畅，但气必须依赖营血才能发挥作用，故言"血为气之母"。张景岳曾用下面这段文字概括了血的功能："灌溉一身，无所极，故凡为七窍之

灵，为四肢之用，为筋骨之和柔，为肌肉之丰盛，以至滋脏腑、安神魄、润颜色、充营卫，津液得以通行，二阴得以调畅，凡形质所在，无非血之用也。”

二、血 的 运 行

"血得温则行，遇寒则凝"，故血液运行正常的一个重要条件就是保持血液一定的"温性"，而这种温性的保持，除血本身外，气的温煦作用是很重要的。若血"温性过高而热"，即血热，就会出现"妄行"的出血，若血"血温性过低而寒"，即血寒，则会出现凝滞的"瘀血"，均属于血运失常的表现。

血的正常运行还需要气的推动作用，《内经》又有"气为血之帅"之说。生理上，气和血一阴一阳，互相依附，互相资生。气血这种互相依附的关系，唐容川在《血证论》中说："而况运血者即是气，守气者即是血。……气为血之帅，血随之而运行。血为气之守，气得之而静谧。气结而血凝，气虚则血脱，气迫则血走。……血瘀气亦滞。"因此，气为血帅，血为气母，气行则血行，气滞则血瘀，血瘀气亦滞。

血的正常运行，是在心、肺、脾、肝、肾五脏的相互配合下进行的，其中任何一脏的功能失调，都可以引起血行失常的病变。血液与五脏的关系实际上也是血与气的关系。心主血脉，心气是推动血液运行的基本动力，血液能运行于脉道之中，循环周身，依赖于心气的推动作用。肺主一身之气，肺气与宗气的生成有密切关系，而宗气的功能之一是贯心脉以行血气。故《灵枢·刺节真邪》说："宗气不下，脉中之血，凝而留止。"此外，循环于周身的血脉，均要汇聚于肺脏即"肺朝百脉"，通过肺气的作用，血才能敷布全身。《灵枢·营卫生会篇》说："中焦……化其精微，上注肺脉，乃化而为血。"肺还有一个作用就是，吐故纳新，保持血液清新。脾主统血，血液的循行有赖于脾气的统摄，使之不致溢出脉外。此外脾有生血作用，故血化生于脾又统摄于脾。肝主藏血，肝脏具有贮藏血液和调节血量的功能，根据人体动静的不同情况，以调节脉管中血的流量，使脉中的循环血量维持在一个恒定的水平上。如唐代王冰《素问释文》说："肝藏血，心行之，人动则血运于诸经，人静则血归于肝藏。"肾藏精，精生髓，髓化血，而肾之命门为原气之所系，十二经之根本，生化之源。也是温煦、促进血液生化的原动力。故有"生血根本在于肾"之论。此外，精血互化，精血同源，故有精亏则血虚，血虚则精少。临床上常精血并提，治疗上则精血并补。

第二节　瘀血的概念与病因

一、中医对"瘀血"的认识

瘀本由瘀水积滞的"淤"字转化而来，因属于病的范畴，故后改从"疒"部，象征者瘀浊之水，不能流行畅利之意。汉代许慎《说文解字》说："瘀积血也。"《证治准绳》、《皇汉医学》等认为：污秽之血为瘀血。从"疒"，"於"声。《临证指南医案》、《医林改错》认为：久病入络即为瘀血。《血证论》则认为离经之血为瘀血。可见，瘀血是指瘀积不行、污秽不洁和已离经脉之血及在久病后影响到脉络时所出现的病变。

中医"瘀血"有广义与狭义之分。而狭义的"瘀血"就有积血、留血、蓄血、干血、死血、败血、虾血之分。《灵枢·水胀》："寒气容于子门，子门闭塞，气不得通，恶血当泻不泻，虾以留止。"《灵枢·贼风》："若有所堕坠，恶血在内而不去……血气凝结。"《伤寒论》说："阳明证，其人喜忘者，必有蓄血，所以然者，本有久瘀血，故令喜忘。"《金匮要略》："产妇腹痛……此为腹中有干血着脐下，宜下瘀血汤主之。"通过以上表述对狭义的"瘀血"证大致可概括以下四个方面。

一是指血液运行不畅，郁滞或停积于脏腑或局部组织之中。段氏《说文解字》注文"血积于中之病也"说明"瘀"是血液停留与人体内的疾病。如西医之心力衰竭引起的肺、肝郁血，下肢静脉曲张等。

二是指血液不循脉道妄行脉外又未流出之血，也即离经之血。如现代医学之脑溢血、眼底出血、外伤瘀血、皮下出血斑等。《素问·调经论》曰："血气未并，五脏安定，孙络外溢，则经有留血。"《灵枢·邪气脏腑病形篇》："有所堕坠，恶血留内。"均是指此类离经之血。关于离经之血，《血证论·瘀血》篇中还有一段论述："吐衄便漏，其血无不离经，凡系离经之血，与荣养周身之血，已睽绝而不合……此血在身，不能加于好血，而反阻断新血之化机，故凡血证，总以祛瘀为要。世谓血块为瘀，清血为瘀，黑色为瘀，鲜血非瘀，此论不确。盖血初离经，清血也，鲜血也，然既是离经之血，虽清血鲜血，亦是瘀血。"因而妇女月经中止、人工流产或外科手术后皆可有离经之血导致血瘀。

三是指污秽之血，为血液成分异常或受感染后所致。如现代医学之严重高脂血症，在血液"浓、黏、凝、聚"方面的改变，使血液混浊如牛乳状。败血症除有以上变化，还伴有皮下血斑。

四是指"内结为血瘀"，多为血管本身和血液凝固性升高的病变，如缺血性脑血管病、心肌梗死等。

广义的"瘀血"含义更加广泛，它包括以上所述的狭义瘀血证，更泛指由于痰浊、食滞、瘟疫、暑热、寒湿、情志刺激等因素引起脏腑经络出现气滞血瘀的复杂多样的临床症状而言，如现代医学上的炎症、肿瘤、硬皮病、烧伤瘢痕、淋巴结核、痈疽疮疡等，甚至还包括精神、神经方面的一些病变，如精神分裂症、癫痫等。

二、瘀血的病因

形成瘀血的原因很多，但究其主因仍与气血不和有密切的关系，现分述如下。

（一）感受外邪

1. 寒邪致瘀 寒性凝滞，寒主收引，最易损伤阳气，凝滞血脉，而发为瘀血。《内经》中许多篇提到血因寒凝而为病。《素问·举痛论》云："寒气入经而稽迟，涩而不行，客于脉外则血少，客于脉中则气不通。"《灵枢·痈疽》也载："寒邪客于经脉之中，则血涩，血涩则不通。"《灵枢·水胀》说："石瘕生于胞中，寒气客于子门，子门闭塞，气不得通，恶血当泻不泻，衃以留止。"《金匮要略·妇人杂病篇》亦有论述，"血寒积结，胞门寒伤，经络凝坚"，足见寒邪与瘀血的关系。此外，《内经》认为气血喜温暖而怕寒凉，《素问·调经论》说："血气者，喜温而恶寒，寒则泣不能流，温则消而去之。"隋代巢元方《诸病源候论·妇人杂病诸候月水不调候》说："有风冷乘之，邪搏于血……寒则血结"，《月水不利候》又说："风冷客于经络，搏于血气，血得冷则壅滞，故令月水来，不宣利也"。

2. 热为阳邪，也能致瘀 张仲景认为暑、热、燥皆为阳邪，易耗伤津液，灼血动血。如《金匮要略·肺痿肺痈咳嗽上气病篇》曰："热之所过，血为之凝滞，蓄结痈脓，吐如米粥。"又《伤寒论》："太阳病，六七日表证仍在。脉微而沉，反不结胸，其人发狂者，以热在下焦……"，又"阳明证，其人喜忘者，必有蓄血"，又"发热七八日至六七日不大便者，有瘀血也"，"太阳病不解，热结膀胱，其人如狂，血自下"，又"伤寒有热，少腹满……为有血也"。凡此皆由发热而现，可归因于发热（其因则仍是伤寒）。元代朱丹溪《格致余论·痛风论》首先归因于血热后加风冷，说："彼痛风者大率因血受热，已自沸腾，其后寒冷外搏，热血得寒，污浊凝涩，所以作痛。"清代王清任《医林改错》上卷《积块论》："血受寒，则凝结成块，血受热，则煎熬成块。"戴天章说："时疫入里之后，瘀血最多。"叶天士也说："夏月热久入血，最多蓄血一证。"可见暑热燥火疫疠等温热之邪，尤能导致瘀血，其原因一是由于津液受其煎灼，津亏不足以运载血行或血受煎灼而易为瘀滞，二是由于热迫血溢，离经之血而为瘀。

3. 湿邪致瘀 湿为阴邪，多损阳气，且重浊黏滞，其性类水，故湿邪侵及入体，留滞脏腑经络，最易阻遏气机，使气机升降失常，经络阻滞不畅，阳气失于温煦而致血不畅行，瘀浊交加之证。如《金匮要略·痉湿暍病篇》谓："太阳病，关节疼痛而烦，脉沉而细者，此名湿痹。"此脉沉而细乃因凝滞血脉血行不利所致。

4. 风邪致瘀 风为阳邪，其性开泄，善动升发，易搏于肌肤，扰动血液，阻滞营卫，从而发为瘀血。如《金匮要略·妇人杂病篇》谓："妇人六十二种风，及腹中血气刺痛……。"此即言妇人经后或产后风邪病毒乘隙袭入腹中，与血气相搏，以致血瘀不行，故腹中刺痛。又如《金匮要略·中风历节病篇》谓："夫风之为病……或但臂不遂者，此为痹。"此痹为风寒湿之气杂至合而为病，令经脉痹阻，气血瘀滞不通之病。

可见，风寒暑湿燥火疫疠等外感之邪，足以引起瘀血的发生。

（二）跌仆、闪挫、外伤及其他物理刺激

外伤是形成瘀血的重要因素，不论是跌打损伤，或闪挫扭岔，均可使局部气血损伤，血溢于皮下或筋膜之间，或脏腑脉络而致瘀血。如《灵枢·贼风》曰："若有所堕坠，恶血在内而不去……血气凝结……。"《灵枢·邪气脏腑病形》："有所堕坠，恶血留内。"巢元方《诸病源候论》卷三十六《卒被损伤瘀血候》皆言伤后瘀血内结之证。如"血之在身，随气而行，常无停积，若因坠落损伤，即血行失度，随损伤之处，即停积。若流入腹内亦积聚不散，皆成瘀血"。其他如过度刺激皮肤经络，如冰冻、艾灸或烧针过甚，也可损伤脉络，引起血液呆滞瘀阻，又如疯犬咬伤、毒蛇咬伤等，均可引起急性瘀血。

（三）七情内伤

《素问·阴阳应象大论》说："人有五脏化五气，以生喜怒悲忧恐。"心"在志为喜"，肝"在志为怒"，脾"在志为思"，肺"在志为忧"，肾"在志为恐"，这是指正常的情志变化。若突然、强烈或长期持久的情志刺激，就能伤及脏气，主要影响脏腑气机，使之升降失常，气血紊乱，气郁、气滞、气结而导致血瘀。即《素问·疏五过论》所说："离绝菀结，忧恐喜怒，五脏空虚，气血离守。"

其脏腑气机失常而致瘀血的表现如下。

"怒则气上"：过于愤怒，可使肝气疏泄失常，横逆而上冲，以致血随气逆，并走于上，血瘀头脑，瘀塞清窍，可致昏厥。《素问·生气通天论》说："大怒则形气绝，而血菀于上，使人薄厥。"就属于这一类。《三因方》中"因大怒，血蓄不散，两胁疼痛，皆由瘀血在内"的记载，复补充了大怒血瘀产生胁痛的病理。

"喜则气缓"：过度喜笑，使心气为之缓散，推动无力，血循因而不畅，可致瘀血不行，故《内经》就有"喜伤心"的记载。

"悲则气消"：过度地悲伤，以致意志消沉，肺气耗伤，宗气因而虚弱，不能"以贯心脉"影响血行，可引起瘀血留滞。

"恐则气下"：过于恐怖，一则气机下陷，不能托举，气血凝滞不通而致瘀血。二则肾气不固，气化无力，浊阴内聚而发为血瘀。

"惊则气乱"：突受大惊，以致心无所依，神无所附，气机为之紊乱，气乱则血循失调，可以引发瘀血。

"思则气结"：思虑过度，气机郁滞，初病气分，久则延及血分，血行为之影响而致瘀血。

总之，七情过极或过激，往往由气至血而导致血瘀不行，这是由于"气为血帅，血为气母"、"气行则血行，气滞则血瘀"的缘故。所以临床由情志改变，影响气血周流，进而导致为血瘀的病例甚为多见。

（四）气、血、阴、阳虚损

1. 气虚　《难经》八难指出："气者，人之根本也。"气有推动、温煦、固摄、气化等重要作用。人体的生长发育，各脏腑经络的生理活动，血的循行，津液的输布，都要靠气的激发和推动。血液不溢出脉管之外，又必须靠气以固摄。若气虚无力推动血运，致使血行迟缓，通而不畅或部分不通，以致血流郁滞或不同程度地凝而为瘀。若气虚无力固摄，则血溢脉外，离经为瘀，《景岳全书》载："瘀血留滞作症……或忧思伤脾，气虚血滞证，或积劳积弱，气弱而不行。"《医林改错》云："元气既虚，必不能达于血管，血管无气，必停留而瘀。"足见瘀血与气虚关系密切。也如《血证论》所说："气为血之帅，血随之而运行。"进一步说明了气虚不充，脏腑机能衰退，均可导致气虚血瘀。

2. 阳虚　《素问·生气通天论》云："阳气者，若天与日，失其所则折寿而不彰。故天运当以日光明。"形象地说明了阳气对人体的重要性。"阳气者，精则养神，柔则养筋"，更具体地说明了阳气对人体的温养功能。血液的运行，尤赖阳气的温煦，方能循环不已，灌溉周身。若脏腑阳气不足，则温煦鼓动无力，血液运行不畅，且阳虚寒自内生，更能凝滞血液，从而形成瘀血。《诸病源候论》谓："积聚者，脏腑之病也。……虚劳之人，阴阳伤损，血气凝涩，不能宣通经络，故积聚于内也。"可见，阳虚血脉失去温煦，可以导致瘀血积聚之证。

3. 血虚　血液循行脉管之中，之所以能流布全身，环周不休，运行不息，除靠气的推动、阳的温煦作用外，也必须具有充盛的血量，方能共同协作。若血虚亏少，虽有气之推动、阳之温煦，也会行而缓迟，以致滞而为瘀。

4. 阴虚　阴精为人体生长发育的物质基础，与血又可互化。《张氏医通》云："精不泄，归精于肝而化清血。"可见阴精与血关系密切。若房劳过度，或七情郁结，暗耗阴精，或热病后期，阴津枯竭，一则化血不足，血液不充，滞而不行；二则阴虚生热，热灼血液，血受热煎而凝，皆可导致阴亏血瘀之证。

（五）痰饮

痰饮是人体津液不化而形成的病理产物，一般以稠者为痰，稀者为饮。又由于"积水成饮，饮凝成痰"，故痰、饮名异而实同，皆为人体水液代谢障碍所产生，多与肺、脾、肾等脏的气化功能受障或三焦水道失于通调有关。而痰饮形成以后，随气血流行，内而脏腑，外而筋肉，痰饮的停留与流动，必然影响气血运行，因而导致瘀血。《素问·调经论》说："孙络水溢，则经有留血。"孙络是别络的分枝细小者，全身皆有，孙络水溢，即全身或局部水肿，水阻经隧，经络不通，则气血也随之阻滞而留血成瘀。《灵枢·百病始生篇》也说："胃肠之络伤，则血溢于肠外，肠外有寒，汁沫与血相搏，则合并凝聚不得散而积成矣。"这里的汁沫，多指水饮，可见痰饮亦可促成瘀血。又如《金匮要略·水气病篇》谓："先病后水，后经水断。"此即言先病水肿，日久水病波及血分致瘀而经闭。然而，瘀血形成，亦可导致痰饮。唐容川《血证论》云："须知痰水之壅，由瘀血使然"，"血积既久，亦能化为痰水"。尤能酿成痰饮、瘀血交夹之证。

（六）饮食失调

长期的饮食失调，或误服毒物，损伤脾胃，因而，纳谷减少，生化不足，气血衰少，气虚血亏，则血循不畅，久之可形成瘀血；若纳食过饱，食积中焦，气机升降不得，则可影响血行，从而导致瘀血。朱丹溪越鞠丸即为食积瘀血同治的代表方。若饮食偏嗜，过食生冷，则易损伤脾阳，致寒浊内生，阻碍气血而发为瘀血；过食肥甘厚味以致湿热痰浊内生，气血壅滞，也可酿致瘀血。正如《金匮要略·血痹虚劳病篇》所谓："五劳虚极羸瘦……食伤、忧伤、饮伤、房劳伤、饥伤、劳伤、经络营卫气伤。"皆可致"内有干血"。

（七）劳力过度

《素问·举痛论》说："劳则气耗。"过度的体力或脑力劳累可引起脏腑虚损，经气不足，推动无力，血液缓行而致瘀。或恣欲过度，耗损肾气阴精，日久累及元阴元阳，则阳气不充，阴精不足，血不得元阳温煦，又不得阴精滋生，势必内寒而凝，或枯干瘀成。

（八）各种出血

《血证论·瘀血篇》说："吐衄便漏，其血无不离经，凡系离经之血与营养周身之血已暌绝不合……此血在身不能加于好血，反阻新血之化机……亦是瘀血。"故凡各种出血，都有形成瘀血的因素在内，其中主要的如下所述。

（1）出血之后，已离经脉而未排出体外，或未被组织吸收而形成瘀血。如血热妄行，血不归经；脾气虚弱，摄血失职，致血溢脉外，皆可留而为瘀。

（2）治疗出血时，不究寒热虚实，专用止涩，或过用寒凉，寒凉过急，致使已离经之血凝而不能排出体外，未离经之血郁滞不畅，因而形成瘀血。

（3）妇女经血排出不畅或闭阻，以及产后余血恶露不尽，半产瘀血停聚，皆可形成瘀血。如《金匮要略》云："曾经半产，瘀血在少腹不去"，"产后腹痛，有干血着脐下"即属此类。

综上所述，形成瘀血的原因甚多，机理复杂，有气瘀交夹、虚瘀交夹、痰瘀交夹、毒瘀交夹、湿瘀交夹、水瘀交夹、热瘀交夹等。但其中最主要的成因是气虚、气滞和出血。因为气为血帅，气行则血行，气滞则血停，离经之血，如不为组织吸收或排出，即是瘀血。外感寒热所致瘀血，一般是先伤气后伤血；外伤引起的瘀血，实质上也是外伤损及脉络出血所致；病后与起居失宜，虽然有可能引起瘀血，但究其主因仍与气血不和有密切关系。

第三节 瘀血的症状与体征

瘀血对人体侵害的范围甚广，可谓"变证百出"，但归纳起来主要有以下症状及体征。

一、疼 痛

瘀血疼痛的特点为痛处固定，久痛不愈，反复发作，性质多如锥刺，痛而拒按或兼形肿等。如《医林改错》说："凡肚腹疼痛总不移动是瘀血。"《血证论》也说："瘀血在经络脏腑之间，则周身作痛，以其堵塞气之往来，故滞碍而痛……瘀血在上焦……骨膊胸膈顽硬刺痛……瘀血在中焦，则腹痛胁痛，腰挤间刺痛……瘀血在下焦，则季胁少腹胀满刺痛。"

二、发　热

瘀血发热属于内伤发热的范畴。可以发现为全身或局部，自觉或他觉的发热症状，因瘀积部位、病程及耗伤气血阴阳的不同情况而有几种发热类型。如《金匮要略》："产后……少腹坚痛，此恶露不尽……不大便，烦躁发热"、"妇人年五十……暮即发热……曾经半产，瘀血在少腹不去"。《明医指掌》说："跌扑……一般寒热交作，或一时伤重就发寒热。"《血证论》说："瘀血在腠理，则荣卫不和，发热恶寒……在半表半里之间……寒热如疟之状……瘀血在肌肉，则翕翕发热……瘀血在经络脏腑之间……必见骨蒸痨热。"综上所述，瘀证有稽留热、弛张热、间歇热各种类型。

此外，瘀血发热的特点之一是常见有脉证不一，如《金匮要略》"病者如热状，烦满，口干燥而渴，其脉反无热，此为阴状，是瘀血也"。

三、少腹硬满急结

盈满不仅是患者的感觉，医者按之亦有坚硬感。《伤寒论》说："少腹硬满，下血乃愈"，又"太阳病……少腹硬……小便自利，其人若狂者，血证谛也"，又"太阳病不解，热结膀胱……血自下，下者愈……但少腹急结者，乃可攻之"。《金匮要略》："妇人少腹满如敦状……此为水与血俱结在血室也。"

四、癥积包块

癥积之起，初为气机不利，久则脉络瘀阻，气血凝聚而成。《内经》之"积聚"、"石瘕"皆由瘀血造成，但《诸病源候论》对于癥瘕积聚则不涉及血瘀。《金匮要略》之"干血着脐下"、"癥固害"皆有形之块物。唐容川说："瘀血在经络脏腑之间，则结为癥瘕。"王清任说："无论何处皆有气血……气无形不能结块，结块者，必有形之血也。血受寒，则凝结成块，血受热，则煎熬成块。"其他如疟母、妇女少腹癥积等也主要系瘀血内结而成。

五、发　黄

《诸病源候论》说："血瘀在内则时时体热而黄。"《临证指南医案》说："久痛必入络，气血不行发黄，非疟也。"瘀血发黄以小便自利及兼见其他瘀血证候为特征。周学海进一步认为："黄之为色，血与水和杂而然也。"所以，即使是黄疸之黄，也适用于活血化瘀药。

六、痈　肿

邪气客于经脉之中则血涩，血涩不通，营卫壅滞，凝于肉里而发为痈肿。其病因虽与湿热、火毒等邪有关，但从病理来看，无论内痈或外痈总由败血留滞、血瘀肉腐而成。

七、神经精神症状

临床上常见的健忘、癫狂。唐容川说："凡心有瘀血亦令健忘"，"凡失血家猝得健忘，每有瘀血"。《诸病源候论》说："夫有瘀血者，其人喜忘，不欲闻物声。"《伤寒论》："太阳病……其人发狂者。……瘀热在里故也"，"其人喜忘者必有蓄血"，又"太阳病……其人如狂者，血证谛也"，"伤寒病若热持久，瘀则发热如狂"。王清任认为，癫狂系气血凝滞，脑气和脏腑气不接所致。《医林改错》下卷说："颠狂一症，哭笑不休，詈骂歌唱……乃气血凝滞脑气，与脏腑气不接，如同作梦一样。"

八、唇、舌、鼻、皮、指爪诸候

《灵枢·经脉》说："血不流则髦色不泽，故其面黑如漆柴者。"《金匮要略》说："病人胸满、唇萎、舌青……为有瘀血。"《诸病源候论》："夫有瘀血者……唇萎舌青。"《医林改错》说："青筋暴露，非筋也，现于皮肤者，血管也，血管青者，内有瘀血也。"

九、月 经 疾 病

瘀血内停可以引起月经不调、痛经、闭经等。由瘀血所致的月经疾病，多兼见少腹胀满刺痛、拒按、经血色黑有块、经行不畅、块下痛减等症。

十、二 便

古人认为大便黑色或漆样酱样为瘀血。《伤寒论》说："大便溏腻如漆者为蓄血，若黑燥如煤者为燥结，非蓄血也。"《类证治裁》说："蓄血下黑如漆。"凡大便色黑而小便自利者，古人亦认为瘀血，《伤寒论》："小便不利者为无血也，小便自利，其人如狂者，血证谛也。"

所以大便或结或易，便下黑色，小便自利是下焦瘀血的两个表现。

十一、舌 脉

瘀血的舌象表现不一，轻者可如常人，一般可见紫红色、暗红色或有瘀点瘀斑，重者表现舌色青紫，唇萎舌青。历代诸家对瘀血之脉无定论，似以迟涩为主，临床所见盖不一定。如宋代崔嘉彦《脉诀》说："瘀血内蓄，却宜牢大，沉小涩微，反成其害。"

第四节 活血法的源流及流派

瘀血学说始于《内经》。《内经》中虽无瘀血一词，但已有"恶心"、"留血"等名称，且已论及引起瘀血的原因及瘀血导致的一些症状。如《素问·调经论》言："五脏之道，皆出于经隧，以行血气。血气不和，百病乃变化而生。"《素问·缪刺论》说："人有所堕坠，恶血留内，腹中满胀，不得前后。先饮利药。"《素问·脉要精微论》说："夫脉者，血之府也……涩则心痛。"《灵枢·五邪》说："邪在肝，则两胁中痛，寒中，恶血在内，行善掣，节时脚肿。"

治疗瘀血需要疏决通导，如《素问·阴阳应象大论》说："血实者宜决之。"《素问·至真要大论》："疏其血气，令其调达，而致和平"，"坚者削之"，"结者散之"，"留者攻之"，这些记载给后世医家很大的启发。

与《内经》同时期的《治百病方》（甘肃武威汉墓出土）第五方即"×瘀方"，该书还记载了早于《本草经》的许多中药，其中具有活血化瘀作用的有当归、牡丹皮、大黄、牛膝、川芎、䗪虫等。可见活血化瘀法在此之前已被用于临床。

汉代张仲景是瘀血学说的奠基人。他在《金匮要略》"惊悸吐衄下血胸满瘀血脉证"篇中，总结前人的经验，首先提出了瘀血这个名称，叙述了瘀血的几种主要症状和脉象，在其他篇章中谈到瘀血的原因和治疗。他又在《伤寒论》的太阳和阳明病篇中，对蓄血证做了比较详细的阐述。仲景关于瘀血、蓄血的论述，开拓了杂病、伤寒及妇科瘀血论治的新领域。仲景所制订的桂枝茯苓丸、下瘀血汤、桃仁承气汤、抵当汤、抵当丸、鳖甲煎丸等方剂，为后世应用活血化瘀药树立了典范。

汉代成书的药学专著《神农本草经》，载药365种，记载着至今仍经常使用的30余种活血化瘀药，奠定了瘀血学说及活血化瘀法则的药物学基础。

隋唐时代的几部医学著作，如《诸病源候论》、《备急千金要方》、《外台秘要》及宋代的《圣济总录》等书，对瘀血的概念皆祖述于《内经》及仲景，将瘀血作为伤寒、妇产、外伤等门中的一个证候，以及在有关疾病（如血证、积聚）的病机中谈及。这些著作扩充了许多活血化瘀的药物及方剂，在理论上也有一些发展。

宋元时代，史载之最善用三棱、莪术。滑伯仁谓每用补剂加桃仁等破血疏络之品其效最捷，对蓄血证初以桃仁、大黄行血破滞之剂折其锐气，而后分别治之。朱丹溪重视解郁散结，创立气、血、湿、痰、食、热六郁之说，其中以气血之郁尤为重要。他认为，"气血冲和，百病不生。一有怫郁，诸病生焉"。他所谓的血瘀，可以看作是血瘀的早期或轻证。

明代的《普济方》已充分注意到瘀血的危害，该书诸血门谓："人之一身，不离乎气血，凡病经多日，疗治不愈，须当为之调血。血之外证：痰呕、燥泻、昏愦迷忘，常喜汤水漱口，不问男女老少，血之一字，请加意焉。用药川芎、莪术、桃仁、五灵脂、生地黄、北大黄为要，呕甚者多加生姜，以此先利宿瘀。"但总的说来，直到明代还没有对瘀血给予足够的重视。

清代时，瘀血学说有了较大的进展。叶天士倡导"通络"之说，在《临证指南医案》一书中，对痹证、痛证、郁证、积聚癥瘕、疟母、噎膈、便秘及月经胎产等多种病症广泛应用了活血化瘀通络的药物，对瘀血严重没有干血内结者，经常使用蜣螂虫、䗪虫、水蛭等虫类逐瘀药。

王清任对瘀血学说贡献尤大。在《医林改错》中，他自制了八个以逐瘀或活血为名的方剂，其中仅通窍活血汤、血府逐瘀汤、膈下逐瘀汤三个方剂所治的病证就有38种之多，这些方剂的疗效不断为临床实践所证实。王清任医学成就的取得，与他对脏腑形质的重视是分不开的。由于他详细观察了人体的解剖结构，认识到气血的重要性，得出了"治病之要诀，在明白气血"这个重要结论，这就帮助他对一些疾病用血瘀的原理去理解，因而收到了疗效，发展了瘀血学说及活血化瘀治则。

继王清任之后，唐容川对瘀血学说也有较大贡献。他所著的《血证论》详述各种出血的证治，同时阐明了瘀血和出血之间的关系，把消瘀作为治血四法之一。并认为祛瘀与生新有着辨证关系。该书还对瘀血导致的各种病证做了归纳并加以理论上的探讨。

周学海很重视祛瘀疗法的应用。在记录他读书和临床心得的《读医随笔》里，推崇善用活血化瘀治法的医家（如史载之、滑伯仁、叶天士、王清任等），同时批判了有的医家盲目畏惧活血化瘀的态度。他认为血痹、疟母、黄疸、中风、痉厥、癫等病均与瘀血有关，都需要配合行血化瘀药治疗。对瘀血导致的虚损甚至病后的调理也多兼以活血，以除致瘀之虚。

近代医家张锡纯对瘀血也颇有研究，他对活血化瘀药的作用做了许多新的发挥，自制了一些有效的活血化瘀方剂（如活络效灵丹、理冲汤、理冲丸等）。

由上述可知，瘀血学说始于《内经》，奠基于仲景，经历代之演变至清代而有较大的发展，使瘀血学说逐渐形成一门独立的学说，成为祖国医学中具有重要理论及实践意义的一个重要组成部分。

第三章　肾虚血瘀与补肾活血法

肾虚血瘀论与补肾活血法是祖国医学异病同治理论在临床应用的一个典范。"肾虚论"与"血瘀论"早在两千年前就作为独立的病因病机指导着中医临床，但对于两者之间关系的阐述没有形成完善的理论体系。对"补肾法"与"活血法"两种治法的记载散见于浩瀚的医学典籍中，现引述如下。

第一节　补肾活血法的概念

补肾活血法是将补肾法与活血法有机结合起来，通过补肾促进活血，应用活血加强补肾，两者互相协同，达到改善肾虚血瘀的病理变化，是使机体阴阳平衡、邪去正存的一种治疗法则。它不是补肾法（或补肾药物）与活血法（或活血化瘀药）简单机械地迭加或同时使用。从某种意义上讲，补肾活血是通过调节神经、内分泌、免疫功能、改善微循环等作用，治疗各种慢性病、老年病及延缓衰老的一个大法。因此说，它是具有异病同治（中医理论）或非特异性作用（西医理论）的综合大法。它是近年来临床应用较广泛，且具有良好前景的新治法，它的产生是人们随着对疾病认识的深入及将中医理论与现代医学理论相结合的结果，也是中医治则通过实践—认识—再实践—再认识后的重新组合或创新的结果。

第二节　中医对"肾虚血瘀"的认识

前贤大多认为因郁、因寒致瘀。如《素问·调经论》曰："寒独留而血凝泣，凝则脉不通。"《灵枢·痈疽》说："寒邪客于经络之中，则血泣，血泣则不通。"早于《内经》的《汉书艺文志》中曾有"通闭解结"的记载，认为郁结不通之病，可采用通解的方法治疗。《内经》又有"气为血之帅"之说，《素问·玉机真脏论》指出："脉道不通，气不往来。"可见，气行则血行，气滞则血瘀。血得温则舒，遇寒则凝。故自古以来，活血之法常与行气、温阳之法相伍，且活血之药，多为温性。

清代王清任从古人"气为血之帅"之论发挥，强调了气血之间的关系，指出："治病之要诀在于明气血，气有虚实，血有亏瘀。"创以活血化瘀为主的方剂33首，主治瘀血病证50余种。其中最为突出的见解和最大的贡献莫过于他提出的"气虚血瘀论"，从而以"补阳还五汤"独立医门，重用黄芪补气活血而治之。补阳还五汤中的气虚即肾气虚，而黄芪的功效也主要在于补肾气，这不仅符合王清任当时的立论："元气即虚，必不能达于血管，血管无气，必停留而瘀"，"元气者肾气也"，大量临床实践也证实了肾虚血瘀与人体衰老及各类疾病的密切关系。

一、肾虚血瘀是气血功能失调的结果

气血是人体生命活动的动力和源泉，是脏腑功能活动的物质基础，同样也是脏腑功能活动的

产物。脏腑通过各自的功能从不同环节参与和影响气血的活动。如肺主气，肾纳气，心主血，脾统血，肝藏血等。这其中又以"肾"在人体生命活动中所起的作用最重要。它可以多方面对气血产生影响，不仅有生理影响，而且更有病理联系。

（一）生理影响

（1）肾为人体先天之本，通过其所藏之元阴元阳，从而影响其他脏腑，以此间接作用于气血，故《难经》曰："肾者，原气之所系也。"《医林改错》也云："元气即虚，必不能达于血管，血管无气，必停留而瘀。"实际上王清任这段话已说明了肾虚导致血瘀的道理，其补阳还五汤也成为补气活血的代表方，一直为后世沿用。明代李中梓曰："肾为脏腑之本，呼吸之本，三焦之源，而人资之以为始者也。"此外，血液的生成和运行也是五脏功能协调的结果，正如《古今医学集成·医部全录》中对血的论述："生化于脾，总统于心，藏于肝脾，宣布于肺，施泄于肾。"而肾在维系心肝脾肺诸脏对血液的运行方面起着重要作用。肾所系之原气为诸脏活动、气血运行的动力之源，故肾之阴阳（即元阴元阳）为五脏阴阳之根，气血的运行有赖于肾之阴阳的温煦、滋养，明代赵献可"惟水火莫其位，而气血各顺布矣，故真阴真阳为要也"强调了肾之阴阳在调控气血中的重要作用。

（2）肾藏精，精化血，这与肾主骨生髓，髓生血，肾直接参与气血活动密切相关。如《素问·平人气象论》曰："肾藏骨髓之气。"明代龚居中《红炉点雪·梦遗滑精》曰："命门者，精血之腑也。"《普济方·肾藏门》："夫肾者，元气之本，精志之藏，内主于骨，气通于阴。"清代张隐庵《黄帝内经集注》又有"肾为生气之源"和"血气皆括于肾"的论述。

（二）病理联系

气血失和是脏腑功能失调的主要表现，而脏腑的病变，往往又可导致气血失调。如上所述，肾与气血的关系尤为密切，肾虚必然从多方面导致气血亏虚，气为血帅，气行则血行，气虚则运血无力而致瘀。血为气母，阴血亏虚也可使血行不畅而致瘀。如张景岳云："凡人之气血，盛则流畅，少则壅滞，故气血不虚不滞，虚则无有不滞者。"说明肾虚必然导致血瘀。再如《读医随笔》中曰"阳虚血必凝，阴虚血必滞"是言肾阳虚不能温煦血脉则凝，肾阴虚则脉道失于滋养则滞。故《普济方》又说："阴阳虚损，血气涩滞。"由此看来，各种原因引起的肾气不充，元气亏乏，阴阳虚损，皆可由气血失调导致血瘀。如张锡纯曾说："或纵欲过度，气血亏损，流通于周身者必然迟缓，血既因之而瘀。"

总之，肾虚、血瘀是气血失调的结果，而祖国医学气血关系的理论，又为解释肾虚血瘀的机理提供了可靠的理论依据。

二、肾虚血瘀是人体衰老的生理特性及病理机能

人之寿夭与肾有密切的关系。人的体质强弱和寿命的长短主要取决于肾中精气的盛衰。《素问·上古天真论》："女子七岁，肾气盛，齿更发长；二七而天癸至，任脉通，太冲脉盛，月事以时下，故有子；三七，肾气平均，故真牙生而长极；四七，筋骨坚，发长极，身体盛壮；五七，阳明脉衰，面始焦，发始堕；六七，三阳脉衰于上，面皆焦，发始白；七七，任脉虚，太冲脉衰少，天癸竭，地道不通，故形坏而无子也。丈夫八岁，肾气实，发长齿更；二八，肾气盛，天癸至，精气溢泻，阴阳和，故能有子；三八，肾气平均，筋骨劲强，故真牙生而长极；四八，筋骨隆盛，肌肉满壮；五八，肾气衰，发堕齿槁；六八，阳气衰竭于上，面焦，发鬓颁白；七八，肝气衰，筋不能动，天癸竭，精少，肾脏衰，形体皆极；八八，则齿发去。"其记载说明了肾气支配

着人的生、长、壮、老、已。这段女子以七、男子以八为基数递进的生长、发育、衰老曲线的论述，是祖国医学对人体衰老过程较经典的论述。历代医家认为肾虚是衰老的主要原因也大多源于这一理论，并在中医衰老理论中占主导地位。

祖国医学在长期的临床实践中发现脏腑虚衰，气血不足，并不能完全反映衰老的本质变化，单纯用补益药物延缓衰老，效果并不是十分理想，进而又有人提出了瘀血为患的衰老学说。如《灵枢·天年》指出："其五藏皆不坚……薄脉少血，其肉不实，数中风寒，血气虚，脉不通，真邪相攻，乱而相引，故中寿而尽也。"其中的"脉不通"，即是说明"中寿而尽"与瘀血内阻有一定关系。《中藏经》说："其本实者，得宜宣通之性延其寿。"《后汉书》记载用漆叶青黏散"去三虫"，达到延年益寿的目的等。清代医家徐大椿也认为，老年人"必多壅塞"，又当疏通。实际上，人一旦进入老年期，都有不同程度的瘀血存在，而血液一旦瘀阻，不仅不能给人体脏腑组织器官提供营养，而且会导致机体发生新的病理变化，从而加速机体的衰老，出现老年斑、皮肤粗糙、巩膜浑浊等都是典型的瘀血特征。瘀血内阻、气血失调，又会引起各种疾病。而这些疾病的发生，又加速机体由衰老走向死亡。况且瘀血内阻，新血不生，脏腑难以得到血液的滋养，人体必因之而虚，形成了"因瘀致虚，因虚而瘀"的恶性循环，进而加速了衰老的过程。由此可见，瘀血是随着以肾虚为主的五脏虚衰或功能失调而产生的，但产生之后又反过来影响肾脏，加重肾脏虚衰，从而加速衰老的进程。所以，瘀血不仅是衰老的病理产物，也是导致衰老的重要原因。

一般来说，衰老的开始和早期，体内血瘀较轻，往往不易被直接发现。衰老的发生正如《灵枢·玉版》所说"积微之所生也"，积微成损，积损成衰。随着衰老的发展，则肾虚和瘀血临床表现更加明显。在衰老的过程中，肾气亏虚不断加重，导致全身脏腑功能活动低下，这又进一步加重了瘀血的产生和发展；瘀血反过来又作用于肾脏，影响肾脏的气化，结果肾气越衰，瘀血越甚，机体越来越衰老。在衰老的进程中，始终贯穿着虚实夹杂的过程。在虚实夹杂导致衰老的理论中，虽强调了血瘀致衰的重要性，但衰老的本质仍在于肾。《难经》曰："肾者，原气之所系。"《医林改错》也说："元气既虚，必不能达于血管，血管无气必停留而为瘀。"即肾阳虚则不能温煦血脉，肾阴虚则脉道滞涩，故肾气不充，原气亏乏，阴阳虚损，皆可由虚致实而导致血瘀。即在衰老的过程中，以肾虚为本，瘀血是标，本虚标实，互为影响，互为因果，致使衰老形成一个复杂的病理生理过程。综上所述，肾虚血瘀瘀血是衰老发生、发展的基本病理生理变化。

三、肾虚血瘀是"久病及肾"和"久病多瘀"的结果

肾虚血瘀是各类慢性病的某一特定阶段的病理基础。

"久病及肾"、"久病多瘀"是历代医家在长期的临床实践中总结出来的重要论断，并在医疗实践中反复得到验证。

明代张景岳《景岳全书》中"虚损"和"经脉诸脏病因"两篇提出"五脏之伤，穷必及肾"这一治疗要则，其中指出由于各种致病因素的侵犯，疾病无论从心、肺、肝、脾、肾任何一脏开始，当病情不断变化加剧或日久迁延不愈时，最后都会造成肾脏的损伤，这是必然的规律，也是治病的法则。由此说明五脏病证病程日久，病情发展的趋势必然会导致肾的生理功能失常。这是由于肾中精气是机体生命活动之本，五脏之阴阳根于肾，即肾阴和肾阳是各脏腑阴阳的根本，肾阴可以滋生五脏之阴，肾阳可以产生五脏之阳。所以，无论五脏的阴虚或阳虚，日久皆会导致肾阴或肾阳的虚衰，这也是"久病及肾"的理论依据，故应将调补肾阴肾阳作为"治病求本"的大法。

久病迁延不愈，往往引起人体脏腑经络气血的瘀滞，也就是古代医家据说的"久病多瘀"、"久病入络"。《素问·缪刺论》曰："今邪客于皮毛，入舍于孙络，留而不去，闭塞不通，不得入

于经，流溢大络而生奇病。"论述了久病入络的原因，说明人体病变可通过络脉而达全身，继生百病。《素问·痹症》曰："病久入深，荣卫之行涩，经络时疏，故不通。"最早指出了久病可入里，致营卫功能失调的发展趋势；《灵枢·终始》曰："久病者，邪气入深，刺此者，深内而久留之……"指出久病邪气入深有在经和入络之别。《素问·调经论》曰"病在血，调之络"则说明气行血，经气乃络气之源，经气不足或郁滞，可影响血分致络脉瘀阻，因而血病当调之于络。叶天士《临证指南医案》也说："大凡经主气，络主血，久病血瘀"，"初为气结在经，久则血伤入络"。明确指出病久气血阴阳亏虚，无力鼓动血液运行，血滞于经脉；或久病气机逆乱，"气有一息之不通，则血有一息之不行"，气行则血行，气滞则血瘀。这也为后世"久病多瘀"学说奠定了理论依据。综上所述，历代医家对久病条件下发生的"肾虚"与"血瘀"的内在联系，做了高度地概括。因此说，肾虚血瘀是"久病及肾"及"久病多瘀"的结果。

四、肾虚血瘀是各类疾病共性的表现，及疾病的非特异性反应

前已述肾虚血瘀既是慢性病、老年病及衰老的共同病理特征，同时也是各类疾病共性的表现。因为肾阳的温煦、肾阴的化生是各脏腑经络生理功能、血液化生循行、津液输布的重要保证。肾精不足可致肾气亏虚，无力温煦、激发推动其他脏气。精不化血或阴血不充，诸脏腑四肢百骸失其濡养，从而出现三焦气化不利，气机升降失常，脏腑功能失调，血失通畅，脉道涩滞而致血瘀。血瘀又进一步影响气血运行。如此肾虚导致血瘀，血瘀加重肾虚，形成恶性循环，使脏腑组织器官发生各种疾患，从而加速人体各组织器官的衰老。

第四章　补肾活血法的提出及其临床意义

第一节　张大宁教授补肾活血法的提出

补肾活血法是一种新兴的中医临床治疗法则。此法自1978年由张大宁教授在国内首先提出，至今已37年。张大宁教授在长期的中医肾病临床实践中发现，不同病种的老年病、慢性病患者具有一个共性，即均存在着不同程度的肾虚和血瘀的表现，且这些肾虚与血瘀的病证相互之间存在着某些特定的关系。"肾虚"与"血瘀"几千年来虽然一直作为病因病机指导着中医临床，但在传统医学的理论体系中，始终未能将"肾虚"与"血瘀"完整、有机地统一起来。张教授认为临床上出现的肾虚与血瘀不是孤立存在的，肾虚必兼血瘀。肾虚是本，血瘀是标；肾虚为因，血瘀为果。反过来血瘀又构成新的致病因素，从多方面加重肾虚的程度，形成恶性循环，而产生各类疾病。因此肾虚血瘀是各类老年病、慢性病和人体衰老的共同病理基础。补肾活血法是张大宁教授针对"肾虚血瘀论"的病理机制，结合中医治则理论（异病同治，扶正祛邪的原则）首先提出的与之相适应的治疗大法。

第二节　补肾活血法对临床的指导意义

它综合了补肾法与活血化瘀法的长处，并发挥其独特的内涵和疗效。补肾活血法经过三十多年的临床应用，在治疗各种慢性病及抗衰老等方面取得了显著的疗效。该大法绝不是补肾法（或补肾药物）与活血法（或活血化瘀药物）简单，机械地迭加或同用，而是将补肾法与活血法有机结合，高度统一。通过补肾促进活血，应用活血加强补肾，两者相互协同，达到改善肾虚血瘀病理变化，使机体阴阳平衡，邪祛正存的一种新的治疗大法。张老师认为补肾活血法的作用原理，应是通过调节机体的神经内分泌系统（特别是下丘脑-垂体-内分泌腺三个轴的功能），调节机体自主神经系统，调节人体分子生物水平的平衡，调节免疫系统机能，改善微循环等一系列综合作用的结果。补肾活血法是具有中医理论中"异病同治"和现代医学理论中"非特异性治疗"作用的一个基本治疗大法。它的产生，是人们对疾病深入认识的结果，是中医现代化发展的一个标志，也是中医治则在新技术革命浪潮中的重新组合与创新。其是我们在探索治疗各类慢性病、老年病、疑难病及抗衰老研究的一个颇具前景的新兴治疗大法。三十多年来其应用范围不断扩大，领域不断拓宽。据统计其已在十几个临床学科100多个病种中，得到最广泛地使用。因此，我们说补肾活血法是治疗各种慢性病、老年病和探索疾病的共性及延缓衰老的一个较高层次的治疗法则，应该作为今后的重点课题加以研究。它的产生必将在临床治疗上有极好的应用前景。

第二篇　补肾活血法的实验研究与理论探讨

综观历代文献，古代医家对于肾虚和血瘀的论述颇多，并在此基础上提出了"久病及肾"、"久病多瘀"的著名论断。现代医家在继承的基础上，利用现代科技手段从微观领域对肾虚和血瘀又进行了有益的探索，并取得了大量成果。从这些实验研究和临床研究中，我们也不难看出肾虚与血瘀并非独立存在，在很多时候两者常常相关并存，肾虚必兼血瘀，血瘀加重肾虚，人体衰老、老年病及多种慢性病的中后期，大都以肾虚血瘀为基本病理改变，由此而确立的补肾活血法，也就成为临床上抗衰老、防治老年病和多种慢性病的一个基本治则。现将近期的实验研究及临床研究总结如后。

第五章　补肾活血法的实验研究

现代医家通过大量的实验研究进一步证实了"肾虚必兼血瘀，血瘀加重肾虚"这一理论，用现代科学的手段更加完善了"肾虚血瘀论"与"补肾活血法"这一理论体系的实验研究基础，也为这一理论今后更好地服务于临床奠定了实验研究的基础。

第一节　虫草地黄活血汤对动脉粥样硬化性肾损害的实验研究

动脉粥样硬化（atherosclerosis，AS）是以内膜下脂质沉积、血管平滑肌细胞增生、胶原纤维增多、泡沫细胞形成为主要特征的广泛性动脉病变。AS一旦发生，就会因为动脉壁弹性下降、动脉管腔狭窄、继发性血栓形成而导致相应脏器缺血，从而发生多种慢性并发症。动脉粥样硬化导致的心脑血管疾病一直是备受关注的课题，它所致的肾脏损害也受到广泛关注。据文献报告，欧美50岁以上终末期肾病接受肾替代治疗者，其中14%是由动脉粥样硬化肾病引起，60岁以上者其百分率达25％，严重威胁人类健康。近年来，随着中医、中西医结合研究的不断深入，使用中医药治疗动脉粥样硬化症已经取得一定的疗效，但多局限在单纯使用活血化瘀的治疗方法上。补肾活血法是一种动脉粥样硬化中医新疗法，该法是补肾法与活血法的有机结合，即补肾促进活血，活血益于补肾，互相协同，相得益彰，不仅提高了治疗效果，而且对某些脏器可发挥特异性疗效。我们应用补肾活血法组建的"虫草地黄活血汤"对家兔实验性动脉粥样硬化症模型进行治疗，重点观察其治疗动脉粥样硬化性肾损伤的疗效，并探讨其作用机理。

（一）材料与方法

1. 家兔动脉粥样硬化模型的建立　健康雄性日本大白兔30只（由河北省实验动物中心提供），体重（2.5±0.3）kg。随机分为5组：空白对照组、模型组、药物对照组、预防组和治疗组，每组6只，实验周期为12周。AS饲料：胆固醇0.56 g/（kg·d）、蛋黄粉5.6g/（kg·d），空白对照组喂饲普通兔饲料，其余4组均用AS饲料喂养，预防组在喂AS饲料同时给中药，治疗组和药物对照组第7周起给予相应中药（药物对照组采用复方丹参片）。12周末处死动物，取血并摘取主动脉。

2. 生化检测

（1）血清胆固醇（TC）、三酰甘油（TG）、高密度脂蛋白胆固醇（HDL-C）采用试剂盒进行酶法测定，用全自动生化分析仪进行检测。低密度脂蛋白胆固醇（LDL-C）由Friedwald公式计算：LDL-C =TC−HDL-C−TG/ 2.2。

（2）血浆内皮素（ET）水平采用均相竞争法直接测定，程序按^{125}I标记放免法进行。血清NO微量测定：取血清0.5 ml，加入35％磺基水杨酸0.1ml沉淀蛋白，离心（−4℃，1000×g，15 min），取上清液0.1 ml，加Griess试剂和4 mol/L HCl各0.1ml，室温反应10 min，用酶联免疫仪在570 nm读吸光度（光密度），以亚硝酸盐作标准曲线，结果以NO转变为亚硝酸盐mg/L表示。

（3）收集 24 h 尿液用磺基水杨酸法测尿蛋白定量，硝酸还原酶法及 Griess 试剂测尿 NO 量，尿一氧化氮以 N-x 量表示。

3. 分子生物学检测肾组织凋亡细胞　原位末端脱氧核苷酸转移酶法检测肾组织凋亡细胞，切片脱蜡入水，蛋白酶 K 消化 15 min，蒸馏水洗 3 次，然后在新鲜配制的 30 g/L H_2O_2 中浸泡 10 min，蒸馏水洗 3 次，加末端脱氧核苷酸转移酶及地高辛标记的 dUTP 在 37 ℃下孵育 2 h，PBS 冲洗，然后依次加封闭液、过氧化物酶标记的抗地高辛抗体、SABC 试剂，DAB 显色，苏木精复染，脱水透明封固，胞核出现棕黄色颗粒者为阳性细胞。同时作阴性对照片。切片中凋亡细胞计数方法为×400 高倍视野下每个标本数 400 个肾小管中的阳性细胞数，数 20 个肾小管间质视野中的阳性细胞数，数 30 个肾小球中的阳性细胞数，分别作为肾小管、肾小管间质及肾小球中的凋亡细胞指数。

4. 组织化学染色法检测一氧化氮合酶（nitrico xide sy nt hase，NOS）活性　参照 Bredt 等的方法，所有操作过程在 4 ℃下进行，按 1∶5（*W/V*）比例加入预冷的 50 mmol Hepes，pH 7.4，内含 0.32 mol 蔗糖、1 mmol EDTA、0.1 mmol EGTA、1 mmol PMSF、1mmol DTT、1μmolLeuPePtin、2μmol Pepst at in A。在冰浴中用 Tekmer 组织匀浆器制成匀浆，20 000 r/min 离心 60 min，上清即为 NOS 提取液。采用 3H-精氨酸转化生成 3H-胍氨酸测定法提取 50μl 反应 Buffer，使其终浓度为 50mmol Hepes，pH 7.4，内含 0.1mmol NADPH、30μmol BH4、10 nmol CaM、1.25 mmol $CaCl_2$、1 mmol EG-TA、0.2μCi3H-精氨酸（100 000～150 000 cpm），反应管中加入 1 mmol *L*-nitroarginine 作为本底，于 37℃ 水浴中反应 15 min，用 2 ml 预冷的 Buffer C 中止反应，再经 0.5～0.7ml Dowex50W×8（Na^+型）阳离子交换树脂层析柱分离反应液中的 3H-精氨酸和新生成的 3H-胍氨酸。上样前层析柱先用 1 ml 中止反应 Buffer（20 mmol Hepes，pH5.5，内含 2 mmol EDTA、0.2 mmolEGTA、1 mmol *L*-胍氨酸）平衡。上样后收集 2 ml 流出液和 2 ml 蒸馏水洗脱液，将收集的样品混匀后取出 1 ml 于闪烁杯中，加入二甲苯-Triton×100 闪烁液 7ml，在液体闪烁计数仪（FJ2100）上测定样品的每分钟放射性活性（CPM），由此计数计算 3H-胍氨酸的生成量。结合蛋白质浓度计算 NOS 的比活性（以每分钟每毫克蛋白质生成的 3H-胍氨酸的 pmol 数表示）。

5. 统计学方法　实验数据以 *t* 检验，方差分析，相关分析、x^2 检验进行统计学处理，$P<0.05$ 为差异在统计学上有显著性意义，$P<0.01$ 为在统计学上有非常显著性意义。

（二）结果

1. 血脂的检测　从表 5-1-1 可以看出：与空白对照组比较，模型组血清 TC 和 LDL-C 明显增高，TG 增高不明显，HDL-C 降低；与模型组比较，预防组、药物对照组及治疗组血清 TC、TG、LDL-C 显示不同程度降低，HDL-C 明显提高（$P<0.01$），以预防组效果最为理想，TC 和 TG 变化略小，提示虫草地黄活血汤对血脂的影响主要是降低 LDL-C 和提高 HDL-C 水平。

表 5-1-1　实验第 12 周血脂水平（mmol/L，$\bar{x}\pm s$）

组别	TC	TC	HDL-C	LDL-C	TC/HDL-C
空白对照组	1.42±0.28 **	1.61±0.41 **	0.69±0.21 **	2.12±0.14 **	2.06±0.52
模型组	10.90±0.85	12.02±2.11	0.22±0.09	11.59±1.56	48.64±0.89
药物对照组	8.87±0.61	10.99±2.70	0.35±0.20 *	9.45±1.20 *	25.06±0.76
预防组	2.24±0.32 *	7.35±1.65 **	0.58±0.39 *	3.02±0.49 *	3.93±0.54
治疗组	3.35±0.45 *	9.48±2.30 *	0.49±0.13 **	4.27±0.33 **	6.82±0.83

注：与模型组比较，* $P<0.05$，** $P<0.01$

2. 血浆内皮素及血清一氧化氮的检测　从表 5-1-2 可以看出：实验前各组间无明显差异；模型组血浆 ET 水平明显增高，比空白对照组高 4 倍，预防组、治疗组血浆 ET 水平下降显著（$P <$ 0.01），以预防组效果更明显，药物对照组血浆 ET 水平虽也有降低，但较模型组无显著性差异。治疗组血清 NO 低于空白对照组（$P <0.05$），而高于模型组（$P <0.05$），预防组较治疗组效果更为明显，差异更加显著（$P <0.01$）。

表 5-1-2　实验第 12 周血浆 ET 及血清 NO 水平（$\bar{x}\pm s$）

组别	ET（ng/L）	NO（mg/L）
空白对照组	135.27±29.40*	17±3.0*
模型组	635.95±127.10	8±2.4
药物对照组	598.36±83.28*	12±2.0*
预防组	192.27±52.70*	14±2.5*
治疗组	232.40±72.79*	9±2.3*

注：与模型组比较，*$P<0.01$

3. 尿蛋白及尿一氧化氮的检测　从表 5 1 3 可以看出：模型组尿蛋白、尿 NO 含量均较空白对照组明显增高（$P <0.05$）。虫草地黄活血汤预防组、治疗组较模型组的含量明显减少（$P <$ 0.01），药物对照组含量虽较模型组减少，但无显著性差异。

表 5-1-3　尿蛋白及尿 NO 的检测（$\bar{x}\pm s$）

组别	例数（例）	尿蛋白（mg/24h）	尿 NO（μmol/24h）
空白对照组	6	14.53±4.07	6.96±3.02
模型组	6	34.30±14.69*	16.56±6.30*
药物对照组	6	28.93±10.45	12.37±4.11
预防组	6	17.33±3.56△	7.86±3.74△
治疗组	6	20.69±6.52△	8.43±4.36△

注：与空白对照组比较，*$P<0.05$

4. 肾组织凋亡细胞指数分析　从表 5-1-4 可以看出：AS 模型组较空白对照组肾组织细胞凋亡指数显著升高，虫草地黄活血汤预防组、虫草地黄活血汤治疗组凋亡指数明显减少（$P <0.01$），药物对照组指数虽较模型组减少，但无显著性差异。在模型组中肾小管 NOS 的灰度与肾小管细胞凋亡指数呈正相关（$r=0.974$），与肾小管间质细胞凋亡指数呈正相关（$r=0.986$），与肾小球细胞凋亡指数呈正相关（$r=0.975$），均为 $P <0.01$。

表 5-1-4　肾组织中凋亡细胞指数分析（$\bar{x}\pm s$）

组别	肾小管细胞凋亡指数	肾小管间质细胞凋亡指数	肾小球细胞凋亡指数
空白对照组	0.17±0.03	0.29±0.03	0.00
模型组	1.41±0.89*	0.87±0.50*	0.31±0.23
药物对照组	1.12±0.36	0.69±0.33	0.25±0.20
预防组	0.23±0.08△	0.31±0.05△	0.07±0.03△
治疗组	0.27±0.06△	0.36±0.07△	0.13±0.16△

注：与空白对照组比较，*$P<0.01$；与模型组比较，△$P<0.01$

5. NOS 活性检测结果 从表 1-1-5 可以看出，AS 模型组较空白对照组 NOS 灰度明显增高，而虫草地黄活血汤预防组和虫草地黄活血汤治疗组 NOS 灰度较 AS 模型组明显降低。

表 5-1-5　肾皮质匀浆 NO 及肾组织 NOS 组化结果分析（$\bar{x}\pm s$）

组别	皮质匀浆 NO（mmol/g）	NOS 灰度
空白对照组	3.86±2.12	0.330±0.009
模型组	7.71±2.73 *	0.389±0.018 **
药物对照组	6.23±2.22	0.387±0.022
预防组	4.01±2.56 △	0.302±0.020 △
治疗组	4.35±2.46 △	0.321±0.018 △

注：与空白对照组比较，$*P<0.05$，$**P<0.01$；与模型组比较，$\triangle P<0.05$

（三）讨论

通过 24 h 尿蛋白定量检测及尿一氧化氮排出量检测，得出高脂饮食喂养一段时间后的实验动物，24 h 尿蛋白定量明显增加，较空白对照组有显著性差异（$P<0.05$），证实高脂饮食可导致健康肾脏受损。进一步研究发现，随着血脂的升高，实验动物尿一氧化氮排泄量明显增加，肾脏中一氧化氮合酶活性增强；动物体内肾脏中的超氧离子增加；一氧化氮与超氧离子发生反应可生成对细胞具有毒性作用的过氧化亚硝酸盐。

高脂饮食导致肾脏损害的可能机制是，一氧化氮合酶产生一氧化氮，并与肾组织中的超氧离子发生反应生成过氧化亚硝酸盐，从而造成细胞凋亡；一氧化氮增多与蛋白尿有关；一氧化氮合酶表达增加及一氧化氮的增多，可能通过细胞凋亡导致肾小球硬化及肾小管间质肾损害。而虫草地黄活血汤预防组和虫草地黄活血汤治疗组实验动物的 24h 尿蛋白和尿一氧化氮定量较模型组均有显著性差异，说明虫草地黄活血汤可起到一氧化氮合成抑制剂的作用，防治肾小球系膜细胞溶解，阻止蛋白尿并降低肾小球转化生长因子 β 的表达和胞外基质的积聚，防止肾小球硬化。

而肾组织凋亡细胞指数分析中，亦可以得出虫草地黄活血汤预防组和虫草地黄活血汤治疗组实验动物虽然有一定程度的肾损害，但较模型组和复方丹参治疗组有显著性差异，进一步证实了虫草地黄活血汤可以抑制一氧化氮的合成。

一氧化氮合酶分为结构型 NOS（constitutive NOS，cNOS）和诱导型 NOS（inducible NOS，iNOS）。前者在生理条件下存在，释放基础量 NO，后者的合成释放受诸多因素的影响。血管内皮细胞合成的 NOS（endothelial NOS，eNOS）属于 cNOS，而平滑肌细胞、巨噬细胞等被诱导合成的 NOS 主要为 iNOS。由于 NO 作用的双向性，以及 NOS 异构体的多样性，使其在 AS 斑块的发生发展中所处的角色变得复杂起来。

在 AS 的发生发展过程中，内皮细胞 NOS 活性下降，而脂斑内细胞的 NOS 活性经历了由弱渐强，最后伴随着坏死中心的形成而消失的过程。这个演变过程，在 AS 斑块早期可能与 NOS 基因上的剪应力反应元件、NF-κB 结合位点被激活有关；在进展期则可能是细胞损伤加重的结果，此机制有待进一步证实。如何使 iNOS 不过度合成，使 NO 维持在生理水平，值得进一步研究。

（四）结论

我们采用以中医补肾活血法组方的"虫草地黄活血汤"对家兔实验性动脉粥样硬化疗效的研究，通过对实验动物的血脂、血浆内皮素、血清一氧化氮的检测，对尿蛋白排泄量，尿一氧化氮含量的观察，并测肾组织诱生型一氧化氮合酶的表达及肾组织中细胞凋亡情况，并与已被学术界公认的活血化瘀中药"复方丹参片"进行了对照，结果显示：①虫草地黄活血汤有防治动脉粥样硬化形成的作用，其机制可能与其抑制 VEGF 表达及保护血管内皮细胞有关；②动脉粥样硬化组一氧化氮合酶的增高伴有肾组织细胞凋亡和尿蛋白的增加，提示动脉粥样硬化时，一氧化氮合酶可能是肾损伤发生的机制之一；③虫草地黄活血汤可降低动脉粥样硬化动物的一氧化氮合酶水平，并能减轻肾组织细胞凋亡和蛋白尿，提示该方剂对动脉粥样硬化引起的肾损伤有防治作用。

第二节 虫草地黄活血汤治疗动脉粥样硬化实验研究

动脉粥样硬化（atherosclerosis，AS）是以内膜下脂质沉积、血管平滑肌细胞和胶原增殖、泡沫细胞形成为主要特征的广泛性动脉病变。AS 一旦发生，就会因为动脉壁弹性下降、动脉管腔狭窄、继发性血栓形成而导致相应脏器缺血，出现严重并发症。近年来，随着中医、中西医结合研究的不断深入，使用中医药治疗动脉粥样硬化症已经取得一定的成效，但治疗方法多局限在单纯活血化瘀上。补肾活血法是一种动脉粥样硬化中医新疗法，该法有机结合了补肾法与活血法，提高了临床治疗效果。我们应用该法对大白兔动脉粥样硬化症进行实验性治疗，以验证其疗效及其作用机制。

（一）材料与方法

1. 家兔动脉粥样硬化模型的建立 健康雄性日本大耳白兔30只，体重（2.5±0.3）kg，随机分为5组：空白对照组、模型组、复方丹参治疗组、虫草地黄活血汤预防组和虫草地黄活血汤治疗组，每组6只，实验周期为12周。AS 饲料：胆固醇 0.56g/（kg·d）、蛋黄粉 5.6g/（kg·d），空白对照组喂饲普通兔饲料，其余四组均用 AS 饲料喂养，虫草地黄活血汤预防组在喂 AS 饲料同时给中药，虫草地黄活血汤治疗组和复方丹参治疗组第7周起给予相应的中药。12周末处死动物，取血并摘取主动脉。

2. 生化检测

（1）血清胆固醇（TC）、三酰甘油（TG）、高密度脂蛋白胆固醇（HDL-C）采用试剂盒进行酶法测定，用全自动生化分析仪进行检测。低密度脂蛋白胆固醇（LDL-C）由 Friedwald 公式计算：LDL-C = TC−HDL-C−TG/2.2。

（2）血清脂质过氧化物（LPO）采用 TBA 法，全血谷胱甘肽过氧化物酶（GSH-Px）活力采用 DTNB 直接法，血清超氧化物歧化酶（SOD）活力采用邻苯三酚自氧化法。

3. 标本制备及染色观察指标 大体标本制备及 AS 面积测定：取各组分离的主动脉4%多聚甲醛固定4h，用苏丹Ⅲ染色液进行大体染色 20min，取出后用 80% 乙醇分色 20min，自来水冲洗。照相，用 HPIAS-1000 彩色病理图文分析系统对相片进行处理，最后计算出斑块面积占总表面积的百分比。

4. 统计学分析 实验数据以 t 检验、方差分析、相关分析、χ^2 检验进行统计学处理。

（二）结果

1. 对血脂的影响 从表 5-2-1 可以看出：与空白对照组比较，模型组血清 TC 和 LDL-C 明显提高，TG 提高不明显，HDL-C 降低；与模型组比较，虫草地黄活血汤预防组、治疗组及复方丹参治疗组血清 TC、TG、LDL-C 显示不同程度降低，HDL-C 明显提高（$P<0.05$），以虫草地黄活血汤预防组效果最为理想，TC 和 TG 变化略小，提示虫草地黄活血汤对血脂的影响主要是降低 LDL-C 和提高 HDL-C 水平。

表 5-2-1　实验第 12 周血脂水平（mmol/L）（$\bar{x}\pm s$）

组别	TC	TG	HDL-C	LDL-C	TC/HDL-C
空白对照组	1.42±0.28**	1.61±0.41**	0.69±0.21**	2.12±0.14**	2.06±0.52
模型组	10.90±0.85	12.02±2.11	0.22±0.09	11.59±1.56	48.64±0.89
药物对照组	8.87±0.61	10.99±2.70	0.35±0.20*	9.45±1.20*	25.06±0.76
预防组	2.24±0.32*	7.35±1.65**	0.58±0.39**	3.02±0.49**	3.93±0.54
治疗组	3.35±0.45*	9.48±2.30*	0.49±0.13**	4.27±0.33**	6.82±0.83

注：与模型组比较，*$P<0.05$，**$P<0.01$

2. 对各项生化指标的影响　从表 5-2-2 可以看出：与空白对照组相比，模型组的 LPO 明显升高（$P<0.01$），虫草地黄活血汤预防组、治疗组 LPO 下降显著（$P<0.01$），其中虫草地黄活血汤预防组效果尤为明显。虫草地黄活血汤预防组、虫草地黄活血汤治疗组 GSH-Px 和 SOD 活力增加，较空白对照组明显升高。值得提出的是，模型组 GSH-Px 和 SOD 活力也有不同程度升高，后者与空白对照组比较差异有显著性，表明家兔在饲以高脂饮食后其自身也可产生较强的抗氧化能力。

表 5-2-2　实验第 12 周生化指标（μmol/L）（$\bar{x}\pm s$）

组别	LPO	GSH-Px	SOD
空白对照组	7.25±0.53**	131.60±20.71**	129.09±33.90**
模型组	8.54±0.20	154.14±27.39	284.07±79.49
药物对照组	8.02±0.50*	186.87±37.91	482.63±100.87*
预防组	7.42±0.63**	286.91±80.99	1321.14±188.21**
治疗组	7.63±0.80**	215.10±65.13*	604.04±108.88**

注：与模型组比较，*$P<0.05$，**$P<0.01$

3. 肉眼及镜下观察　肉眼观察模型组较空白对照组斑块形成明显增多，而虫草地黄活血汤预防组和虫草地黄活血汤治疗组斑块形成明显减轻。空白对照组兔主动脉内膜完整，中层、外膜分界清楚；模型组兔主动脉内膜增厚，呈透明变性，并可见粥样硬化斑块内脂质沉积（苏丹Ⅲ染色呈猩红色），内膜下有大量泡沫细胞积聚；虫草地黄活血汤预防组、虫草地黄活血汤治疗组动物内膜较完整，无明显的脂质沉积；复方丹参治疗组动物内膜略增厚，可见脂质沉积及粥样斑块。

4. 主动脉粥样硬化面积的测定　从表 5-2-3 可以看出：虫草地黄活血汤预防组、治疗组 AS 面积明显缩小，与模型组有非常显著性差异（$P<0.01$）；复方丹参治疗组 AS 面积也有不同程度缩小，但与模型组差异无统计学意义。模型组与虫草地黄活血汤治疗组主动脉脂质斑块面积比较：AS 病变处呈鲜红色，正常动物内膜呈灰白色，虫草地黄活血汤预防组动物中有 2 只动物肉眼观察无明显病变，其余 4 只有病变但较轻，主要分布在主动脉弓部，范围较局限，而模型组动物全部有病变且较严重，多较弥漫，有的广泛累及主动脉各段内膜。测得主动脉脂质斑块面积占总面积的百分比分别是：模型组为 26.6%±9.88%，虫草地黄活血汤预防组为 7.7%±6.9%，治疗组为 10.4%±7.5%，复方丹参治疗组为 19.2%±7.9%。虫草地黄活血汤预防组、虫草地黄活血汤治疗组与模型组相比差异显著（$P<0.01$）。

表 5-2-3 实验第 12 周主动脉 AS 面积观察（$\bar{x}\pm s$）

组别	AS 病灶总面积（cm²）	AS 面积百分比（%）
空白对照组	0.59±0.25*	4.1±1.23*
模型组	5.67±1.94	26.6±9.88
药物对照组	4.78±0.81	19.2±7.96
预防组	2.48±0.94*	7.7±6.91*
治疗组	2.89±1.74*	10.4±7.53*

注：与模型组比较，* $P<0.01$

（三）讨论

补肾活血法是补肾法与活血法有机结合，通过补肾促进活血，活血助于补肾，两者相互协同，达到改善肾虚血瘀的病理变化，使机体阴阳平衡、邪祛正存的一种新的治疗大法。这绝不是补肾法（或补肾药物）与活血法（或活血化瘀药）两者简单机械地叠加或同时使用。近年来的研究已经证实，补肾活血法是通过调节神经内分泌、免疫机能、改善微循环等一系列作用治疗各种慢性病、老年病及延缓衰老的一个大法。肾虚与血瘀相关并存，从临床研究到取得的进展已证实了补肾活血法的疗效及理论基础。"肾虚血瘀论"的产生不仅成了中医理论体系中一个基本的病理机制，并通过补肾活血法的临床疗效及理论研究得到反证。"补肾活血法"随着理论、基础研究的深入和临床的大量应用，越来越显示出其良好前景。

采用以中医补肾活血法组方的"虫草地黄活血汤"对家兔实验性动脉粥样硬化疗效的研究，通过对实验动物的血脂、脂蛋白的观察，证明虫草地黄活血汤有防治动脉粥样硬化形成的作用。

第三节 虫草地黄活血汤对家兔实验性肾动脉粥样硬化的影响

动脉粥样硬化是心脑肾等血管性疾病的主要病理过程，是各类缺血性疾病的基础，而肾动脉硬化又是造成肾脏疾患的主要原因之一。随着人们生活习惯及饮食结构的改变，AS 的发病率有逐渐增高的趋势，因此国内外十分重视对该病的研究，调整血脂仍是目前防治 AS 的重要措施。我们应用虫草地黄活血汤对肾动脉粥样硬化的动物模型进行实验观察，现报告如下。

（一）材料和方法

1. 动物模型的建立和分组 该实验 18 只日本大耳白兔，体重（2.5±0.5）kg，兔龄 8~10 个月，雌雄混杂，其中雌性 6 只，雄性 12 只，雌雄分别随机分为 3 组：正常组、对照组和治疗组，每组 6 只，每组均有 2 只雌性和 4 只雄性。实验前各组血脂水平检测均无统计学差异。除正常组应用普通饲料外，对照组和治疗组给予胆固醇粉 1.4g/2.5（kg·d），蛋黄粉 14 g/2.5（kg·d）；治疗组加用中药虫草地黄活血汤 2.5 g/（kg·d），实验期间，自由进水，每周测体重 1 次，饲养 12 周。

2. 检测方法

（1）生化检查：血清总胆固醇（total cholesterol，TC）、三酰甘油（triglycerides，TG）、高密度脂蛋白（high density liPoProtein，HDL-C）、低密度脂蛋白（lowdensityliPoProtein，LDL-C）采用自动生化分析仪常规方法；血清脂质过氧化物（liPid Peroxide，LPO）采用 TBA 法；全血谷胱甘肽过氧化物酶（glutathione Per-oxidase，GSH-Px）活力采用 DTNB 直接法；血清超氧化物歧化酶（suPeroxide dismutase，SOD）活力采用邻苯三酚自氧化法。

（2）标记免疫及 AS 面积：血浆内皮素（endothe-lin，ET）水平采用均相竞争法直接测定，程序按东亚免疫技术研究所提供的 I 标记放免法进行。采用 LuzexF 型图像分析仪对肾动脉 AS 病灶总面积及 AS 病灶面积占肾动脉面积百分比进行测量。

（3）尿液检测：收集 24h 尿液用磺基水杨酸法测尿蛋白定量，硝酸还原酶法及 Griess 试剂测尿一氧化氮（nitric oxide，NO）量。

（4）肾皮质检测：麻醉处死兔取肾皮质测定 NO 含量，留取肾组织用 100 ml/L 甲醛溶液林固定做石蜡切片，切片脱蜡入水然后加鼠抗诱生型一氧化氮合成酶（inducement nitric oxidesythase，iNOS）抗体（1∶100），依次加羊抗鼠 IgG 及 SABC 试剂，DAB 显色，苏木精复染，观察 iNOS 在肾脏中的表达。

（5）细胞凋亡检测：应用原位末端脱氧核苷酸转移酶法检测肾组织凋亡细胞，切片脱蜡入水，蛋白酶 K 消化 15 min，蒸馏水洗 3 次，然后在新鲜配制的 30 g/LH$_2$O$_2$ 水中浸泡 10 min，蒸馏水洗 3 次，加末端脱氧核苷酸转移酶及地高辛标记的 dUTP 在 37 ℃下孵育 2 h，TBS 洗，然后依次加封闭液、过氧化物酶标记的抗地高辛抗体、SABC 试剂，DAB 显色，苏木素复染，脱水透明封片，胞核出现棕黄色颗粒者为阳性细胞。具体程序见试剂盒说明，同时作阴性对照片。

3. 统计学处理 均采用 t 检验。

（二）结果

1. 生化指标检测 从表 5-3-1 我们可以看出，治疗组与对照组比较，血清 TC、TG 和 LPO 显示不同程度降低（$P<0.05$），HDL-C 明显提高（$P<0.01$），LDL-C 明显降低（$P<0.01$），GSH-Px 和 SOD 活力增加（$P<0.05$），提示虫草地黄活血汤对血脂的影响主要是降低 LDL-C 和提高 HDL-C 水平。对照组 GSH-Px 和 SOD 活力也有不同程度提高，与正常组比较差异有显著性，表明家兔在高脂饮食后其自身也可产生较强的抗氧化能力。

表 5-3-1　3 组生化指标结果

分组	n	TC (mmol/L)	TG (mmol/L)	HDL-C (mmol/L)	LDL-C (mmol/L)	TC/HDL-C	LPO (μmol/L)	GSH-Px (μmol/L)	SOD (μmol/L)
正常组	6	1.17±0.48	1.61±0.41	0.69±0.21	2.12±0.14	1.69±0.52	7.25±0.53	7.25±0.53	129.09±33.90
对照组	6	1.90±0.85	12.02±2.11	0.22±0.09	11.59±1.56	8.64±0.89	8.54±0.20	8.54±0.20	284.07±79.49
治疗组	6	1.25±0.45*	9.48±2.30*	0.49±0.13**	5.57±0.33**	2.55±0.83	7.63±0.80*	7.63±0.80*	604.04±108.88**

注：与对照组比较，＊$P<0.05$，＊＊$P<0.01$

2. 3 组 ET 及肾动脉 AS 面积变化 从表 5-3-2 我们可以看出，对照组血浆 ET 水平明显增高，比正常组高 5 倍多，治疗组血浆 ET 水平下降，较对照组差异有显著性（$P<0.05$）。肾动脉 AS 图像分析显示，治疗组 AS 面积明显缩小，与对照组差异有显著性（$P<0.05$）。全部动物杀死后解剖发现，AS 病变处呈鲜红色，正常动物内膜呈灰白色，而对照组动物全部有病变且较严重，多较弥漫，有的广泛累及肾动脉内膜，测得肾 AS 在总面积中所占比率，治疗组与对照组相比差异显著（$P<0.05$）。

表 5-3-2　3 组 ET 及肾动脉 AS 面积变化

分组	n	ET (ng/L)	AS 病灶总面积 (cm^2)	AS 面积百分比 (%)
正常组	6	135.27±29.46**	0.59±0.25**	4.17±1.23**
对照组	6	735.95±127.10	5.67±1.94	39.67±14.90
治疗组	6	232.40±72.79*	2.89±1.74*	25.17±5.86*

注：与对照组比较，＊$P<0.05$；＊＊$P<0.01$

3. 尿蛋白、尿 NO 定量结果　从表 5-3-3 我们可以看出，对照组尿蛋白、尿 NO 含量均较正常组明显增高（$P<0.05$）。治疗组较对照组的含量明显减少（$P<0.01$）。

表 5-3-3　3 组 24h 尿蛋白、尿 NO 定量结果

分组	n	尿蛋白（mg/24h）	尿 NO（μmol/24h）
正常组	6	14.53±4.07	6.96±3.02
对照组	6	34.30±14.69 *	16.56±6.30 *
治疗组	6	20.69±6.52 **	8.43±4.36 **

注：与正常组比较，* $P<0.05$；与对照组比较，** $P<0.01$

4. 肾皮质匀浆及肾组织免疫组化结果　从表 5-3-4 我们可以看出，实验结束后对照组动物较正常组肾脏皮质匀浆 NO 量明显增多（$P<0.05$），肾组织 iNOS 表达增强（$P<0.01$），治疗组较对照组的肾皮质匀浆 NO 含量和 iNOS 灰度明显减少（$P<0.01$），肾皮质匀浆 NO 含量与 24h 尿蛋白定量呈正相关，r 为 0.51（$P<0.05$）。

表 5-3-4　肾皮质匀浆 NO 及肾组织 iNOS 组化结果分析

分组	n	皮质匀浆 NO（mmol/g protein）	iNOS 灰度
正常组	6	3.86±2.12	0.330±0.009
对照组	6	7.71±2.73 *	0.389±0.018 **
治疗组	6	4.35±2.46 △△	0.321±0.018 △△

注：与正常组比较，* $P<0.05$，** $P<0.01$；与对照组比较，△△ $P<0.01$

5. 肾组织中凋亡细胞指数　从表 5-3-5 我们可以看出，治疗组较对照组的指数均明显减少（$P<0.01$）。相关分析表明肾组织 iNOS 的灰度与肾小管细胞凋亡指数（$r=0.974$）、肾小管间质细胞凋亡指数（$r=0.986$）、肾小球细胞凋亡指数（$r=0.975$）均呈正相关，均为 $P<0.01$。

表 5-3-5　肾组织中凋亡细胞指数分析

分组	n	肾小管细胞凋亡指数	肾小管间质细胞凋亡指数	肾小球细胞凋亡指数
正常组	6	0.17±0.03	0.29±0.03	0
对照组	6	1.41±0.89 **	0.87±0.50 **	0.30±0.23
治疗组	6	0.27±0.06 △△	0.36±0.07 △△	0.13±0.06 △△

注：与正常组比较，** $P<0.01$；与对照组比较，△△ $P<0.01$

（三）讨论

AS 是动脉硬化中的常见类型，发病机制尚未完全阐明，其特点为病变发生在动脉内膜，且主要局限于该处，病变多累及大、中型动脉，多呈偏心性分布。而 AS 不仅会导致心脑血管疾病，还会损害肾脏。随着血脂的升高，肾 AS 面积的增加，肾脏中 iNOS 表达增强，大量产生 NO，同时肾脏中超氧离子也随之增加，NO 与超氧离子发生反应后，生成对肾脏细胞有毒性作用的过氧化亚硝酸盐，肾组织 iNOS 表达增强同时可造成过氧亚硝酸修饰的蛋白增多，引起生成的过氧化亚硝酸盐增加，从而造成细胞凋亡。细胞凋亡与肾小球硬化及肾小管损害有明显的相关性，提示细胞凋亡参与了肾小球硬化及肾小管损害过程。该实验结果显示肾组织 iNOS 表达增强与肾组织凋亡细胞数量正相关，NO 增多与蛋白尿相关，正是由于肾组织 iNOS 表达增强及 NO 的增多通过细胞凋亡导致肾小球硬化及肾小管损害，造成肾功能损害。

近年对高脂血症的中医病因病机探讨，认为其外因为嗜食肥甘厚味，内因为脾肾不足，属本虚标实之证，脾肾不足为本、痰浊瘀血为标。故虫草地黄活血汤采用滋补肝肾、益气健脾，佐以行气活血以奏效，补肾法与活血法有机结合、高度统一，通过补肾促进活血，应用活血益于补肾，两者相互协同，达到改善肾虚血瘀的病理变化，使机体阴阳平衡、邪祛正存，不仅能有效地治疗AS，而且很好地保护了肾脏功能。

该研究结果表明，虫草地黄活血汤有降低AS患者的TC、TG、LDL-C、LPO、ET水平及升高HDL-C、GSH-Px活力、SOD活力的作用，且相对于对照组差异有显著性。同时多项实验结果表明，治疗组肾AS及肾损害因素明显好于对照组，说明虫草地黄活血汤有明显的治疗血脂异常及肾AS的作用。

第四节　补肾活血方对系膜增生性肾小球肾炎大鼠Ⅳ型胶原、层粘连蛋白的影响

系膜增生性肾小球肾炎（MsPGN）是我国原发性肾小球疾病中最常见的病理类型，占我国肾穿刺患者的40%左右。肾小球细胞外基质（ECM）增多是其重要病理变化，作为ECM的主要成分Ⅳ型胶原（Col-Ⅳ）、层粘连蛋白（LN）的过度沉积促使肾纤维化和肾小球硬化。张大宁教授在多年的临床实践中发现，绝大多数患者均存在着不同程度的"肾虚、血瘀"，于是提出了补肾活血法治疗肾小球疾病。该研究以系膜增生性肾小球肾炎动物模型为研究对象，观察补肾活血方对系膜增生性肾小球肾炎大鼠外周血清LN、Col-Ⅳ表达水平的影响。

（一）材料与方法

1. 试剂与仪器　兔抗层粘连蛋白多克隆抗体、鼠抗Ⅳ型胶原单克隆抗体（Santa Cruz公司），免疫组化试剂盒，考马斯亮蓝试剂盒，完全与不完全福氏佐剂。AO切片机，ZD-ⅢB型医用微波炉，GBS恒温水浴震荡器，光学显微镜，HPIAS-1000高清晰度彩色病理图文分析系统。

2. 动物模型的建立　动物：新西兰白兔2只，体重2500g；雄性SD大鼠54只，6~8周龄，体重150±20g。①抗大鼠胸腺细胞抗血清（ATS）的制备：取大鼠胸腺细胞，纯化为单胸腺细胞，调整细胞水平至5×10^7/L，成为单胸腺细胞悬液，与完全福氏佐剂作1∶2体积混合，按每只家兔5×10^7/L个细胞量将胸腺细胞多点皮下注射免疫家兔，后每隔2周按每只家兔1×10^7/L细胞经耳静脉直接注射，共加强免疫3次，第7周采血，4℃过夜析出血清，56℃水浴灭活补体，间接免疫荧光测ATS的效价结果为1∶1280，表明ATS制备成功。②制备MsPGN模型：大鼠尾静脉注射ATS（1ml/100g），于注射后1日查尿蛋白，如尿蛋白（+++）判定模型成功。

3. 动物分组及给药　54只大鼠按体重采用数字表法分为正常组、模型组、治疗组各18只，每组分2周、4周、8周时间点，每个时间点6只大鼠。模型组和治疗组尾静脉注射ATS，正常组尾静脉注射生理盐水（1ml/100g）。治疗组在ATS注射后即以补肾活血方灌胃，每日1次，灌胃剂量为5ml/kg。药物：补肾活血方组成：生黄芪、川芎、赤芍、鳖甲、甘草等按照10∶3∶2∶1∶2的药物剂量比例，药物购自天津市药材公司，并经天津市中医药研究院鉴定。药材粉碎后，于多功能提取罐内乙醇热回流提取2次，减压浓缩至稠膏（相对密度为135~140），出膏率32%。

4. 观察指标和方法　各组分别于第2、4、8周各取6只大鼠，称体重后分别用代谢笼收集24h尿，用于测定尿蛋白（UPRO）含量；股动脉取血，分离血清，用于血尿素氮（BUN）和血肌酐（Scr）测定；切取肾脏，去掉被膜，滤纸吸干血迹后称重；取部分肾组织置于4%多聚甲醛（0.01mol/L PBS配制）固定，用于病理学观察（分别行HE和PAS染色）及免疫组化检测肾组织

Col-Ⅳ和LN的表达。LN、Col-Ⅳ免疫组化结果应用 HPIAS-1000 高清晰度彩色病理图文分析系统，分别测量出每个肾小球 Col-Ⅳ 和 LN 的着色阳性面积、积分光密度 ILD 和肾小球面积，以前两个参数与肾小球面积比表示该成分的相对含量和表达强度。每组分析 6 个标本，每个标本切片取 10 个完整的肾小球进行分析。10 个肾小球均值代表 1 只大鼠某种成分在肾小球中的相对含量和表达强度。

5. 统计学方法 计量数据均以均数±标准差（$\bar{x} \pm s$）表示，应用 SPSS11.0 统计软件，采用单因素方差分析。

（二）结果

1. 各组大鼠病理学结果 HE 和 PAS 染色显示，正常组大鼠肾小球内系膜细胞及系膜基质分布规则，周围有毛细血管襻缠绕，毛细血管壁结构完整，基膜较薄；模型组大鼠随病程进展第 2、4、8 周随时间延长肾小球体积逐渐增大，细胞数目明显增多，以系膜细胞为主，系膜基质亦明显增多，4、8 周部分肾小球呈分叶状、基膜明显增厚；治疗组较同时间点模型组相比，肾小球系膜细胞增生程度明显减轻，系膜基质明显减少。

2. 各组大鼠不同时间点 UPRO、BUN 和 Scr 含量比较 表 5-4-1 示，与正常组同时间点比较，模型组大鼠各时间点 UPRO、BUN 和 Scr 含量均明显升高（$P<0.05$ 或 $P<0.01$），并随着时间的延长模型组大鼠 UPRO、BUN 和 Scr 含量亦升高，说明肾功能随着时间的延长损害越重。与模型组同时间点比较，治疗组大鼠各时间点 UPRO、BUN 和 Scr 含量均明显降低（$P<0.05$ 或 $P<0.01$），提示补肾活血方有减轻肾功能损伤的作用。

表 5-4-1 各组大鼠不同时间点 UPRO、BUN 和 Scr 含量比较（$\bar{x} \pm s$）

组别	时间	鼠数	UPRO（mg/24h）	BUN（mmol/L）	Scr（mmol/L）
正常组	2 周	6	5.91±1.02	5.68±0.41	64.40±4.14
	4 周	6	5.87±1.13	5.86±0.35	68.80±5.24
	8 周	6	5.94±1.24	5.75±0.43	68.92±4.13
模型组	2 周	6	15.21±1.32 *	16.80±1.24 *	113.45±9.20 **
	4 周	6	20.31±1.69 **	20.92±1.13 **	147.36±9.81 **
	8 周	6	33.47±3.22 **	31.09±2.68 **	204.37±13.06 **
治疗组	2 周	6	10.37±1.16#	11.51±0.86#	82.84±9.67#
	4 周	6	13.62±2.94#	14.67±1.64#	97.52±13.58#
	8 周	6	20.68±3.49##	19.32±2.83#	134.51±12.26#

注：与正常组同时间点比较，*$P<0.05$，**$P<0.01$；与模型组同时间点比较，#$P<0.05$，##$P<0.01$

3. 各组大鼠不同时间点肾小球 LN、Col-Ⅳ 免疫组化结果 免疫组化结果显示，正常组大鼠肾小球系膜区及毛细血管基膜可见 LN、Col-Ⅳ 的基础表达，第 2、4、8 周其表达量未随时间延长而增加，模型组随造模时间的延长，系膜区层 LN、Col-Ⅳ 的表达明显增加，治疗组较同时间点模型组相比，LN、Col-Ⅳ 的表达明显减少。表 5-4-2 示，与正常组同时间点比较，模型组大鼠各时间点 LN、Col-Ⅳ 相对含量、ILD 值均明显升高（$P<0.05$ 或 $P<0.01$），治疗组 8 周时 LN、Col-Ⅳ 相对含量、ILD 值均较模型组明显降低（$P<0.05$）。

表 5-4-2　各组大鼠不同时间点肾小球 LN、Col-Ⅳ相对含量、ILD 值比较（$\bar{x}\pm s$）

组别	时间	鼠数	Col-Ⅳ		LN	
			相对含量（%）	ILD	相对含量（%）	ILD
正常组	2 周	6	0.40±0.19	0.40±0.09	6.83±2.71	0.56±0.23
	4 周	6	0.54±0.14	0.19±0.06	5.27±1.10	0.66±0.37
	8 周	6	0.61±0.31	0.47±0.27	8.42±2.36	0.88±0.42
模型组	2 周	6	31.46±13.64**	4.34±4.50*	10.41±5.21	2.41±1.20**
	4 周	6	23.48±5.70**	3.08±2.13**	24.62±4.50**	4.59±1.49**
	8 周	6	56.30±14.20**	154.18±45.70**	66.71±6.96*	833.9±93.2**
治疗组	2 周	6	21.32±9.67#	2.12±1.33	7.33±2.89	1.89±0.94
	4 周	6	13.42±4.64#	2.01±0.89	12.89±3.67#	2.56±1.37
	8 周	6	23.76±10.34#	76.42±41.13#	42.36±9.38#	456.9±102.1#

注：与正常组同时间点比较，＊$P<0.05$，＊＊$P<0.01$；与模型组同时间点比较，#$P<0.05$

（三）讨论

MsPGN 的病理特征是系膜细胞和系膜基质的增生，有研究表明，MsPGN 系膜基质中 LN、Col-Ⅳ等固有成分的含量明显增加，并随病变进展逐渐增加。LN 和 Col-Ⅳ是 ECM 的主要成分，它们不仅是细胞的支持成分，并能加速系膜细胞分泌其他基质，参与肾纤维化，加重肾损害。

补肾活血法是张大宁教授提出的治疗慢性肾脏疾病的基本大法，"肾虚血瘀"是各类老年病、慢性病某些特定阶段和人体衰老的共同病理，临床上往往肾虚是本，血瘀是标，肾虚为因，血瘀为果；反之，瘀血又构成新的致病因素，从多方面加重肾虚的程度，形成恶性循环。补肾活血方正是针对肾虚血瘀的病理基础拟定的治疗 MsPGN 有效方剂。该方具有补肾、活血、软坚的功效，可改善肾虚血瘀的病理变化，使机体阴阳平衡、邪祛正存。其中生黄芪具有增强机体免疫功能、利尿、保肝、消除蛋白尿的作用；川芎可提高 λ 球蛋白及 T 淋巴细胞，对免疫系统有一定调节作用；赤芍可提高耐缺氧能力、抗血栓形成及改善微循环；鳖甲能抑制肝、脾之结缔组织增生，提高血红蛋白水平；甘草有类似肾上腺皮质激素样作用。诸药配伍可调节机体免疫功力。各种慢性肾脏疾病虽然临床证型不尽相同，但都存在着"肾虚"和"血瘀"共同的病理学基础，在此基础上，我们又增加了"软坚"的治法，在组方上根据"脾肾气虚"为其主要证型的特点，加大黄芪用量，并使用了活血兼行血中之气的川芎，以及软坚的鳖甲，合之共奏补肾活血软坚之效，在治疗系膜增生性肾小球肾炎中确有疗效。

该研究结果显示，MsPGN 随肾功能损害进展肾组织中 LN 和 Col-Ⅳ合成增多和降解减少，而给予补肾活血方后，可使肾组织中 LN 和 Col-Ⅳ的表达明显减少。这可能是补肾活血方改善 MsPGN 患者肾功能、防治肾小球硬化的机理之一。

第五节　补肾活血中药对系膜增生性肾炎
大鼠 MMP-2 表达的影响

系膜增生性肾炎（MsPGN）是我国原发性肾小球疾病中常见的病理类型，据统计占我国肾穿刺患者的 20%～25%。补肾活血法由张大宁教授在国内首先提出，他在多年的临床实践中发现绝大多数患者均存在着不同程度的"肾虚与血瘀"，符合古人"久病及肾、久病多瘀"的观点。于此，张大宁提出了"补肾活血法"。以往的研究更多关注蛋白尿等因素引起的肾小球细胞外基质（ECM）合成的增多，认为是造成 ECM 过量沉积，进而导致肾小球硬化的原因。近年的研究提示，ECM 降解的变化对于过量沉积也有重要调节作用。其中基质金属蛋白酶-2（MMP-2）可通过降解Ⅳ型胶原等基膜样基质而抑制肾小球内 ECM 的局部沉积，笔者通过系统观察鼠肾组织中这类因子的表达及活性变化，并分析与 ECM 过度沉积的关系，以研究基质金属蛋白酶在 MsPGN 发病中的作用，观察"补肾活血法"中药抗肾小球硬化、延缓慢性肾衰竭进展的治疗效果。

（一）材料与方法

1. 主要材料和试剂 AO 切片机、光学显微镜、FACS420 型流式细胞仪、兔抗 MMP-2 多克隆抗体、免疫组化试剂盒、原位杂交试剂盒。补肾活血药物：根据补肾活血法组方，选取生黄芪、川芎、赤芍、鳖甲、甘草等，购自天津市药材公司，并经天津市中医药研究院鉴定。

2. 动物模型及分组 动物：新西兰白兔 2 只，体质量 2.5kg；雄性 SD 大鼠 54 只，6～8 周龄，体质量（150±20）g。RAD 标准品，抗大鼠胸腺细胞抗血清（anti-thymocyte serum，ATS）的制备：取大鼠胸腺细胞，剪成糊状，过筛网，纯化为单胸腺细胞，调整细胞水平至 5×10⁷/L，成为单胸腺细胞悬液，与完全福氏佐剂作 1:2 体积混合，直至形成乳白色悬液，按每只家兔 5×10⁷/L 个细胞量将胸腺细胞多点皮下注射免疫家兔，后每隔 2 周按每只家兔 1×10⁷/L 细胞经耳静脉直接注射，共加强免疫 3 次，第 7 周放血，4℃过夜析出血清，56℃水浴灭活补体，间接免疫荧光测 ATS 的效价结果为 1:1280，表明 ATS 制备成功。

制备 MsPGN 模型及分组：取雄性 SD 大鼠 54 只，实验设正常对照组、模型组、补肾活血药物干预组，每组分 2、4、8 周时间点，每个时间点 6 只大鼠。模型组和补肾活血药物干预组大鼠尾静脉注射 ATS（1ml/100g），于注射后 1 天查尿蛋白，如尿蛋白（+++）判定 Thy1.1 肾炎模型建立。正常对照组于尾静脉注射 9s/L 盐水（1ml/100g 体质量）。

补肾活血药物干预组在 ATS 注射后即以 RAD 灌胃具体药物成分，1 次/天，灌胃剂量为 5mg/L，各组分别于 2 次手术后第 2、4、8 周各取 6 只大鼠，切取肾脏，去掉被膜，滤纸吸干血迹后称重；取部分肾组织置于 4% 多聚甲醛（0.01mol/L PBS 配制）固定，用于光镜观察及免疫组化检测，部分置于 70% 乙醇固定后进行流式细胞术检测。

3. 免疫组化检测肾组织 MMP-2 的表达 切片厚 4μm，常规脱蜡水化，一抗为兔抗鼠 MMP-2 多克隆抗体（1:50 稀释），二抗为生物化羊抗兔或鼠 IgG（1:100 稀释），以 PBS 代替一抗作为阴性对照，DAB 显色，光镜观察阳性信号。具体步骤如下：石蜡切片脱蜡至水，蒸馏水和 0.1mol/L PBS 各冲洗 5min，3% H_2O_2 室温孵育 10min 灭活内源性过氧化物酶，0.1mol/L PBS 冲洗 5min×3 次。正常山羊血清 37℃封闭 30min，滴加 1:50 稀释的一抗 4℃过夜，0.1mol/L PBS 冲洗 5min×3 次。滴加 1:100 稀释的生物素化羊抗兔抗体，37℃孵育 20min，0.1mol/L PBS 冲洗 5min×3 次，滴加 SP，37℃孵育 20min，0.1mol/L PBS 冲洗，5min×3 次，DAB 显色，蒸馏水冲洗，终止显色。苏木精复染，梯度乙醇脱水，二甲苯透明，中性树脂封固，阳性部位呈棕黄色。

4. 流式细胞术检测肾皮质 MMP-2 蛋白表达 将标本用网搓法制成单细胞悬液，采用间接免疫荧光标记法，在细胞悬液中分别加入 1:100 稀释的兔抗 MMP-2 多克隆抗体，37℃温浴 30min 后洗涤，加入羊抗兔或鼠 FITC-IgG，温浴洗涤后进行流式细胞仪检测，测量的数据输入计算机，应用相应的程序进行资料处理，测定前以鸡红细胞作为标准细胞样品调整仪器的 CV 值在 5% 以内。流式细胞术 MMP-2 表达的定量分析：按照 Morkve 等方法，以荧光指数（FI）表示 MMP-2 的相对含量：FI=（样品的平均荧光强度－对照样品平均荧光强度）/正常组织平均荧光强度。

5. 原位杂交检测肾皮质 MMP-2 mRNA 的表达 切片厚 6μm，常规脱蜡水化，H_2O_2 处理，胃蛋白酶消化，42℃杂交过夜，洗涤后依次加入兔抗地高辛和生物素化羊抗兔，显色后，显微镜观察。操作步骤：切片常规脱蜡入水，3% H_2O_2 室温处理 7min，0.5mol/L PBS 冲洗，5min×3 次，滴加 3% 枸橼酸新鲜稀释的胃蛋白酶，37℃消化 40min，0.5mol/L PBS 冲洗，5min×3 次，滴加预杂交液 37℃ 4h，加入探针杂交液 42℃ 过夜，杂交后洗涤，37℃左右水温的 2×SSC 5min×2 次，0.5× SSC 15min×1 次，0.2×SSC 15min×2 次，牛血清白蛋白封闭 37℃ 封闭 30 min，生物素化鼠抗地高辛抗体，37℃，60min，0.5mol/L PBS 冲洗，5min×4 次，滴加 SABC，37℃，20min，0.5mol/L PBS 冲洗，5min×3 次，滴加生物素化过氧化物酶，37℃，20min，0.5mol/L PBS 冲洗，5min×4 次，DAB 显色，光镜观察。

6. 肾皮质 MMP-2 酶活性分析

（1）蛋白提取液的制备：取肾皮质，加适量组织提取液（20mmol/L NaCl，100mmol/L Tris-HCl，pH 7.8）冰浴匀浆，补加 1/10 体积的 10% SDS 充分裂解细胞后，4℃ 12 000 r/min 离心 20min，取上清。用 Bradford 法测定蛋白含量。

（2）MMP-2 活性检测：取提取物（各含 50μg 蛋白）上样于 8% SDS-聚丙烯酰胺凝胶（胶中含 2mg/mL 的明胶，明胶是Ⅳ型胶原酶底物），120V 恒压电泳，电泳后，将凝胶于 2.5% Triton-X 100 液内振摇 37℃，1h；酶缓冲液（50mmol/L Tris，pH 7.5，200mmol/L NaCl，10mmol/L $CaCl_2$，0.02% Brij-35）内孵育 37℃，16h；0.5% 考马斯亮蓝染色 1.5～2.0h，30% 甲醇、10% 乙酸脱色，干燥保存。72 000 Ⅳ型胶原酶呈现为蓝色背景下的透明条带，酶原型 72 000 Ⅳ型胶原酶位于 72 000 处，而活化型 72 000 Ⅳ型胶原酶在 62 000 位置。

7. 治疗方法 药材粉碎后，于多功能提取罐内乙醇热回流提取 2 次，减压浓缩至稠膏（相对密度为 1.35～1.40，85℃热测），出膏率 32%。

8. 统计学处理 实验数据均以 $\bar{x} \pm s$ 表示，实验结果统计采用重复测定设计资料的方差分析和直线相关分析，应用 SPSS 13.0 统计软件完成。

（二）结果

1. 免疫组化观察 MMP-2 蛋白在肾脏组织中的定位和定量检测 免疫组化染色显示阳性颗粒均主要定位于肾小球和肾小管，模型组较对照组 MMP-2 表达减少，而药物干预组较模型组表达减少程度轻。流式细胞仪检测显示，模型组 MMP-2 的相对值较对照组降低，而补肾活血法药物治疗组较模型组表达相对值较模型组升高（图 5-5-1）。

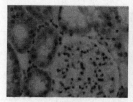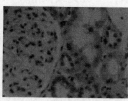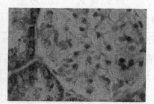

对照组　　　　　　　模型组　　　　　　　治疗组

图 5-5-1　MMP-2 的免疫组化染色（×400）

2. MMP-2 mRNA 在肾组织中的表达 阳性染色主要表达在肾小球系膜细胞、肾小管上皮细胞胞质内。正常对照组肾组织中 MMP-2 mRNA 表达，模型组与对照组相比表达降低，随病程进展 MMP-2 mRNA 表达降低。用药组较模型组相比 MMP-2 mRNA 升高（图 5-5-2）。

3. MMP-2 活性的变化 MMP-2 在 72kD 和 62kD 处有 2 条透明带，72kD 为非活性形式而 62kD 为酶的活性形式，活性的 MMP-2 在模型组组 2 周时较正常对照组略升高，而在 4 周和 8 周时，活性的 MMP-2 较对照组明显降低，同时非活性的 MMP-2 较正常对照组亦减少；并且随病程进展，MMP-2 活性减低，而补肾活血法治疗后 72kD MMP-2 增高，活性部分恢复（图 5-5-3）。

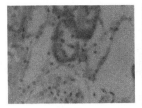 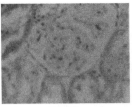 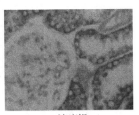

| 对照组 | 模型组 | 治疗组 |

图 5-5-2　MMP-2mRNA 在肾脏组织中的蛋白印记（×400）

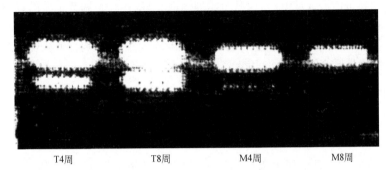

| T4周 | T8周 | M4周 | M8周 |

图 5-5-3　模型组和治疗组肾组织中 MMP-2 活性的改变

（三）讨论

ECM 降解机制的研究近年来已引起广泛重视。其中，MMPs/TIMPs 的作用越来越受到关注。MMPs 是一组能降解 ECM 的锌依赖性蛋白酶，对 ECM 有广泛的降解作用，是调节 ECM 动态平衡的最重要的一大酶系。MMPs 的功能包括：①几乎能降解除多糖以外的全部 ECM 成分。②使别的 MMPs 激活，形成瀑布效应。MMPs 表达下调和酶活性过度受抑，则可能参与了许多表现为 ECM 堆积的病理过程。其中 MMP-2 可通过降解Ⅳ型胶原等基膜样基质而抑制肾小球内 ECM 的局部沉积。笔者系统地观察鼠肾组织中这一因子的表达及活性变化，并分析与 ECM 过度沉积的关系，在 MsPGN 发病中的作用。通过研究笔者发现，MsPGN 时肾组织 MMP-2 表达降低、活性减弱，是导致肾小球细胞外基质沉积，乃至肾小球硬化的重要原因。

MsPGN 大鼠在应用补肾活血法药物治疗后，尿蛋白明显下降，考虑该药物能上调 MMP-2 的表达及活性的部分恢复，使得肾小球细胞外基质沉积减少，通透性降低，蛋白滤过减少，尿蛋白降低。张大宁在总结肾病及老年病的实验与统计结果时发现，绝大多数患者均存在着不同程度的"肾虚与血瘀"，符合古人"久病及肾、久病多瘀"的观点，于此张大宁提出了"补肾活血法"。肾小球硬化是各种慢性肾小球疾病发生肾衰竭的主要病理基础。目前已证实肾小球硬化是由于 ECM 包括胶原蛋白、粘连性糖蛋白及蛋白多糖大量沉积所致，ECM 大量沉积是 ECM 合成与降解失衡的结果，但其发生机制十分复杂，是一个多种机制共同介导的复杂的生物学过程，必须从这个靶点、多个环节进行综合调控方能奏效，而中药复方正是通过这种途径达到治疗效应的。笔者认为肾小球 MC 的增殖、ECM 的积聚，属于久病肾虚、久病血瘀所至，治疗应以补肾活血为大法。方剂由大黄、丹参、黄芪、茵陈等药物组成，为临床治疗慢性肾脏疾病的验方。该研究以 MsPGN 动物模型为研究对象，观察补肾活血中药抗肾小球硬化、延缓慢性肾衰竭进展的治疗效果，拟从现代医学角度阐明其作用机制，推进中医药在临床中的应用。为中医治疗慢性进行性肾小球疾病开辟一条新途径，也为中药治疗脏器硬化提供一个新思路。

第六节　补肾活血法干预肾组织细胞外基质表达的研究

系膜增生性肾小球肾炎（MsPGN）是我国原发性肾小球疾病中最常见的病理类型，肾小球细胞外基质（extracellular matrix，ECM）增多是其重要病理变化。以往的研究更多关注 ECM 过量沉积是导致肾小球硬化的原因。近年的研究提示，ECM 降解的变化对于 ECM 的过量沉积也有重要调节作用。基质金属蛋白酶（MMPs）及其组织抑制剂（TIMPs）是调节基质降解的重要因子，该研究通过建立系膜增生性肾小球肾炎动物模型，观察补肾活血方剂对大鼠肾组织基质金属蛋白酶-10（MMP-10）、基质金属蛋白酶组织抑制剂-1（TIMP-1）表达的影响，拟从现代医学角度阐明其抗肾小球硬化延缓慢性肾衰竭的作用机制。

（一）材料与方法

1. 实验动物　新西兰白兔 2 只，体质量 2500g，清洁级雄性 SD 大鼠 54 只，6~8 周龄，个体质量 150±20g。

2. 试剂与药品　完全与不完全福氏佐剂及 RAD 标准品；兔抗 MMP-10 多克隆抗体、兔抗 TIMP-1 多克隆抗体、兔抗 TGF-β_1 多克隆抗体及兔抗层粘连蛋白多克隆抗体；免疫组化试剂盒。药品：补肾活血方剂，方由冬虫夏草、大黄、丹参、黄芪、茵陈等药物组成。

3. 动物模型制备及分组

（1）抗大鼠胸腺细胞抗血清（anti-thymocyte serum，ATS）的制备。

（2）制备 MsPGN 模型及分组：取雄性 SD 大鼠 54 只，实验设正常对照组、模型组、补肾活血法药物干预组，每组分 2 周、4 周、8 周时间点，每个时间点 6 只大鼠。模型组和补肾活血法药物干预组大鼠尾静脉注射 ATS（1ml/100g），于注射后 1、3、5、7 天查尿蛋白，正常对照组于尾静脉注射 9g/L 生理盐水（1ml/100g 体质量）。补肾活血法药物干预组在 ATS 注射后即以 RAD 灌胃补肾活血汤剂 50ml/（kg·d），其余两组以等量蒸馏水灌胃。各组分别于第 2、4、8 周各取 6 只大鼠，切取肾脏，去掉被膜，滤纸吸干血迹后称重；取部分肾组织置于 4% 多聚甲醛（0.01mol/L PBS 配制）固定，用于光镜观察及免疫组化检测，部分置于 70% 乙醇固定后进行流式细胞术检测。

4. 检测项目

（1）常规病理学检查：肾组织经 4% 多聚甲醛固定后，常规脱水、包埋，切片厚 2μm，分别行 HE 和 PAS 染色。

（2）免疫组化检测肾组织 MMP-10、TIMP-1、TGF-β_1 和 LN 的表达：一抗为兔抗鼠 MMP-10、TIMP-1、TGF-β_1 和 LN 多克隆抗体（1:50 稀释），二抗为生物素化羊抗兔或鼠 IgG（1:100 稀释）。石蜡切片脱蜡至水，3% H_2O_2 室温孵育 10 min，PBS 冲洗 3 次，抗原封闭，以正常山羊血清 37℃封闭 30 min，滴加稀释一抗 4℃过夜，PBS 冲洗，滴加稀释二抗，37℃孵育 20min，PBS 冲洗，DAB 显色，蒸馏水冲洗后以苏木精复染，脱水，透明，封固。以 PBS 代替一抗作为阴性对照，DAB 显色，光镜观察阳性信号。阳性部位呈棕黄色。

（3）流式细胞术检测肾皮质 MMP-10、TIMP-1 和 TGF-β_1 蛋白表达：将标本用网搓法制成单细胞悬液，采用间接免疫荧光标记法，在细胞悬液中分别加入 1:100 稀释的兔抗 MMP-10、TIMP-1 和 TGF-β_1 多克隆抗体，37℃温浴 30min 后洗涤，加入羊抗兔或鼠 FITC-IgG，温浴洗涤后进行流式细胞仪检测，测量的数据输入计算机，应用相应的程序进行资料处理，测定前以鸡红细胞作为标准细胞样品调整仪器的 CV 值在 5% 以内。按照 Morkve 等方法，以荧光指数（FI）表示 MMP-

10、TIMP-1 及 TGF-β1 的相对含量：FI＝（样品的平均荧光强度-对照样品平均荧光强度）/正常组织平均荧光强度。

5. 图像分析及统计学处理 LN 免疫组化结果应用 HPIAS-1000 高清晰度彩色病理图文分析系统，分别测量出每个肾小球 LN 的着色阳性面积、积分光密度（integra-light density，ILD）和肾小球面积，以前两个参数与肾小球面积比表示该成分的相对含量和表达强度。每组分析 6 个标本，每个标本切片取 10 个完整的肾小球进行分析。10 个肾小球均值代表一只大鼠某种成分在肾小球中的相对含量和表达强度。

实验数据均以均数±标准差（$\bar{x} \pm s$）表示，实验结果统计采用重复测定设计资料的方差分析和直线相关分析，应用 SPSS 11.0 统计软件完成。

（二）结果

1. 一般形态学改变 模型组大鼠随病程进展肾小球逐渐增大，系膜基质增多，肾小球基膜增厚。

2. 肾小球 LN 的表达 LN 阳性染色在肾小球主要分布于系膜区、毛细血管基膜、肾小球囊壁和肾小管基膜、肾间质中。图像分析结果表明，除 2 周外，其余各期模型组肾小球 LN 的表达均高于对照组，并且随病程延长表达增强，与模型组相比，各补肾活血方剂治疗组表达减弱（$P<0.05$ 或 $P<0.01$）。见图 5-6-1，表 5-6-1。

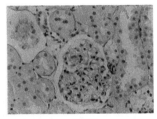 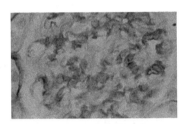 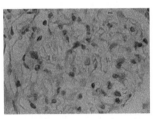

对照组　　　　　　　　　模型组　　　　　　　　　治疗组

图 5-6-1　各组 LN 免疫组化（×400）

表 5-6-1　各组肾组织 LN 相对含量和积分光密度（$\bar{x} \pm s$）

组别	n	LN					
		相对含量（%）			ILD		
		2 周	4 周	8 周	2 周	4 周	8 周
对照组	6	6.83±2.71	1.27±1.10	30.91±3.42	0.56±0.23	0.66±0.37	38.18±25.65
模型组	6	10.41±5.21	24.62±4.50**	66.71±6.96*	2.41±1.20**	4.59±1.49**	833.89±93.23**
治疗组	6	6.98±3.12	2.37±1.43##	38.36±3.66#	0.81±0.57#	1.44±0.62##	158.32±44.56##

注：与对照组比较 ** $P<0.01$，* $P<0.05$；与模型组比较 ## $P<0.01$，# $P<0.05$

3. MMP-10、TIMP-1 及 TGF-β1 蛋白在肾脏组织中的定位和定量检测 免疫组化染色显示阳性颗粒均主要定位于肾小球和肾小管，模型组较对照组 MMP-10、TIMP-1 及 TGF-β1 表达增强。流式细胞仪检测，各期模型组中 MMP-10、TGF-β1 FI 相对值较对照组升高，有统计学意义（$P<0.05$），4 周、8 周模型组 TIMP-1 FI 相对值较对照组升高，有统计学意义（$P<0.05$）。随着病程延长 MMP-10 蛋白表达量逐渐降低而 TIMP-1 蛋白表达逐渐增强，MMP-10/TIMP-1 比值逐渐降低（1.45、1.31、1.29）。补肾活血方剂治疗组 TGF-β1 FI 相对值低于模型组，4、8 周时有统计学意义（$P<0.01$）；MMP-10 FI 相对值高于模型组，TIMP-1 FI 相对值低于模型组，MMP-10/TIMP-1 比

值上升，4 周、8 周时有统计学意义（$P<0.01$）。见表 5-6-2。

表 5-6-2　各组 TGFβ1、MMP-10、TIMP-1 的蛋白表达（$\bar{x} \pm s$）

	组别	n	TGFβ₁	MMP-10	TIMP-1	MMP-10/TIMP-1
2 周	对照组	6	1.00± 0.02	1.00±0.05	1.00±0.02	1.00±0.06
	模型组	6	1.22± 0.09 *	1.67±0.05 *	1.11±0.10	1.45±0.15
	治疗组	6	1.14± 0.11	1.73± 0.37	1.08 ±0.06	1.62± 0.13
4 周	对照组	6	1.00± 0.05	1.00±0.02	1.00±0.02	1.00±0.01
	模型组	6	1.43± 0.11 *	1.58±0.13 *	1.19±0.09 *	1.31±0.07
	治疗组	6	1.05± 0.09 **	2.08± 0.17 **	1.02±0.07 **	2.05± 0.21 **
8 周	对照组	6	1.00± 0.02	1.00±0.03	1.00±0.01	1.00±0.02
	模型组	6	1.50± 0.21 *	1.56±0.10 *	1.20±0.06 *	1.29±0.08
	治疗组	6	1.02± 0.02 **	2.49± 0.34 *	1.03±0.03 **	2.41±0.20 **

注：与对照组比较 ＊＊$P<0.01$，＊$P<0.05$

4. 各种检测指标之间相关性　经直线相关分析表明，MMP-10/TIMP-1 比值与 LN 在肾小球内沉积呈负相关 $[r= (-0.592 \sim -0.52)$，$P<0.05]$；TGF-$β_1$ 表达与 TIMP-1 表达呈正相关（$r=0.643$，$P<0.01$）。

（三）讨论

1980 年，Ishizaki 首次报道用大鼠胸腺抗体诱发大鼠产生系膜病变的实验模型，即抗 Thy-1 抗体系膜增生型肾炎模型。该方法可在短期内建立稳定的模型，实用性强，较好地模拟了人类系膜增生性肾炎的发病过程，获得了国内外学者的广泛认可。该实验研究制备的肾炎模型临床指标方面，注射 ATS 1 天后即出现蛋白尿，第 3 天达高峰，病理切片显示模型组及各治疗组与正常对照组比较肾小球系膜细胞增生，同时系膜基质增多，肾小球基膜增厚。其发病过程及病理特点与文献报道抗 Thy-1 肾炎模型一致，表明造模成功。

MMPs 是一组结构与功能同源的 Zn^{2+} 依赖性肽链内切酶的总称，主要参与细胞外基质的降解、转运、组织重塑。现已发现 16 种 MMPs，其中 MMP-3、MMP-10 属基质降解素范畴，其作用底物主要是 LN，其次是纤粘连蛋白、Ⅳ型胶原等。它们以酶原的形式释放，无蛋白酶解活性，由纤溶酶激活，激活后其降解基质的活性还会受到 TIMP-1 的调节。MMPs/TIMPs 是调控 ECM 降解的重要酶系，MMPs 的活化被认为是 ECM 降解的限速环节。TGF-$β_1$ 被认为是前纤维化因子中最关键的因素，可直接刺激 ECM 的合成，且对 MMPs/TIMPs 的活性调节起着重要调节作用。目前关于 MsPGN 时这些因子的变化及作用有的尚未见研究，有的虽有研究报道，但结果不一。王建中等发现 TIMP-1 在系膜增生性肾炎肾小球中仅有微量表达，而在硬化肾小球中则有大量表达，且 TIMP-1 的表达与血清肌酐、系膜增生程度、肾小球硬化程度之间均有显著的相关性，表明 TIMP-1 可能通过抑制 ECM 降解来促进 ECM 积聚，最终导致肾脏硬化和肾衰竭。该试验结果显示与对照组比较，模型组中 MMP-10、TIMP-1 蛋白表达均增加。但随病程延长 MMP-10 蛋白表达呈逐渐降低的趋势而 TIMP-1 蛋白表达逐渐增强，MMP-10/TIMP-1 比值下降，相关分析显示 MMP-10/TIMP-1 比值与肾小球 LN 沉积呈负相关，TGF-$β_1$ 表达与 TIMP-1 表达呈正相关。推测在慢性肾小球硬化早期肾组织的病理改变主要表现为肾小球增生和肥大，MMP-10 和 TIMP-1 表达同时增加，此时大鼠肾组织内细胞外基质增加不明显，随着肾小球硬化病程进展，TGF-$β_1$ 蛋白表达增多，反馈促进 TIMP-1 蛋白合成，以至在后期 TIMP-1 表达强于 MMP-10 的表达，从而使 MMP-10 降解 LN、Ⅳ型胶原等的能力降低，造成这些细胞外基质成分在肾小球内沉积，呈现出进行性肾小球损害的特征性表现，从而导致肾小球的硬化。这与上述文献报道一致。

　　补肾活血法是由张大宁教授在国内首先提出的一种新兴的中医临床治疗大法。其理论核心为肾虚血瘀论，认为肾小球系膜细胞的增殖、ECM 的积聚属于久病肾虚、久病血瘀所致，该实验组方以补肾活血法为依据，其中黄芪对体液免疫、细胞免疫、网状内皮系统均有增强其功能的作用，能改善肾脏微循环；大黄能明显改善肾炎大鼠系膜区基质的堆积，减少 LN 的分泌；冬虫夏草具有多方面的免疫作用，诸味药配伍可补肾、活血，通过补肾促进活血，应用活血加强补肾，两者相互作用，改善肾虚血瘀的病理变化，使机体阴阳平衡、邪祛正存。全方在治疗急慢性肾炎、肾病综合征、糖尿病肾病、慢性肾衰竭等肾脏疾病中已经取得了突破性进展。该研究显示 MsPGN 大鼠经补肾活血方剂治疗 4~8 周后，LN、TIMP-1 和 TGF-β_1 表达下调，而 MMP-10/TIMP-1 比值恢复性上调，表明补肾活血方剂可通过干预 MMP-10 和 TIMP-1 的病态变化抑制细胞外基质积聚，从而延缓肾小球硬化的进展，进一步从现代医学角度阐明了补肾活血方剂抗肾小球硬化的作用机制，为中医治疗慢性进行性肾小球疾病开辟了一条新途径。

第七节　补肾活血法中药对 MsPGN 大鼠肾组织 MMPs/TIMPs 表达的影响

　　系膜增生性肾小球肾炎（MsPGN）是我国原发性肾小球疾病中常见的病理类型，据统计占我国肾穿刺患者的 20%~25%。以往的研究更多关注蛋白尿等因素引起的肾小球细胞外基质（ECM）合成的增多，认为是造成 ECM 过量沉积，进而导致肾小球硬化的原因。近年的研究提示，ECM 降解的变化对于过量沉积也有重要调节作用。MMPs 及其组织抑制剂 TIMPs 是调节基质降解的重要因子，关于 MsPGN 时这些因子的变化及作用有的尚未见研究，有的虽有研究报道，但结果不一。我们通过系统观察鼠肾组织中这类因子的表达及活性变化，并分析与 ECM 过度沉积的关系，以研究基质金属蛋白酶及其组织抑制剂在 MsPGN 发病中的作用。观察"补肾活血法"中药抗肾小球硬化、延缓慢性肾衰竭进展的治疗效果。

（一）材料与方法

　　1. 主要材料和试剂　AO 切片机、光学显微镜、FACS420 型流式细胞仪、兔抗 MMP-2 多克隆抗体、兔抗 TIMP-2 多克隆抗体、鼠抗 MT1-MMP 单克隆抗体、兔抗 TGF-β_1 多克隆抗体、免疫组化试剂盒。

　　2. 动物模型及分组　动物：新西兰白兔 2 只，个体质量 2500g；雄性 SD 大鼠 54 只，6~8 周龄，个体质量 150±20g。RAD 标准品，抗大鼠胸腺细胞抗血清（ATS）的制备：取大鼠胸腺细胞，剪成糊状，过筛网，纯化为单胸腺细胞，调整细胞水平至 5×10^7/L，成为单胸腺细胞悬液，与完全福氏佐剂 1:2 体积混合，直至形成乳白色悬液，按每只家兔 5×10^7/L 个细胞量将胸腺细胞多点皮下注射免疫家兔，后每隔 2 周按每只家兔 1×10^7/L 细胞经耳静脉直接注射，共加强免疫 3 次，第 7 周放血，4℃过夜析出血清，56℃水浴灭活补体，间接免疫荧光测 ATS 的效价结果为 1:1280，表明 ATS 制备成功。

　　制备 MsPGN 模型及分组：取雄性 SD 大鼠 54 只，实验设正常对照组、模型组、补肾活血法药物干预组，每组分 2 周、4 周、8 周时间点，每个时间点 6 只大鼠。模型组和补肾活血法药物干预组大鼠尾静脉注射 ATS（1ml/100g），于注射后 1 天查尿蛋白，如尿蛋白（+++）判定 Thy1.1 肾炎模型建立。正常对照组于尾静脉注射 9g/L 生理盐水（1ml/100g 体质量）。

补肾活血法药物干预组在 ATS 注射后即以 RAD 灌胃，1 次/天，灌胃剂量为 5 mg/L，各组分别于 2 次手术后第 2、4、8 周各取 6 只大鼠，称重后分别用代谢笼收集 24h 尿，用于测定尿蛋白（UPRO）；股动脉取血，分离血清，用于尿素氮（BUN）和血肌酐（Scr）；切取肾脏，去掉被膜，滤纸吸干血迹后称重；取部分肾组织置于 4% 多聚甲醛（0.01mol/L PBS 配制）固定，用于光镜观察及免疫组化检测，部分置于 70% 乙醇固定后进行流式细胞术检测。

3. 常规病理学检查　肾组织经 4% 多聚甲醛固定后，常规脱水、包埋，切片厚 2μm，分别行 HE 和 PAS 染色。

4. 免疫组化检测肾组织 MMP-2、TIMP-2、MT1-MMP、TGF-β_1 的表达　切片厚 4μm，常规脱蜡水化，一抗为兔抗鼠 MMP-2、TIMP-2、TGF-β_1 多克隆抗体（1：50 稀释）及鼠抗 MT1-MMP 单克隆抗体（1：100 稀释），二抗为生物素化羊抗兔或鼠 IgG（1：100 稀释），以 PBS 代替一抗作为阴性对照，DAB 显色，光镜观察阳性信号。具体步骤如下：石蜡切片脱蜡至水，蒸馏水和 0.1 mol/L PBS 各冲洗 5min，3% H_2O_2 室温孵育 10 min 灭活内源性过氧化物酶，0.1 mol/L PBS 冲洗 5min×3 次。正常山羊血清 37℃ 封闭 30 min，滴加 1：50 稀释的一抗 4℃ 过夜，0.1 mol/L PBS 冲洗 5min×3 次。滴加 1：100 稀释的生物素化羊抗兔抗体，37℃ 孵育 20min，0.1 mol/L PBS 冲洗 5min×3 次，滴加 SP，37℃ 孵育 20min，0.1 mol/L PBS 冲洗 5min×3 次，DAB 显色，蒸馏水冲洗，终止显色。苏木精复染，梯度乙醇脱水，二甲苯透明，中性树脂封固，阳性部位呈棕黄色。

5. 流式细胞术检测肾皮质 MMP-2、TIMP-2、MT1-MMP 和 TGF-β_1 蛋白表达　将标本用网搓法制成单细胞悬液，采用间接免疫荧光标记法，在细胞悬液中分别加入 1：100 稀释的兔抗 MMP-2、TIMP-2、TGF-β_1 多克隆抗体、鼠抗 MT1-MMP 单克隆抗体；37℃ 温浴 30min 后洗涤，加入羊抗兔或鼠 FITC-IgG，温浴洗涤后进行流式细胞仪检测，测量的数据输入计算机，应用相应的程序进行资料处理，测定前以鸡红细胞作为标准细胞样品调整仪器的 CV 值在 5% 以内。流式细胞术 MMP-2、TIMP-2、MT1-MMP、TGF-β_1 表达的定量分析：按照 Morkve 等方法，以荧光指数（FI）表示 MMP-2、TIMP-2、MT1-MMP、及 TGF-β_1 的相对含量：FI =（样品的平均荧光强度−对照样品平均荧光强度）/正常组织平均荧光强度。

6. 统计学处理　实验数据均以均数±标准差（$\bar{x} \pm s$）表示，实验结果统计采用重复测定设计资料的方差分析和直线相关分析，应用 SPSS 11.0 统计软件完成。

（二）结果

1. 一般形态学改变　肾组织经 HE 和 PAS 染色后发现，模型组大鼠随病程进展肾小球逐渐增大，系膜基质增多，肾小球、基膜增厚（图 5-7-1，图 5-7-2）。

2. MMP-2、TIMP-2、MT1-MMP 及 TGF-β_1 蛋白在肾脏组织中的定位和定量检测　免疫组化染色显示阳性颗粒均主要定位于肾小球和肾小管，模型组较对照组 MMP-2、MT1-MMP 表达减少，而药物干预组较模型组表达减少程度轻；模型组较对照组 TIMP-2、TGF-β_1 表达增多，而药物干预组较模型组表达增多程度轻。流式细胞仪检测显示，4 周和 8 周模型组 MMP-2 的相对值较对照组降低，在统计学上差异具有显著性（$P<0.01$ 或 $P<0.05$），而各期模型组 TIMP-2 和 TGF-β_1 的相对值较对照组升高，MT1-MMP 的相对值较对照组降低，差异具有显著性（$P<0.01$）；随着系膜增生性肾小球肾炎大鼠病程进展，MMP-2 和 MT1-MMP 表达降低而 TIMP-2 和 TGF-β_1 表达升高（$P<0.01$ 或 $P<0.05$），MMP-2/TIMP-2 降低（分别为 0.73，0.62，0.48），（$P<0.01$）（表 5-7-1 和图 5-7-1 ~ 图 5-7-9）。

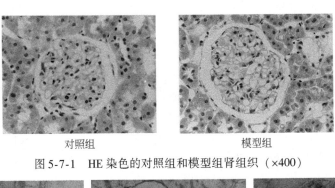

对照组　　　　　　　　　　　　　模型组

图 5-7-1　HE 染色的对照组和模型组肾组织（×400）

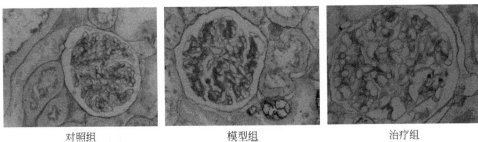

对照组　　　　　　　　模型组　　　　　　　　治疗组

图 5-7-2　PAS 染色的对照组、模型组和治疗组肾组织（×400）

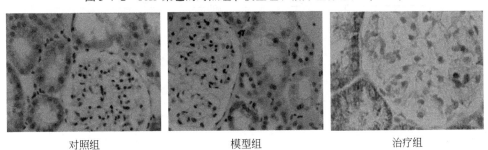

对照组　　　　　　　　模型组　　　　　　　　治疗组

图 5-7-3　免疫组化染色显示对照组、模型组和治疗组肾组织 MMP-2 的表达（×400）

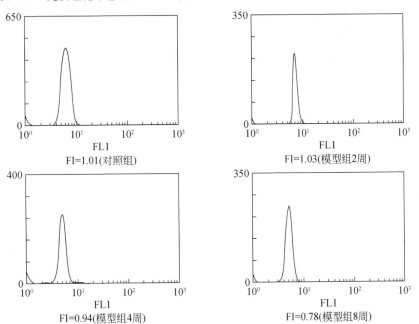

FI=1.01(对照组)　　　　　　　　　FI=1.03(模型组2周)

FI=0.94(模型组4周)　　　　　　　　FI=0.78(模型组8周)

图 5-7-4　流式细胞术检测肾皮质 MMP-2 蛋白的表达

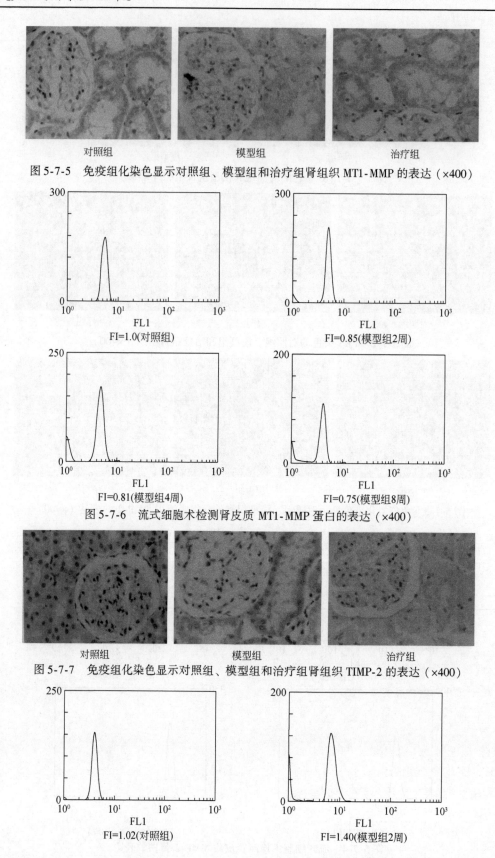

对照组　　　　　　　　　模型组　　　　　　　　　治疗组

图 5-7-5　免疫组化染色显示对照组、模型组和治疗组肾组织 MT1-MMP 的表达（×400）

FI=1.0(对照组)

FI=0.85(模型组2周)

FI=0.81(模型组4周)

FI=0.75(模型组8周)

图 5-7-6　流式细胞术检测肾皮质 MT1-MMP 蛋白的表达（×400）

对照组　　　　　　　　　模型组　　　　　　　　　治疗组

图 5-7-7　免疫组化染色显示对照组、模型组和治疗组肾组织 TIMP-2 的表达（×400）

FI=1.02(对照组)

FI=1.40(模型组2周)

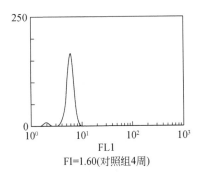
FI=1.60(对照组4周)

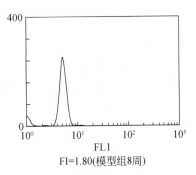
FI=1.80(模型组8周)

图 5-7-8　流式细胞术检测肾皮质 TIMP-2 蛋白的表达（×400）

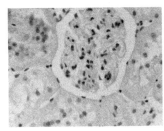
对照组

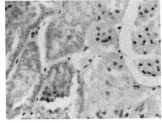
模型组

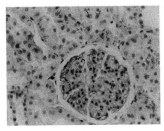
治疗组

图 5-7-9　免疫组化染色显示对照组、模型组和治疗组肾组织 TGF-β_1 的表达（×400）

表 5-7-1　对照组和模型组肾皮质 MMP-2、TIMP-2、MT1-MMP 和 TGF-β_1 蛋白的表达（$\bar{x} \pm s$）

时点	组别	n	MMP-2	TIMP-2	MT1-MMP	TGF-β_1
2 周	A	6	1.00±0.01	1.00±0.02	1.00±0.05	1.00±0.02
	B	6	1.05±0.04	1.44±0.21**	0.83±0.01**	1.22±0.09**
4 周	A	6	1.00±0.03	1.00±0.01	1.00±0.06	1.00±0.05
	B	6	0.93±0.08*	1.50±0.16**	0.81±0.04**	1.43±0.11**
8 周	A	6	1.00±0.01	1.00±0.02	1.00±0.05	1.00±0.02
	B	6	0.82±0.06**	1.75±0.12**	0.77±0.03**	1.50±0.21**

注：与对照组比较 $*P<0.05$，$**P<0.01$；A. 对照组，B. 模型组

（三）讨论

ECM 降解机制的研究近年来已引起广泛重视。其中，MMPs/TIMPs 的作用越来越受到关注。MMPs 是一组能降解 ECM 的锌依赖性蛋白酶，对 ECM 有广泛的降解作用，是调节 ECM 动态平衡的最重要的一大酶系。MMPs 的功能包括：① 几乎能降解除多糖以外的全部 ECM 成分。②使别的 MMPs 激活，形成瀑布效应。MMPs 表达下调和酶活性过度受抑，则可能参与了许多表现为 ECM 堆积的病理过程。其中 MMP-2 可通过降解Ⅳ型胶原等基膜样基质而抑制肾小球内 ECM 的局部沉积；MT1-MMP 在细胞表面激活 MMP-2；TIMP-2 能和 MMP-2 酶原特异结合，从而抑制其活性。我们系统地观察鼠肾组织中这些因子的表达及活性变化，并分析与 ECM 过度沉积的关系、在 MsPGN 发病中的作用。通过研究我们发现，MsPGN 时肾组织 MMP-2 表达降低、活性减弱，TIMP-2 表达升高或者 MMP-2/TIMP-2 比例下降是导致肾小球细胞外基质沉积，乃至肾小球硬化的重要原因。TGF-β_1 具有抑制 MMP-2 表达，诱导 TIMP-2 表达的作用，提示 MsPGN 时 MMP-2/TIMP-2 的变化可

能是通过增加 TGF-β_1 的分泌介导的。

　　MsPGN 大鼠在应用补肾活血法药物治疗后，尿蛋白明显下降，考虑该药物能上调 MMP-2 的表达及活性的部分恢复，同时下调 TIMP-2 的表达，使得胶原合成减少；使得肾小球细胞外基质沉积减少，通透性降低，蛋白滤过减少，尿蛋白降低。"补肾活血法"由张大宁教授在国内首先提出，张氏在总结肾病、老年病的实验、统计结果时发现，绝大多数患者均存在着不同程度的"肾虚与血瘀"，符合古人"久病及肾、久病多瘀"的观点，于此张大宁氏提出了"补肾活血法"。肾小球硬化是各种慢性肾小球疾病发生肾衰竭的主要病理基础。目前已证实肾小球硬化是由于 ECM 包括胶原蛋白、粘连性糖蛋白及蛋白多糖大量沉积所致，ECM 大量沉积是 ECM 合成与降解失衡的结果，但其发生机制十分复杂，是一个多种机制共同介导的复杂的生物学过程，必须从这个靶点、多个环节进行综合调控方能奏效，而中药复方正是通过这种途径达到治疗效应的。我们认为肾小球 MC 的增殖、ECM 的积聚，属于久病肾虚、久病血瘀所至，治疗应以补肾活血为大法。方剂由冬虫夏草、大黄、丹参、黄芪、茵陈等药物组成，为临床治疗慢性肾脏疾病的验方。该研究以 MsPGN 动物模型为研究对象，观察"补肾活血法"抗肾小球硬化、延缓慢性肾衰竭进展的治疗效果，拟从现代医学角度阐明其作用机制，推进中医药在临床中的应用。为中医治疗慢性进行性肾小球疾病开辟一条新途径，也为中药治疗脏器硬化提供一个新思路。

第八节　补肾活血法对肾小球系膜细胞 MMP-2 及 TIMP-2 表达的影响

　　糖尿病肾病是终末期肾衰竭的主要原因，其病理变化的基础是 ECM 的异常积聚，导致肾小球基膜（GBM）增厚和系膜区扩展，既往对 ECM 产生增多已有较多研究，近年的研究提示 ECM 降解的变化对于 ECM 的过量沉积也有重要调节作用。基质金属蛋白酶（matrix metallo proteinases，MMPs）及其组织抑制剂（tissue inhibitor of matrix metallo proteinases，TIMPs）是调节基质降解的重要因子，其中基质金属蛋白酶-2（MMP-2）由于可降解基膜、ECM 的重要成分——Ⅳ型胶原而被认为尤为重要。补肾活血法是张大宁教授于 1978 年首先提出的中医理论和临床治疗大法。该研究从 MMP-2、TIMP-2 在高糖诱导肾小球系膜细胞（GMC）中的表达入手，探讨补肾活血方剂对肾脏的可能保护机制，为中药治疗脏器硬化提供新的思路。

（一）材料与方法

　　1. 动物　雄性 Wistar 大鼠，清洁级，体重 220 ~ 286g。

　　2. 主要试剂　胎牛血清、Ⅳ型胶原酶联免疫吸附法（ELISA）试剂盒、鼠抗大鼠 MMP-2 单克隆抗体、鼠抗大鼠 TIMP-2 单克隆抗体、SP 试剂盒、硝酸纤维素膜（PVDF）。

　　3. 方法

　　（1）大鼠含药血清的制备　大鼠禁食不禁水 12h，以补肾活血方剂水煎剂灌胃（每次灌胃量为 11ml/kg 体重），分别于单次灌胃后及 2 次灌胃（间隔 2h）后 0.5h、1h、1.5 h 从大鼠内眦静脉采血（每个时间点 6 只大鼠），离心后留取血清，将 6 只大鼠血清混合，过滤除菌，56℃灭活 30 min，此为实验用含药血清。

　　（2）细胞培养：雄性 Wistar 大鼠 3 只，乙醚麻醉后取出肾脏，去掉被膜，取肾皮质并将其剪成 1 ~ 2mm³ 小块。采用组织块法培养，在 37℃，体积分数 5% CO_2，含 10% 小牛血清的 RPMI 1640 培养液中培养，应用 3 ~ 8 代细胞进行实验。GMC 按 1×10^6/ml 浓度分别转种于 96 孔板、24 孔板、6 孔板和 25cm³ 塑料培养瓶，常规培养 24 ~ 48h，换无血清培养 24 h，使细胞同步化分别换含 10%

血清正常糖（normal glucose，5.4mmol/L）和含 10% 血清高糖（high glucose，30mmol/L）培养，并加入补肾活血方含药血清。

（3）实验分组：将实验细胞分为正常糖组（5.4mmol/L）、高糖组（30mmol/L）、高糖+中药组。

（4）GMC 细胞上清液中Ⅳ型胶原的测定：取各组细胞培养上清液 100μl，采用双抗体夹心法 LABC-ELISA 检测其中的Ⅳ型胶原，具体步骤严格按试剂盒使用说明书进行操作。用酶标仪在波长 450nm 处测吸光度（A）值，通过绘制标准曲线得出样品中Ⅳ型胶原的含量。

（5）免疫细胞化学检测 MMP-2、TIMP-2 蛋白的表达：免疫组织化学染色采用 SP 法，具体步骤严格按试剂盒使用说明书进行操作。苏木精复染，脱水，透明，封固。镜下观察。

（6）流式细胞术（FCM）MMP-2、TIMP-2 蛋白的检测：于培养的 24h、48 h、72 h、96 h、120h 收获细胞，PBS 冲洗细胞 3 次，加入胰酶消化 3～5min，70% 乙醇固定，4℃保存，流式细胞仪（Facs420 型，美国）检测表达。按照 Morkve 等方法，以荧光指数（FI）表示 MMP-2、TIMP-2 的相对含量。FI =（样品的平均荧光强度−对照样品平均荧光强度）/正常组织平均荧光强度。

4. 统计学处理 采用 SPSS 10.0 软件统计，进行单因素方差及 SPeaman 相关分析。

（二）结果

1. 免疫组化结果 免疫细胞化学染色显示 MMP-2、MT1-MMP、TIMP-2 在肾小球

系膜细胞中均为细胞质表达，呈棕黄色颗粒，未见核着色。从 48h 起高糖组 MMP-2 的表达弱于正常糖组，而 TIMP-2 的表达则强于正常糖组，与高糖组比较，经补肾活血方含药血清干预后 MMP-2 表达明显上调，TIMP-2 表达明显下调。

2. FCM 检测 结果显示，高糖组 MMP-2 的表达量从 48h 开始低于正常糖组，并且呈逐渐下降的趋势，尤以培养第 5 天 MMP-2 表达降低最明显；而 TIMP-2 的表达变化正好相反，高糖组其表达量从 48h 开始增加，随培养时间的延长，其表达逐渐升高（$P<0.01$）。与高糖组比较，从 48h 开始，经补肾活血方含药血清干预治疗组肾小球 MMP-2 表达明显上调，TIMP-2 表达明显下调（$P<0.05$ 或 $P<0.01$）。见表 5-8-1。

表 5-8-1 两组肾小球系膜细胞 MMP-2、TIMP-2 的表达（$\bar{x} \pm s$）

时间（h）	MMP-2			TIMP-2		
	正常糖组	高糖组	补肾活血方剂组	正常糖组	高糖组	补肾活血方剂组
24	1.01±0.01	1.01±0.03	1.00±0.04	1.03±0.01	1.04±0.01	1.00±0.03
48	1.01±0.02	0.92±0.04△	1.00±0.04*	1.03±0.01	1.16±0.08△#	1.00±0.01**
72	1.01±0.02	0.91±0.05△	1.00±0.01*	1.03±0.02	1.21±0.02△#	1.00±0.05**
96	1.01±0.01	0.90±0.02△	1.00±0.04*	1.03±0.02	1.22±0.04△#	1.00±0.01**
120	1.01±0.01	0.86±0.02△#	1.00±0.02**	1.03±0.02	1.32±0.05△#	1.00±0.03**

注：与正常糖组比较△$P<0.01$，与高糖组比较 **$P<0.01$，*$P<0.05$，各组组内比较# $P<0.05$

3. 高糖对体外培养的系膜细胞上清液中Ⅳ型胶原含量的影响 根据标准曲线测得实验各组上清液中Ⅳ型胶原含量。结果显示从培养 72h 开始，高糖组较正常糖组系膜细胞分泌Ⅳ型胶原增高（$P<0.01$）。经补肾活血方含药血清干预治疗组肾小球Ⅳ型胶原的表达则较高糖组下降（$P<0.01$）。见表 5-8-2。

表 5-8-2　两组肾小球系膜细胞上清液中Ⅳ型胶原含量（$\bar{x} \pm s$）

组别	Ⅳ型胶原含量（ng/ml）				
	24h	48h	72h	96h	120h
正常糖组	13.39±11.32	9.53±6.50	19.72±23.35	26.04±16.15	26.39±7.21
高糖组	15.85±7.13	11.28±5.32	55.20±16.90△	126.53±0.25△	148.67±0.75△
补肾活血组	14.68±9.22	10.41±5.91	39.44±11.37**	67.27±7.31△**	78.19±6.27△**

注：与正常糖组比较△$P<0.01$，与高糖组比较＊＊$P<0.01$

4. 相关性分析经 SPearman 相关分析　系膜细胞 MMP-2FI 值、MT1-MMP 的相对表达量与培养上清中Ⅳ型胶原的含量成负相关（$r=-0.622$、$P=0.003$，$r=-0.566$、$P=0.001$），而 TIMP-2 FI 值则与Ⅳ型胶原的含量成正相关（$r=0.753$，$P=0.000$）。

（三）讨论

补肾活血法是由张大宁教授在国内首先提出的一种新兴的中医临床治疗大法。其理论核心为肾虚血瘀论，认为肾小球系膜细胞的增殖、ECM 的积聚属于久病肾虚、久病血瘀所至，以补肾活血法为依据组方的中药具有补肾、活血、软坚的功效，改善肾虚血瘀的病理变化，使机体阴阳平衡、邪祛正存。全方在治疗急慢性肾炎、肾病综合征、糖尿病肾病、慢性肾衰竭等肾脏疾病中已经取得了突破性进展。

MMPs 是一组结构与功能同源的 Zn^{2+} 依赖性肽链内切酶的总称，主要参与细胞外基质的降解、转运、组织重塑。肾小球系膜细胞和上皮细胞均具有合成分泌 MMPs 和 TIMPs 功能，其中 MMP-2 为明胶酶 A，MMP-2 mRNA 经翻译修饰后以酶原无活性形式（ProMMP-2）分泌入细胞外基质中，经膜型基质金属蛋白酶-1（MT1-MMP）激活后方具有降解活性；TIMP-2 则优先和 MMP-2 酶原特异结合，从而抑制其活性。在高糖情况下，MT1-MMP 的表达受抑继发 MMP-2 的活性下降。

研究表明，糖尿病肾病损害中，高血糖是引起细胞外基质过度沉积等一系列肾脏病理变化的启动因素。该实验显示高糖培养的肾小球系膜细胞 MMP-2、MT1-MMP 表达减少，TIMP-2 表达升高，相关分析显示肾小球系膜细胞中 MMP-2 FI 值、MT1-MMP 的相对表达量与培养上清液中Ⅳ型胶原的含量成负相关，而 TIMP-2 FI 值则与Ⅳ型胶原的含量成正相关。提示高血糖引起的 ECM 的增加可能部分是通过下调肾小球系膜细胞 MMP-2 的表达及上调 TIMP-2 的表达，MT1-MMP 表达的降低可能诱导 MMP-2 持续活化的降低，改变 MMP-2 和 TIMP-2 的相对水平从而使 MMP-2 降解Ⅳ型胶原的能力降低，对 ECM 的降解减少，促使 ECM 在高糖大鼠肾小球内的积聚，最终导致肾小球硬化。该实验证实，应用补肾活血方剂可上调 MMP-2 的表达及活性的部分恢复，同时下调 TIMP-2 及Ⅳ型胶原的表达，抑制系膜细胞增殖，促进肾小球细胞外基质的降解，减少细胞外基质积聚，从而延缓肾小球硬化的进展，进一步从现代医学角度阐明了补肾活血方剂抗肾小球硬化的作用机制，为中医治疗慢性进行性肾小球疾病开辟了一条新途径。

第九节　补肾活血法组方中药防治系膜增生性肾小球肾炎的实验研究

系膜增生性肾小球肾炎（mesangial proliferative glomerulone phritis，MsPGN）是我国原发性肾小球疾病中最常见的病理类型，肾小球细胞外基质（extracellular matrix，ECM）积聚是其重要病理变化。ECM 过量沉积可导致肾小球硬化，进而肾衰竭。目前尚无有效的方法完全阻断肾小球硬化的进展。以往人们对 ECM 积聚的研究主要集中于 ECM 合成的增加，近年的研究表明 ECM 降解的变化对于 ECM 的过量沉积有重要调节作用。基质金属蛋白酶及其组织抑制剂是调节基质降解的重要因子，该研究运用细胞因子检测方法，通过建立系膜增生性肾小球肾炎动物模型，观察大鼠肾组织基质金属蛋白酶-9（matrix metallo proteinase-9，MMP-9）、基质金属蛋白酶组织抑制剂-1（tissue inhibitor of matrix metalloproteinase-1，TIMP-1）表达的变化。根据肾虚血瘀理论，采用补肾活血法拟定补肾活血组方中药，观察该药对相关调控因子及基质降解酶的影响，探讨补肾活血法防治肾小球硬化延缓慢性肾衰竭的部分机制，为中药防治脏器硬化提供实验依据。

（一）材料与方法

1. 实验动物　新西兰白兔 2 只，体质量 2500g，清洁级雄性 SD 大鼠 54 只，6～8 周龄，个体质量 150±20g。

2. 方法

（1）试剂与药品：完全与不完全福氏佐剂及 RAD 标准品、兔抗 MMP-9 多克隆抗体、兔抗 TIMP-1 多克隆抗体、兔抗转化生长因子-β_1（TGF-β_1）多克隆抗体及鼠抗 Ⅳ 型胶原单克隆抗体、免疫组化试剂盒。药品：补肾活血方剂，方由冬虫夏草、大黄、丹参、黄芪、因陈等药物组成（每剂药真空包装 200ml 的煎剂）。

（2）动物模型制备及分组

1）抗大鼠胸腺细胞抗血清（anti-thymocyte serum，ATS）的制备。

2）制备 MsPGN 模型及分组：取雄性 SD 大鼠 54 只，实验设正常对照组、模型组、补肾活血法药物干预组，每组分 2 周、4 周、8 周时间点，每个时间点 6 只大鼠。模型组和补肾活血法药物干预组大鼠尾静脉注射 ATS（1ml/100g），于注射后 1 天、3 天、5 天、7 天查尿蛋白，正常对照组于尾静脉注射 9g/L 生理盐水（1ml/100g 体质量）。补肾活血法药物干预组在 ATS 注射后即以 RAD 灌胃补肾活血汤剂 50ml/（kg·d），其余两组以等量蒸馏水灌胃。各组分别于第 2 周、4 周、8 周各取 6 只大鼠，切取肾脏，去掉被膜，滤纸吸干血迹后称重；取部分肾组织置于 4% 多聚甲醛（0.01mol/L PBS 配制）固定，用于光镜观察及免疫组化检测，部分置于 70% 乙醇固定后进行流式细胞术检测。

3. 检测项目

（1）常规病理学检查：肾组织经 4% 多聚甲醛固定后，常规脱水、包埋，切片厚 2μm，分别行 HE 和 PAS 染色。

（2）免疫组化检测肾组织 MMP-9、TIMP-1、TGFβ₁ 和 Ⅳ 型胶原的表达：一抗为兔抗鼠 MMP-9、TIMP-1、TGF-β_1 多克隆抗体（1∶50 稀释）及鼠抗 Ⅳ 型胶原单克隆抗体（1∶100 稀释），二抗为生物素化羊抗兔或鼠 IgG（1∶100 稀释）。石蜡切片脱蜡至水，3% H_2O_2 室温孵育 10 min，PBS 冲洗 3 次，抗原封闭，以正常山羊血清 37℃ 封闭 30 min，滴加稀释一抗 4℃ 过夜，PBS 冲洗，滴加稀释二抗，37℃ 孵育 20min，PBS 冲洗，DAB 显色，蒸馏水冲洗后以苏木精复染，脱水，透明，封固。以 PBS 代替一抗作为阴性对照，DAB 显色，光镜观察阳性信号。阳性部位呈棕黄色。

（3）流式细胞术检测肾皮质 MMP-9、TIMP-1 和 TGFβ₁ 蛋白表达：将标本用网搓法制成单细胞悬液，采用间接免疫荧光标记法，在细胞悬液中分别加入 1∶100 稀释的兔抗 MMP-9、TIMP-1 和 TGF-β_1 多克隆抗体，37℃ 温浴 30min 后洗涤，加入羊抗兔或鼠 FITC-IgG，温浴洗涤后流式细胞仪检测 MMP-9、TIMP-1、TGF-β_1 表达。

4. 应用 SPSS 11.0 统计软件　数据以 $\bar{x} \pm s$ 表示，进行方差分析和直线相关分析。

（二）结果

1. 一般形态学改变　光镜下模型组大鼠随病程进展肾小球逐渐增大，系膜基质增多，肾小球基膜增厚。经补肾活血法药物治疗组肾小球基质及系膜细胞数明显减少。

2. 肾小球Ⅳ型胶原的表达 Ⅳ型胶原阳性染色在肾小球主要分布于系膜区、毛细血管基膜、肾小球囊壁和肾小管基膜、肾间质中。图像分析结果表明，各期模型组肾小球Ⅳ型胶原的表达均高于正常组（$P<0.01$），并且随病程延长表达增强；与模型组相比，补肾活血法方剂治疗组肾小球Ⅳ型胶原的表达则较模型组下降，在4周、8周时有统计学差异（$P<0.01$ 或 $P<0.05$）。见图5-9-1，表5-9-1。

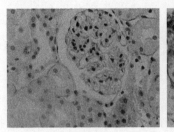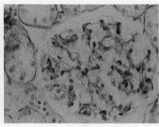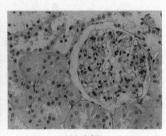

| 正常组 | 模型组 | 治疗组 |

图5-9-1　各组Ⅳ型胶原免疫组化（×400）

表5-9-1　各组肾组织Ⅳ型胶原相对含量和积分光密度（$\bar{x} \pm s$）

组别	n	相对含量			积分光密度		
		2周	4周	8周	2周	4周	8周
正常组	6	1.45± 0.28	1.54±0.28	1.85± 0.29	1.41±0.30	1.19±0.06	27.45±7.21
模型组	6	3.06± 0.67[1)	3.07±0.33[1)	3.43± 0.41[1)	3.38±0.40[1)	3.08±0.33[1)	54.98±13.83[1)
治疗组	6	2.53± 0.28	2.45 ±0.30[2)	2.92± 0.33[3)	2.98±0.24	1.53± 0.32[2)	42.47± 8.7[2)

注：与正常组比较：1) $P<0.01$；与模型组比较：2) $P<0.01$，3) $P<0.05$，表5-9-2同

3. MMP-9、TIMP-1 及 TGF-β_1 蛋白在肾脏组织中的定位和定量检测 免疫组化染色显示阳性颗粒均主要定位于肾小球和肾小管，流式细胞仪检测显示，4周和8周模型组 MMP-9 的相对值较正常组降低（$P<0.01$ 或 $P<0.05$），并且随病程进展愈加明显；与模型组相比，补肾活血方剂治疗组 MMP-9 表达上调，4周、8周时有统计学意义（$P<0.01$ 或 $P<0.05$）；而各期模型组 TIMP-1 和 TGF-β_1 的相对值较正常组升高（$P<0.01$），与模型组相比，各补肾活血方剂治疗组 TIMP-1、TGF-β_1 表达下调（$P<0.01$）。补肾活血组方中药能显著升高 MsPGN 大鼠 MMP-9 的表达，同时能显著降低 TGF-β_1、TIMP-1 的表达。见图5-9-2，表5-9-2。

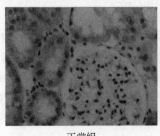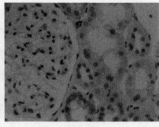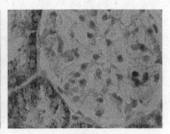

| 正常组 | 模型组 | 治疗组 |

图5-9-2　各组 MMP-9 的免疫组化染色（×400）

表 5-9-2　组 TGF-β_1、MMP-9、TIMP-1 的蛋白表达（$\bar{x} \pm s$）

组别	n	TGF-β_1			MMP-9			TIMP-1		
		2 周	4 周	8 周	2 周	4 周	8 周	2 周	4 周	8 周
正常组	6	1.00±0.02	1.00±0.05	1.00±0.02	1.00±0.01	1.00±0.03	1.00±0.02	1.00±0.02	1.00±0.02	1.00±0.02
模型组	6	1.22±0.09	1.43±0.11	1.51±0.16	0.93±0.04	0.52±0.05	0.38±0.03	1.42±0.22	1.52±0.16	1.74±0.13
治疗组	6	1.16±0.05	1.08±0.02	1.13±0.05	0.98±0.05	0.92±0.06	1.01±0.01	1.07±0.05	1.16±0.06	1.25±0.08

4. 各种检测指标之间相关性　经直线相关分析表明，2 周、4 周、8 周模型组 MMP-9 蛋白的表达与Ⅳ型胶原呈负相关（$r=-0.628$，$r=-0.592$，$r=-0.728$；$P<0.05$），而 TIMP-1 蛋白表达与Ⅳ型胶原呈正相关（$r=0.616$，$r=0.764$，$r=0.711$；$P<0.05$），同时 TGF-β_1 表达与 TIMP-1 表达呈正相关（$r=0.643$，$r=0.631$，$r=0.658$；$P<0.05$）。

（三）讨论

1980 年，Ishizaki 首次报道用大鼠胸腺抗体诱发大鼠产生系膜病变的实验模型，即抗 Thy-1 抗体系膜增生型肾炎模型。该方法可在短期内建立稳定的模型，实用性强，较好地模拟了人类系膜增生性肾炎的发病过程，获得了国内外学者的广泛认可。该实验研究制备的肾炎模型临床指标方面，注射 ATS 1 天后即出现蛋白尿，第 3 天达高峰，病理切片显示模型组及各治疗组与正常对照组比较肾小球系膜细胞增生，同时系膜基质增多，肾小球基膜增厚。其发病过程及病理特点与文献报道抗 Thy-1 肾炎模型一致，表明造模成功。

MMPs 是一组结构与功能同源的 Zn^{2+} 依赖性肽链内切酶的总称，主要参与细胞外基质的降解、转运、组织重塑。MMPs/TIMPs 是调控 ECM 降解的重要酶系，MMPs 的活化被认为是 ECM 降解的限速环节，其中 MMP-9 是肾脏表达的主要基质金属蛋白酶家族成员，可通过降解Ⅳ型胶原等基膜样基质而抑制肾小球内 ECM 的局部沉积。MMP-9 在体内的活性受到 TIMP-1 的调控。TIMP-1 是活性 MMP-9 的特异性抑制因子，与活性 MMP-9 以 1∶1 比例共价结合形成不可逆复合物，阻断 MMP-9 与底物的结合，从而减少基质胶原的降解。TGF-β_1 则主要促进 ECM 的积聚，在 ECM 代谢中能抑制 MMPs 的生成和活化，且对 MMPs/TIMPs 的活性调节起着重要作用。目前关于 MsPGN 时这些因子的变化及作用有的尚未见研究，有的虽有研究报道，但结果不一。王建中等发现 TIMP-1 在系膜增生性肾炎肾小球中仅有微量表达，而在硬化肾小球中则有大量表达，且 TIMP-1 的表达与血清肌酐、系膜增生程度、肾小球硬化程度之间均有显著的相关性，表明 TIMP-1 可能通过抑制 ECM 降解来促进 ECM 积聚，最终导致肾脏硬化和肾衰竭。该实验提示随着 MsPGN 病程的进展，肾组织 MMP-9 与 TIMP-1 的表达形成病理状态下新的平衡，导致 MMP-9 降解Ⅳ型胶原等的能力降低，造成细胞外基质成分在肾小球内沉积，从而促进肾小球的硬化。该研究同时也发现 TGF-β_1 表达与 TIMP-1 表达呈正相关，推测 MMP-9/TIMP-1 的变化可能是通过增加 TGF-β_1 的分泌介导的。

补肾活血法是由张大宁教授在国内首先提出的一种新兴的中医临床治疗大法。其理论核心为肾虚血瘀论，认为肾小球系膜细胞的增殖、ECM 的积聚属于久病肾虚、久病血瘀所致，该实验组方以补肾活血法为依据，其中黄芪对体液免疫、细胞免疫、网状内皮系统均有增强其功能的作用，能改善肾脏微循环；大黄能明显改善肾炎大鼠系膜区基质的堆积，减少Ⅳ型胶原的分泌；冬虫夏草具有多方面的免疫作用，诸味药配伍可补肾、活血，通过补肾促进活血，应用活血加强补肾，两者相互作用，改善肾虚血瘀的病理变化，使机体阴阳平衡、邪祛正存。全方在治疗急慢性肾炎、肾病综合征、糖尿病肾病、慢性肾衰竭等肾脏疾病中已经取得了突破性进展。该研究表明补肾活血方剂可通过干预 MMP-9 和 TIMP-1 的病态变化抑制细胞外基质积聚，从而延缓肾小球硬化的进展，进一步从现代医学角度阐明了补肾活血组方中药抗肾小球硬化的作用机制，为中医治疗慢性进行性肾小球疾病开辟了一条新途径。

第十节 Schisandra chinensis fruit extract attenuates albuminuria and protects podocyte integrity in a mouse model of streptozotocin-induced diabetic nephropathy

Introduction

Schisandra chinensis fruit extract (SE) is isolated from the fruits of Schisandra chinensis, a traditional Chinese herb. It has been applied in the clinical practice of traditional Chinese medicine with a very long history. The protective effect of SE has been proven in rodent models of various organ injuries, including liver, heart, colon, kidney and brain. Chiu et al. reported the renal protective effect of schisandrin B in a rat model of gentamicin-induced nephrotoxicity through improving mitochon-drial functional and structural integrity. A recent study showed the anti-diabetic effect of the fruit of Schisandra chinensis Baillon and suggested that it maintained glucose levels via increasing glucose disposal rates and enhancing hepatic insulin sensitivity as a perox-isome proliferator-activated receptor-gamma agonist. The mechanisms underlying the tissue-beneficial effect of SE are infinitely various, although a considerable number of studies have suggested that SE, especially Schisandra lignans, protects against tissue injury via antioxidants or anti-free radical-induced damage.

Diabetic nephropathy (DN) is one of the most serious complications of diabetes. Progress of DN often leads to end-stage chronic renal failure and the patients have to endure kidney replacement therapy. There is still a lack of specific and effective treatment, although angiotensin-converting enzyme inhibitors/angiotensin Ⅱ receptor blockers have been proscribed to slow the progression of DN. Increased albumin excretion is an important manifestation of renal injury in DN. The severity of albuminuria is positively related to the duration and level of high blood glucose. The glomerular filtration barrier, which is involved in filtration of albumin, is composed of three major layers: the fenestrated endothelium, the intervening glomerular basement membrane and podocytes. In DN, injurious factors such as hyperglycemia and oxidant stress lead to destruction of the filtration barrier, especially failure of podocytes, and eventually the occurrence of albuminuria. On the other hand, albuminuria is not only a simple "consequence" of DN, but is actively involved in the pathological progress contributing to renal damage, especially podocyte injury. Therefore, albuminuria sets up a self-amplified loop and further contributes to the progression of DN. The reason for podocyte injury is still controversial. An increasing amount of data have shown that epithelial-to-mesenchymal transition (EMT) might be involved in this process. Upon EMT, podocytes lose the original phenotype as epithelial cells and acquire some mesenchymal characteristics. Many pathological factors in DN, such as hyperglycemia and oxidative stress, have been proven to induce EMT in podocytes. Moreover, evidence suggests that strategies aiming to inhibit podocyte EMT attenuate albuminuria and other renal injuries related to DN.

The mouse model of streptozotocin (STZ)-induced DN is a commonly used rodent model of type 1 diabetes, which develops renal injury with similarities to human DN. In this model, consistent hyperglycemia results in increased urinary albumin excretion as well as characteristic histological changes, such as glomerulosclerosis, excess matrix deposition, and podocyte injury. In the present study, we investigated the effect of treatment with SE on albuminuria and glomerulosclerosis in this model. At the same time, the integrity of podocytes was accessed to elucidate the mechanism underlying the renal beneficial effect of SE.

Materials and methods

1. Herbal material and extractive method　Dried fruit of Schisandra chinensis was purchased from herbal markets of northern China (Tianjin), and a voucher specimen (MSNK-1101) was deposited in the herbarium of the School of Medicine, Nankai University. SE was collected via the ethanol circumfluent extractive method. Briefly, 95% ethanol was added to 300g of Schisandra chinensis fruit. Circumfluent extraction was then performed twice, each time lasting 3h. The product was filtrated and condensed to the final extractive after getting rid of the ethanol. High-performance liquid chromatography was performed to determine the components of SE using liquid chromatography (Agilent 1200, Santa Clara, CA). Standard control samples of schisandrin A and schisandrin B were purchased from the National Institute for food and drug control (Beijing, China).

2. Animal care　Male C57BL/6 mice that weighed approximately $18 \sim 22g$ were purchased from the Laboratory Animal Center of the Army Research Center (Beijing, China). They were housed in a controlled environment (environmental temperature of 23℃, humidity of 50% and a 12h light and dark cycle) with free access to food and water. Animals were treated humanely by use of the protocols that were approved by the Institutional Animal Use and Care Committee at Nankai University.

3. Drug treatment　First, animals were randomly divided into two groups: diabetic ($n = 10$) or non-diabetic ($n = 5$) groups. STZ (Sigma Chemical Co., St. Louis, MO) was administered by daily intraperitoneal injection (made freshly in 0.1 mol/L citrate buffer, pH 4.5) for 2 consecutive days at the dosages of 125 mg/kg body weight in the diabetic group. The diabetic animals were then randomly divided into two groups: diabetic + vehicle ($n = 5$) and diabetic + SE ($n = 5$). SE dissolved in olive oil or vehicle control (olive oil) was orally administrated for 7 weeks at a daily dose of 5 g/kg body weight from the 14th day after STZ injection. Groups of mice were sacrificed at the end of 9 weeks after injection of STZ, and the kidneys were removed for various analyses.

4. Albumin/creatinine ratio (ACR) and urine albumin excretion (UAE)　Urine albumin concentration was determined using the Nephrat II albumin kit (Exocell, philadelphia, PA) according to the manufacturer's protocol, and urine creatine concentration was measured using an automatic chemistry analyzer (Olympus AU400, Tokyo, Japan). ACR was calculated from the concentration of urine albumin and urine creatinine. The rate of UAE was calculated from the measurement of urine albumin concentration and output.

5. Periodic acid-silver methenamine (PASM) and Masson's trichrome staining and glomerulosclerotic injury (GSI) assessment　A portion of the kidneys was fixed in 10% phosphate buffered formalin, followed by paraffin embedding for PASM and Masson's staining as well as for immunohistochemical studies. Kidney sections of 3 μm in thickness were used and PASM and Masson's staining were performed as previously described. GSI was assessed in PASM-stained sections in 80 randomly selected glomeruli, and the degree of sclerosis was graded using a semiquantitative scoring method, as previously described.

6. Western blot analysis　A portion of the kidneys was snap-frozen in liquid nitrogen and stored at −80℃ for protein extractions. Detection of protein expression by western blot was carried out according to the estab-lished protocols as described previously. The primary antibodies used were as follows: anti-alpha-SMA (smooth muscle actin) (clone 1A4, Sigma-Aldrich Co. Ltd. , St. Louis, MO), anti-E-cadherin (610181, BD Biosciences Inc. , San Jose, CA), anti-PAI-1 (Plasminogen activator inhibitor 1) and anti-β-actin (sc-6642 and sc-47778; Santa Cruz Biotechnology, Santa Cruz, CA) . Quan-tification was performed by measurement of the intensity of the signals with ImageJ software (National Institutes of Health) .

7. Immunofluorescence staining A portion of the kidneys was embedded with tissue freeze medium for cryostat sections. Indirect immunofluorescence staining was performed using an established procedure. Briefly, 3-μm-thick slides were fixed with cold methanol∶acetone (1∶1) for 10 min at 20℃ . Following extensive washing with phosphate-buffered saline (PBS) containing 0.5% bovine serum albumin for three times, the slides were blocked with 20% normal donkey serum in PBS buffer for 30 min at room temperature and then incubated with the specific primary antibodies anti-WT1 (Wilms's tumor 1) (sc-192, Santa Cruz Biotechnology) and antinephrin (AF3159, R&D Systems Inc. , MinneaPolis, MN). To visualize the primary antibodies, slides were stained with cy3-conjugated or fluorescein isothiocyanate conjugated secondary antibodies (Jack-son ImmunoResearch Laboratories, West Grove, PA) . As a negative control, the primary antibody was replaced with nonimmune immunoglobulin G and no staining occurred. Slides were double stained with 4, 6-diamidino-2-phenylindole, HCl to visualize the nuclei. Stained cells were mounted with Vectashield mounting medium (Vector Laboratories, Burlingame, CA) and viewed under a BX71olympus EPi-fluorescence microscope (Shinjuku, Tokyo, Japan) equipped with a digital camera.

8. Cell culture and treatment The conditionally immortalized mouse podocyte cell line was kindly provided by Dr. Zhuo Yang (Nankai University, Tianjin, China) . To propagate podocytes, cells were cultured at 33℃ in RPMI-1640 medium supplemented with 10% fetal bovine serum and a mixture of insulin, transferrin and sodium selenite (I3146; Sigma, St. Louis, MO) . To induce differentiation, podocytes were grown under nonpermissive conditions at 37℃ to inactivate SV40 large T antigen for 10~14 days. Podocytes were then treated with recombinant transforming growth factor-β_1 (TGF-β_1) at the concentration of 5 or 10 ng/ml for 48 h, with or without pre-treatment by SE (2 mg/ml) for 3 h.

9. RNA isolation and real-time reverse transcriPtion PCR Total RNA was extracted from the cultured cells using Trizol reagent according to the instructions specified by the manufacturer (Biotecx Laboratories, Houston, TX) . It was then reverse-transcribed into cDNA with MMLV reverse transcriptase (Promega, Madison, MI) . Real-time reverse transcription PCR was performed on the CFX96 Real-Time System (Bio-Rad, Berkeley, CA) . Briefly, the PCRreaction mixture in a 25 ml volume contained 12.5 ml of 2× SYBR TransStar Green PCR super Mix (TransGen Biotech), 10 ml of diluted RT product (1∶10) , and 0.5 mm sense and antisense primer sets. The PCR reaction was run by using standard conditions. After sequential incubations at 50 ℃ for 2 min and 95℃ for 10 min, the amplification protocol consisted of 40 cycles of dena-turing at 95℃ for 15 s, and annealing and extension at 60℃ for 60 s. The mRNA levels of various genes were calculated after normalizing with glyceraldehyde 3-phosphate dehydrogenase.

10. Statistical analysis Statistical analysis was performed using SigmaStat software (Jandel Scientific Software, San Rafael, CA) and all results are expressed as mean ± standard deviation. Comparisons between groups were made using one-way ANOVA. A value of $P<0.05$ was considered significant.

Results

Ethanol circumfluence extraction is a convenient and widely used extractive method in traditional

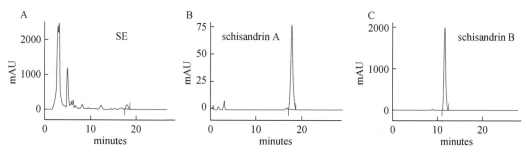

Figure 5-10-1 Evaluation of the components in Schisandra chinensis fruit extract (SE) using high-performance liquid chromatography assay

SE was collected via the ethanol circumfluent extractive method. High-performance liquid chromatography assay was performed to determine the components in SE (A). Standard control samples of schisandrin A and schisandrin B were also assessed by high-performance liquid chromatography assay for quantitative analysis of the two major effective components (B and C)

Chinese medicine. In the present study, wefirst determined the components in SE via ethanol circumfluence technology by high-performance liquid chromatography. The retention times of the standard control samples schisandrin A and schisandrin B were 17.06 and 11.10 min, respectively (Figure 5-10-1 B and C). Accordantly, the contents of schisandrin A and schisandrin B in SE were determined, and their ratio in SE was calculated as 1.376% and 1.453%, respectively (Figure 5-10-1A).

Diabetes (diabetic group) was associated with decreased bodyweight and increased blood glucose levels compared with the non-diabetic group. Long-term treatment with SE (diabetic + SE) had no effect on body weight and blood glucose levels compared with those in the diabetic + vehicle group. No differences in kidney weight were observed between any treatment groups (Table 5-10-1). The ACR and UAE were measured after the initial 6 or 9 weeks of diabetes. Our results showed that diabetes was associated with an increased ACR (1.813 ± 0.325, 6.379 ± 0.409 and 11.581 ± 0.616 μg/mg in controls, and the 6th week and 9th week of DN, respectively, $P<0.01$) and UAE (11.488 ± 1.503, 34.268 ± 5.835 and 69.459 ± 3.695 mg/24 h in controls, and the 6th week and 9th week of DN, respectively, $P< 0.01$). ACR and UAE were significantly decreased in the diabetic + SE group compared with those in the diabetic + vehicle group (11.581 ± 0.616 vs 1.261 ± 0.077 μg/mg and 69.459 ± 3.695 vs 30.718 ± 1.866 mg/24 h, $P < 0.01$) (Figure 5-10-2A and B).

We evaluated glomerulosclerosis and collagen deposition in the kidneys. Diabetes was associated with moderate glomerulosclerosis (0.73 ± 0.067 vs 1.98 ± 0.139 in the non-diabetic and diabetic + vehicle groups, respectively, $P < 0.01$; Table 1-10-1) and increased collagen deposition as shown by PASM and Masson's trichrome stain. However, treatment with long-term SE reduced the level of glomerulosclerosis (1.98 ± 0.139 vs 1.13 ± 0.067 in the diabetic + vehicle and diabetic + SE groups, respectively, $P< 0.05$; Table 5-10-1) and collagen deposition (Figure 5-10-3).

Diabetes caused significant down-regulationof WT1and discontinuous pattern of nephrin expression as shown by immunofluorescence staining. Long-term treatment of SE significantly rescued the integrity of nephrin distribution and expression of WT1 in podocytes compared with the diabetic + vehicle group (Figure 5-10-4A and B).

We evaluated the expression of EMT-related markers in homogenates of renal cortical tissue. Western blotting results showed that diabetes induced alpha-SMA and PAI-1 expression, while it inhibited expression of E-cadherin compared with those in the non-diabetic group. These changes were partially rescued by administration of SE (Figure 5-10-5A). Quantitative analysis showed that E-cadherin expression was reduced to 37% and alpha-SMA expression was increased 46.5-fold in the diabetic + vehicle group compared with the non-diabetic group ($P < 0.01$). In the diabetic + SE group, there was a 1.9-fold increase in E-cadherin expression and alpha-SMA expression was inhibited by 8.4% compared with the diabetic + vehicle group ($P < 0.05$, Fig.5B). Immunofluorescence staining showed that fibronectin and alpha-SMA expressions were consistent with findings in the western blotting assay. Therefore, diabetes caused an increased expression of fibronectin and alpha-SMA in the glomeruli, while long-term SE treatment considerably abrogated these changes (Figure 5-10-5C).

To further explore the mechanism underlying the renal beneficial effect of SE, We induced EMT-like phenotype changes in cultured mousepodocytes and performed real-time reverse transcription PCR to determine the expression of E-cadherin, alpha-SMA and transcription factor snail at the mRNA level. Our results showed that SE restored E-cadherin expression that was inhibited by TGF-β_1 (Figure 5-10-6A) and that it suppressed induction of alpha-SMA and snail expression mediated by TGF-β_1 (Figure 5-10-6B and C).

Table 5-10-1 Effect of SE on metabolic and renal parameters

	Non-diabetic	Diabetic + vehicle	Diabetic + SE
body weight (g)	26.90 ± 0.48	16.62 ± 2.85	19.45 ± 2.45
bloodglucose (mmol/L)	6.07 ± 0.40	26.55 ± 3.65	26.75 ± 4.04
kidney weight (g)	0.135 ± 0.0243	0.167 ± 0.0352	0.162 ± 0.0023
6W	1.884 ± 0.367	6.379 ± 0.409	1.248 ± 0.142
9W	1.813 ± 0.325	11.581 ± 0.616	1.261 ± 0.077
6W	11.488 ± 1.503	34.268 ± 5.835	30.735 ± 2.0457
9W GSI (AU)	11.724 ± 0.534	69.459 ± 3.695	30.718 ± 1.866

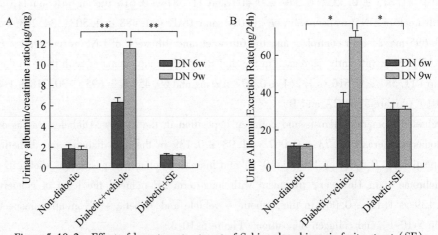

Figure 5-10-2   Effect of long-term treatment of Schisandra chinensis fruit extract (SE)
on urinary albumin excretion indices in diabetic nephropathy (DN)

At the beginning of the experiment, animals were intraperitoneally injected with streptozotocin (STZ) twice [125 mg/ (kg · d)] to set up the DN model. Animals were orally treated with SE [5 g/ (kg · d)] or vehicle control (olive oil) from 14 days after STZ injection. Animals were sacrificed at 9 weeks after STZ injection. At 6 and 9 weeks after STZ injection, urine of 24 h was collected, and the urinary albumin/creatinine ratio (A) and urine albumin excretion rate (B) were measured. Values are mean ± standard deviation ($n=5$). * $P<0.05$; * * $P<0.01$

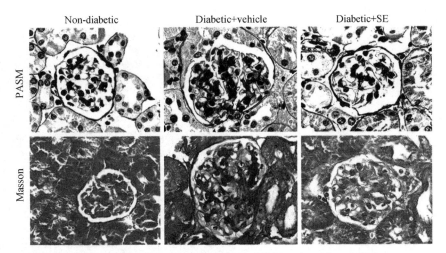

Figure 5-10-3　Effect of long-term treatment of Schisandra chinensis fruit extract

(SE) on glomerulosclerosis in the kidneys of diabetic nephropathy

Animals were treated with streptozotocin (STZ) and SE as described in Fig. 5-10-2. Before being scarified, the left kidney was removed from the animal under anesthetic conditions. Kidney tissues were fixed with 4% formalin and embedded with paraffin. In 3-μm-thick sections, periodic acid-silver methenamine and Masson's trichrome stain were performed according to protocol.

Original magnification, ×400

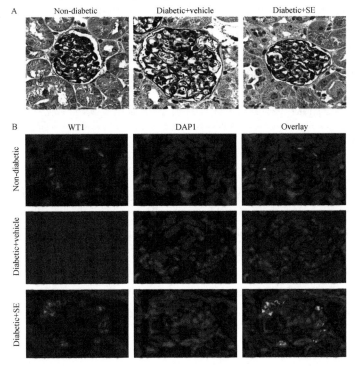

Figure 5-10-4　Effect of long-term treatment of Schisandra chinensis fruit extract (SE) on the integrity

of glomerular podocytes

Animals were treated with streptozotocin (STZ) and SE as described in Figure 5-10-2. Kidneys were removed as described in Fig. 5-10-3. A portion of the kidney tissues was embedded with paraffin and another portion was fast-frozen in tissue freeze medium. A. Immunohistological staining was performed in 3-μm-thick paraffin-embedded sections with anti-nephrin antibody. B. Immunofluorescence staining was performed in 3-μm-thick frozen sections with anti-WT1 antibody.

Original magnification, ×400

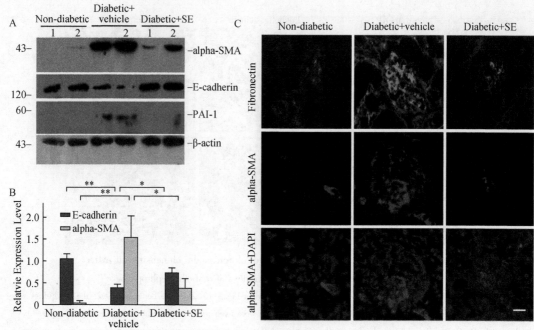

Figure 5-10-5   Effect of Schisandra chinensis fruit extract (SE) on the expression of epithelial-to-mesenchymal transition related molecular markers in the kidney of DN.

Streptozotocin and SE treatment were performed as described in Fig. 5-10-2. Kidneys were removed as described in Fig. 5-10-3. One portion of the kidney was fast-frozen by liquid nitrogen and protein samples were prepared from kidney tissue homogenates. Another portion of kidney was embedded with tissue froze medium and cut into 3-μm thick slides for immunofluorescence staining. Western blotting was performed using antibodies for E-cadherin, alpha-smooth muscle actin and plasminogen activator inhibitor-1. Numbers (1 and 2) denote each individual animal in a given group. β-actin acted as a loading control (A). Relative E-cadherin and alpha-smooth muscle actin levels were reported after normalizing with β-actin. Values in the non-diabetic group were set as 1.0 and 0.03 for E-cadherin and alpha-smooth muscle actin, respectively (B). Data are mean ± standard deviation (n = 5). *P < 0.05; **P < 0.01. C. Indirect immunofluorescence staining was performed with an antibody against fibronectin (green) and alpha-SMA (red). DAPI (blue) was used to visualize the nuclei. Scale bar = 10 μm (For interpretation of the references to color in this figure legend, the reader is referred to the web version of this article)

Discussion

Schisandra chinensis is a traditional Chinese herb, which has a long history for being prescribed in clinical practice for thetreat-ment of a variety of diseases. The majority of research on Schisandra chinensis has focused on its effects of anti-inflammation and anti-oxidative stress injuries. There are a few studies regarding the applications of Schisandra chinensis on kidney diseases. Chiu et al. suggested the renal beneficial effects of schisandrin B in a rat model of gentamicin-induced nephrotoxicity via enhancing mitochondrial antioxidant status as well as its functional and structural integrity. Recently, Stacchiotti et al. reported that schisandrin B decreased glomerular perfusion and, therefore, alleviated acute oxidative renal failure caused by mercuric chloride. In the current study, we evaluated the effect of SE on DN. Our data showed that treatment with SE significantly alleviated albuminuria caused by DN. Several studies have identified that lignans are major effective components in Schisandra chinensis. Different types of lignans (schisandrin A, B, C) have been proven to exert hepato-protective effects through different mechanisms. Our high-performance liquid chromatography assay data suggested that both schisandrin A and schisandrin B were present in SE collected via the ethanol circumfluent extractive method. It is possible that lignan content in SE might be the major cause of the renal protective effect. Further study using purified lignan content is necessary for a more accurate application.

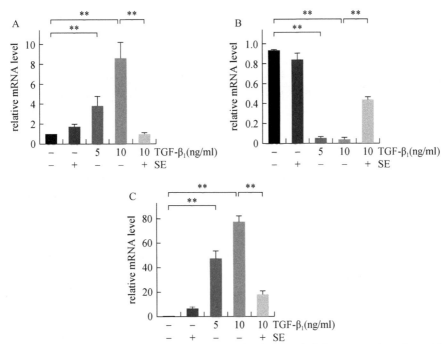

Figure 5-10-6   Effect of Schisandra chinensis fruit extract (SE) on epithelial-to mesenchymal transition induced
by transforming growth factor-β1 (TGF-β1) in cultured mouse podocytes.
Cultured mouse podocyte cells were divided into 5 groups：①PBS treatment control；② 2 mg/ml SE treatment alone group；③5 ng/
ml TGF-β₁ treatment alone group；④10 ng/ml TGF-β₁ treatment alone group；⑤10 ng/ml TGF-β₁ plus 2 mg/ml SE treatment
group. Real-time reverse transcription PCR was performed with primers for E-cadherin, alpha-SMA, snail and GAPDH. （A, B and
C） Graphic representation of the relative abundance of E-cadherin, alpha-SMA and snail mRNA expression in different groups. Data
are mean ± standard derivation of three independent experiments. ＊＊P< 0.01

Gradual, nodular glomerulosclerosis is the most characteristic pathological change of DN. It presents as
excess extracellular matrix (ECM) accumulation in the mesangial space. In this study, treatment with SE
significantly ameliorated ECM deposition caused by DN. Recent observations have suggested that podocytes
in glomeruli contribute to the progress of glomerulosclerosis. Podocyte loss in humans with type 2 diabetes
accurately predict mesangial expansion, which suggests a role for podocyte integrity in maintaining the
balance of hemodynamic factorsregu lating the synthesis and degradation of the ECM. Accordingly, the
assessment of podocyte number using WT1 in our study showed that treatment with SE alleviated podocyte
loss in DN compared with diabetic + vehicle controls.

Podocytes are susceptible to various injurious factors under the condition of DN, such as
hyperglycemia, oxidative stress and inflammation. Interestingly, these key pathological factors in DN are
also potential targets of SE. An increasing amount of studies have reported that Schisandra chinensis
possesses antiradical, anti-hyperglycemic and anti-inflammatory activity. Therefore, it is not surprising that
SE exerted renal beneficial effects in our DN model via protecting podocytes. In the present study, DN
induced dislocation of nephrin, a specific marker of podocytes. Nephrin expression changes from a
continuous linear pattern to an intermittent one. Treatment with SE significantly improves the distribution of
nephrin. These data suggest that SE might protect the kidney via maintaining the integrity of podocytes.

The most exciting finding in the current study is that treatment of SE could reduce podocyte EMT
caused by DN. Several pathways such as the rennin-angiotensin-aldosterone system and some cytokines such
as TGF-β1 are involved in the pathogenesis of DN. It is likely that DN is the common outcome of several
different active pathways and this could also explain why clinical administration of angiotensin-converting

enzyme inhibitors/angiotensin Ⅱ receptor blockers can only partially delay the progress of DN, although the role of the rennin- angiotensin- aldosterone system is widely accepted. A recent study by Kang et al. suggests a totally new mechanism underlying podocyte injury. Their data showed that podocytes experience phenotypic conversion after injury. Consistent with their results, our study showed that expression of the epithelial marker, E-cadherin, was decreased, while expression of alpha-SMA, a mesenchymal marker, was increased in DN. Treatment with SE restored the expression of E- cadherin and reduced the expression of alpha- SMA compared with vehicle controls. Therefore, treatment with SE significantly abrogated the podocyte EMT- like phenotype changes in DN. Considering the complex pathogenic factors contributing to renal damage in DN, as well as the various pharmacological effects of SE, it is possible that other pathways might mediate the renal beneficial effects of SE. Further studies are needed to clarify the underlying mechanism.

Results from our in vitro experiment confirmed the effect of SE on podocyte EMT. In cultured podocyte cells, TGF-β_1 induced alpha- SMA expression and inhibited E- cadherin expression, while this inducible phenotypic change could be abrogated by administration of SE. Interestingly, SE reduced the increased expression of transcription factor snail induced by TGF- β_1. The snail zinc- finger protein has been extensively studied among the numerous transcription factors regulating EMT. Although the mechanism of snail inhibition is unclear, our finding that SE was able to target snail suggests a potential role of SE in controlling phenotypic changes of podocytes.

Conclusion

In the present study, we showed that SE, which is extracted from Schisandra chinensis fruit via the ethanol circumfluent method, reduces urinary albumin excretion and glomerular accumulation of the ECM in DN. Treatment with SE protects against the loss of podocytes and maintains their integrity. The renal beneficial effect of SE might be associated with its blockage of EMT-like pheno-typic changes in podocytes via repressing transcription factor snail. Although further studies need to be performed to determine the most effective content in SE, our study still sheds light on a potential treatment strategy for DN.

第十一节　复方五味子醇提液对糖尿病肾病的治疗作用及机制

糖尿病肾病（diabetic nephropathy, DN）是糖尿病的严重微血管病变并发症之一，是导致终末期肾病（end-stage renal disease, ESRD）的主要病因。DN 主要病理特征为肾小球肥大，肾小球和肾小管基膜（glomerular basement membrane, GBM）增厚，细胞外基质进行性积聚，肾小球、小管间质的纤维化。对其治疗目前主要应用血管紧张素转换酶抑制剂、血管紧张素受体拮抗剂及降血糖药以延缓其进展，尚缺乏针对性抑制或逆转纤维化的特异性治疗措施。五味子可以抗炎、抗氧化、清除氧自由基、增加周围组织对葡萄糖的摄取，川芎、牡蛎均有抗氧化、清除氧自由基的作用，且三者有效成分大部分为脂溶性。该研究以五味子为主药，辅以川芎、牡蛎合成复方五味子醇提液（SRC），通过构建以链脲佐菌素（streptozotocin, STZ）诱导的 C57BL/6 小鼠 DN 模型，旨在探讨 SRC 对 DN 的治疗作用及其机制。

（一）材料与方法

1. 实验动物及分组 雄性清洁级 C57BL/6 小鼠 24 只，6~7 周龄，体质量 20~25g。随机分为正常对照组（对照组，6 只）、DN 模型组（模型组，9 只）和 SRC 治疗组（治疗组，9 只）共 3 组。

2. 试剂与药物制备 STZ，用 0.1mol/L pH 为 4.5 的灭菌枸橼酸-枸橼酸钠溶液配置成质量浓度为 12.5g/L 的溶液；SRC 由五味子、川芎、牡蛎组成，与 90% 乙醇加热回流 3h，提取 2 次，合并提取液，静置过滤，减压回收乙醇浓缩成浸膏，-20℃保存。

3. 动物模型构建 小鼠自由供给水和食物，适应性喂养 1 周后，禁食 15h。模型组与治疗组予 STZ 溶液 125mg/kg 腹腔注射，对照组予等体积枸橼酸-枸橼酸钠缓冲液；24h 后等量重复注射；1 周后测晨起血糖，若≥16.7mmol/L，且 2 周后尿白蛋白排泄率（UAER）增加，则纳入实验。治疗组每只用 SRC 0.3ml/d［相当五味子生药量 5g/（kg·d）］灌胃，模型组、对照组予等体积自来水灌胃。每天 16：00 给药 1 次，连续给药 7 周。因血糖未达标或死亡原因剔除部分小鼠，至实验终点时，模型组剩余小鼠 5 只，治疗组剩余 6 只。

4. 标本收集与处理 试验结束前采用电子天平称体质量，经剪尾取血后采用氧化酶法用血糖仪测定血糖（BS）；代谢笼收集 18h 尿，高效液相色谱法测定尿白蛋白浓度并计算 UAER = 尿量（ml）×尿白蛋白浓度（mg/L）/18；采用戊巴比妥钠腹腔注射麻醉小鼠，摘取左肾，切取部分于中性甲醛溶液中固定 24h 后脱水、包埋、切片（3μm），余部分左肾立即置于液氮中，后置于 -80℃冰箱保存供 Western blotting 检测用；摘取右肾于电子天平称其质量。

5. 肾组织形态学观察 3μm 石蜡切片常规脱蜡至水，行 Masson、天狼星红（Sirius Red）染色，光镜下观察肾组织形态学改变。

6. α-平滑肌肌动蛋白（α-SMA）、纤黏蛋白（FN）表达 采用免疫组化法检测。用 3μm 石蜡切片常规脱蜡至水，用新鲜配制的 3% 过氧化氢室温孵育 10min 以消除内源性过氧化物酶；微波抗原修复 20min，牛血清白蛋白室温封闭 1h，依次加一抗（小鼠 α-SMA、FN 多克隆抗体，湿盒内 4℃过夜），生物素标记二抗工作液及辣根酶标记的链霉素卵白素工作液，室温下 AEC 显色，苏木精轻度复染，自来水冲洗，脱水、透明、封固。光镜下观察 α-SMA、FN 的表达。

7. E-钙黏蛋白（E-cadherin）、α-SMA、纤溶酶原活化抑制因子-1（PAI-1）蛋白的表达 采用 Western blotting 检测。取 -80℃保存的各组肾组织，匀浆、离心后，蛋白定量、配样，100℃、8min 变形后上样，经 10% SDS-PAGE 电泳分离，将目的蛋白转移至硝酸纤维素膜上，脱脂奶粉封闭，TBST 冲洗后加小鼠 E-cadherin、α-SMA、羊 PAI-1 及 β-actin 的一抗，4℃孵育过夜，TBST 液冲洗，加标记辣根过氧化物酶的二抗孵育，洗膜后 ECL 显色。以 β-actin 为内参，检测 E-cadherin、α-SMA、PAI-1 蛋白的表达。

8. 统计学方法 用 SPSS 17.0 统计软件处理，数据用均数±标准差（$\bar{x}\pm s$）表示，组间比较采用单因素方差分析，两两比较采用 LSD-t 检验，$P<0.05$ 为差异有统计学意义。

（二）结果

1. 一般情况 模型组与治疗组较对照组 BS 明显升高，差异有统计学意义（$P<0.01$），治疗组与模型组 BS 差异无统计学意义；模型组与治疗组体质量均低于对照组，差异有统计学意义（$P<0.01$），治疗组与模型组体质量差异无统计学意义；模型组右肾质量和 UAER 明显高于对照组和治疗组，治疗组 UAER 高于对照组（$P<0.05$ 或 $P<0.01$），见表 5-11-1。

表 5-11-1　各组 BS、体质量、右肾质量和 UAER 比较（$\bar{x}\pm s$）

组别	n	BS（mmol/L）	体质量（g）	右肾质量（g）	UAER（μg/h）
对照组（1）	6	6.07±0.40	26.97±0.84	0.132±0.008	11.724±0.534
模型组（2）	5	26.55±3.65	17.56±1.27	0.165±0.018	69.459±3.695
治疗组（3）	6	26.08±6.68	19.35±2.70	0.145±0.012	29.423±1.884
F		20.548**	23.446**	11.642**	450.307**
P					
(1)：(2)		<0.001	0.001	0.002	<0.001
(1)：(3)		0.001	0.002	0.125	<0.001
(2)：(3)		0.889	0.266	0.024	<0.001

** $P<0.01$

2. 肾组织形态学变化　Masson 染色可见模型组部分肾小管管腔扩张、部分肾小管萎缩（图 5-11-1A箭头所示），间质区纤维性物质沉积，治疗组纤维沉积明显减少；Sirius Red 染色可见模型组间质区大量胶原沉积，治疗组较模型组胶原沉积明显减少，见图 5-11-1B。

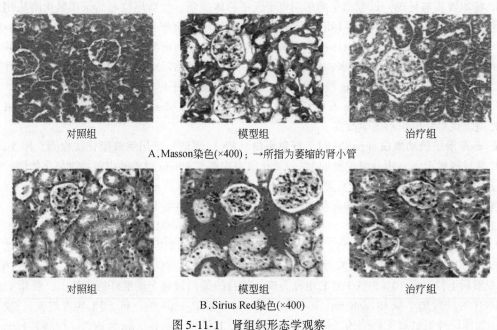

对照组　　　　　　　　模型组　　　　　　　　治疗组

A.Masson染色(×400)；→所指为萎缩的肾小管

对照组　　　　　　　　模型组　　　　　　　　治疗组

B.Sirius Red染色(×400)

图 5-11-1　肾组织形态学观察

3. Western blotting 结果　模型组 PAI-1 表达高于对照组和治疗组，差异有统计学意义（$P<0.05$），对照组与治疗组差异无统计学意义；模型组 E-cadherin 表达低于对照组和治疗组，治疗组低于对照组，差异均有统计学意义（$P<0.05$ 或 $P<0.01$）；模型组 α-SMA 表达高于对照组和治疗组，治疗组高于对照组，差异有统计学意义（$P<0.05$ 或 $P<0.01$），见图 5-11-2、表 5-11-2。

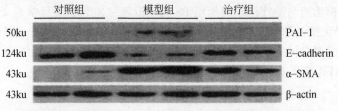

图 5-11-2　3 组 PAI-1、E-cadherin、α-SMA 蛋白表达变化

表5-11-2　各组 PAI-1、E-cadherin、α-SMA 与 β-actin 蛋白印迹条带光密度比值比较 ($\bar{x}\pm s$)

组别	n	PAI-1/β-actin	E-cadherin/β-actin	α-SMA/β-actin
对照组（1）	6	0.014 2±0.003 1	0.782 5±0.088 3	0.047 1±0.061 6
模型组（2）	5	0.271 2±0.078 0	0.224 1±0.083 1	1.222 1±0.141 8
对照组（3）	6	0.018 8±0.002 4	0.556 5±0.010 0	0.551 5±0.200 3
F		19.672*	32.002**	32.560**
P				
（1）：（2）		0.012	0.004	0.004
（1）：（3）		0.928	0.049	0.041
（2）：（3）		0.013	0.018	0.019

* $P<0.05$，** $P<0.01$

4. 免疫组化结果　对照组和治疗组均仅见正常血管表达 α-SMA，模型组可见肾小球系膜区及小管间质区 α-SMA 表达明显增加，见图5-11-3；对照组可见肾小管基膜及肾小球 FN 呈线性表达，肾间质无阳性表达，模型组肾小球、肾小管周围间质和肾小球系膜区 FN 表达增加，治疗组较模型组 FN 表达明显减少，见图5-11-4。

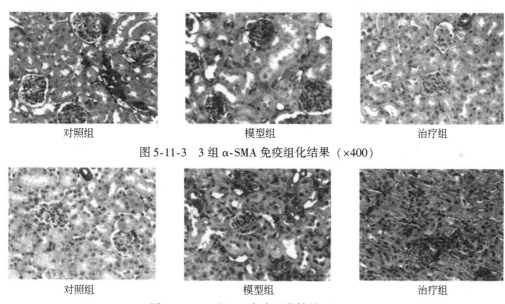

图5-11-3　3组 α-SMA 免疫组化结果（×400）

对照组　　　　　　　　　模型组　　　　　　　　　治疗组

图5-11-4　3组 FN 免疫组化结果（×400）

（三）讨论

DN 是导致 ESRD 的一大主因，虽然利用现代治疗手段可以较好地控制血糖和血压，但临床上仍有很多患者相继出现进展性的肾脏损害。因此，探索可以阻止 DN 进展的新的治疗措施极为重要。

蛋白尿不仅是糖尿病肾脏病变的反映，而且在其病变的进展过程中也起着重要的作用。Kralik 等研究表明，尿蛋白与糖尿病肾小球损伤互为因果，且大量尿蛋白也可导致肾小管损伤。尿蛋白对肾固有细胞的直接刺激可产生多种细胞因子如血管紧张素受体 Ⅱ、内皮素-1 及肿瘤坏死因子 α 等，导致细胞外基质（ECM）堆积。SRC 可以显著降低 UAER，从而抑制因其引起的肾脏损害。

ECM 是 DN 的另一标志性特征，ECM 的过量堆积引起肾小球、肾小管间质的纤维化。肌成纤维细胞（myofibroblast，MF）是 ECM 的主要来源，α-SMA 是 MF 的标志蛋白，而 FN 是 ECM 的主要蛋白之一。肾间质纤维化主要病理表现为肾间质 ECM 累积、肾小管萎缩、肾间质 MF 增多等。目前认为，肾间质 MF 主要来源为骨髓干细胞、肾小管上皮细胞–间充质转化（EMT）和肾间质局部成纤维细胞活化。研究发现，在慢性肾间质纤维化疾病中通过 EMT 转化而来的 MF 占肾间质新增 MF 的 36% 左右。所以，EMT 可能是导致肾间质纤维化的重要机制。

该研究结果显示模型组上皮细胞标志蛋白 E-cadherin 低于对照组，经 7 周治疗后，E-cadherin 显著上调；模型组 MF 标志蛋白 α-SMA 高于对照组和治疗组。治疗组小管间质区 α-SMA、FN 表达较模型组明显减少；Masson 及 Sirius Red 染色可见治疗组纤维性沉积明显少于模型组，表明 SRC 可通过阻抑小管上皮细胞向 MF 转化而减少间质 ECM 的合成，最终抑制小管间质纤维化。

PAI-1 可抑制纤溶酶原的活化，降低 ECM 的降解，促进组织 ECM 的积聚。研究发现，在肾小球纤维化区域也可检测出 PAI-1 表达增高。该研究结果显示治疗组 PAI-1 表达低于模型组，且与对照组比较差异无统计学意义，表明该药可抑制 PAI-1 表达并增加 ECM 的降解，从而改善 DN。

综上，SRC 可减少尿白蛋白排泄率，抑制小管间质纤维化，从而显著改善 C57BL/6 小鼠的 DN，阻抑 EMT 及抑制 PAI-1 蛋白表达是其作用机制。

第十二节　Inhibition mechanism of compound ethanol extracts from Wuweizi（Fructus Schisandrae Chinensis）on renal interstitial fibrosis in diabetic nephropathy model mice

Introduction

Diabetic nephropathy（DN），one of the major microvascular complications of diabetes mellitus，is the largest single cause of end-stage renal failure worldwide. Glomerular and tubular basement membranes，increased deposition of extracellular matrix（ECM）and interstitial fibrosis are the key morphological features of DN. The pathogenesis of the DN is complex and conventional treatments including strict diet，blood pressure control by taking antihypertensive drugs，and blood sugar control by antidiabetic drugs and insulin，play an effective role in reducing leakage of urine protein and protecting renal function. However，as of now，no specific treatments can be taken for inhibiting and reversing the fibrosis in the clinic. Wuweizi（Fructus Schisandrae Chinensis），sour in flavor，warm in nature，and attributive to the lung，heart and kidney meridians，can astringe the lung to treat cough and asthma and nourish the kidney，promote the production of body fluid and constrain perspiration，astringe the essence and stop diarrhea，and nourish the heart and calm the mind. Modern pharmacological studies indicate that it has the effects of anti-inflammation，anti-oxidation，scavenging oxygen free radicals，increasing glucose uptake，and preventing and protecting renal ischemia-reperfusion injury. Chuanxiong（Rhizoma Chuanxiong），a kind of blood-activating and stasis-removing drugs used in traditional Chinese Medicine，can promote the circulation of the blood and Qi，inhibit platelet aggregation and abnormal proliferation，and produce anti-fibrosis，anti-oxidation and anti-apoptosis effects as well. Muli（Cocha Ostreae），which has properties that calm the liver，suppress the hyperactive Yang，soften hardness and disperse the stagnated mass，invigorate the kidney to preserve essence，and reduce glomerular capillary vessel permeability and protein leakage，has been clinically used to treat hyperactive Yang due to Yin deficiency syndrome. The major components of these drugs were all fat-soluble. In the present study，we evaluated the efficiency and mechanism of the compound ethanol extracts from Wuweizi（Fructus Schisandrae Chinensis）, Chuanxiong（Rhizoma Chuanxiong）and Muli（Cocha Ostreae）（FRC）in treating streptozocin（STZ）-induced DN model mice.

Material and methods

1. Animal model preparation　Studies were performed on male C57BL/6 mice（6～7 weeks, 20～25 g）, which obtained from Laboratory Animal Center, the College of Life Sciences, Nankai University. After feeding high-fat diet for 4 weeks, the mice were given a single intraperitoneal injection of 25 mg/kg STZ. The diabetic mice were selected when the blood glucose reading of above 7.0 mmol/L and 11.0 mmol/L at 0 and 120 min respectively, using the oral glucose tolerance test by 2 weeks after STZ. Diabetes model was generated in the diabetic mice after a fat diet for 4 weeks.

2. Experimental groups and methods　The male C57BL/6 mice were housed in a temperature- and humidity-controlled environment（22～24℃, 50%～70%）on a normal 12 h light-dark cycle from 7AM to 7PM and maintained on regular chow and water ad libitum. The mice were divided randomly into 3 groups: nondibetic（ND）, STZ-induced diabetic（D）, and STZ-induced diabetic that were treated with 5 g/（kg·d）of FRC by oral gavage（DFRC）, with 9 in each group. Nondiabetic and untreated diabetic animals were orally gavaged daily with equivalent volumes of distilled water. The oral gavage was taken once per day at 4PM for 9 weeks. All experiments were approved by the Institutional Animal Care and Use Committee.

3. Reagents and antibodies　FRC contains Fructus Schisandrae Chinensis, Rhizoma Chuanxiong and Cocha Ostreae at the ratio of 3:2:1. The mixture was extracted twice by refluxing it with 90% ethanol for 3h, and then the extract was precipitated, filtered, evaporated into extractum, and preserved at −20℃.

STZ, bovine serum albumin（BSA, chromatographically pure）, padioimmunoprecipitation buffer, periodic acid silver methanamine, sodium dodecyl sulfate（SDS）, and creatinine（chromatographically pure）were obtained from Sigma（St Louis, MO, USA）; Phenobarbital sodium was from Beijing Da Tian Feng Tuo Chemistry Technology Co. Ltd, Na_2HPO_4（chromatographically and analytically pure）; KH_2PO_4 and citric acid（analytically pure）, NaCl, and HCl were all from Tianjin Bei Fang Tian Yi Chemical Regent Factory; Trizma HCl and Tween20 were from Tianjin Fine Chemical institute, absolute methanol and 40% formaldehyde solution were from Tianjin Chemical Reagent Co. Ltd; Glycerin ethanol Clear-Mount was from Beijing Zhong Shan Golden Bridge biotechnology Co. Ltd; Protease inhibitor, calcineurin inhibitor, bicinchoninic acid protein assay kit were from Thermo Fisher Scientific（Waltham, Massachusetts, USA）; 3-amino-9-ethylcarbozole Chromogenic（AEC）kit were from Vector laboratories（Burlingame, CA, USA）; Tris, glycine, acrylamide, methylene bisacrylamide Ammonium per-sulfate and etramethyl ethylene diamine were from Bio basic inc（Ontario, Canada）.

Antibodies used in this study were: mouse anti-mouse fibronectin（FN）（sc-71113, Santa Cruz Biotechnologies Inc, Santa Cruz, CA, USA）; mouse anti-mouse E-cadherin（5296S, cell signal Technology, Beverly, MA, USA）; mouse anti-mouse α-SMA（A2547, Sigma, St. Louis, MO, USA）; mouse anti-mouse β-actin（sc-81178, Santa Cruz Biotechnologies Inc, Santa Cruz, CA, USA）; and goat anti-mouse immunoglobulinG（IgG）- horseradish peroxidase（sc-2005, Santa Cruz Biotechnologies Inc, Santa Cruz, CA, USA）.

4. Sample collection　The mice were anesthetized with intraperitoneal injections of pentobarbital（250 μg/kg）, then the kidneys were dissected and the cortexes were scraped off. One third of one kidney was fixed in a para-formaldehyde solution for further paraffin imbedding; one third was inflated with optimum cutting temperature (OCT) medium, embedded in OCT, and stored in a refrigerator at −70℃ for slice frosting; and the rest third and the other kidney was snap-frozen in liquid nitrogen at −70℃ for Western blotting.

5. Quantitative evaluation of fibrosis After fixation, kidneys were embedded in paraffin, sectioned at 2μm and 3μm, stained on separate glass slides with Gomori Periodic Acid Silver Methanamine and Masson's trichrome, and observe the histological structure of kidney under a light microscope.

6. Immunohistochemistry analysis Dewaxed formalin-fixed kidney paraffin sections (3 μm) were incubated with 0.6% hydrogen peroxide for 20 min each to block nonspecific immunolabeling. The sections were under microwave antigen retrieval for 20 min and blocked in 2% bovine serum albumin (BSA) for 1h. The sections were incubated with primary antibody (FN Polyclonal antibody) at 4℃ overnight. After being washed with Tris Buffered Saline with Tween (TBST) for three times (10 min per time) the next day, sections were incubated with secondary biotinylated antibody goal anti-mouse (dilution 1 : 100 in 2% BSA), and subsequently subjected to incubation with the Avidin-Biotin Peroxidase ComPlex for 1h at room temperature. After being colorated with AEC, sections were slightly smeared with hematoxylin, rinsed with tap water or PBS, dehydrated and mounted. The expression of FN was observed under a microscope.

7. Double immunofluorescence The frozen sections were transferred at −20℃ for 15min, then at room temperature for 15min. Sections were fixed in formaldehyde for 10min, then blocked in 2% bovine serum albumin (BSA) at room temperature for 1h, and incubated with primary antibodies including mouse anti-α-SMA and mouse anti-CD31 at 4℃ overnight, followed with incubation with fluorescein isothiocyanate-labeled secondary antibodies (α-SMA (green), CD31 (red); dilution, 1 : 100) . 4, 6-diamidino-2-Phenylindole (DAPI) was used as a nuclear stain. The expressions of α-SMA and CD31 were observed under a fluorescence microscopy.

8. Western blotting The kidney tissues stored at −70℃ were selected from all the groups, chopped into small pieces, gently homogenized, washed by centrifugation (12 000 rpm×15 min) at 4℃, and determined protein concentrations. Aliquots of protein were treated with double-distilled water and SDS, then heated at 100℃ for 8 min and fractionated in a 10% SDS-polyacrylamide gel. The proteins were then transferred to nitrocellulose membrane and blocked with 5% skim milk for 1h. After blocking, blots were incubated with α-SMA (dilution, 1 : 2000) overnight at 4℃, and then added secondary antibodies conjugated to horseradish peroxidas for 1h. The membranes were washed thoroughly with TBST and visualized by electrochemiluminescence detection system.

9. Statistical analysis Statistical analysis was performed using the SPSS 17.0 statistical analysis program. One-way analysis of variance was used to determine statistical differences between multiple groups. Data were recorded as the means±SD unless specified and values of $P<0.05$ were considered significant.

Results

1. Histological evaluation PASM staining of renal tissues showed thickening of the glomerular basement membrane, tubular dilation and cast formation in glomeruli in the D group at week 9 compared with the ND group. The severity of hepatic fibrosis in the DFRC mice was significantly lessened compared with the ND group. Glomeruli and tubule in the ND mice were normal in structure and morphology (Figure 5-12-1). Masson's trichrome staining of renal tissues showed that blue fibrosis deposition was found in the

D group, but not in the ND and DFRC groups (Figure 5-12-2).

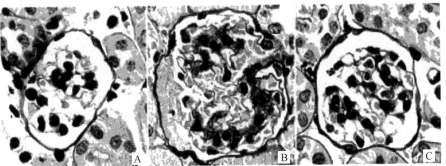

Figure 5-12-1　Photomicrographs of Gomori periodic acid silver methanamine-stained sections among different groups (Original magnification ×1000)

A. ND grouP, B. D group, C. DFRC group; ND. nondibetic, D. STZ-induced diabetic, DFRC. STZ-induced diabetic treated with FRC, FRC. compound ethanol extracts from Wuweizi (Fructus Schisandrae Chinensis), Chuanxiong (Rhizoma Chuanxiong) and Muli (Cocha Ostreae)

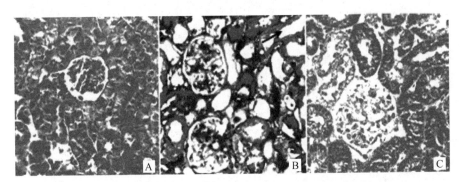

Figure 5-12-2　Photomicrographs of Masson's trichrome-stained sections among different groups (Original magnification ×400)

A. NDgroup, B. D group, C. DFRC group; ND. nondibetic, D. STZ-induced diabetic, DFRC. STZ-induced diabetic treated with FRC, FRC. compound ethanol extracts from Wuweizi (Fructus Schisandrae Chinensis), Chuanxiong (Rhizoma Chuanxiong) and Muli (Cocha Ostreae)

2. FN expression by immunohistochemistry analysis　Immunohistochemistry showed that in the ND mice, FN presented a liner expression in the tubular basement membrane and glomeruli, and no positive expression in the renal interstitium. In the D mice, FN expression increased obviously in glomeruli and tubulointerstitium, especially in the renal interstitium around the tubules and glomerular mesangium. After the FRC treatment, FN expression in the DFRC mice was greatly decreased (Figure 5-12-3).

3. CD31 and α-SMA expressions by double immunofluorescence　In the ND group, CD31 expression was observed in the glomeruli and great vessels, while α-SMA expression only in the great vessels. Both CD31 and α-SMA expressions were observed in the great vessels but not other regions in the composite graph. In the D group, a large amount of α-SMA was observed in the glomeruli at week 9, and the glomeruli and great vessels co-expressed CD31 and α-SMA in the composite graph. In the DFRC group, a small amount of α-SMA was observed in the glomeruli, and in the composite graph no co-expressions could be found (Figure 5-12-4). PAI-1, E-cadherin and α-SMA protein expressions by Western blotting.

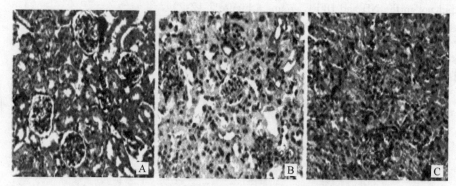

Figure 5-12-3　Immunohistochemistry for FN expression changes

A. ND group, B. D group, C. DFRC group; ND. nondibetic, D. STZ-induced diabetic, DFRC. STZ-induced diabetic
treated with FRC, FRC. compound ethanol extracts from Wuweizi (Fructus Schisandrae Chinensis), Chuanxiong
(Rhizoma Chuanxiong) and Muli (Cocha Ostreae)

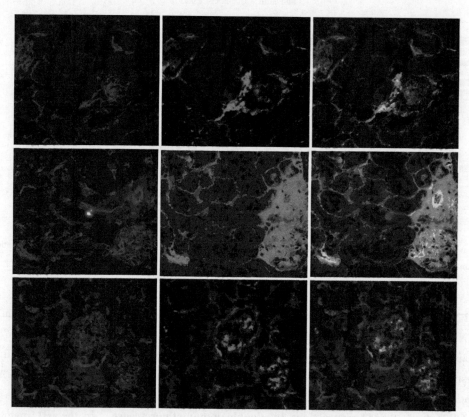

Figure 5-12-4　α-SMA and CD31double labeling

A. ND group, B. D group, C. DFRC grouP; ND. nondibetic, D. STZ-induced diabetic, DFRC. STZ-induced diabetic
treated with FRC, FRC. compound ethanol extracts from Wuweizi (Fructus Schisandrae Chinensis), Chuanxiong
(Rhizoma Chuanxiong) and Muli (Cocha Ostreae); Kidney sections were double stained with antibodies to α-SMA
(green) and CD31 (red); Yellow color in the merged panel indicates coexpression of α-SMA and CD31

Western blotting showed that expressions of PAI-1 and α-SMA in the D group were higher than these in
the ND and DFRC groups (all $P < 0.05$), where as E-cadherin expression was lower (all $P < 0.05$).

Treatment with FRC resulted in a decreased expression of α-SMA compared with the D group（$P = 0.019$）and it showed no significantly difference with the ND group（$P = 0.041$）（Table 5-12-1, Figure 5-12-5）.

Table 5-12-1　PAI-1、E-cadherin and α-SMA protein expressions among different groups（$\bar{x} \pm s$）

Group	n	PAI-1/β-actin	E-cadherin/β-actin	α-SMA/β-actin
ND	9	0.014 2±0.003 1	0.782 5±0.088 3	0.047 1±0.061 6
D	9	0.271 2±0.078 0	0.224 1±0.083 1	1.222 1±0.141 8
DFRC	9	0.018 8±0.002 4	0.556 5±0.010 0	0.551 5±0.200 3
F		19.672[*]	32.002[b]	32.560[b]
P（ND vs D）		0.012	0.004	0.004
P（ND vs DFRC）		0.928	0.049	0.041
P（D vs DFRC）		0.013	0.018	0.019

Notes：ND：nondibetic，D：STZ-induced diabetic，DFRC：STZ-induced diabetic treated with FRC，FRC：compound ethanol extracts from Wuweizi（Fructus Schisandrae Chinensis），Chuanxiong（Rhizoma Chuanxiong）and Muli（Cocha Ostreae），α-SMA：α-smooth muscle actin，PAI-1：Plasminogen Activator Inhibitor-1；Significant difference among the groups in the same row by one-way ANOVA at a$P<0.05$，b$P<0.01$

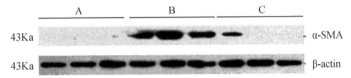

Figure 5-12-5　RePresentative Protein exPression of α-SMA among different groups

A. ND group，B. D group，C. DFRC group；ND. nondibetic，D. STZ-induced diabetic，DFRC. STZ-induced diabetic treated with FRC，FRC. compound ethanol extracts from Wuweizi（Fructus Schisandrae Chinensis），Chuanxiong（Rhizoma Chuanxiong）and Muli（Cocha Ostreae），α-SMA：α-smooth muscle actin；β-actin was used as an equal loading control

Discussion

Currently，little is known about the mechanism of the DN，and in modern medicine，the symptomatic treatments such as blood glucose and blood pressure control could not ameliorate the kidney function. The deposition of the ECM can induce the fibrosis of glomeruli and tubulointerstitium，which is another DN symbolic feature besides urinary albumin. Myofibroblast（MF）secretes the precursor components of the ECM，and FN is one of major proteins of ECM. primary pathological manifestations of renal interstitial fibrosis are deposition of ECM，tubular atrophy and increment of interstitial MF levels. Interstitial MF mainly developed from bone marrow stem cells，transformed from renal tubular epithelial cells and activated from partial fibroblasts of renal interstitium. Studies have found that the MF from epithelial to mesenchymal transdifferentiation（EMT）makes up about 36% of overall newly increased MF in renal interstitium，which indicate that EMT may be an important mechanism of renal interstitial fibrosis.

The present study showed that the marker protein of epithelial cells E-cadherin level in the D group is lower than that in the DN group，and unregulated after 9 weeks of treatments. The marker protein of MF α-SMA level in the D mice was higher than the DN and DFRC mice. Compared with the D group，the expressions of α-SMA and FN in the DFRC group were obviously decreased，and less fibrosis deposition was observed according to Masson staining. These suggested that FRC can inhibit the transformation of the epithelial cells to MF, reduce the ECM, and thereby prevent renal interstitial fibrosis.

PAI-1 can inhibit the plasminogen activation, decrease the ECM degradation, and promote the ECM tissue accumulation. Previous studies have showed that the PAI-1gene exprssion was elevated in the renal fibrosis region, which decreased the progression of the fibrosis. The result of the present study found that PAI-1 expression in the DFRC group was lower than the D group, and showed no significantly difference as compared with the ND group, which indicated FRC could inhibit the PAI-1 expression, increase the ECM degradation, and sequentially improve the DN. In summary, in this study, we used the DN mice model based on the study by Professor Zhang, and found that after the mice oral gavaged the FRC, the severity of renal fibrosis was lessened markedly, the levels of E-cadherin and CD31 upregulated, and the expressions of PAI-1, α-SMA and FN downregulated. These strongly indicated that FRC could ameliorate the progression of DN in C57BL/6 mice, and its mechanism may relate to reducing the ECM generation through inhibiting the proliferation of glomeruli mesangial cells, activating the MF and differentiating the EndMT, promoting the ECM degradation, and inhibiting the EMT and the PAI-1 expression.

第十三节 五味子合剂对糖尿病肾病小鼠肾组织 MCP-1 及 iNOS 表达的影响

糖尿病肾病（diabetic nephropathy, DN）是终末期肾病（end-stage renal disease, ESRD）的最主要原因之一。糖尿病患者并发 DN 的比率为 33.6%。DN 的发生涉及高血糖、多元醇-肌醇代谢异常、肾小球血流动力学改变、蛋白质的非酶糖基化及血管生长因子表达异常等。最近的研究表明，炎症因子与 DN 的发生密切相关，并认为 DN 是一种炎症性疾病。因此，抗炎治疗可能成为 DN 治疗的新靶点。五味子合剂（SM）由五味子、川芎、牡蛎按 3∶2∶1 的比例组成。其中五味子为 SM 的主药，其主要化学成分为挥发油和木脂素，有抗炎、清除氧自由基、抑制过氧化物生成、增加外周组织葡萄糖摄取等功能；川芎及牡蛎均有抗氧化、清除氧自由基的作用。该实验旨在探讨 SM 对炎症因子单核细胞趋化蛋白-1（MCP-1）及诱导型一氧化氮合酶（iNOS）表达的影响。

（一）材料与方法

1. 实验动物与分组 雄性清洁级 C57BL/6 小鼠 24 只，6~7 周龄，体质量 20~25g。随机分为对照组（5 只）、DN 模型组（10 只）和 SM 治疗组（9 只）。

2. 试剂与仪器 STZ，用 0.1 mol/L pH 4.5 灭菌枸橼酸-枸橼酸钠溶液配置成浓度为 12.5g/L 的溶液；SM 由五味子、川芎、牡蛎用 90% 乙醇加热回流 3h，提取 2 次，合并提取液，静置过滤，减压回收乙醇浓缩成浸膏，-20℃ 保存。免疫组化封闭液、抗体、DAB 显色试剂盒、总 RNA 提取试剂盒、M-MLV 逆转录酶及电泳琼脂糖、PCR 扩增仪、台式高速离心机及凝胶成像系统。

3. 动物模型构建 小鼠自由供给水及食物，适应性喂养 1 周后，禁食 15h。DN 模型组及 SM 治疗组均给予 STZ 125mg/kg 腹腔注射，对照组予等体积枸橼酸-枸橼酸钠缓冲液；注射后 24h 再等量重复注射 1 次。1 周后测量 DN 模型组及 SM 治疗组晨起血糖，若血糖值≥16.7mmol/L 则进行下一步实验。治疗组予 SM 0.3ml/d，模型组、对照组予等体积自来水灌胃。每天 16：00 给药 1 次，连续给药 7 周。因死亡原因剔除部分小鼠，至实验结束时，模型组与治疗组均剩余 6 只。

4. 标本收集及处理 实验结束前用天平称小鼠体质量，经剪尾取血后用血糖仪测定各组小鼠血糖值；随机收集小鼠尿液，用高效液相色谱法测定尿白蛋白及尿肌酐浓度，并计算尿白蛋白肌酐比值（UACR）＝尿白蛋白（mg/L）×尿量（ml）/尿肌酐（mmol/L）×尿量（ml）。采用水合氯醛麻醉小鼠，摘取左肾，切取部分于中性甲醛中固定24h后脱水、包埋、切片（3μm），部分立即置于液氮中，后置于−80℃冰箱保存。

5. 肾组织形态学观察 3μm石蜡切片常规脱蜡至水，行Gomori六胺银（PASM）染色，光镜下观察肾组织形态学改变。

6. 免疫组化法检测MCP-1及iNOS蛋白表达 3μm石蜡切片常规脱蜡至水，用新鲜配制的3%过氧化氢室温避光孵育10 min以消除内源性过氧化物酶；微波抗原修复20 min，牛血清白蛋白室温封闭1 h，依次加一抗（小鼠MCP-1、iNOS多克隆抗体，湿盒内4℃过夜），生物素标记二抗工作液及辣根酶标记的链霉素卵白素工作液，室温下DAB显色，苏木精轻度复染，脱水、透明后用中性树胶封固。光镜下观察MCP-1及iNOS的表达。

7. RT-PCR检测MCP-1及iNOS mRNA的表达 采用Trizol试剂盒从小鼠肾脏中提取总mRNA，紫外分光光度仪检测mRNA的含量与纯度，采用逆转录试剂盒将其逆转录成cDNA，然后在琼脂凝胶中电泳，凝胶成像系统成像后以GAPDH为内参，用Image J数码图像分析软件进行分析，以扩增片段与GAPDH的灰度比值表示产物多少，进行半定量。MCP-1引物为上游5-GGT-GTCCCAAAGAAGCTG AG-3，下游5- TCTCTGTCATACTGGTCACTTC-3，扩增产物片段大小为153bp；iNOS引物为上游5-GTCGTCCGCTTTGCCACGGA-3，下游5-TGCGACAG CAGGAAGGCAGC-3，扩增产物片段大小为162 bp；GAPDH引物为上游5- AAGAACAGGCTCTTAGCA-3，下游5-CCAGTAGACTCCACGACAT-3，扩增产物片段大小为134 bp。逆转录采用两步反转法：70℃ 10 min；冰上2 min；加入RNASE及M-MLV后42℃ 1 h，70℃ 10 min，置于冰上。PCR条件：94℃变性30s，60℃退火30s，72℃延伸1min。

8. 统计学方法 用SPSS 12.0统计软件处理，数据用均数±标准差（$\bar{x}±s$）表示，组间比较采用单因素方差分析，两两比较采用LSD-t检验，$P<0.05$为差异有统计学意义。

（二）结果

1. 3组一般指标比较 DN模型组与SM治疗组的血糖均高于对照组，DN模型组与SM治疗组的体质量均低于对照组，差异有统计学意义（均$P<0.01$）；DN模型组与SM治疗组的血糖、体质量差异无统计学意义（$P>0.05$）；DN模型组的UACR显著高于对照组与SM治疗组，差异有统计学意义（$P<0.001$），见表5-13-1。

表5-13-1 3组血糖、体质量和UACR比较（$\bar{x}±s$）

组别	n	血糖（mmol/L）	体质量（g）	UACR（μg/mol）
对照组（1）	5	6.07±0.40	26.97±0.84	1.813±0.325
DN模型组（2）	6	26.55±3.65	17.56±1.27	11.581±0.616
SM治疗组（3）	6	26.08±6.68	19.35±2.70	1.120±0.073
F		20.548**	23.446**	523.379**
P				
(1)∶(2)		<0.001	0.001	<0.001
(1)∶(3)		0.001	0.002	0.52
(2)∶(3)		0.899	0.266	<0.001

** $P<0.01$

2. 肾组织形态学变化 DN 模型组较对照组基膜明显增厚，系膜区扩张、系膜基质增加，肾毛细血管球面积增大，SM 治疗组较 DN 模型组纤维化的程度显著减轻，见图 5-13-1。

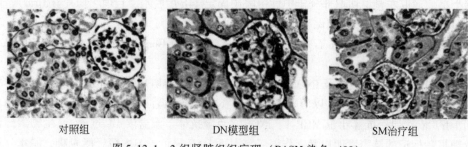

对照组　　　　　　　　　DN模型组　　　　　　　　　SM治疗组

图 5-13-1　3 组肾脏组织病理（PASM 染色×400）

3. 免疫组化结果 DN 模型组肾小球周围、肾小管上皮细胞及肾间质 MCP-1 及 iNOS 呈强阳性表达（棕黄色颗粒），SM 治疗组较 DN 模型组阳性表达明显减轻，对照组几乎无阳性表达，见图 5-13-2、图 5-13-3。

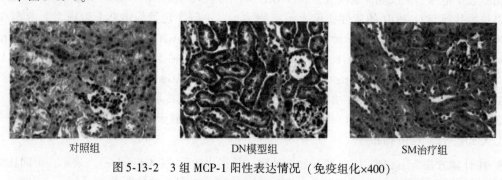

对照组　　　　　　　　　DN模型组　　　　　　　　　SM治疗组

图 5-13-2　3 组 MCP-1 阳性表达情况（免疫组化×400）

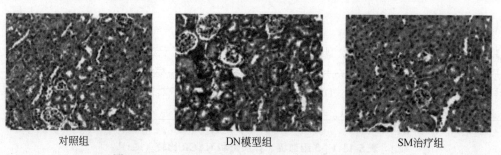

对照组　　　　　　　　　DN模型组　　　　　　　　　SM治疗组

图 5-13-3　3 组 iNOS 阳性表达情况（免疫组化×200）

4. RT-PCR 结果 DN 模型组 MCP-1 及 iNOSmRNA 表达水平均高于对照组和治疗组，差异有统计学意义（$P<0.05$），对照组和 SM 治疗组的 MCP-1 及 iNOS mRNA 表达水平差异无统计学意义（$P>0.05$），见图 5-13-4，表 5-13-2。

（三）讨论

DN 的主要病理特征为肾小球肥大，肾小球和肾小管基膜增厚，细胞外基质进行性积累，K-W 结节形成，肾小球硬化及肾小管间质纤维化。以往对 DN 的研究大多集中在肾小球病变，近年来发现，糖尿病在肾小球滤过膜发生变化的同时，甚至是之前肾小管已经发生了变化。这说明肾小管间质病变不完全依赖肾小球的变化，其本身就能导致 DN 恶化，并可作为反映肾功能下降严重程度和判断预后的最重要指标。Tuttle 提出应把 DN 看作是一种代谢紊乱引起的炎性疾病。炎症本身也可导致肾小管间质损害，从而导致 DN 的进展。该实验通过观察五味子合剂治疗后 DN 小鼠肾脏病理改变及肾组织尤其是肾小管间质区炎症因子表达的变化，以探讨 DN 炎症与肾小管间质损害及蛋白尿的可能关系。

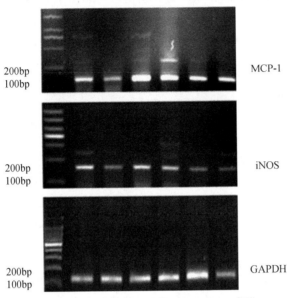

图 5-13-4　3 组 MCP-1 及 iNOS mRNA 表达

表 5-13-2　3 组 MCP-1、iNOS mRNA 表达水平比较

组别	n	MCP-1/GAPDH	iNOS/GAPDH
对照组（1）	5	0.617±0.037	0.645±0.347
DN 模型组（2）	6	1.671±0.044	1.757±0.075
SM 治疗组（3）	6	0.809±0.028	0.959±0.086
F		6.446*	9.082*
P			
(1)∶(2)		0.016	0.006
(1)∶(3)		0.724	0.302
(2)∶(3)		0.045	0.024

*$P<0.05$

　　MCP-1 是趋化因子 C-C 亚家族的一员，是公认的单核细胞趋化因子，对单核巨噬细胞有很强的趋化激活作用。DN 患者肾组织活检及 DN 大鼠肾脏病理学检查均证实 MCP-1 是单核巨噬细胞聚集激活的主要因素。MCP-1 可由单核细胞、巨噬细胞、内皮细胞、成纤维细胞、肾小球系膜细胞等分泌，在生理情况下呈低水平表达，在高血糖、血管紧张素Ⅱ、氧化应激、肾小球血流动力学改变等刺激因素的影响下表达明显上调。该实验也发现 DN 模型组小鼠的肾组织，尤其是肾小管间质区的 MCP-1 表达明显增高。有研究证实，发生 DN 时，肾小管萎缩的比例和肾间质纤维化的比例与 MCP-1 的表达存在相关性，随着 DN 损害加重，肾小管间质区 MCP-1 的表达明显增强，提示炎症反应参与 DN 的肾小管–间质损害。其可能机制为高糖引起的蛋白非酶糖化，生成糖基化终末产物（AGEs）诱导白细胞介素（IL）-1、肿瘤坏死因子（TNF）α 和转化生长因子（TGF）等表达增强，同时肾小管内蛋白超负荷也会诱导 MCP-1 基因上调及转录增强，从而招募单核巨噬细胞到肾小管间质区，引起小管间质炎症纤维化，加速 DN 进展。从该实验小鼠肾组织 PASM 染色切片可以看出，SM 治疗组的小鼠肾小管萎缩和间质纤维化较 DN 模型组显著改善，这可能与 SM 抑制了肾组织中 MCP-1 的高表达有关。

蛋白尿是各种肾脏病的一个共同临床表现。蛋白尿不仅是 DN 的主要临床特征，也是 DN 进展的重要因素。研究表明，持续的蛋白尿与 MCP-1 的高表达有关。Morri 等检测了 72 例 DN 患者尿中的 MCP-1 和 NAG 水平，发现大量蛋白尿患者尿中 MCP-1 水平高于无蛋白尿及微量白蛋白尿患者，表明尿 MCP-1 与尿蛋白呈正相关，且其认为尿 MCP-1 主要来自于肾小管局部 MCP-1 的过量表达。该实验证实 SM 治疗组小鼠的 UACR 较 DN 模型组低，这可能是 SM 抑制肾组织尤其是肾小管区 MCP-1 高表达的结果。

一氧化氮（NO）是细胞内和细胞间重要的信号调节分子，生理状态下由构成型一氧化氮合酶（cNOS）催化合成，对肾功能有重要影响，如调节肾脏及肾小球血流动力学、肾素分泌、球管反馈效应及排钠等。iNOS 是 NO 合成限速酶家族中的诱导亚型，并被认为是 M1 型巨噬细胞的标志，M1 型巨噬细胞通过分泌促炎性细胞因子和趋化因子在炎症中发挥重要作用。随着 DN 的进程，巨噬细胞等受到细胞因子刺激活化释放 iNOS，引起 NO 长期大量释放，在局部炎症和免疫反应中起细胞毒和细胞抑制作用，过量的 NO 可通过介导肾小球高滤过，促进系膜细增生与细胞外基质增生，并且持续性微量白蛋白尿的产生也与 NO 大量长期合成有关。经 SM 治疗后 DN 小鼠 iNOS 的表达明显下调，表明该药可通过抑制 iNOS 的表达以减少 NO 的大量生成，进而改善肾小球高滤过、高压力的状态以降低治疗组的 UACR 从而减少细胞外基质沉积以延缓肾脏纤维化。

综上所述，SM 可以通过抑制 DN 小鼠肾组织，尤其是肾小管间质区 MCP-1 及 iNOS 的表达以减少 DN 小鼠的蛋白尿、减轻肾组织的炎症反应从而减轻 DN 肾小管-间质损害，阻止和延缓糖尿病肾病的进展。

第十四节　五味子复方减轻阿霉素肾病小鼠蛋白尿的实验研究

研究表明足细胞损伤引发蛋白尿，并可启动肾小球硬化。多项研究证实，某些中药在保护足细胞，降低蛋白尿方面具有一定的效果。该实验以张大宁教授"补肾活血"为原则，选用中药五味子复方（SM），以五味子为主药，辅以黄芪、丹参等。通过观察 SM 对阿霉素肾病小鼠 WT1 蛋白、Nephrin 和 Podocin mRNA 的影响，探讨其保护足细胞，减少蛋白尿的机制。

（一）材料与方法

1. 实验动物及分组　27 只清洁级雄性成熟 BALB/c 小鼠，体重 20～25g。随机分为对照组、ADN 模型组和 SM 治疗组，每组各 9 只。

2. 试剂与药物制备　阿霉素（多柔比星），SM 由五味子、丹参、黄芪等用 90% 乙醇加热回流提取，乙醇浓缩成浸膏。

3. 动物模型构建　小鼠适应性喂养 7 天。AND 组和 SM 组均予单次尾静脉注射阿霉素 10mg/kg，对照组静脉注射等体积的生理盐水。1 周后，考马斯亮蓝法验证尿白蛋白显著增多者纳入试验。治疗组予 SM，给药剂量参照药理学实验动物给药方法计算，连续给药 6 周。最终，模型组剩 6 只，治疗组余 8 只，对照组 9 只。

4. 标本收集与处理　结束时用电子天平称体质量、代谢笼收集小鼠 24h 尿，考马斯亮蓝法检测尿白蛋白浓度，计算 UAER；断颈处死小鼠，摘左肾，切取部分于中性甲醛溶液中固定 24h，脱水、包埋、切片（3μm），余部分左肾置于 –80℃ 冰箱保存供 RT-PCR 等检测用；摘取右肾于电子天平称其质量。

5. 肾组织形态学观察　3μm 石蜡切片常规脱蜡至水，行 HE 及 PASM 染色。光镜下观察组织形态学变化。

6. 免疫荧光检测 WT1 在肾小球的表达和分布　肾组织冰冻切片（3μm）室温 15min，冰甲醛固定 10min，TBST 洗两次，2% 牛血清白蛋白室温封闭 1h，滴加 WT1 一抗 4℃ 过夜，第二天室温避光孵二抗，TBST 洗 3 次，DAPI 染核封固，荧光显微镜观察 WT1 的表达。

7. RT-PCR 检测 Nephrin 和 Podocin mRNA 的表达　Trizol 试剂盒提取肾组织总 mRNA，紫外分光光度仪测 mRNA 的含量、纯度，用逆转录试剂盒转录成 cDNA，后在琼脂凝胶中电泳，以 GAPDH 为内参，用 Image J 数码图像分析软件分析，以扩增片段与 GAPDH 的灰度比值表示产物多少，进行半定量。反应条件：95℃ 变性 40s，60℃ 退火 40s，72℃ 延伸 2min，40 个循环。目的基因及内参基因引物序列见表 5-14-1。

表 5-14-1　目的基因及内参照基因引物序列

基因	上游引物	下游引物
GAPDH	5'-AAGAACAGGCTCTTAGCA-3'	5'-CCAGTAGACTCCACGACAT-3'
Nephrin	5'-CCAAGGTACAGCCTGGAAGG-3'	5'-GAGACATCCTCTACCGTGCG-3'
Podocin	5'-AATTCCTTGTGCAAACCACTATGA-3'	5'-CCAAGGCAACCTTTGCATCT-3'

8. 统计学方法　用 SPSS 17.0 统计软件处理，数据用均数±标准差（$\bar{x}\pm s$）表示，组间比较用单因素方差分析，两两比较用 LSD-t 检验，$P<0.05$ 为差异有统计学意义。

（二）结果

1. 一般情况观察　AND 组和 SM 组均有不同程度的摄食尿量减少、精神委靡、身体浮肿、脱毛、体毛无光泽、活动迟缓等，以 AND 组尤为明显。

2. 3 组一般资料比较　对照组均比 ADN 组与 SM 组的体质量高，差异有统计学意义（均 $P<0.05$）；ADN 组右肾质量和 UAER 明显高于对照组和治疗组差异有统计学意义（均 $P<0.05$），见表 5-14-2。

表 5-14-2　3 组体质量、右肾质量及 UACR 比较（$\bar{x}\pm s$）

组别	n	体质量（g）	右肾质量（g）	UAER（μg/h）
对照组	9	27.250±0.590	0.134±0.005	11.242±0.786
模型组	6	18.723±0.674*	0.169±0.011	111.017±9.701
治疗组	8	20.928±0.984*	0.146±0.007**	52.600±9.452

注：与对照组比较，*$P<0.05$；与模型组比较，**$P<0.05$

3. 肾组织形态学变化　对照组肾小球结构大致正常，未见硬化改变；AND 组可见部分肾小球肥大，系膜基质增生，球囊粘连，部分毛细血管袢呈硬化性改变；SM 组较 ADN 组上述病变情况减轻，见图 5-14-1。

4. 免疫荧光结果　对照组肾小球内 WT1 沿毛细血管走行分布表达正常；WT1 在 AND 组可见走形混乱，呈节段性缺失；SM 组肾小球 WT1 表达轻微缺失，见图 5-14-2。

5. RT-PCR 结果　ADN 组 Nephrin 和 Podocin 的 mRNA 表达水低于对照组和治疗组，差异有

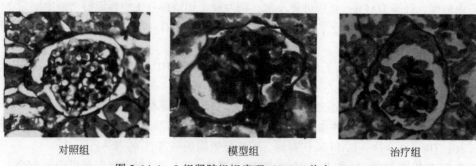

对照组　　　　　　　　　模型组　　　　　　　　　治疗组

图 5-14-1　3 组肾脏组织病理（PASM 染色×400）

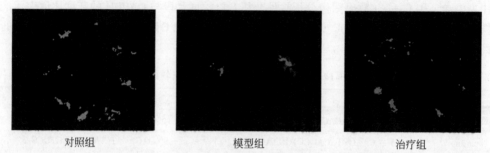

对照组　　　　　　　　　模型组　　　　　　　　　治疗组

图 5-14-2　3 组肾小球 WT1 蛋白的表达（免疫荧光×400）

统计学意义（均 *P*<0.01），见图 5-14-3，表 5-14-3。

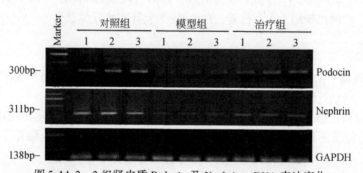

图 5-14-3　3 组肾皮质 Podocin 及 Nephrin mRNA 表达变化

表 5-14-3　3 组肾皮质 Nephrin mRNA、Podocin mRNA 表达水平比较（$\bar{x}\pm s$）

组别	*n*	Nephrin/GAPDH	Podocin/GAPDH
对照组	9	1.573±0.334 **	1.049±0.047 **
模型组	6	0.180±0.046	0.090±0.011
治疗组	8	0.571±0.103 **	0.670±0.114 **

注：与模型组比较，** *P*<0.01

（三）讨论

阿霉素肾病动物模型是经典的足细胞损伤引起大量蛋白尿的动物实验模型。该实验模型组造模 7 周后，部分肾小球肥大，系膜基质增生，球囊粘连，部分毛细血管袢呈硬化性改变这与文献报道一致。

　　WT1 表达于肾小球，它是足细胞特异性标志之一。已有研究证实 WT1 可作为足细胞计数的指标。该实验结果显示 ADN 模型组肾小球 WT1 表达下降，经过 6 周 SM 治疗，肾小球 WT1 蛋白的表达显著上调，所以说 SM 可能通过抑制足细胞凋亡，阻止足细胞数量减少，使蛋白尿减轻。

　　足细胞间依靠裂孔隔膜（slit diaphragm，SD）连接，Nephrin 是 SD 的主要结构蛋白，在控制肾小球滤过屏障通透性方面起关键性作用。也已证实，Nephrin、Podocin 参与了裂孔隔膜蛋白复合体的构成，Podocin 仅在足细胞表达。该实验观察各组肾皮质 Nephrin、Podocin 在基因转录水平的改变。结果表明，SM 能上调 Nephrin mRNA、Podocin mRNA 的表达，我们推测，SM 通过这种上调，维持了 SD 的正常结构和功能，进而减少了阿霉素肾病小鼠的蛋白尿。

　　现代药理研究证实，中药的作用是多靶点、多药效的，SM 可保护足细胞，维持肾小球基膜的完整性和滤过功能，抑制肾小球硬化，减少尿白蛋白排泄率，从而显著改善 BALB/c 小鼠的阿霉素肾病肾损害。促进肾小球 WT1 蛋白表达和促进 Nephrin、Podocin 转录是其可能的作用机制。

第十五节　补肾活血法对阿霉素肾病小鼠肾组织 WT1 表达的影响

　　慢性肾脏病（CKD）是危害人类健康的重大疾病之一，近年来其发病率及患病率在全球范围内正以惊人的速度增长。局灶节段性肾小球硬化（FSGS）是肾单位退行性病变的必由之路，其中蛋白尿是 FSGS 的主要特征。多项研究已证实肾小球脏层细胞即足细胞在蛋白尿的发生发展中起了重要作用。国内外学者的研究表明，中药具有多靶点、多途径、多环节的作用特点，能有效控制及延缓肾脏病进展。因此，中药治疗肾病可能成为慢性肾脏疾病治疗的重要途径之一。笔者通过小鼠尾静脉内注射阿霉素建立阿霉素肾病模型，探讨补"肾活血法"中药对肾脏的保护作用。

（一）材料与方法

　　1. 实验动物与分组　雄性清洁级 BALB/c 小鼠 24 只，6~8 周龄，体质量 20~25g，购自南开大学生命科学院实验动物中心。随机分为对照组（5 只）、ADRN 模型组（10 只）和 SM 治疗组（9 只）。

　　2. 试剂与仪器　ADR，ADR 用灭菌生理盐水配置成浓度为 1mg/ml 的溶液；药品：补肾活血方剂由大黄、丹参、黄芪、茵陈等药物组成（每剂药真空包装 200ml 的煎剂，-20℃保存）。总 RNA 提取试剂盒、M-MLV 逆转录酶及电泳琼脂糖、PCR 扩增仪、台式高速离心机及凝胶成像系统。

　　3. 动物模型构建　小鼠自由供给水及食物，适应性喂养 1 周。ADRN 模型组及 SM 治疗组均给予 ADR 10mg/kg 尾静脉注射，对照组予等体积生理盐水；1 周后治疗组予补肾活血方剂 10μl/（g·d）（根据人鼠体表面积换算而得），模型组、对照组予等体积蒸馏水灌胃。每天 10：00 给药 1 次，连续给药 6 周。因死亡原因剔除部分小鼠，至实验结束时，模型组与治疗组均剩余 6 只。

　　4. 标本收集及处理　实验结束前用天平称小鼠体质量，经摘取眼球取血后用全自动生化仪测定各组小鼠 ALB、随机收集小鼠尿液采用 BCA 法（BCA 蛋白检测试剂盒，美国 Pierce 公司）检测各组小鼠尿白蛋白含量，并计算尿白蛋白排泄率（UAE）= 尿白蛋白浓度（mg/L）×尿量（ml）/24 小时尿量（ml）。采用水合氯醛麻醉小鼠，切取肾脏，去掉被膜，滤纸吸干血迹后称重，切取肾组织 1/3 于中性甲醛溶液中固定 24h 后脱水、包埋、切片（3μm），中段 1/3 用 OTC 包埋保存 -80℃冰箱用于免疫荧光，剩余部分立即置于液氮中，后置于-80℃冰箱保存。

　　5. 肾组织形态学观察　3μm 石蜡切片常规脱蜡至水，行 PASM 及 HE 染色，光镜下观察肾组织形态学改变。

6. 免疫荧光法检测 WT1 蛋白表达 用间接免疫荧光法检测肾组织 WT1 的表达。实验中所用一抗为山羊抗鼠 WT1 多克隆抗体，二抗为带有荧光标记的兔抗山羊多克隆抗体。肾组织冷冻切片 3μm，室温晾干 15min，浸泡于无水甲醇中于–20℃冰箱中放置 20min 后，在湿盒中用 2% 胎牛血清白蛋白室温封闭 1h，加入一抗后于 4℃冰箱保存过夜。用 TBST 洗 10min×3 次后孵育二抗，室温避光 1h，用 DAPI 染核，再用 TBST 洗 10min×3 次，最后用水溶性封片剂封固，荧光显微镜观察 WT-1 的表达。若阳性信号沿肾小球毛细血管壁走行分布均匀、连续，视为表达完整，WT-1 蛋白存在；若信号分布不均匀或节段消失，则视为表达部分缺失，WT-1 蛋白部分脱落。

7. RT-PCR 检测 WT1 的表达 采用 Trizol 试剂盒从小鼠肾脏中提取总 mRNA，紫外分光光度仪检测 mRNA 的含量与纯度，采用逆转录试剂盒将其逆转录成 cDNA，然后在琼脂凝胶中电泳，凝胶成像系统成像后以 GAPDH 为内参，用 Image J 数码图像分析软件进行分析，以扩增片段与 GAPDH 的灰度比值表示产物多少，进行半定量分析。WT1 引物为上游 5-GGCATCTGAGACCAGTGAGAA-3，下游5-GAGAGTCAGACTTGAAAGCAG T-3，扩增产物片段大小为 400bp；GAPDH 引物为上游 5-AAGAA-CAGGCTCTTAGCA-3，下游 5-AGTAGACCTCCACGACAT-3，扩增产物片段大小为 134 bp。逆转录采用两步反转法：70℃ 10min，冰上 2min；加入 Rnase 及 M-MLV 后 42℃ 1h，70℃10min，置于冰上。PCR 条件：94℃变性 30s，60℃退火 30s，72℃延伸 1min。

8. 统计学方法 用 SPSS 12.0 统计软件处理，数据用均数±标准差（$\bar{x}\pm s$）表示，组间比较采用单因素方差分析，两两比较采用 LSD-t 检验，$P<0.05$ 为差异有统计学意义。

（二）结果

1. 3 组一般指标比较 对照组与治疗组的血 ALB 和体质量均高于模型组，差异有统计学意义（$P<0.05$）；对照组、模型组、治疗组的右肾质量差异无统计学意义（$P>0.05$）；对照组与治疗组的血 ALB 差异无统计学意义（$P>0.05$），见表 5-15-1。

表 5-15-1　3 组血 ALB、体质量、右肾质量和 UACR 比较（$\bar{x}\pm s$）

组别	n	ALB（g/L）	体质量（g）	右肾质量（g）	UAE（mg/24h）
对照组（1）	5	26.728±0.518 26	30.9±0.589	0.20220±0.010 878	11.499 40±0.146 001
模型组（2）	6	20.160±0.625 80	25.3±1.173	0.177 50±0.004 696	70.452 6±0.603 074
治疗组（3）	6	26.166±0.594 35	28.9±0.273	0.183 00±0.002 380	30.784 1±0.525 722
F		27.362 **	6.306 *	3.920 *	3609.636 **
P					
(1)：(2)		<0.001	0.020	0.053	<0.001
(2)：(3)		0.001	0.040	0.459	0.005
(1)：(3)		0.504	0.008	0.092	<0.001

　* $P<0.05$；** $P<0.001$

2. 肾组织形态学变化 对照组小鼠肾小球毛细血管襻开放较好，未见肾小球节段性硬化，肾小管上皮细胞排列整齐，间质中极少量成纤维细胞和偶见炎细胞。模型组肾小球毛细血管襻面积减少，部分毛细血管腔变窄甚至完全闭塞，肾小球呈局灶节段性硬化；小管上皮细胞肿胀、颗粒变性、坏死、脱落，肾小管扩张明显，个别小管萎缩、闭塞；肾小管间距加大；治疗组较模型组显著减轻，见图 5-15-1、图 5-15-2。

3. 免疫荧光结果 对照组小鼠肾小球内沿毛细血管走行分布的 WT-1 表达正常；模型组可见节段性缺失；治疗组肾小球 WT-1 表达轻微缺失，见图 5-15-3。

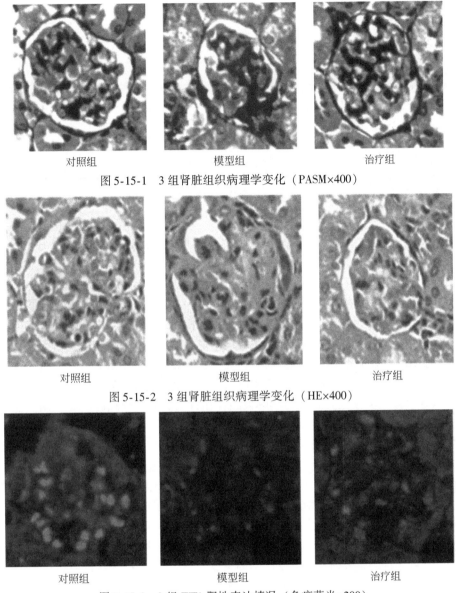

图 5-15-1　3 组肾脏组织病理学变化（PASM×400）

对照组　　　　　模型组　　　　　治疗组

图 5-15-2　3 组肾脏组织病理学变化（HE×400）

对照组　　　　　模型组　　　　　治疗组

图 5-15-3　3 组 WT1 阳性表达情况（免疫荧光×200）

4. RT-PCR 结果　模型组 WT1 表达水平均低于对照组和治疗组，差异有统计学意义（$P<0.05$），对照组和治疗组的 WT1 表达水平差异无统计学意义（$P>0.05$），见图 5-15-4，表 5-15-2。

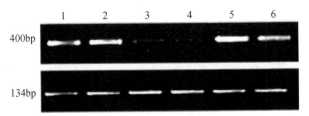

1、2：对照组；3、4：ADRN 模型组；5、6：治疗组

图 5-15-4　3 组 WT1 mRNA 表达情况

表 5-15-2 3 组 WT1 表达水平比较

组别	n	WT1/GAPDH
对照组（1）	5	1.4712
模型组（2）	6	0.5950
治疗组（3）	6	1.2773
P		
(1) : (2)		<0.001
(2) : (3)		<0.001
(1) : (3)		0.101

（三）讨论

补肾活血法是由张大宁教授 1978 年在国内首先提出的一种新兴的中医临床治疗大法。他在多年的临床实践中发现多数肾病患者存在不同程度的"肾虚与血瘀"，符合古人"久病及肾，久病多瘀"的观点，由此提出"补肾活血法"，以补肾活血法为依据的组方中药具有补肾、活血、软坚的功效，可改善肾虚血瘀所致病理变化，使机体阴阳平衡、邪祛正存。其中生黄芪具有增强机体免疫功能、利尿、保肝、消除蛋白尿的作用；川芎可提高 γ 球蛋白及 T 淋巴细胞，对免疫系统有一定调节作用；赤芍可提高耐缺氧能力、抗血栓形成及改善微循环；诸味药配伍可调节机体免疫功能，改善微循环，软坚散结，提高组织损伤后的修复能力。全方在治疗急慢性肾炎、糖尿病肾病、肾病综合征、慢性肾衰竭等肾脏疾病中已经取得突破性进展。阿霉素肾病动物模型已是目前公认的能较好模拟人类慢性肾脏病的动物模型，在肾脏病研究领域已广泛应用。盐酸阿霉素（ADR）是一种是含醌的蒽环抗生素，为一细胞周期非特异性药物，对机体具有强烈的细胞毒作用，可直接嵌入 DNA 核碱基对之间，干扰转录过程，既抑制 DNA 的合成又抑制 RNA 的合成，对细胞周期各阶段均有作用，可在肾脏内代谢还原为半醌型自由基。足细胞是一种终末分化的细胞，损伤后不能再生，是构成肾小球滤过膜机械和电荷屏障的重要组成部分。阿霉素及其代谢产物通过脂质过氧化反应改变足细胞表面糖蛋白结构及分布，导致足细胞足突融合和足细胞缺失，破坏了正常滤过膜的结构和功能，导致蛋白尿生成，最终形成肾小球硬化，从而产生了与人类微小病变和局灶节段性肾小球硬化（FSGS）相似的病理变化。由此可见，足细胞病变是促发 FSGS 发生的重要原因。而与足细胞相关的一些分子的基因突变，可能是导致 FSGS 的直接原因。WT1 是一种肿瘤抑制基因，对泌尿生殖系的发育和 Wilms 肿瘤的发生发展有重要的意义。除了其与性腺、肾脏、脾脏等器官的发育调节和 Wilms 肿瘤等一些先天性综合征有关外，近几年的研究已发现 WT1 与许多肾小球疾病的发生有联系。WT1 在肾脏发育的多个阶段都有表达，而在肾脏形成后，其表达则仅限于足细胞。WT1 对维持正常的足细胞功能起着非常重要的作用，Guo 已经证实 WT1 是足细胞功能的关键的调节因子，其表达减少将导致新月体肾小球肾炎和肾小球的硬化的发生。另有研究显示 FSGS 与 WT-1 缺失密切相关，WT-1 突变大鼠有弥漫性系膜硬化及蛋白尿形成，Ohtaka 报道，在 FSGS（局灶节段性肾小球硬化）时受损的足细胞 WT1 的表达会减弱。以上资料说明，WT1 在正常的足细胞功能中起了非常重要的作用。本研究通过观察以大量蛋白尿为主要表现的阿霉素肾病小鼠模型在连续应用"补肾活血法"中药治疗 6 周后发现，治疗组肾脏组织学损伤均较模型有所减轻，尿蛋白排泄率明显减少，小鼠肾皮质 WT1 mRNA 水平较模型组上升。以上结果提示，补肾活血方剂直接或间接地改善了病变足细胞的功能状态，减轻足细胞损伤，在阿霉素肾病小鼠模型中抗肾小球硬化、减少尿蛋白的治疗效果显著，延缓了肾脏病的进展，为人类慢性肾脏疾病的治疗开辟了新的途径。

第十六节 "补肾活血降逆排毒法"治疗 慢性肾衰竭的临床及实验研究

　　慢性肾衰竭（CFR）是一种严重危害人类健康的难治性疾病，在我国其发病率很高且随着糖尿病、高血压等发病的增多，其发病率还会进一步提高。西医认为 CFR 系一种不可逆的、进行性恶化的疾病、迄今为止，西医对于 CFR 的治疗，早期仅采用对症治疗、营养疗法和肠道吸附疗法；晚期则采用透析和肾移植疗法。但透析会给患者带来诸多并发症，并严重影响其生活质量，而肾移植的十年存活率仅约为 35% 。

　　为探讨中医治疗该病的有效方法，张大宁教授在长期的临床实践的基础上提出了中药治疗 CFR 的研究方向"应由排毒治疗向综合治疗过渡、由降血肌酐向提高内生肌酐清除率和全面改善肾功能过渡"的思想。我们的研究表明，CFR 的根本病理机制是肾虚血瘀为本，浊毒上逆为标，并且确立了"补肾活血以治本、降逆排毒以治标"的治疗法则，经过多年的潜心研究，开发研制出了肾衰排毒颗粒。试图通过肾衰排毒颗粒治疗慢性肾衰竭的临床及实验研究的研究。以探讨补肾活血降逆排毒法的有效性和科学性。我们从临床观察和动物实验两个层面对其进行研究。

　　（1）肾衰排毒颗粒治疗慢性肾衰竭的临床研究：观察 904 例患者与 452 例西药组对照。治疗组：肾衰排毒颗粒 10g 每天 2 次，温水冲，西药同对照组；对照组：药用炭片 5 粒每天 3 次；包醛氧化淀粉 10g 每天 2 次；复方 α-酮酸片 4 粒每天 2 次；Hg 80g/L 以下予促红细胞生成素 2000U/次，皮下注射 2 次 1 周。并予降压，纠正电解质、酸碱失衡等对症治疗。对两组总有效率进行统计学检验，结果治疗组疗效优于对照组（$P<0.05$）；治疗组治疗后临床症状及化验指标明显改善（$P<0.05$），并优于对照组治疗后水平（$P<0.05$）。患者治疗前、后 Ccr、血 Cc 差值经统计检查（$P<0.05$），其差别具有显著性 。

　　（2）肾衰排毒颗粒治疗慢性肾衰竭临床疗效观察：900 例患者与 900 例辨证分型系列方药组对照，治疗组：肾衰排毒颗粒 10g 每天 2 次，温水冲服。对照组：予"辨证分型系列方药"，根据患者的具体症状辨证施治，选择补肾健脾汤、滋补肝肾汤、活血化瘀汤、化湿汤、降浊汤等加减。总有效率 92% 以上，疗效均优于对照组。

　　（3）肾衰排毒颗粒配合血液透析治疗慢性肾衰竭临床疗效观察：对 90 例血液透析患者与单纯血液透析对照组 90 例对照。治疗组：血液透析治疗 1 次/周；肾衰排毒颗粒 10g 每天 1 次，温水冲服；对照组：对照组予血液透析治疗 2 次/周，表明该药可改善患者症状并延长透析间隔时间 。

　　（4）我们就该药（不同剂量）对腺嘌呤灌胃、5/6 肾切除 CRF 大鼠模型的影响分别进行实验研究，并与空白组、模型组、尿毒清组比较，结果表明该药可降低上述二模型大鼠的血 Cr、BUN 值，可升高其 Hb 和白蛋白，维持正常的白/球比，减轻肾脏的病理损伤，延缓大鼠的 CRF 进程。

　　（5）该研究的创新点在于从中医理论方面，对 CRF 所谓"本虚标实"的病理机制提出了新的更为详尽的认识，即肾虚和血瘀均为其本，而浊毒上逆方为其标 。开创了中医治疗 CRF"补肾扶正以治，降逆排毒以治标"的治疗大法，肾衰排毒颗粒率先使用大黄炭等炭类药加强排毒，重用冬虫夏草、生黄芪、川芎等药以突出补肾活血的用药特点，使其能有效地改善患者的肾脏功能，提高 Ccr，从而降低血 Cr 等指标，改善临床症状，提高生活质量。此外，脱钾工艺的运用，克服了 CRF 患者因血钾升高而不能服中药的弊端。肾衰排毒颗粒是一种单剂型、多功能的药物，可替代灌肠疗法 。

第十七节 补肾活血法防治慢性肾衰竭的实验研究

慢性肾衰竭（chronic renal failure，CRF）是由多种原因造成的慢性进行性肾实质损害，使肾脏不能维持其基本功能，导致体内代谢产物潴留、水电解质及酸碱平衡失调、内分泌紊乱的一种综合病征，是慢性肾脏疾病的终末阶段，病情复杂多变且危重。中医学在治疗慢性肾衰竭方面积累了丰富的经验，补肾活血法是临床常用的治法，笔者通过实验研究，观察补肾活血法组方对慢性肾衰竭大鼠的治疗作用。

（一）材料

1. 动物　雄性 Wistar 大鼠 60 只，体质量 165～220g。随机分为 6 组，即肾衰排毒颗粒高、中、低三个剂量组，阳性药物对照组，模型对照组和假手术组，每组 10 只动物。

2. 药物　补肾活血法组方，由生黄芪、生大黄、大黄炭、乌药、莱菔子等组成制成可溶性浓缩颗粒 2.5 g/ 包，含生药量 5.98 g；阳性对照药为包醛氧化淀粉，每袋 5 g。

3. 试剂　血肌酐（Cr）（除蛋白法）、尿素氮（BUN）（尿素酶法）、白蛋白（溴甲酚绿比色法）、血红蛋白（Hb）测定试剂盒均为南京建成生物工程研究所生产产品。

（二）方法

1. 模型制备及给药　雄性 Wistar 大鼠 50 只，常规麻醉消毒后，腹部正中纵切口，暴露肾脏，剥离肾包膜，右肾结扎切除，左肾切除上下极后，明胶海绵止血，关闭腹腔。1 周后将 50 只大鼠随机分成 5 组，每组 10 只；另 10 只为假手术组，与上述大鼠同时手术，分别将肾挤出，分离肾周筋膜和肾上腺后，送回腹腔，不做肾切除。手术后先常规喂养 10 周。肾衰排毒颗粒以蒸馏水溶解为 0.208 g/ ml 的溶液（高剂量组），再以 12 的比例稀释为 0.104、0.052 g/ ml 两个浓度（中、低剂量组），1.0 ml/ 100g 灌胃给药（即等于 2.08、1.04、0.52 g/ ml）。阳性药物对照组参考临床用量，折算成大鼠等效量为 4.2 g/ kg，以蒸馏水配置成 0.42 g/ ml 的溶液，1.0 ml/ 100 g 灌胃给药。模型对照组和假手术组灌服 1.0 ml/ 100 g 蒸馏水。实验期间自由饮水、摄食，室内温度控制在 20～24℃，通风湿度良好。

2. 观察指标　每周记录大鼠体质量、死亡情况，并于给药前、给药后 15 天、30 天、45 天眼眶取血测血清 Cr、BUN、总蛋白、白蛋白及 Hb 含量；药后 45 天留取 24 h 尿液后，取出残余肾称质量，并将肾脏固定于 10% 甲醛溶液中，石蜡包埋，HE 染色，光镜下观察肾小球、肾小管、肾间质和肾包膜的病理改变，根据其病理损伤的严重程度评分：（-）：1 分；[（-）～（+）]：2 分；（+）：3 分；[（+）～（++）]：4 分；（++）：5 分；[（++）～（+++）] 6 分；（+++）：7 分，将肾小球、肾小管、肾间质和肾包膜的评分相加，即综合反应了肾组织的损伤程度。

3. 统计学处理　实验数据以均数±标准差（$\bar{x} \pm s$）表示，根据数据的性质与分步情况，计数资料采用 χ^2 检验，计量资料采用 t 检验，等级资料采用秩和检验。

（三）结果

1. 给药前各组生化指标测定　给药前，与假手术组比较，模型对照组、阳性药物对照组及各剂量肾衰排毒颗粒组血清肌酐及尿素氮均显著增高（$P<0.01$），Hb 明显降低（$P<0.05$），血清总蛋白变化不明显，白蛋白显著低于假手术组（$P<0.05$），白/球同时降低，见表 5-17-1。

表 5-17-1　给药前各组生化指标测定（$\bar{x}\pm s$）

组别	剂量（g/kg）	数量	Cr（μmol/L）	BUN（mmol/L）	Hb（g/L）	总蛋白（g/L）	白蛋白（g/L）	白/球比
假手术组	蒸馏水	10	83.6±15.5	5.1±0.8	145.8±11.1	78.6±6.5	33.3±2.9	0.73±0.06
模型对照组	蒸馏水	10	147.3±41.0*	10.6±3.3*	123.8±13.2*	74.5±7.1	29.2±3.4#	0.65±0.10
阳性药物对照组	4.20	10	146.8±42.4*	12.0±4.6*	136.4±10.7#	84.8±15.6	28.1±4.1#	0.55±0.19#
肾衰排毒颗粒组	2.08	10	148.1±48.3*	10.2±5.6*	127.4±13.9#	72.9±7.3	28.8±4.3#	0.67±0.17
肾衰排毒颗粒组	1.04	10	146.5±39.8*	10.8±3.2*	132.2±9.4#	80.2±11.6	30.1±3.9	0.63±0.15
肾衰排毒颗粒组	0.52	10	147.3±32.9*	11.1±3.9*	116.7±16.5*	76.5±5.9	29.9±3.1#	0.62±0.09#

注：与假手术组比较，#P<0.05，*P<10.01

2. 给药15天后各组生化指标测定　给药15天后各肾衰排毒颗粒组及阳性药物对照组的血肌酐水平均有所下降（与用药前比，阳性药物对照组、中低剂量肾衰排毒颗粒组 P<0.05），模型对照组的血尿素氮继续升高，阳性药物对照组与各肾衰排毒颗粒组的血尿素氮未见升高（与模型对照组比较，高、低剂量肾衰排毒颗粒组 P<0.05，与给药前比较，低剂量肾衰排毒颗粒组 P<0.05）；同时，模型对照组血红蛋白水平进一步下降，各给药组下降幅度较小。见表5-17-2。

表 5-17-2　给药后15天各组生化指标测定（$\bar{x}\pm s$）

组别	剂量（g/kg）	数量	Cr（μmol/L）	BUN（mmol/L）	Hb（g/L）	总蛋白（g/L）	白蛋白（g/L）	白/球比
假手术组	蒸馏水	10	88.3±13.5	6.4±1.1&&	144.7±11.5	73.9±6.5	32.6±3.4	0.79±0.08&&
模型对照组	蒸馏水	10	144.3±52.0#	14.1±6.9##	115.8±16.2##	75.3±5.6	28.5±3.2#	0.62±0.11##&&
阳性药物对照组	4.20	10	141.8±53.4	11.9±7.0#	130.0±20.1	73.2±7.2	28.3±4.9#	0.65±0.15#
肾衰排毒颗粒组	2.08	10	122.1±56.3#	9.2±2.5##*	118.5±11.5##	72.7±4.9	31.8±7.1*	0.86±0.55**
肾衰排毒颗粒组	1.04	10	133.5±45.5#&	10.6±3.4##	121.2±13.8#	73.5±3.6&	30.0±3.0	0.71±0.15&
肾衰排毒颗粒组	0.52	10	139.4±57.1#	10.8±5.9#	123.4±10.7##	71.5±3.7&	31.3±2.1	0.73±0.07

注：与假手术组比较，#P<0.05，##P<0.01；与模型对照组比较，*P<0.05，**P<0.01。与给药前自身比较，&P<0.05，&&P<0.01

3. 给药30天后各组生化指标测定　给药30天后，假手术组、中低剂量肾衰排毒颗粒组大鼠死亡率为0；模型对照组血肌酐水平进一步升高，各受试药组血肌酐水平亦有所增加，但升幅较模型对照组小，各试验组血尿素氮水平同时升高，各组间无明显差异，见表5-17-3。

表 5-17-3　给药后30天各组生化指标测定（$\bar{x}\pm s$）

组别	剂量（g/kg）	数量	Cr（μmol/L）	BUN（mmol/L）	Hb（g/L）	总蛋白（g/L）	白蛋白（g/L）	白/球比
假手术组	蒸馏水	10	83.8±14.1	5.3±1.3	141.7±11.5	76.7±2.6	29.1±2.1&	0.63±0.05&&
模型对照组	蒸馏水	10	201.3±98.6#	14.8±6.7##	115.0±16.5##	75.6±5.6	26.6±2.2##&	0.55±0.08#&&
阳性药物对照组	4.20	10	167.1±88.5#	9.5±3.2##	131.7±11.9#	72.7±4.0#	27.7±3.8	0.62±0.12#
肾衰排毒颗粒组	2.08	10	169.9±32.4##	9.9±2.3##&	127.1±9.5#	70.6±4.4##	29.5±2.9*	0.72±0.08#*
肾衰排毒颗粒组	1.04	10	175.3±82.9##	13.6±5.4##	112.7±9.8##&	70.2±3.3##*&	27.2±3.4	0.64±0.09&
肾衰排毒颗粒组	0.52	10	225.3±99.1##	9.9±5.1##&	119.4±14.5##	75.3±11.0	27.9±3.7&	0.62±0.15

注：与假手术组比较，#P<0.05，##P<0.01；与模型对照组比较，*P<0.05。与给药前自身比较，&P<0.05，&&P<0.01

4. 给药45天后各组生化指标测定　继续给药至45天后，中剂量肾衰排毒颗粒组大鼠的死亡率与假手术组仍为0；模型对照组血Cr、BUN水平进一步增高，而各给药组的血肌酐水平明显降低；各受试药组BUN水平升高幅度低于模型对照组，呈剂量相关性，见表5-17-4。

表5-17-4　给药后45天各组生化指标测定（$\bar{x} \pm s$）

组别	剂量（g/kg）	数量	Cr（μmol/L）	BUN（mmol/L）	Hb（g/L）	总蛋白（g/L）	白蛋白（g/L）	白/球比
假手术组	蒸馏水	10	75.6±7.3	6.3±1.2&&	131.1±8.2&	73.2±3.4&	29.1±1.8&&	0.67±0.08
模型对照组	蒸馏水	10	225.3±196.0#	15.6±5.8##&	106.1±9.7##&	83.6±8.6#	25.6±3.3#&&	0.48±0.16##&&
阳性药物对照组	4.20	10	127.5±76.5	9.8±3.3##*	125.0±15.6*	73.9±3.4	27.2±2.7	0.59±0.09
肾衰排毒颗粒组	2.08	10	130.9±30.7##	9.9±2.3##&	113.1±19.1#	72.0±3.5*	29.5±2.9##	0.58±0.10#&
肾衰排毒颗粒组	1.04	10	142.4±83.7#	13.5±3.6##	109.7±9.9##&	76.1±6.7	26.2±2.4#&	0.53±0.12##
肾衰排毒颗粒组	0.52	10	181.3±120.1#	14.9±8.1##&	107.0±20.3##	80.6±7.6#&	25.7±3.2#&&	0.49±0.14##&&

注：与假手术组比较，#$P<0.05$，##$P<0.01$；与模型对照组比较，*$P<0.05$。与给药前自身比较，&$P<0.05$，&&$P<0.01$

5. 肾组织病理观察　大体观察模型对照组残余肾脏体积明显增大、肿胀、颜色较深；各剂量肾衰排毒颗粒组及阳性药物对照组大鼠肾脏色泽较红润。HE染色，假手术组肾脏结构正常；模型对照组可见：肾包膜增厚伴大灶性钙化、肾小球肥大、毛细血管壁增厚、玻璃样变性，以致管腔阻塞，邻近的肾小管肥大、扩张，小管上皮细胞变成扁平，部分肾小管萎缩，上皮细胞坏死，间质纤维化、炎症细胞浸润。各给药组病变类似，但程度较轻，统计结果显示：与假手术组比较，模型对照组、阳性药物对照组及各剂量肾衰排毒颗粒组的肾组织损伤程度评分显著增加（$P<0.01$），与模型组比较，高、中剂量肾衰排毒颗粒组的评分明显偏小（$P<0.05$），见表5-17-5。

表5-17-5　肾组织病理观察（$\bar{x} \pm s$）

组别	剂量（g/kg）	数量	肾脏质量（mg）	肾组织损伤程度（分/个）
假手术组	蒸馏水	10	284±45	4.00±0.00
模型对照组	蒸馏水	10	515±172	18.50±5.13
阳性药物对照组	4.20	10	437±111	12.13±5.36
肾衰排毒颗粒组	2.08	10	380±64	12.33±5.07
肾衰排毒颗粒组	1.04	10	453±241	13.56±3.00
肾衰排毒颗粒组	0.52	10	403±114	13.25±6.34

（四）讨论

慢性肾衰竭是各种肾脏疾病终末期的共同表现，是一种严重危害人类生命的疾病，且发病率正逐年增高。防治CRF是世界医学界急待解决的难题，而西医目前尚没有一种有效治疗和控制的药物，只能运用对症治疗或替代疗法。张大宁教授在多年肾病临床实践的基础上，通过不断摸索和创新终于发现了该病的四大病机虚、瘀、湿、逆，并根据中医补肾活血法的原理，予以扶正、培本、祛邪的治疗。肾衰排毒颗粒从祛邪入手，方中大黄及大黄炭有降浊排毒作用，现代药理学研究表明大黄蒽琨和大黄酸蒽酮葡萄糖苷，通过抑制肾小球系膜细胞DNA和蛋白质的合成而引发系膜细胞生长抑制，减缓残余肾组织肾小球硬化的进展。此外，大黄及其提取物还可选择性抑制肾小管细胞的高代谢状态，从而减轻高代谢对健存肾单位的损害，有效地降低肾小管上皮细胞的增殖，降低其细胞代谢。肾衰排毒颗粒尤其运用了中药活性炭技术及类似结肠透析作用，这对提高该药治疗 CRF 疗效也有一定作用。以上实验研究分析证明，肾衰排毒颗粒确为治疗 CRF 疗效也有一定作用。

以上实验研究分析证明，肾衰排毒颗粒确为治疗 CRF 的理想中成药，值得推广使用。

第十八节　补肾活血法组方中药防治肾间质纤维化的实验研究

肾间质纤维化（renal interstitial fibrosis，RIF）是各种肾脏疾病发展的最终结果，近年研究显示肾间质病变与慢性肾衰竭关系较肾小球更为密切。补肾活血法是张大宁于 1978 年首先提出的中医理论和临床治疗大法。该实验利用肾间质纤维化动物模型，通过检测角蛋白（cytokeratin，CK）、波形蛋白（vimentin，Vim）和 A-平滑肌肌动蛋白（A-smooth muscle action，A-SMA）等特异性标志物的表达，观察依据补肾活血法组方中药对肾间质纤维化的防治作用。

（一）材料

1. 动物　雄性 Wistar 大鼠，清洁级，体重 220~286 g。

2. 药材　根据补肾活血法组方，选取生黄芪、川芎、赤芍、鳖甲、甘草等。药材粉碎后，于多功能提取罐内乙醇热回流提取 2 次，减压浓缩至稠膏（相对密度为 1.35~1.40，85℃ 热测），出膏率 32%。

3. 试剂　抗 A-SMA 单克隆抗体，抗波形蛋白单克隆抗体、抗角蛋白单克隆抗体均为第一抗体；生物素标记的抗小鼠 IgG 抗体及抗兔 IgG 抗体均为第二抗体。

4. 仪器　CMIAS 真彩色病理图像分析系统。

（二）方法

1. 模型制备及给药　雄性 Wistar 大鼠 32 只，其中 24 只在无菌条件下行单侧输尿管结扎术（uni-lateral ureteral obstruction，UUO），术后随机分成高、低剂量治疗组和模型组，每组 8 只。治疗组于手术第一天起分别 4.0，2.0 g/（kg·d）药物，模型组等量温水。其余 8 只行假手术，只找到输尿管，并不结扎。常规喂养，实验期间自由饮水、摄食，室内温度控制在 20~24 ℃，通风湿度良好。给药 3 周后，处死动物。

2. 标本制备　动物处死后取肾组织，用 10% 的中性甲醛溶液固定，经脱水、包埋，切成 2μm 的切片，作 HE、PASM 染色；另一些标本做成 4μm，切片脱蜡水化后，用 3% H_2O_2 溶液封闭内源性过氧化物酶（10min），磷酸盐缓冲液（PBS）冲洗（每次 5min，共 3 次），在微波缓冲液中微波修复 10min，羊血清白蛋白封闭（20 min），依次加入一抗（抗 A-SMA 抗体，抗 Vim 单克隆抗体，抗 CK 单克隆抗体）。4 ℃ 冰箱孵育过夜，加入二抗（生物素标记的抗小鼠 IgG 抗体及抗兔 IgG 抗体）37 ℃ 孵育 30min，链霉素-卵白素复合物（ABC）37 ℃ 孵育 30min，用 DAB 显色液显色 3~5 min，苏木精复染 3min，最后用树脂封固。每批标本均做阴性及阳性对照。肾组织免疫组化标本通过光学显微镜放大 200 倍摄取图像，输入图像分析系统内，进行免疫组织化学定量分析，在 200 倍光学显微镜下每个标本随机选取 10 个无肾小球的视野，计算每个视野内肾小管上皮细胞内免疫组化阳性面积和肾小管上皮细胞总面积的比值，取其平均值为每例标本肾小管上皮细胞阳性表达的比较值。

3. 结果判定和记录　HE、PASM 染色切片在光镜下观察肾间质炎细胞浸润及间质病变。将肾小管间质病变程度分Ⅲ级。即Ⅰ级：小管间质病变散在轻微，范围< 15%；Ⅱ级：病变呈灶性或小片状分布，范围15% ～50%，Ⅲ级：病变呈灶性或小片状或弥漫分布，范围> 50%。免疫组化A-SMA 染色主要以肾间质血管平滑肌作为阳性对照，对除此以外的 A-SMA 阳性细胞记录其量的差别，即每一切片用（10×40 倍）光镜观察大鼠肾间质 5 处病变最为明显的区域，记录其阳性细胞数。按每个高倍视野的 A-SMA 阳性细胞的数量分为 5 级；<50 个为 0 级；50 ～100 个为Ⅰ级；101 ～200 个为Ⅱ级；201 ～300 个为Ⅲ级；>300 个为Ⅳ级。

4. 统计学处理 数据以 $\bar{x} \pm s$ 表示，计数资料用 V^2 检验，计量资料用 t 检验，等级资料用秩和检验。

（三）结果

1. 光镜 HE、PASM 染色切片可见，模型组出现弥漫性炎细胞浸润、间质水肿，伴有不同程度的上皮细胞肿胀、变性及部分肾小管萎缩、管腔闭塞，肾间质出现多灶性纤维化，范围> 50%，属于Ⅲ级病变；高、低剂量治疗组分别可见部分肾小管上皮细胞发生空泡变性，少数肾小管上皮细胞发生空泡变性增加并伴有部分肾小管上皮细胞核发生脱落，肾间质病变呈片状分布，范围< 15%，属于Ⅰ级病变，与模型组比较，差异显著（ $P< 0.01$ ）；肾小管面积、管腔面积及管壁面积与模型组比较明显增加，差异非常显著（ $P< 0.01$ ）见表5-18-1；肾间质面积与模型组比较明显缩小（ $P< 0.01$ ），其中高剂量组效果更为明显，但低剂量组差异无显著性，假手术组未见病理改变。

表 5-18-1   各组肾小管面积比较 （ $\bar{x} \pm s$ ）

组别	剂量/(g·kg⁻¹)	肾小管面积	肾小管管腔面积	肾小管管壁面积
假手术组		182.88±11.69 **	46.43±2.72 **	161.03±14.90 **
模型组		122.38±14.02△△	18.33±3.74△△	101.35±13.26△△
治疗组	2.0	175.25±15.38 **	36.01±1.52 **	147.21±9.36 **
	4.0	164.36±16.22 **	28.15±1.69 **	127.49±10.34 **

注：与模型组比较：** $P<0.01$ ；与假手术组比较：△△ $P<0.01$

2. 肾组织免疫组织化学检测结果

（1）A-SMA 和 Vim 表达分布：结果见表5-18-2。假手术组极少量 A-SMA 和 Vim 的表达；模型组 A-SMA 和 Vim 表达明显增加，肾间质阳性细胞数均大于 220（Ⅲ级）；高、低剂量治疗组分别可见 A-SMA 和 Vim 在肾小管上皮细胞质内有少量表达，每高倍视野 A-SMA 和 Vim 阳性细胞数均少于 200（Ⅱ级），其中高剂量组效果更为明显，低剂量组与模型组比较，差异无显著性。

（2）CK 的表达分布：假手术组 CK 有较强的表达；模型组 CK 的表达明显减少；治疗组 CK 表达有所增强，与模型组比较差异非常显著（ $P< 0.01$ ），但仍低于假手术组。见表5-18-2。

表 5-18-2   肾组织免疫组化结果 （ $\bar{x} \pm s$ ）

组别	剂量/(g·kg⁻¹)	CK	A-SMA	Vim
假手术组		0.209 8±0.023 5 **	0.000 7±0.000 1 **	0.001 1±0.002 2 **
模型组		0.065 1±0.006 3△△	0.084 3±0.010 0△△	0.112 2±0.002 4△△
治疗组	2.0	0.057 6±0.018 9 **	0.015 8±0.001 6 **	0.033 8±0.005 8 **
	4.0	0.172 5±0.017 2 **	0.006 7±0.001 1 **	0.028 5±0.003 7 **

注：与模型组比较：** $P<0.01$ ；与假手术组比较：△△ $P<0.01$

(四) 讨论

以补肾活血法为依据组方的中药具有补肾、活血、软坚的功效，改善肾虚血瘀的病理变化，使机体阴阳平衡、邪祛正存。其中生黄芪具有增强机体免疫功能、利尿、保肝、消除蛋白尿的作用；川芎可提高 C 球蛋白及 T 淋巴细胞，对免疫系统有一定调节作用；赤芍可提高耐缺氧能力、抗血栓形成及改善微循环；鳖甲能抑制肝、脾之结缔组织增生，提高血红蛋白水平；甘草有类似肾上腺皮质激素样作用。诸味药配伍可调节机体免疫功能，改善微循环，软坚散结，提高组织损伤后的修复能力。近年来肾小管间质损伤在肾脏疾病中的作用日益受到国内外学者的重视。各种原因引起的肾小球疾病常常伴随着肾小管间质损伤，肾间质纤维化是慢性进行性肾脏疾病进展到终末期肾衰竭的共同形态学特点，决定着肾脏疾病的预后，小管间质病变的严重程度与肾小球滤过率的下降密切相关。有关研究证实，不伴有肾小管间质纤维化的肾脏疾患，肾功能恶化甚至肾小球硬化进展缓慢。肾小管间质纤维化的过程包括肾小管细胞的丧失和细胞外基质（ECM）的积聚。肾小管间质中的肌成纤维细胞（myofibroblast, MyoF）是合成细胞外基质I型和III型胶原的主要细胞，是肾纤维化中使细胞外基质沉积增多的主要原因之一，是肾间质纤维化的重要机制之一。MyoF 可来自成纤维细胞，也可由肾小管上皮细胞转化而来，能特异性表达间充质细胞的标志物 A-SMA 和 Vim，而正常肾小管上皮细胞可表达 CK。在肾组织无损伤或仅发生轻度损伤时肾小管上皮细胞仍表达 CK，随着肾小管上皮细胞损伤逐渐加重，CK 的表达开始减弱，与此同时可见部分损伤的肾小管上皮细胞表达 A-SMA、Vim，并逐渐增强，以后出现III型胶原的表达，使肾间质中基质增多，发生纤维化。该实验证实，应用补肾活血法组方的中药，可抑制肾小管上皮细胞肌成纤维细胞转分化，使 MyoF 的表达减少，抑制纤维细胞的活化，从而抑制肾间质纤维化的形成和发展。

第十九节 补肾活血法对顺铂诱导的急性肾损伤小鼠模型的治疗

急性肾损伤（acute kidney injury, AKI）以前也称为急性肾衰竭（acute renal failure, ARF），是临床常见的危急病症之一。它是一组以肾小球滤过率迅速下降为特点的临床综合征，临床表现与体内代谢产物、水钠潴留、容量超负荷有关，临床症状可有少尿或无尿、水肿、腹胀、恶心呕吐、食欲下降等。KDIGO 指南定义的 AKI 标准是：48h 内血肌酐（Scr）增高 $\geqslant 26.5\,\mu mol/L$；或 Scr 增高至基础值的 1.5 倍；或尿量减少 [尿量$<0.5ml/(kg \cdot h)$，持续 6h 以上]。目前根据不同的病因、不同的类型的 AKI，治疗方法也有所不同。但总的治疗原则是：尽早识别并纠正可逆性病因，及时采取有效的干预措施避免肾脏受到进一步损伤，维持水、电解质、酸碱平衡，适当地进行营养支持治疗，积极防治并发症，适时进行肾脏替代治疗。目前常用的药物有多巴胺、甘露醇、利尿剂、心房钠尿肽、钙离子拮抗剂等。但这些治疗方法临床效果并不理想。该研究采用补肾活血法组方治疗 AKI。

(一) 材料与方法

1. 实验动物与分组 清洁级（SPF）雄性 BALB/c 小鼠 21 只，6～8 周龄，体重 20g 左右，饲养条件：普通级，7：00/19：00，亮/暗周期，室温 22～24℃，湿度 50%～70%，自由进食、饮水，每天更换垫料，垫料和饮水均经消毒处理。随机将小鼠分为 3 组：对照组 7 只、CDDP 模型组 7 只、补肾活血法组方治疗组 7 只。

2. 主要仪器及试剂 顺铂（齐鲁制药），补肾活血法组方，多聚甲醛、组织脱水机、石蜡包埋机、手动切片机，冷冻离心机、光学显微镜。

3. 方法 清洁级（SPF）雄性 BALB/c 小鼠 21 只，适应性喂养一周后，禁食 15h，治疗组每只用补肾活血法组方 10 μl/（g·d）（60kg 成人五味子的用量为 90g，按体表面积，换算小鼠单位体重的等效剂量约为人的 9.1 倍），由此可以计算出每天每只小鼠的灌胃剂量，模型组、对照组给予等体积生理盐水灌胃，每天 9：00~10：00 给药，连续给药 6 天，于给药第三天模型组和治疗组单次腹腔注射 CDDP 20mg/kg，对照组给予等体积生理盐水腹腔注射。

4. 观察指标 电子天平称量小鼠体重（BW）、肾质量，收集各组小鼠血清标本，检测肌酐，收集肾组织于 10% 甲醛溶液中固定，石蜡包埋，切片，HE 及 PASM 染色，光学显微镜下观察肾脏病理结构的改变，ATN 评分：评分标准：每张切片（200 倍镜下）取肾皮质 10 个视野，0 = 正常，1 = 轻微损伤（受损肾小管 <5%），2 = 轻度损伤（受损肾小管 5%~25%），3 = 中度损伤（受损肾小管 25%~75%），4 = 重度损伤（受损肾小管 >75%），做半定量分析并计算其均值，作为评价肾小管坏死的程度指数。

5. 用 SPSS17.0 统计软件处理 数据用均数±标准差（$\bar{x}\pm s$）表示，资料符合正态分布时，组间比较采用单因素方差分析，两两比较采用 LSD-t 检验，资料不符合正态分布采用秩和检验，$P<0.05$ 为差异有统计学意义。

（二）结果

1. 一般情况 整个实验期间，对照组动物反应灵敏、活动良好、精神及进食正常；其余两组均有不同程度的精神不振，活动减少，进食不佳，营养不良，体毛光度欠佳，活动迟缓等现象，尤以模型组明显。

2. 一般资料比较 与对照组相比模型组体质量、肾质量显著降低，Scr 显著升高，差异有统计学意义（$P<0.01$）；与模型组相比治疗组体质量、肾质量显著升高，Scr 显著下降，差异有统计学意义，（$P<0.01$）。见表 5-19-1。

表 5-19-1 各组体质量、肾质量、肌酐比较（$\bar{x}\pm s$）

组别	体质量（g）	肾质量（g）	血清肌酐（μmol/l）
对照组（1）	19.333 ±1.426	0.322 ±0.112	14.367±0.807
模型组（2）	17.183 ±0.293*	0.281 ±0.005*	86.767±10.968*
治疗组（3）	18.700 ±0.276#	0.305 ±0.004#	21.983±5.520#

注：与对照组相比 *P<0.01；与模型组相比，#P<0.01

3. 肾组织病理学改变 HE、PASM 染色可见：对照组小鼠肾组织形态学大致正常；模型组小鼠肾小管上皮细胞水肿、坏死，肾间质有炎性细胞浸润，肾小球形态大致正常；治疗组小鼠肾小管坏死程度较模型组相比明显减轻，肾小球大致正常。见图 5-19-1、图 5-19-2。

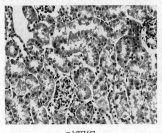 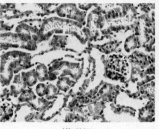 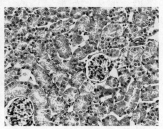

对照组　　　　　　　　　模型组　　　　　　　　　治疗组

图 5-19-1 3 组肾组织病理（HE×400）

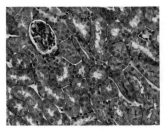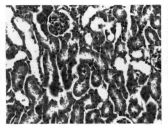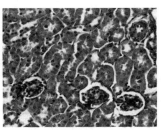

| 对照组 | 模型组 | 治疗组 |

图 5-19-2　3 组肾组织病理（PASM×400）

4. ATN 评分　与对照组相比，模型组 ATN 评分显著升高，差异有统计学意义（*P*<0.01）；与模型组相比，治疗组 ATN 评分显著下降，差异有统计学意义（*P*<0.01）。见表 5-19-2。

表 5-19-2　各组 ATN 评分比较（$\bar{x}\pm s$）

组别	ATN 评分
对照组（1）	0.17 ±0.408
模型组（2）	3.33 ±0.516*
治疗组（3）	2.00 ±0.632#

注：与对照组相比＊*P*<0.01；与模型组相比#*P*<0.01

（三）讨论

AKI 是一种临床常见的危急病症，近几十年来对 AKI 的病理生理及发病机制的研究已经有了很大进展，但 AKI 的病死率仍居高不下，大量临床研究显示肾功能轻度损伤即可导致 AKI 发病率及病死率的增加，所以我们应该选用合适的疗法来治疗 AKI。

该实验采用 CDDP 诱导 AKI 模型，模型组小鼠体质量、肾质量较对照组明显下降，血肌酐较对照组明显升高，肾组织病理学有明显改变，说明造模成功。而应用补肾活血法组方治疗的小鼠体质量、肾质量较模型组明显升高，血肌酐较模型组明显下降，肾组织病理学改变减轻，说明补肾活血法组方能有效改善 AKI 的症状。

补肾活血法组方由生黄芪、五味子、丹参、川芎、大黄、大黄炭、半枝莲、茵陈、青蒿、草决明、蒲黄炭、五灵脂等药物组成。现代药理学研究证实生黄芪、五味子具有增强机体免疫力、抗炎、抗氧化、清除氧自由基，抑制过氧化物产生的作用，可以使氧自由基酶清除系统和肾组织超微结构及功能免遭破坏，明显改善肾脏损害的临床症状，减少尿蛋白，改善肾功能及免疫学指标。丹参、川芎通过改善微循环，使毛细血管的血流速度加快，对受损伤的毛细血管起保护作用，并能抑制白细胞的游出。还可以显著增加肾脏的血流量，保护肾组织结构的完整性，减轻近端肾小管损伤。茵陈、五灵脂具有抗炎、抗病毒作用，抑制抗原抗体复合物的形成，还可以提高机体组织 SOD 活性，加快体内自由基清除，减轻自由基对细胞造成的损伤。半枝莲具有免疫抑制作用，能显著抑制渗出性、增生性炎症。大黄、大黄炭具有排毒破瘀、祛浊降逆的功效，可以通过抑制肾小球及肾小管的炎性细胞因子的表达水平，减轻炎性反应，加速受损细胞及肾功能的恢复，从而发挥治疗 AKI 的作用。方中诸药，能从不同方面治疗 AKI，有明显的治疗效果。

第二十节　肾阳虚与血瘀关系的实验研究

补肾活血法自 1978 年提出后，在临床广泛地应用于多种疾病，尤其是老年病、慢性病及抗衰老。该研究通过实验，观察肾虚与血瘀之间的发展变化规律，为补肾活血法提供依据，现将研究情况报道如下。

（一）材料与方法

1. 动物　Wistar 大鼠，雄性，体重 230～270 g，二级动物。

2. 试剂及仪器　睾酮试剂实验盒，按说明书进行测定。血常规测定用 MKE-6318 全自动血球计数器，血液流变检测用全自动生化分析仪。

3. 药物　补肾液主要药物为：西洋参、黄芪、冬虫夏草、鹿茸、淫羊藿等；活血化瘀饮主要药物为：三七、川芎、丹参、三棱、莪术等。将药物放入多功能提取罐中，用 65% 乙醇热回流提取 2 次，第 1 次加 8 倍量 65% 乙醇，提取 3 h，放出药液；第 2 次加 6 倍量 65% 乙醇，提取 2 h，放净药液。两次药液一并滤出，70～75 ℃回收乙醇，回收后再减压浓缩（70 ℃，−0.06 mPa）至相对密度为 1.35～1.40（85 ℃热测）的稠膏，出膏率为 10%。

4. 分组及给药　将 Wistar 大鼠 37 只随机分为对照组（10 只）、模型组（肾阳虚组 14 只）、治疗组（13 只）。对照组正常饲养，模型组和治疗组肌内注射醋酸可的松 30 mg/kg，每天 1 次。注射 8 天后，对照组、模型组给与蒸馏水 4.5 ml，治疗组给与补肾活血液 2.5g/kg，然后除对照组外，其余各组继续肌肉注射醋酸可的松 23 天。共计 31 天，实际给药时间 21 天。

5. 测定指标　一般状态：每天观察动物外观变化，包括皮毛色泽、疏密、粪便形态、精神状态、实验前后体重变化、体温变化等。实验结束后，测定各组大鼠的爪力，再测微循环、血流变、睾酮水平，再测定在 0 ℃冰水中的游泳时间，最后解剖动物，取肝、脾、肾、肾上腺、睾丸、精囊腺，称重计算脏器系数。

（二）结果

1. 一般状况　实验结束时，治疗组与对照组比较无显著性差异，模型组精神委靡、懒动、毛发稀松、大便溏稀、舌质紫暗。

2. 体重变化　见表 5-20-1。

表 5-20-1　实验动物的体重变化（$\bar{x}\pm s$，g）

组别	给药前	给药后		
		1 周	2 周	3 周
对照组	249±9.0	284±11	320±16	327±24
模型组	246±6.0	268±9	292±14	288±20
治疗组	250±9.0	280±14	314±22	300±23

3. 体温变化　见表 5-20-2。

表5-20-2　实验动物的体温变化（$\bar{x}\pm s$，℃）

组别	给药前	给药后2周	给药后3周
对照组	37.7±0.2	37.9±0.5	37.5±0.2
模型组	37.9±0.5	37.8±0.7	36.7±0.4*
治疗组	37.4±0.3	37.6±0.6	36.9±0.5*

注：与给药前比较，*$P<0.01$

4. 爪力的改变　爪力的测定，参考徐淑云主编的《药理学实验方法学》所载的方法进行。结果见表5-20-3。

表5-20-3　实验动物的爪力测定（$\bar{x}\pm s$，s）

组别	爪力（杠上悬垂时间，3次平均值）
对照组	5.26±1.34*
模型组	3.29±0.59**
治疗组	4.77±1.80*

注：与对照组比较，*$P<0.05$，**$P<0.01$

5. 游泳能力的改变　见表5-20-4。

表5-20-4　实验动物游泳能力的测定（$\bar{x}\pm s$）

组别	游泳时间（min）
对照组	5.58±0.83**
模型组	2.45±0.90*
治疗组	4.10±0.87**

注：与模型组比较，*$P<0.05$，**$P<0.01$

6. 对脏器系数的影响　见表5-20-5。

表5-20-5　实验动物脏器系数的改变（$\bar{x}\pm s$）

组别	肝	脾	肾上腺	睾丸	精囊腺
对照组	3.90±0.37	1.06±0.27	0.030±0.01	1.15±0.19	0.43±10
模型组	3.89±0.36	0.52±0.10	0.024±0.01	1.22±0.09	0.32±0.10
治疗组	4.28±0.36	0.67±0.11	0.034±0.01**	1.25±0.12	0.39±0.05

7. 对血清睾酮水平的影响　见表5-20-6。

表5-20-6　实验动物血清睾丸酮水平的检测

组别	睾酮（ng%）	t	P
对照组	241.0±85.0		
模型组	84.3±10.3		
治疗组	321.0±32.5	2.19	<0.05

8. 血常规的变化 见表 5-20-7。

表 5-20-7 实验动物血常规的变化

组别	WBC（×10⁹/L）	RBC（×10¹²/L）	Hb（g/L）	PLT（×10⁹/L）
对照组	20.29±3.56	8.19±0.48	158.8±9.05	813.0±158.67
模型组	19.16±3.58	8.32±0.80	158.9±13.21	879.79±168.0
治疗组	18.64±4.24	8.13±0.46	160.54±8.18	822.15±103.6

9. 血脂的变化 见表 5-20-8。

表 5-20-8 实验动物血脂的检测（$\bar{x}\pm s$）

组别	TC	TG	HDL-C	LDL-C
对照组	1.42±0.28	1.61±0.41	0.69±0.21	2.12±0.14
模型组	10.90±0.85	12.02±2.11	0.22±0.09	11.59±1.56
治疗组	3.35±0.45	9.48±2.30	0.49±0.13	4.27±0.33

（三）讨论

肾阳虚大鼠模型的复制一般采用肌内注射醋酸可的松的方法，也有采用连续交配或单侧肾切除加阿霉素的方法 。肾阳虚大鼠一般出现体重下降、畏寒喜暖、大便稀溏、性功能下降、活动减少、血浆睾丸同水平、尿-17 羟皮质类固醇含量降低等客观指标；血瘀证大鼠耳色暗红、爪尾部紫暗、微循环流速减慢，呈粒型；血液流变学、血脂、胆固醇增高，低密度脂蛋白增高，高密度脂蛋白降低等。我们在实验中采用肌内注射醋酸可的松复制肾阳虚模型，从测定的指标来看，动物体重增长速度变慢、运动能力下降、体温降低、血清睾酮水平降低、精囊重量减低，符合肾阳虚证。同时观察了大鼠的耳色、爪尾部，均呈紫暗色，模型组的微循环呈粒流，治疗组呈线粒流，血液流变学的改变也符合血瘀证。说明肾阳虚同时伴有血瘀证。用补肾活血方治疗后的治疗组，肾虚与血瘀的症状都得到了改善。

肾阳的温煦、肾阴的化生是血液化生、循行、津液输出的重要保证。肾精不足可致肾气亏虚、无力温煦、激发推动其他脏器。精不化血或阴血不充，诸脏腑四肢百骸失其濡养，从而出现三焦气化不利，气机升降失常，脏腑功能失调，血失通畅，脉道涩滞而致血瘀。血瘀又进一步影响气血运行，如此肾虚导致血瘀，血瘀加重肾虚，形成恶性循环，使脏腑组织器官发生各种疾患。肾虚和血瘀不是孤立存在的，而是相互并存的，肾虚必兼血瘀，血瘀加重肾虚，往往肾虚是本，血瘀是标，肾虚为阴，血瘀为果；反过来，瘀血又构成新的致病因素，从多方面加重肾虚的程度，形成恶性循环。

该实验依据中医经典理论，结合课题组多年的临床研究，运用补肾活血药，提高了大鼠的应激能力，改善了大鼠的微循环障碍，降低了血黏度。实验证实了肾阳虚同时兼有血瘀的理论，为补肾活血法提供了科学依据。

第六章 补肾活血法的理论探讨

补肾活血法是一种新兴的中医临床治疗法则。此法自 1978 年由张大宁教授在国内首先提出，至今已 37 年。张大宁教授在长期的中医肾病临床实践中发现，不同病种的老年病、慢性病患者具有一个共性，即均存在着不同程度的肾虚和血瘀的表现，且这些肾虚与血瘀的病证相互之间存在着某些特定的关系。"肾虚"与"血瘀"几千年来虽然一直作为病因病机指导着中医临床，但在传统医学的理论体系中，始终未能将"肾虚"与"血瘀"完整、有机地统一起来。张教授认为临床上出现的肾虚与血瘀不是孤立存在的，肾虚必兼血瘀。肾虚是本，血瘀是标；肾虚为因，血瘀为果。反过来血瘀又构成新的致病因素，从多方面加重肾虚的程度，形成恶性循环，而产生各类疾病。因此肾虚血瘀是各类老年病、慢性病和人体衰老的共同病理基础。

第一节 论中医肾虚的辨证与治法

"肾"是中医学藏象学说中的一个重要内容，肾虚证可出现在多种疾病中，故补肾法也就广泛地运用于各科临床，对于提高、巩固疗效，改善机体体质等方面都起到了重要作用，成为当前异病同治的一个范例。但多年来，有关"肾虚的辨证"多种多样，很不统一；其治法亦法出多门，莫衷一是。为此，笔者参考古今文献，根据自己的临床体会整理如下，祈望指正。

一、补肾法的源流及流派

中医学认为，肾是人体"先天之本"。但对于肾的认识及补肾法的运用，也是逐步深入，逐渐完善起来的。

早在《黄帝内经》时期，对于肾的功能，肾虚的病因、治法等已有了较明确的认识。《难经》又进一步突出了肾的作用，并正式提出了命门的概念。汉代医家张仲景在《伤寒杂病论》中，运用辨证论治的方法，对于肾虚的病机，补肾的方法、方剂药物等都做了新的补充和发展，如《伤寒论》中关于少阴病的论述；《金匮要略》中关于虚劳病的论述及肾气丸的创制等，都为后世补肾法的发展奠定了基础。以后，随着实践的不断深入，补肾法的研究也逐步完善，其中出现了一些倡导补肾的医家，从不同的角度，促进了补肾的研究，丰富了补肾的内容。其中比较有代表性的是朱丹溪、张景岳和赵献可三人。朱丹溪，元代人，滋补肾阴派的代表，提出了"阳常有余，阴常不足"的观点，奠定了滋阴派的理论基础。张景岳，明代人，温补派的代表，针对朱丹溪"阳常有余，阴常不足"的论点，提出了"阳非有余，重视温补"的观点，临床上重在温补，故成为温补派的代表。赵献可，明代人，重视命门派的代表，对命门的重要性又有所提高，甚至置于心之上，而为人身中之第一重要的脏器，临证上对于许多疾病的分析和判断，多从水火阴阳二气的盛衰着眼，遂强调八味丸、六味丸的使用，认为二方使用得当，可治百病。从此朱丹溪、张景岳、赵献可成为中医史上补肾法三个派别——滋阴派、温补派、重视命门派的代表。

二、补肾法的分类

笔者认为，补肾法应包括滋补法、温补法、阴阳并补法、固涩法和壮腰法5种。

1. 滋补法 适用于肾阴虚者，临床上又分为以下9种。

（1）滋阴补肾法：适用于一般肾阴虚者，见症如面色憔悴，肢萎消瘦，腰脊酸痛，五心烦热，夜有梦遗等，舌质红少苔，脉象沉细或数。方剂如六味地黄丸、左归丸等。

（2）滋阴降火法：适用于肾阴虚弱，虚火上炎者。方剂如知柏地黄丸等。

（3）滋阴通淋法：适用于肾阴虚弱，下焦湿热而致慢性淋证者（多为劳淋）。方剂如猪苓汤。

（4）滋阴潜阳法：适用于肾阴虚弱，水不涵木而致肝阳上亢者，见症如头晕目眩，耳鸣耳聋，腰背酸痛，五心烦热等，舌边红，脉弦细。方剂如杞菊地黄丸、滋阴潜阳汤等。

（5）滋阴息风法：适用于肾阴虚弱，虚风内动者，见症如热病后，神倦息，舌绛少苔，脉象虚弱等。方剂如大定风珠等。

（6）滋肾纳气法：适用于肾阴虚弱，而又同时兼有呼多吸少等肾不纳气证者。方剂如七味都气丸、麦味地黄丸等。

（7）滋补肝肾法：适用于肾阴虚兼肝血虚者，如兼有两目干涩，四肢麻木，月经量少色淡等。方剂如归芍地黄丸、驻景丸等。

（8）滋补肺肾法：适用于肺肾阴虚者，见症如低热盗汗，干咳无痰，两颧发红，舌质红少苔，脉沉细或数等。方剂如百合固金汤、人参固本丸等。

（9）交通心肾法：适用于肾阴虚弱，心火上炎而致心肾不交者，见症如口舌糜烂溃疡，心烦不寐，腰酸或痛，男子梦遗等，舌质红尖尤甚，脉细数。方剂如黄连阿胶汤、交泰丸等。

2. 温补法 适用于肾阳虚者，临床上又分为以下5种。

（1）温肾助阳法：适用于肾阳虚弱者，见症如面色白，形寒肢冷，腰脊冷痛，阳痿或性欲减退等，舌质胖淡或边有齿痕，脉象沉弱无力。方剂如金匮肾气丸、内补丸等。

（2）温肾纳气法：适用于肾阳虚而兼有呼多吸少、喘促等肾不纳气证者。方剂如加味参蛤散等。

（3）温肾利水法：适用于肾阳虚弱，水气内停而见水肿，腹水者。方剂如真武汤等。

（4）温补脾肾法：适用于脾肾阳虚而见慢性腹泻，水肿等症者。方剂如四神丸等。

（5）四阳救逆法：适用于心肾阳暴脱者，如见四肢厥逆，汗出肢冷或虚脱，脉微细等。方剂如参附汤等。

3. 阴阳并补法 适用于肾阴、肾阳俱虚者，一般以滋阴、温阳药同用。

4. 固涩法 又分为以下四种。

（1）固精法：适用于男子遗精，女子白带者，一般可于补肾药物中加用芡实、桑螵蛸、生龙骨、生牡蛎、沙苑蒺子等。

（2）止遗法：适用于遗尿、尿多、咳喘甚则尿失禁，尿后余沥等，可于补肾药物中加桑螵蛸、益智仁等。

（3）敛汗法：适用于肾虚汗出者，可于补肾药物中加用固表敛汗之药，如生黄芪、麻黄根、生牡蛎等。

（4）涩肠法：适用于脾肾阳虚之慢性腹泻，可于补肾健脾药物中加用五味子、五倍子等。

5. 壮腰法 适用于肾虚腰酸、腰痛，或自觉后背如压物感，酸重难忍等，可于补肾方药中加用续断、桑寄生、菟丝子等。

三、肾虚的辨证及用药

肾病只有虚证，没有实证。我们从证候方面分析肾阴虚和肾阳虚的辨证论治。

1. 本证方面

（1）肾阴虚：症见面色憔悴，骨痿消瘦，腰脊酸痛，低热颧红，五心烦热，咽干盗汗，耳鸣耳聋，齿摇发脱，梦遗尿多，头晕目眩，舌质红，脉沉细或数等。治以滋阴补肾。方用六味地黄丸、知柏地黄丸、左归丸、大造丸等。

（2）肾阳虚：症见面色白，形寒肢冷，腰脊冷痛，尿频或尿少浮肿，阳痿或性欲减退，慢性腹泻，舌质胖淡或边有齿痕，脉象沉弱等。治以温肾助阳。方用金匮肾气丸、内补丸、赞育丸、青娥丸等。

（3）肾气不固：症见小便频数而清，甚则遗尿，夜尿多，尿后余沥不尽，或用力时遗尿，遗精早泄，或尿中带白，舌质淡，脉象沉而弱。治以补肾固涩。方用缩泉丸、桑螵蛸散、菟丝子丸、固精丸、金锁固精丸等。

（4）肾不纳气：症见喘促日久，呼多吸少，动则喘甚，气不得续，甚则汗出肢冷，水肿溲少，心悸不安等，舌质淡，脉沉细。治以补肾纳气。方用金匮肾气丸、人参胡桃汤、参蚧散等。

（5）肾虚水泛：症见水肿日久，下肢尤甚，腰酸腰痛，尿量减少，怯寒神疲，舌质胖淡，脉沉细等。治以温肾利水。方用真武汤、济生肾气丸等。

2. 兼证方面

（1）肺肾阴虚：症见长期干咳无痰或少痰，日轻夜重，动则气短，骨蒸潮热，盗汗梦遗，舌红苔少，脉沉细或数等。治以滋补肺肾阴液。方用麦味地黄丸、百合固金汤、人参固本丸等。

（2）肝肾阴虚：症见眩晕目干，两颧发红，视物不清，急躁易怒，耳鸣盗汗，男子梦遗，女子月经量少或延期，也可见月经先期、淋漓不断等，舌红少苔，脉弦细。治以滋肾养肝。方用归芍地黄丸、二至丸、驻景丸等。

（3）心肾不交：症见心悸心烦，头晕耳鸣，失眠健忘，梦遗盗汗，骨蒸劳热，口燥咽干，舌红，脉数等。治以滋阴降火，交通心肾。方用黄连阿胶汤、交泰丸等。

（4）脾肾阳虚：症见水肿，腹泻日久，面黄肌瘦，纳呆乏味，腰脊酸痛，舌质胖淡，脉沉细等。治以温补脾肾。方用四神丸、真武汤等。

（5）心肾阳虚：症见汗出肢冷，四肢厥逆，或虚脱，二便失禁，脉微细等。治以温补心肾，回阳救逆。方用参附汤、四逆加人参汤等。

四、补肾法在常见病治疗中的作用

由于肾在人体中的重要地位，所以在一些内、妇、儿、外等科的慢性疾患中，多见肾虚的表现，多可采用补肾的治法。以下仅举出一些常见内、妇科病，说明补肾治疗上的价值。

1. 慢性气管炎　慢性气管炎是一种呼吸系统的常见病、多发病，依其临床见症，属于中医学"咳嗽"、"痰饮"、"喘证"等范畴。以咳、痰、喘为其主要的特异性症状，以全身虚弱为其多见的非特异性症状。在单纯型慢性气管炎的"咳、痰"症状中，以痰为主，"痰少咳自轻"；在喘息型慢性气管炎的"痰、喘"症状中，以喘为主，"气足喘自减"。肾主水，肾阳虚则不能制水，水液上泛则成痰饮。另外，肾阳虚则真火不能生土，脾土虚弱，运化失常，则水湿停留亦生痰饮，所以古人有"痰之本源于肾，痰之动主于脾，痰之成贮于肺"的论述。其次，从喘的症状来看，慢性气管炎多属虚喘范畴，即表现为呼多吸少的肾不纳气证，加之全身出现的形寒肢冷、言语无力、自汗神疲、冬重夏轻等肾阳虚的见症，故肾虚，尤其是肾阳虚即成为慢性气管炎的主要病机。该病在老年人中发病率甚高，占老年人总数的10%～15%，亦证实了这点。

方药可用金匮肾气丸加补骨脂、胡桃肉、人参、五味子等，若偏肾阴虚者，以七味都气丸合生脉散等。痰饮丸、复方蔓参糖浆、滋阴糖浆、补肾糖浆、复方灵芝等。

2. 高血压　原发性高血压病的产生，主要由于机体阴阳不能相互平衡，产生血气上逆的偏胜所致，其中重点在于肝、肾的阴阳不平衡，而尤以"肾阴不足，肝阳偏亢"为主要类型，故临床多见眩晕耳鸣，头昏胀痛，上重下轻，五心烦热，失眠健忘，脉弦细等症。张蕴慧、薛金贵曾对高血压患者进行中医辨证分析，发现虚证占96.91%，实证仅占3.09%。此外，有少数表现为肾阳虚者，症见头晕欲吐，面部及下肢浮肿，便溏尿清，脉沉细等，应以温肾阳益气之法，不可牵强使用潜阳平肝之药。

由于高血压的"阴虚阳亢"特点，故治疗上确立了以"潜阳"治标，以"滋阴"治本的辨证论治原则，即"壮水之主，以制阳光"之意。

方药可用知柏地黄丸、加减百合固金汤、白薇汤、育阴平肝汤、首乌延寿汤等。

3. 慢性肠炎　慢性肠炎属中医学"泄泻"范畴，主要表现为泄泻日久，反复发作，经久不愈，或晨起即泄，或饭后即泄，或没有规律，每天1次或数次，甚或有达20次者，便不成形，刻不容缓，脉沉细弱，多系脾肾阳虚、命门火衰所致，治以温补脾肾之法。

方药可用四神丸、桂附理中丸等。

4. 慢性肾炎　该病以慢性水肿、蛋白尿、肾功能不全及脾肾虚弱的全身症状为主要表现。水肿的形成多由肾阳不足，脾土虚弱，排尿不畅，水湿泛滥所致，故治疗当以温肾健脾利水之法。蛋白尿系由肾气不固，肾精外流所致，故治疗亦当以补肾固涩之剂。肾功能不全及面色白，胸闷腹胀，形寒肢冷，尿少便溏等脾肾阳虚的全身症状，亦当从肾论治，所以慢性肾炎的关键即为肾阳虚兼脾阳虚。至于日久阳损及阴，导致肝阳上亢的患者，应主要先以滋补肝肾为宜。

方药可用真武汤、金匮肾气丸、济生肾气丸、右归丸、大菟丝子丸等。

5. 神经衰弱　神经衰弱的病机较为复杂，临床分类也较繁琐，但主要病变在于心肾两脏。我们认为，神经衰弱主要症状有四：一是心悸，二是失眠，三是健忘，四是性神经病变。心悸主要在心，或心血不足，或心气不足。而失眠、健忘、性神经病变（如梦遗、滑精、阳痿等）则主要在肾。失眠多由肾阴虚兼心血虚，或心火旺所致，中医称为心肾不交，治疗一般以滋肾阴兼养心血、清心火为治。方药如黄连阿胶汤等。《黄帝内经》上说"肾者……伎巧出焉"，肾脏充足，则脑健、智力正常，肾虚则健忘、智力减退，故"治脑主要治肾"，一般以滋肾填精为主，方用地黄丸加黄精、枸杞、桑椹、龟板胶、益智仁、女贞子、旱莲草等。兼肾阳虚者，佐以温肾之品。

6. 再生障碍性贫血　该病以贫血、出血及反复感染为主要临床表现，属于中医学"虚劳"、"血证"的范畴，其病机主要与脾肾有关。肾为先天之本，主骨髓，若肾精亏损，则骨髓不充，髓虚则精血不能复。肾阳虚则脾土弱，脾土弱则不生化精血，亦不统血，故出现贫血、出血之症。脾肾虚弱，则外邪易袭，出现发热之症。

该病急性发作阶段，多系阴虚内热，症见面色白，眩晕心悸，疲乏无力，两颊潮红，低热盗汗，五心烦热，舌质红，苔少，脉弦细等。方以滋肾为主，佐以凉血养血为治，可予大补元煎加减、一贯煎、左归饮等，药用生地黄、龟板、阿胶、女贞子、旱莲草、丹参、藕节、枸杞、黄精等。在慢性阶段，一般多见脾肾阳虚之证，故以温肾健脾为主要治法。临床证实，红参、党参、白术、甘草、陈皮、地黄、补骨脂、鹿角胶、肉桂、黄芪、阿胶等，能促使骨髓的造血功能恢复，对骨髓象呈灶性型或增生型者效果最好，对增生不良型效果很差。方药可用龟鹿二仙胶、还少丹、右归饮、河车大造丸等。

7. 无排卵性功能性子宫出血　该病以月经出血过多为主要表现而属于中医"崩漏"的范畴，

过去一些医家多宗"脾不统血"之法，而以归脾汤及胶艾四物汤为基础方剂。近来证实，这种治法在停药后多有复发，且卵巢功能不易恢复正常。于是有些人以补肾、调补阴阳为主治疗该病，取得显著疗效，不但迅速控制月经出血，调整月经周期，疗效巩固，而且还可促使患者排卵。

肾阴不足者可用六味地黄丸、知柏地黄丸等，阴阳俱虚者加用温补肾阳药，如杜仲、川续断、补骨脂、鹿角胶等。阳虚严重者加附子、肉桂等。

以上仅举出7种常见的内、妇科病，介绍补肾法的应用，实则临床上绝不限于上述疾患。实践证实，慢性疾患多见肾虚证，在适宜的阶段采用补肾治疗是行之有效的方法。

第二节 心、肾、命门关系与心-肾轴心系统

1. 心、肾、命门的关系 心：中医学认为，心在人体中处于主导地位，调节人体的生理活动，为思维意识的中心。《内经》云："心者，君主之官，神明出焉。"心的功能正常与否，直接影响所有脏腑的活动。所谓"心者，五脏六腑之大主也"，"主明则下安，主不明则十二官危"。比较现代医学的神经中枢（包括下丘脑）和中医学的"心"，可以看出，高级神经系统的活动是包括在"心"的概念之中。至于"心主血"则是"心"的另一种功能。

命门：命门最早见于《内经》，系指眼睛。如《灵枢·根结》上说："命门者，目也。"将命门作为内脏提出则始见于《难经》："生气之原者，谓肾间动气也，此五脏六腑之本，十二经之根，呼吸之门，三焦之原，一名守邪之神，故气者人之根本也。"肾间动气即指命门而言。

后世医家对此渐有发挥，并且将命门与肾的关系用坎卦表示，意思是说命门为阳，居两肾之间；两肾为阴，位命门的两侧，合称水火之脏，阴阳之宅。如张景岳说："肾两者，坎外之偶，命门一者，坎中之奇，一以统两，两以包一。"我们认为，上述观点较前两种说法更能确切表示出命门的意义。对于命门在人体中的重要作用，历代医家基本相同，即命门为生命之根本，影响着五脏六腑、四肢百骸的活动。所谓"无不借命门之火以温养也"。近年来大量研究证实，命门的功用只有作为内分泌系统重要组成部分的脑垂体，尤其是前叶，才能胜任。脑垂体为内分泌系统的重要组成部分，受神经中枢的控制，直接与它联系的是下丘脑。垂体通过各种激素影响体内代谢及各组织的活动，在人体中起着重要的作用。如果说命门类似于脑垂体（尤其是前叶），命门火就相当于其功能。

肾：中医学相当重视肾的作用，认为肾是先天之本。《内经》云："肾藏精，主蛰，封藏之本。"这里的肾主藏精，包涵两种意义，一方面指肾的滋养脏腑、骨骼、肌肉等以影响其活动的作用；另一方面指肾主人体生殖发育的作用。首先，肾主藏五脏六腑之精华，如人体肾精充实，则外表精神焕发，工作能力旺盛。肾精充实，则骨强、髓充、脑健、耳明、发荣、三焦膀胱气化正常等，故肾的强弱可以直接影响到人体的强弱。而这种类似于肾上腺（尤其是皮质）功能的看法已为学术界所公认。关于肾主藏精的第二种作用，也就是主人体生殖发育的功能。显然类似于人体性腺的机能。总之，肾主藏精的两种作用包括肾上腺（尤其是皮质）与性腺机能而"肾主水"则是其另一作用。

心与命门：中医学认为，心与命门的关系十分密切，心主君火，命门主藏相火，"相者……辅佐也"，同气相求，以火相通。而命门和肾又是水火之脏，故心对肾的调节是靠命门来完成的。病理上也往往命门火上炎促使心火亢盛，心火偏盛也会引起命门火亢。从以上分析得出，心对命门的控制就类似于大脑皮质-下丘脑-垂体机制。

命门与肾：命门与肾总称水火之脏，阴阳之宅。命门即通过肾对其主藏精的两种作用进行调节。一方面命门通过肾，对脏腑、骨髓、脑海等进行调节，所谓"肾得命门而能作强"，类似现

代医学垂体-肾上腺皮质系统。另一方面，命门通过肾对人体的生殖发育进行调节，类似垂体-性腺系统。这与中医学"命门者，男子以藏精，女子以系胞"一致。

心-肾轴心系统：中医学十分重视心肾的关系及其重要性。唐代孙思邈根据《周易》"水火既济"的理论，提出"心肾相交"的学说，以后医家逐渐发展，成为藏象学说中的重要理论。为了更好地说明心肾之间的关系及其在人体生理、病理上的重要作用，张大宁曾建议称为"心-肾轴心系统"。"心—肾系统"表示在心为主导的条件下，心肾两脏互相促进、互相制约的相对平衡的关系；"轴心"表示此系统在人体的生理活动和病理变化中起着重要的轴心作用。心-肾轴心系统的相对平衡有赖于心肾两脏活动的正常，心火下降，下交于肾（心对肾的调节）也就是神经中枢通过下丘脑、垂体对肾上腺皮质和性腺的调节机制，即大脑皮质-下丘脑-垂体-肾上腺皮质系统和大脑皮质-下丘脑-垂体-性腺系统。而肾水上升，上达于心，则是指肾上腺皮质和性腺通过垂体或直接作用于神经中枢的机制，所谓"反馈机制"。当然，在神经-体液调节中，神经中枢起主导作用，体液处于从属地位；这和中医学中，肾与命门从属于君主之官——心的调节之下是相同的。

2. 心、肾、命门之间的病理关系 中医学认为，疾病的过程，就是正邪消长的变化过程；疾病的表现，也就是正邪盛衰的综合表现。认识疾病的特殊性，可以鉴别疾病，采取不同的治法治疗疾病。而认识疾病的共性，不但可以进一步掌握疾病的规律，而且还可以针对不同疾病的共同表现，采取相同的治法，所谓"异病同治"的原则。那么，在疾病的共同性中，是什么因素起着重要作用呢？我们认为，心、肾、命门之间关系的异常，即心-肾轴心系统相对平衡的失调，在疾病的共同性中起着重要的作用。

心-肾轴心系统机能失调的第一阶段——肾阴虚。

（1）肾阴虚、命门火亢期：病邪（六淫、七情、房室等）作用于人体，均能伤及正气。广泛的致病因子作用于人体时，或过度的生理活动均能引起人体的应激反应，最突出的是肾上腺皮质机能偏盛，这是塞里应激学说的重要概念。以此解释肾阴虚、命门火亢的机制，可能就是垂体-肾上腺皮质系统机能偏盛所致。

（2）肾阴虚甚、君相火上炎期：肾阴虚甚，命门火亢盛，通过心-肾轴心系统促使心火上炎，形成肾阴虚甚、君相火上炎的证候。也就是说，由于垂体-肾上腺皮质系统的偏盛，而导致神经系统，大脑皮质的兴奋性增强，而这又可使体内基础代谢加强，体温升高等，而现"阴虚发热"证。

心-肾轴心系统机能失调的第二阶段——肾阳虚：在第一阶段，如果致病因子还不断地作用于人体，就会使疾病进入第二阶段。

（1）肾阳虚、命门火衰期：此期肾和命门的功能均减弱，也就是垂体-皮质系统和垂体-性腺系统机能兴奋性低下。

（2）心肾阳俱虚期：同第一阶段的机制一样，肾阳虚、命门火衰也会通过心-肾轴心系统导致心阳虚，而成为心肾阳俱虚的危症。也就是说，由于垂体-肾上腺皮质和垂体-性腺系统机能的减低，通过其对神经中枢的"反馈机制"，致使神经中枢的兴奋性低下，促使体内基础代谢减弱，体温降低，符合"阳虚则寒"的观点。

上述所论心-肾轴心系统机能失调的两阶段的发展，正是疾病由量变到质变的过程，这也可从用药上明显地看出来，在第一阶段中所用的药大部分在第二阶段适用，后一阶段用药只不过在前一阶段用药的基础上，再加大剂助阳之品而已。此外，应当指出，疾病变化的过程可以按以上分析的顺序传变，也可以不按顺序传变，如人素常极虚，偶一发病，就可以出现第二阶段症状，如肾阳虚、命门火衰的症状。

第三节　肾虚血瘀的流行病学调查

肾虚血瘀是中医证候学的新名词，是目前较为常见的病症，并且发病率有逐渐增高趋势，严重影响着人们的生活质量。我们根据长期临床实践所总结的经验，对肾虚血瘀进行了流行病学调查，经统计学处理后总结出肾虚血瘀是多种老年病、慢性病发病的重要病理特征。现报告如下。

（一）对象和方法

1. 对象　随机调查 365 例 20 岁以上人群，其中男性 192 例，占 52.6%，女性 173 例，占 47.4%；20～35 岁 20 例，占 5.48%，36～50 岁 100 例，占 27.4%，51～65 岁 120 例，占 32.9%，66～75 岁 70 例，占 19.2%，76～89 岁 33 例，占 9.0%，90 岁以上 12 例，占 3.3%。其中肾虚血瘀前期且全部为神志清楚，能配合调查者。

2. 观察方法　依据肾虚血痕的诊断标准，对肾虚血痕与年龄、性别及与心血管疾病、泌尿系统疾病、内分泌代谢性疾病、肿瘤等多种老年病、慢性病的关系进行流行病学分析，并调查了肾虚血瘀常见症状的发病情况等。

3. 诊断标准

（1）肾虚血瘀的诊断标准：我们根据目前较为公认的在 1986 年及 1987 年制订的《中医虚证辨证参考标准》及《中医血瘀证诊断标准》，结合张大宁教授提出的"肾虚血瘀论"，提出肾虚血瘀的诊断标准，以此标准为蓝本进行观察。

1）肾虚辨证分型：①共性证候：腰背酸痛、胫酸、膝软或足跟痛、发脱、齿摇、夜尿增多或尿余沥难尽、健忘、性功能障碍、两尺脉弱。久病不愈 3 年以上者。②肾阴虚主要标准：五心烦热、舌红苔少或裂或剥；次要标准：眩晕、耳鸣、咽干舌燥、失眠、盗汗、遗精、便干尿赤、脉细数、面色憔悴或颧红。③肾阳虚主要标准：畏寒、肢冷、水肿、舌淡或胖大有齿痕。次要标准：面色㿠白、便溏、小便清长、阳痿或早泄、体乏、脉沉迟。④肾阴阳具虚。肾虚共性证候任 1 项，并同时具备肾阴虚、肾阳虚任 2 项症状者。

2）血瘀辨证分型：①固定性疼痛或绞或腹痛拒按。②病理性肿块（包括内脏肿大、新生物、炎性或非炎性包块、组织增生）固定不移，体表可见色青紫。③血管异常，人体各部位的静脉曲张，毛细血管扩张，血管痉挛，出血后引起的瘀血、黑便、皮下瘀斑等，血性腹水等。④月经紊乱，经期疼痛，色黑有块，少腹急结等。⑤面部、唇齿龈及眼圈紫黑者。⑥舌质紫黯或设体有瘀斑、瘀点、舌下静脉曲张瘀血。⑦脉涩或结代或无脉。

诊断标准满足以下 5 种条件中任意一种者均可诊断为肾虚血瘀。

A. ①2 + ⑤1。

B. ①1 + ②1 + ③1 + ⑤1。

C. ①1 + ②2 + ⑤1。

D. ①1 + ③3 + ⑤1。

E. ④+ ⑤1。

说明：①肾虚共性证候；②肾阴虚；③肾阳虚；④肾阴阳俱虚；⑤血瘀。①2 十⑤1 即：1 的 2 个症状加上⑤的 1 个症状。

（2）肾虚血瘀的分期：①肾虚血瘀前期：该期临床上虽已有肾虚血瘀症状但不明显，或虽已有较明显示的肾虚血瘀症状，但其出现症状的程度与生理年龄相符的健康老人。故该期的这部分人也可称为生理性肾虚血瘀。②肾虚血瘀初期：已有轻度的肾虚血瘀症状。③肾虚血瘀中期：已有轻度的肾虚血瘀证候如腰痛、水肿、夜尿增多，伴有疼痛不移、血管异常、月经不调、舌紫黯有瘀斑等。该期一般多见于慢性病，老年病的初、中期阶段。④肾虚血瘀末期：该期往往属于各种疾病因误治或难治、久病不愈，或病情恶化发展到最后阶段。除出现严重的肾虚血瘀证候，同时有严重的微循环障碍、代谢性酸中毒等甚至出现 DIC、脏器衰竭等临床表现。

（3）糖尿病、冠心病、动脉硬化、高血压、高脂血症、慢性肾炎均按 1979 年修订的诊断标准。

4. 统计学处理　根据数据的性质与分布情况，分别采用 χ^2 检验和 t 检验。

（二）结果

1. 肾虚血瘀与年龄的关系　本文共调查 365 例，其中属于肾虚血瘀者 261 例，发生率 71.5%。肾虚血瘀的发生率随年龄的增长而逐渐增高。其 $P< 0.01$。见表 6-3-1。

表 6-3-1　肾虚血瘀与年龄的关系

年龄（岁）	受检人数	肾虚血瘀人数	百分率（%）	P 值
20~35	20	4	20.0	
36~50	100	51	51.0	
51~65	120	99	82.5	
66~75	70	63	90.0	<0.01
76~89	33	32	97.0	
90~	12	12	100.0	

2. 肾虚血瘀与性别的关系　本文共调查 365 例，其中男性 192 例，属于肾虚血瘀者 135 例，占 70.3%；女性 173 例，属于肾虚血瘀者 126 例，占 72.9%。男性组与女性组比较，$P> 0.05$，两者差异不显著。见表 6-3-2。

表 6-3-2　肾虚血瘀与性别的关系

	受检人数	肾虚血瘀人数	百分率（%）	P 值
男性	192	135	70.3	>0.05
女性	173	126	72.9	

3. 肾虚血瘀与各种慢性病、老年病的关系　本文共调查 365 例，发现肾虚血瘀与糖尿病、冠心病、动脉硬化、高血压、高脂血症、慢性肾炎、肿瘤等疾病的关系相比较于该疾病的相对人群差异有非常显著性，$P< 0.01$。见表 6-3-3。

表 6-3-3　肾虚血瘀与各种慢性病、老年病的关系

病种	受检人数	肾虚血瘀人数	百分率（%）	P 值
糖尿病	86	79	91.9	<0.01
非糖尿病	277	182	65.7	
冠心病	157	125	79.6	<0.01
非冠心病	208	136	65.4	
动脉粥样硬化	263	204	77.6	<0.01
非动脉粥样硬化	102	57	55.4	

续表

病种	受检人数	肾虚血瘀人数	百分率（%）	P 值
高血压	145	123	84.8	<0.01
非高血压	210	138	65.7	
高脂血症	216	171	79.2	<0.01
非高脂血症	149	90	60.4	
慢性肾炎	37	35	94.6	<0.01
非慢性肾炎	328	226	69.0	
肿瘤	29	28	96.6	<0.01
非肿瘤	328	233	71.0	

4. 肾虚血瘀症状流行病学调查分析 本文共调查 365 例，其中盛虚综合征患者 261 例，调查结果显示与腰痛、脱发、健忘、便溏、皮肤色斑、舌紫黯有瘀斑等的关系见表 6-3-4。

表 6-3-4 肾虚血瘀患者及其相关症状、体征（例）与各种慢性病、老年病的关系

年龄（岁）	性别	调查例数	肾虚症状、体征							血瘀症状、体征					
			腰痛	脱发	齿摇	健忘	夜尿增多或尿余沥	阳痿	便溏	固定性疼痛	肿块	皮肤色斑	发绀	月经色黑有块	舌紫黯有瘀斑
20~35	男	10	1				1								1
	女	10	2	1										1	
36~50	男	60	14	3	1	1		7	3	4		2			3
	女	40	10	4		2			2	4			1	4	6
51~65	男	68	28	24	2	15	3	10	4	8	1	2			9
	女	52	23	26	2	9	1		3	9	1	2	1	1	10
66~75	男	45	21	17	10	13	7	21	5	5	1	6	2		12
	女	25	13	12	4	6	3		2	4	2	3	1		11
76~89	男	21	15	9	12	7	6		5	2	2	7	3		16
	女	12	10	6	2	6	5		5	2	1	5	4		9
90~	男	4	3	3	3	4	2		1	2		3	1		3
	女	8	6	6	7	6	4		2	2	1	6	2		7

5. 多种慢性病、老年病与肾虚血瘀各期的关系 本文共调查 365 例，其中患有糖尿病 86 例，冠心病患者 157 例，高血压患者 145 例，动脉粥样硬化患者 263 例，高脂血症患者 216 例，慢性肾炎患者 37 例，肿瘤患者 29 例，调查结果显示患病者的肾虚血瘀证候多表现为中、末期，与前期比较差异有非常显著性，P< 0.01 。见表 6-3-5。

表 6-3-5 多种慢性病、老年病与肾虚血瘀各期的关系（例）

	前期	初期	中期	末期
糖尿病	9	15	42	20
冠心病	20	31	69	37
高血压	12	20	80	33

续表

	前期	初期	中期	末期
动脉粥样硬化	18	36	153	56
高脂血症	13	26	145	32
慢性肾炎	2	5	18	12
肿瘤	1	2	12	14

（三）结论

通过 365 例人群的流行病学调查，我们发现肾虚血瘀的发病率为 71.5%，已经成为目前社会上发病率比较高的疾病，严重地影响着人们的生活质量；而且它的发生率随年龄的增长而逐渐增高，可以认为对于大多数人来讲肾虚血瘀确实是人体老化的现象之一；从表 6-3-2 我们可以看出肾虚血瘀的发生率与性别没有明显的关系，男、女的发病率差异无显著性；根据表 6-3-3～表 6-3-5 我们发现，肾虚血瘀不是独立存在的，而是与糖尿病、冠心病、动脉粥样硬化、高血压、高脂血症、慢性肾炎的发病有明显关系，证明肾虚血瘀是各种慢性病、老年病的某一特定阶段的共同病理变化，是产生疾病的重要原因，也是导致衰老的主要病理基础，而各种疾病又可加重肾虚血瘀；肾虚血瘀的发生率随年龄的增长而逐渐增高，且 50 岁以后年龄组腰痛、脱发、健忘、皮肤色斑、舌紫黯有瘀斑等肾虚血瘀症状为中老年人最常见的症状，说明了人的自衰或随着衰老及其他原因引起的各类疾病发展到一定阶段时，从特异性向非特异性转化（即疾病的共性—肾虚血瘀）的病理过程。

（四）讨论

祖国医学认为，肾是人体中最重要的部分，它在人体的生理活动和病理变化中起着重要作用，故称为"先天之本"、"性命之根"。"肾"是祖国医学脏象学说中的重要内容，对临床有很大的指导意义。五脏之病皆有虚实，独肾只虚不实。肾为人体元阴元阳秘藏之所，元阴元阳为人体生殖发育的根本，故宜秘藏，不宜过泻耗伤。所谓"肾无实证"、"肾多虚证"是只肾病虚证为临床所多见。因此，肾的病证虽多，但不外肾阳虚、肾阴虚、肾精亏、肾气虚及肾阴阳俱虚等几方面。

"瘀"本由淤水的"淤"字转化而来，因属于病的范畴，故后改从广部，象片着疲浊之水，不能进行畅利之意。《医林改错》认为：久病入络即为瘀血；《血证论》则认为离经之血为瘀血。可见，瘀血是指瘀积不行，污秽不洁和已离经脉之血及在久病后影响到脉络时所出现的病变。中医"瘀"的概念与现代医学的"淤血"并不完全相同，现代医学多指静脉血液循环障碍，进而导致局部或全身的某些病理改变。中医"瘀血"的含义则范围广泛，有广义、狭义之分，而狭义的"瘀"证就有积血、留血、蓄血、干血、死血、败血等之分；广义的"血瘀"在包括以上所述之外，更泛指由于痰浊、食滞、瘟疫、暑热、寒湿、情志刺激等因素引起脏腑经络出现气滞血瘀的复杂多样的临床症状而言。

已知肾阳的温煦、肾阴的化生是各脏腑经络的生理功能，是血液化生、循行，津液输步的重要保证。肾精不足可致肾气亏虚，无力温煦、激发推动其他脏器。精不化血或阴津不充，诸脏腑四肢百骸失其濡养，从而出现三焦气化不利，气机升降失常，脏腑功能失调，血失通畅，脉道涩滞而至血瘀。血瘀又进一步影响气血运行，如此肾虚导致血瘀，血瘀加重肾虚，形成恶性循环，使脏腑组织器官发生各种疾患。所以说肾虚和血瘀不是孤立存在的，而是相互并存的，肾虚必兼血瘀，血瘀加重肾虚，往往肾虚是本，血瘀是标，肾虚为因，血瘀是果；反过来，瘀血又构成新的致病因素，从多方面加重肾虚的程度，形成恶性循环。

根据肾虚血瘀辨证标准来看，腰膝酸软、耳目失聪、齿发脱落、性功能减退、皮肤色素沉着、老年斑的出现、巩膜混浊等，都是老年人生理机能衰退的表现，故肾虚血瘀的辨证可作为推断衰老的临床指标。而随着增龄出现的肾虚血瘀指征，即"生理性肾虚血瘀"是疾病发生发展的早期预备阶段，或称之为向病理发展的一个渐进过程，又因为肾虚为因，血瘀是果，所以我们认为"虚—瘀—衰老"为中医衰老之模式。

肾虚血瘀是"久病及肾"和"久病必瘀"的结果，是各类慢性病的某一特定阶段的病理基础和临床反应，同时也是各类疾病共性的表现。我们在长期的临床实践和实验研究中认识到，若抓住"肾虚血瘀"这一各类疾病的共性，则抓住了疾病的根本，对于提高疗效，巩固疗效，改善机体体质甚至延缓衰老都将起到重要作用。

第四节 中医学"肾"功能与肾虚病因的流行病学研究

"肾"是祖国医学藏象学说中的重要内容，临床指导意义很大，被誉为"人体生命之本"。它与人体各个脏器、各方面功能都有着直接或间接的联系，历代医家对此有着很多的论述，近代医家也从临床及基础方面进行了不少的研究。为了更加明确地探讨中医学"肾"的功能及导致肾虚的病因，我们试图从流行病学调查方面，将肾的功能分成6个方面进行研究探讨，同时对肾虚的病因归纳为5个方面，这些可能从另一个角度补充中医学"肾"研究的一个空白。

1. "肾"功能的流行病学研究 祖国医学认为，肾是先天之本，分为"精"和"气"两部分，合之称为"精气"，从临床实际而言，肾精与肾阴、肾水；肾气与肾阳、命门火等概念是一致的。肾精是肾气的物质基础，肾气又是肾精补充的重要动力，两者互相依存，完成肾的整体功能，古人称之"水火之脏，阴阳之宅"，为一坎卦。

为了系统研究肾的功能，我们将肾的生理功能分为以下6个方面。

(1) 肾与人体生长发育的关系：中医学认为，人体的生长发育衰老过程，就是由于肾之精气盛衰所造成。《内经》对此曾有详细论述。

《素问·上古天真论》："女子七岁肾气盛，齿更发长；二七而天癸至，任脉通，太冲脉盛，月事以时下，故有子；三七肾气平均，故真牙生而长极；四七筋骨坚，发长极，身体盛壮；五七阳明脉衰，面始焦，发始堕；六七三阳脉衰于上，面皆焦，发始白；七七任脉虚，太冲脉衰少，天癸竭，地道不通，故形坏而无子也。丈夫八岁肾气实，发长齿更；二八肾气盛，天癸至，精气溢泻，阴阳和，故能有子；三八肾气平均，筋骨劲强，故真牙生而长极；四八筋骨隆盛，肌肉满壮；五八肾气衰，发堕齿槁；六八阳气衰竭于上，面焦，发鬓颁白；七八肝气衰，筋不能动；天癸竭，精少，肾藏衰，形体皆极；八八则齿发去。"

《灵枢·天年》："人生十岁，五脏始定，血气已通，其气在下，故好走；二十岁，血气始盛，肌肉方长，故好趋；三十岁，五脏大定，肌肉坚固，血脉盛满，故好步；四十岁，五脏六腑十二经脉，皆大盛以平安，腠理始疏，荣华颓落，发颇斑白，平盛不摇，故好坐；五十岁，肝气始衰，肝叶始薄，胆汁始灭，目始不明；六十岁，心气始衰，苦忧悲，血气懈惰，故好卧；七十岁，脾气虚，皮肤枯；八十岁，肺气衰，魄离故言善误；九十岁，肾气焦，四脏经脉空虚；百岁，五脏皆虚，神气皆去，形骸独居而终矣。"

基于上述两段经文，经合临证具体情况，我们曾对632例随机抽样人群按年龄组进行中医辨证分析，发现年龄与"肾"的盛衰确有一定的关系。见表6-4-1。

表6-4-1   632例随机抽样不同年龄组中中医辨证分析

年龄				辨证指标	阳性率（%）
男（岁）	人数（人）	女（岁）	人数（人）	（以具有下列症状中任意三项者为阳性表现）	
7～9	50	6～8	40	遗尿或尿频、齿更、发盛	86.6
15～17	40	13～15	45	男子遗精或女子月经来潮，第二性征出现（男子胡须、女子乳房），肌肉开始丰盛	96.4
24～34	80	21～30	75	性成熟，体强，智力旺，夜尿少，腰不疼痛，两尺脉正常	85.1
40～56	60	35～50	60	性机能减退（阳痿、梦遗、早泄或性欲减），脱发，健忘，夜尿多，腰酸痛，无力，舌边齿痕，两尺脉弱	91.7
>70	80	>70	102	脱发，遗尿或不禁，便溏，腰酸痛，健忘，行走无力，舌边齿痕，两尺脉弱	99.0

此外，临床上对一些未老先衰的患者，使用补肾治法，往往获效。我们曾对68例有"脱发、面形憔悴，健忘，体弱乏力"表现的未老先衰患者服用我们研制的强力虫草王浆液，半年后，98%的患者有了不同程度的改善，其中50%的患者疗效非常显著。

（2）肾与人体消化的关系：人体的消化主要靠脾胃，但亦与肾有关。肾阳可以温煦脾胃，促进水谷的消化，好像是要煮熟一锅稀粥一样，既要有锅（胃主收纳），又要有勺（脾主运化），还要有火（肾阳的温煦），三者缺一不可，命门火衰时，水谷得不到很好的消化，可出现脾肾阳虚而致的慢性腹泻。

我们曾对240例不同年龄组的随机抽样人群进行慢性腹泻（包括五更泻、饭后泻，及其他慢性腹泻，或不自觉便等，但排除肠结核、直肠息肉、癌瘤等）的统计，发现随着年龄的变化，慢性腹泻的出现亦呈规律性变化。见表6-4-2。

表6-4-2   人体年龄与慢性腹泻发病率的关系

病症	年龄组（岁）	总例数	阳性例数	百分率（%）
慢性腹泻	20～30	80	5	6.25
	40～60	80	14	17.5
	>70	80	24	30.0

上述43例慢性腹泻患者，经温肾健脾治疗后，有35例患者呈现不同程度的好转。

（3）肾与呼吸功能的关系：中医认为，人体的呼吸要靠肺肾两脏来完成，呼吸固然靠肺，但空气的吸入则与肾脏关系密切，中医称为肾主纳气。若人体肾虚不能纳气时，则会出现呼多吸少的症状。肺气肿、肺源性心脏病患者，出现这类症状时，可用补肾纳气的治法。近年来，全国许多地区在防治慢性气管炎的研究中，都证实了大多数肾虚患者呼吸功能不全。

我们曾对90例60岁以上西医诊断无呼吸系统疾病的老年人作过屏气试验及肺脏残气量测定，结果表明，90例老年人有程度不同的呼吸功能不全，显示"肾"与呼吸功能的关系。此外，我们还随机抽样了150例60岁以上老年人和150例35～40岁壮年人，发现慢性气管炎的发病率有明显差异（表6-4-3），虽然该病发病原因是多方面的，但无疑肾虚因素是一个不容忽视的重要原因。

表 6-4-3 年龄与慢性支气管炎发病率的关系

年龄组（岁）	总例数	发病人数	发病率（%）	P
>60	150	52	34.7	<0.01
35~40	150	10	6.7	

（4）肾与生殖功能的关系：肾与生殖机能有着直接的关系。性的成熟衰退直接受肾的影响，另一方面，一些生殖系统的病变往往也责之于肾，如阳痿、遗精、早泄、不孕症等从肾论治，多可收效。

（5）肾与水液代谢的关系：人体的水液代谢主要依于肺、脾、肾三脏功能的正常。小便的开阖主要与肾有关，肾气充足，小便开阖无误，水液代谢正常。若肾脏出现病变时，则易导致开阖功能的失常。糖尿病、肾炎、肾衰竭等出现尿多、尿少、水肿、腹水等症状时，应考虑肾脏的变化，采取相应的治法。

（6）肾与骨、髓、脑、齿、发、腰、耳及二阴的关系：肾主骨，骨的健壮与否和肾有直接的关系。肾足则骨坚，发育正常。反之则发育失常，甚至形成佝偻。天津市 1976 年地震时，我们曾对震伤骨折患者加服补肾药物，反映较好。据骨科大夫反映，其骨折愈合速度较往常为快。

肾生髓，包括骨髓和脑髓，因"脑为髓之海"，肾脏充盛，则脑髓健，反之，则髓海不足，健忘失眠，故对神经衰弱的患者，要考虑肾的问题。

我们曾对 25 名 50~70 岁男性中医辨证无明显肾虚表现的健康人和 30 名同年龄、同性别的肾阳虚者进行了脑血流图描记，结果发现肾阳虚者多呈现正弦波及三角波（表 6-4-4），且波幅较低（表明其血管弹性明显减弱、供血差），而检查辨证为无明显肾虚证的健康人，脑血流图表现基本属于正常范围。这不但说明了两者的区别，也提示了肾与脑的关系，更说明了老年肾虚证在中风发病上的重要作用。

表 6-4-4 30 名肾虚患者的脑血流图表现

年龄（岁）	例数	正弦	三角	平顶
50~60	12	2	9	1
61~70	18	13	5	

"齿为骨之余"，"发为血之余"，"精血亦同源"，肾虚时则易出现牙齿浮动，发白易脱落等。此外，"腰为肾之府"，"肾开窍于耳"，故出现腰酸腰痛，耳鸣耳聋等症，多以补肾治疗。肾与二阴的关系，表现在大小便异常时使用补肾的治疗问题上。

这些探讨使人们对肾的实质从内分泌腺体向生命的更深一层前进一步，有些认识虽然还仅仅属于推测，但其深远意义是不容忽视的。

总之，肾与人体各部分都有直接或间接的关系，故肾虚证常多见全身症状，补肾治疗后，也多表现为全身症状的改善，这也从临床上反证了肾脏在人体中的重要地位。

另外，肾与命门一致与否，多年来其说不一，为中医界一直争论的问题。我们认为，尽管在理论上争论很大，但在临床上，均将命门用于"阳"、"火"的方面。古人所以提出命门的概念，只是为了突出肾阳的作用，命门与肾阳，不过为名词变换而已。

2. 关于导致肾虚的病因学研究 导致肾虚的原因很多，各种医书及资料所论不一，综合有以下几种。

（1）先天不足：先天不足是导致肾虚，尤其是儿科病症中肾虚的重要原因。"人之生，先生精"，父母肾精不足，可致子女肾虚。明代绮石曾说："因先天者，受气之初，父母或年已衰老，或乘劳入房，精血不旺，致命所生之子夭弱。"临床上对于小儿遗尿、鸡胸、龟背等症，多采用补肾的治疗方法。此外，对一些成人的肾虚，有时也考虑到先天不足的影响。

我们曾对 82 例有肾虚表现的儿童和 100 例健康儿童作对照，证实了上述论述。见表 6-4-5。

表 6-4-5　82 例肾虚儿童病因学分析及 100 例健康儿童对照（6~9 岁）

病因	肾虚者[①]（n=82）	健康者（n=100）	P
父母一方年老者[②]	4	11	
怀孕前半年内父母有一方有慢性病者[③]	30	5	
怀孕期间母亲有病者[④]	20	10	<0.01
生育过密者[⑤]	12	8	
无以上情况者	16（19.5%）	66（66.0%）	

①肾虚指有以下症状中任意一症者：遗尿、鸡胸、龟背、智力显著低于正常儿童。②指父大于 50 岁或母大于 40 岁。③指以下各病中任意一种：喘息型慢性气管炎、支气管哮喘、高血压、冠心病、神经衰弱、慢性肾炎、肺结核、慢性肝炎、慢性腹泻。④除包括③所列疾病外，还包括妊娠毒血症。⑤指和上一胎间隔不超过两年者

为了进一步研究"先天"对下一代"肾"强弱的作用，我们对 50 例新生儿进行了玫瑰花环试验，并同时对其母亲给予中医辨证分析，发现在 21 例玫瑰花环试验结果较低的新生儿中其母亲有 19 例为肾虚（多为肾阳虚）患者，而其余 29 例测定正常的新生儿，其母肾虚者仅为 7 例，差异较为显著，显示了"先天"对下一代"肾"强弱的重要作用。

（2）老年人：在治疗老年人疾病时，应考虑到肾虚的因素。老年病研究中，我们曾提出"肾虚血瘀论"，并据此研制成功补肾活血的中药，对于滋补老年人肾虚，延长寿命有一定作用，对妇女更年期综合征的患者亦收到较满意的效果。我们还曾对青少年、壮年、老年人（健康者）的尿 17-酮皮质类固醇含量进行测定，发现青年组 > 壮年组 > 老年组，说明垂体-肾上腺皮质系统和垂体-性腺系统的功能随年龄变化而变化。有人在研究老年慢性气管炎的病因时，经对老年大白鼠和摘除睾丸或肾上腺的青壮年大白鼠的呼吸道对细菌清除能力进行比较，发现两组均明显减弱，且两组之间无明显差异，说明老年人性腺、肾上腺功能均减退，对外界刺激的防御能力亦降低。国外也有人重视老年人内分泌腺体的研究，日本有人发现睾丸中褐色色素颗粒的出现（提示睾丸功能的减低）与年龄有关，大多在 60 岁以后出现。

（3）房劳过度：中医历来重视房劳过度对肾的影响，认为系导致肾虚的重要因素。房劳过度、肾精流失过多，肾阴、肾阳因之亏损而致肾虚。

亦有人曾对性交后兔的脑垂体前叶进行了细胞学研究，发现其嗜碱细胞和嗜酸细胞的染色体均有所改变，显示其垂体前叶功能的减低。

我们曾对 125 例随机抽样人群进行过肾虚辨证与性生活关系的分析，尽管精确性不够，但也看出一定的关系，即房事较频繁的人，其肾虚证的出现，远较他人为高。此外，我们还对 50 例已婚男性和 50 例未婚男性相同年龄组（30~35 岁）进行了肾虚证统计，其阳性率分别为 80.4% 和 30%，也在一定程度上说明了这个问题。

（4）精神因素的影响：精神因素的影响一是指人之情欲太过，致使邪火妄动，损耗其阴，虽无房事，亦可致肾虚，朱丹溪说："心动则相火亦动，动则精自走，相火翕然而起，虽不交会，亦暗流而疏泄矣。"其二指各种神志活动的太过，久之可导致肾虚，即所谓"先伤其气者，气伤必及于精"。

（5）久病及肾：各种慢性病随着病程的延长，肾虚证的出现亦增多，所谓"久病及肾"。华北地区中医肾病研究协作组曾系统地观察了慢性支气管炎患者的病程与肾虚的关系，发现病程在 5 年以内者，肾虚证占 58.3%；6~10 年者，占 67.8%；21 年以上者高达 84.04%。我们对病程在

8 年以上的 120 例慢性气管炎、支气管哮喘、高血压、冠心病、慢性肝炎、慢性腹泻、慢性肾炎患者进行中医辨证分析，发现肾虚者占 92%，补肾治疗后，有 85% 的患者均获不同程度的疗效。说明了久病及肾的规律性。

第五节　论肾与"心-肾轴心系统学说"

"肾"及其生理、病理是祖国医学藏象学说的重要内容，临床指导意义很大。我们结合临床，在肾的实质、肾虚的病因及诊断等方面开展了系统的探讨，并就"心-肾轴心系统学说"进行了进一步的研究。现将研究结果及体会汇报于下，望同道指正。

一、"肾"生理功能的临床研究

中医学有关"肾阴、肾阳、肾水、命门"及"肾藏精、精化气"等理论很多，学术界还颇有争论。

笔者认为，需从临床角度认识这个问题。肾是先天之本，分为"精"和"气"两部分，合之称为"精气"。从临床实际而言，肾精与肾阴、肾水，肾气与肾阳、命门火等概念是一致的。肾精是肾气的物质基础，肾气又是肾精补充的重要动力，两者互相依存，完成肾的整体功能，古人称之"水火之脏，阴阳之宅"，为一坎卦。

为了系统研究肾的功能，我们将肾的生理功能分为以下六个方面。

1. 肾与人体生长发育的关系　中医学认为，人体的生长发育衰老过程，就是肾的精气盛衰的过程。《素问·上古天真论》和《灵枢·天年》篇对此都曾有详细论述。笔者曾对 632 例 6～79 岁随机抽样的人群按年龄组进行中医辨证分析，发现年龄与"肾"的盛衰确有一定的关系。见图 6-5-1。

2. 肾与人体消化的关系　人体的消化主要靠脾胃，但亦与肾有关。肾阳可以温煦脾胃，促进水谷的消化，就像要煮熟一锅粥，既要有锅（胃主受纳），又要有勺（脾主运化），还要有火（肾阳的温煦），三者缺一不可。命门火衰时，水谷得不到很好的消化，可出现脾肾阳虚而致的慢性腹泻。

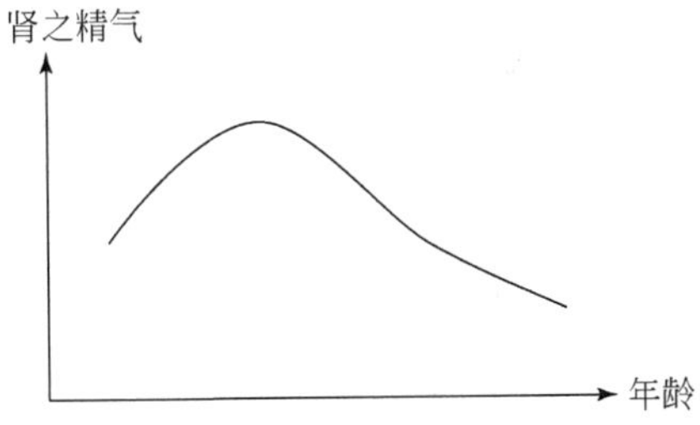

我们曾对 240 例不同年龄组的随机抽样人群进行慢性腹泻（包括五更泻、饭后泻及其他慢性腹泻，或不自觉便等，排除肠结核、直肠息肉、肿瘤等）的统计，发现随着年龄的增长，慢性腹泻的发病率亦呈增加的趋势。其中 43 例患者经温肾健脾治疗后，81.4% 有不同程度的好转。

图 6-5-1　人体年龄与肾的精气关系示意图

3. 肾与呼吸功能的关系　中医认为，人体的呼吸要靠肺肾两脏来完成，呼吸固然靠肺，但空气的吸入则与肾脏关系密切，中医称为肾主纳气。若人体肾虚不能纳气时，则会出现呼多吸少的症状。肺气肿、肺源性心脏病患者出现这类症状时，可用补肾纳气的治法。全国许多地区在防治慢性气管炎的研究中，都证实了大多数肾虚患者呼吸功能不全。

4. 肾与生殖功能的关系　肾与生殖机能有着直接的关系。性的成熟与衰退直接受肾的影响，另一方面，一些生殖系统的病变也往往责之于肾，如阳痿、遗精、早泄、不孕症等从肾论治，多可收效。

5. 肾与水液代谢的关系　人体的水液代谢主要依赖于肺、脾、肾三脏功能的正常。小便的开阖主要与肾有关，肾气充足，小便开阖无误，水液代谢正常。若肾脏出现病变时，则易导致开阖功能的失常。糖尿病、肾炎、肾衰竭等出现尿多、尿少、水肿、腹水等症状时，应考虑肾脏的变化，采取相应的治法。

6. 肾与骨、髓、脑、齿、发、腰、耳及二阴的关系 肾主骨，骨的健壮与否和肾有直接的关系。肾足则骨坚，发育正常。反之则发育失常，甚至形成佝偻。天津市 1976 年地震时，我们曾对震伤骨折患者加服补肾药物，据反映，其骨折愈合速度较往常为快。

肾生髓，包括骨髓和脑髓，因"脑为髓之海"，肾脏充盛，则脑髓健，反之，则髓海不足，健忘失眠。故对神经衰弱的患者，要考虑肾的问题。

我们曾对 25 名 50～70 岁中医辨证无明显肾虚表现的健康男性和 30 名同年龄、同性别的肾阳虚者进行了脑血流图描记，结果发现肾阳虚者多呈现正弦波及三角波，且波幅较低（表明其血管弹性明显减弱，供血不足），而辨证为无明显肾虚证的健康人，脑血流图表现基本属于正常范围。这不但说明了两者的区别，也提示了肾与脑的关系，更说明了老年肾虚证在中风发病中的重要作用。

"齿为骨之余"，"发为血之余"，"精血同源"，肾虚时则易出现牙齿浮动，发白易脱落等。此外，"腰为肾之府"，"肾开窍于耳"，故腰酸腰痛、耳鸣耳聋等症，多以补肾治疗。

肾与二阴的关系，表现在大小便异常时使用补肾的治疗问题上。

肾与命门一致与否，多年来其说不一，为中医界一直争论的问题。我们认为，尽管在理论上争论很大，但在临床上，命门只涉及"阳"、"火"的方面。古人之所以提出命门的概念，只是为了突出肾阳的作用。命门与肾阳，不过名称不同而已。

总之，肾与人体各部分都有直接或间接的关系，故肾虚证常多见全身症状，补肾治疗后，也多表现为全身症状的改善，这也从临床上反证了肾脏在人体中的重要地位。

二、肾实质的研究

通过上述肾的生理功能的研究，结合当前其他学者的研究，我们对肾的实质有如下五点认识。

（1）从上述临床一般统计和治疗分析，中医学的肾应与人体生长发育、呼吸、消化、生殖、水液代谢、智力、骨、齿、毛发等各方面都有直接或间接的关系。正如《难经》所说的"生气之源者，谓肾间动气也。此五脏六腑之本，十二经之根，呼吸之门，三焦之源，一名守邪之神，故气者人之根本也"。从这一意义上讲，只有作为人体内分泌系统重要组成部分的垂体–肾上腺皮质系统和垂体–性腺系统方能胜任。

（2）近年来的研究，包括尿-17 羟皮质类固醇、尿-17 酮皮质类固醇、血-11 羟皮质类固醇昼夜节律测定，SU4885 试验，ACTH 试验等，都从实验学角度证实了上述论断。

（3）从免疫学角度探讨肾的实质，曾做过有关肾虚患者 T 淋巴细胞玫瑰花环试验及 IgA、IgG 含量测定等研究，均证实肾与人体免疫的密切关系。临床上，我们还曾特意治疗了 2 例过敏体质的患者，由于长期服用药物，出现过敏体质改变情况，治疗前患者对鱼虾过敏（出现荨麻疹），服用补肾药物后，过敏情况消失，追访 3 年未发。这些研究揭示了肾与免疫的关系。内分泌与人体免疫功能的密切关系已为大家所公认，故追溯其实质仍未越出垂体–肾上腺皮质系统和垂体–性腺系统的范畴。

（4）近年来有人从分子水平来研究"肾"的实质，包括对神经、内分泌、生殖、泌尿、免疫、消化、骨、呼吸系统内细胞环腺苷酸、环鸟苷酸相对平衡的调节。而当这种相对平衡失调时，则可出现不同程度的"肾虚"表现，如表现阳虚患者血浆的 cAMP 低于正常，cGMP 高于正常，cAMP/ cGMP 比值较正常为低，而阴虚患者测定值恰恰相反。

（5）我们认为肾所包含的内容是十分广泛的，下丘脑–垂体–肾上腺皮质和下丘脑–垂体–性腺系统固然为肾的重要组成部分，但绝不是全部内容，我们曾对十几例甲状腺机能亢进患者采用滋阴补肾法治疗，疗效较好。有人通过对慢性纤维空洞型肺结核、骨结核、肺癌、营养不良性水肿等 24 例生前有肾虚表现的死者尸检，发现其垂体前叶、甲状腺、皮质及睾丸、卵巢等腺体均有明显的退行性病变，显示其活体机能的减退。此外，现代医学的肾脏也包含在中医学肾的概念之中，亦获公认。故可认为，肾的实质可能是以下丘脑–垂体–肾上腺皮质系统和下丘脑–垂体–性腺系统为主，包括部分自主神经系统、甲状腺及泌尿系统肾脏的大范围系统。

三、心–肾轴心系统学说的提出

中医认为，心在人体中处于最高主导的地位，调节着体内一切生理活动，为思维意识的中心。《黄帝内经》说："心者，君主之官，神明出焉。"心的功能正常与否，直接影响着体内所有脏腑活动的正常与异常，所谓"心者，五脏六腑之大主也"、"主明则下安，主不明则十二官危"正表明了这一点。肾为先天之本，其重要性前已论及。二脏固然重要，两者关系的正常更为重要。唐代著名医家孙思邈曾引用道家的"心肾相交、水火既济"来说明，意思是心在上属火，为人体最重要的内脏，肾在下属水，其地位低于心，但较它脏为高，此两脏相互联系，"水升火降"，维持心肾、水火的相对平衡，保证人体的健康。为了更好地说明心肾之间的关系及其在人体生命活动中的重要性，我们曾提出"心–肾轴心系统学说"。"心—肾系统"表示在心为主导的条件下，心肾之间相互促进、相互制约的相对平衡关系；"轴心"表示此系统在人体的生理活动与病理变化中起着重要的作用。见图 6-5-2。

1. 心–肾轴心系统学说的现代医学剖析　现代医学认为，大脑皮质为人体思维意识的中心，皮质及其下中枢调节着机体一切生理活动，这一点应包括在中医学"心"的功能之中，已为当前医学界所公认。结合上述肾实质的探讨，则心肾相交的理论应指大脑皮质通过下丘脑对垂体、肾上腺皮质、性腺等的控制，即大脑皮质–下丘脑–垂体（肾上腺皮质系统、性腺系统）。其中心火下降、下交于肾（心对肾的调节），指神经中枢对垂体、肾上腺皮质和性腺的调节机制；而肾水上升、上达于心，则是指肾上腺皮质或性腺通过垂体或直接作用于神经中枢的机制，即所谓"反馈机制"。现代医学也十分重视神经与内分泌的作用。巴甫洛夫学说十分重视神经系统，尤其是大脑皮质的作用。近代塞里应激学说把内分泌系统，尤其是垂体–肾上腺皮质系统提到了

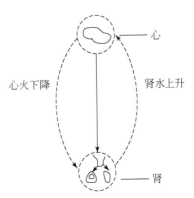

图 6-5-2　心–肾轴心系统示意图

很高的位置。但它们各有长处和短处，前者重视了大脑皮质却忽略了内分泌；后者重视了内分泌，却低估了神经系统。近年来，这两个学说开始注意到神经与内分泌是紧密联系和不可分割的，并开始形成"神经–内分泌学说"。而祖国医学关于心、肾关系的论述，实际上朴素地综合了以上两个学说的长处，并有效地指导了临床。

2. 心–肾轴心系统在发病学中的作用　任何一种致病因子作用于机体而发病时，都会引起两种不同的反应，一种是由于致病因子、机体体质等因素不同，表现不同的疾病；另一种是不同的致病因子、不同的疾病，在发病的某一阶段，会出现相同的机体反应，即所谓疾病的共性。近年来，现代医学也已越来越重视疾病的共性，即非特异性反应。巴甫洛夫、塞里等实际上都是从不同的角度论证了疾病的共性。而祖国医学"心—肾系统"实际上在疾病的发病共性中，也起着重要的轴心作用。临床上通过对"心–肾轴心系统"的调节，往往可促使疾病个性的转化。若抓住

"心-肾轴心系统"异病同治，则可提高疗效，巩固疗效，改善机体体质。进一步而言，协调好"心-肾轴心系统"对于延年益寿、防止早衰都会有一定的益处。

第六节 补肾活血法浅析

补肾活血法是一种新兴的中医临床治疗大法。此法自 1978 年由张大宁教授在国内首先提出，至今已 25 年。25 年前，张氏在总结肾病、老年病的实验统计结果时，发现绝大多数慢性病及老年病患者，均存在着不同程度的"肾虚与血瘀"，符合古人"久病及肾、久病多瘀"的观点。实际上也构成多种慢性病、老年病及人体衰老的基础。为此，张大宁教授提出了"补肾活血法"。

活血法即活血化瘀法，是运用调畅血行、祛除瘀滞的方药（或其他施治方法），治疗由于血瘀、血滞所致的各种疾病的方法，即《内经》所谓"坚者削之，留者攻之"之传统疗法。

补肾活血法是补肾法与活血法的有机结合及高度统一，通过补肾促进活血，应用活血益于补肾，两者相互协同，达到改善肾虚血瘀的病理变化，使机体阴阳平衡、邪祛正存的一种新的治疗大法。这绝不是补肾法（或补肾药物）与活血法（或活血化瘀药）两者简单机械地迭加或同时使用。近年来的研究已经证实，补肾活血法是通过调节神经内分泌、免疫机能、改善微循环等一系列作用治疗各种慢性病、老年病及延缓衰老的一个大法。

在古代许多医书中，前贤大多认为因郁、因寒致瘀。如《内经素问·调经论》曰："寒独留而血凝泣，凝则脉不通 。"《灵枢·痈疽》："寒邪客于经络之中，则血泣，血泣则不通 。"《内经》又有"气为血之帅"之说，《素问·玉机真脏论》指出"脉道不通，气不往来"。可见气行则血行，气滞则血瘀。血得温则舒，遇寒则凝。故自古以来，活血之法常与行气之法相配伍，且活血之药，多为温性。清代王清任自古人"气为血之帅"之论发挥，强调了气血之间的关系，指出："治病之要诀在于明气血，气有虚实，血有亏瘀。"创以活血之方剂 33 首，主治瘀血病症 50 余种。其中最为突出的见解和最大的贡献莫过于他提出的"气虚血瘀论"，从而以"补阳还五汤"独立医门，重用黄芪补气活血而治之。张大宁经过长期大量地实践和研究，发现补阳还五汤中的气虚既肾气虚，而黄芪的功效主要在于补肾气，这不仅符合王清任当时的立论："元气即虚，必不能达于血管，血管无气，必停留而瘀"，"元气者肾气也"，而且也符合现代研究所证实的人体衰老及各类疾病的发生与肾虚和血瘀有密切相关的结果。即肾虚必兼血瘀，血瘀加重肾虚。临床上往往肾虚是本，血瘀是标，肾虚为因，血瘀为果；反过来，瘀血又构新的致病因素，从多方面加重肾虚的程度，形成恶性循环。因此，肾虚血瘀是各类老年病、慢性病某些特定阶段和人体衰老的共同病理。形成了对临床有指导意义的"肾虚血瘀论"。而"补肾活血法"正是针对"肾虚血瘀"的病理基础而制造的一种"异病同治"的非特异性治疗大法。

现代研究证实，许多老年病、慢性病与下丘脑-垂体-肾上腺皮质轴、下丘脑-垂体-性腺轴及下丘脑-垂体-甲状腺轴的功能失调有关。冠心病、动脉硬化、高血压、糖尿病及某些精神疾病等与核苷酸代谢异常有关。这些疾病及许多老年病、慢性病也与微循环障碍有着密切关系。而补肾活血法恰可以调节前列腺素及环核苷酸代谢，更可以调节"三个轴"的功能及改善微循环。还有人对数十种疾病有肾阳虚或肾阴阳俱虚的患者，进行体内 5 个内分泌腺体的形态学观察，结果可见其甲状腺滤泡上皮细胞萎缩呈扁平状，滤泡中胶质增加并变厚，表明其机能下降；肾上腺皮质索状带细胞类脂质丧失并见变性、坏死；睾丸的精母细胞及精子减少，精曲管上皮细胞变性，支持细胞增生，基膜增厚，间质细胞萎缩，胞质中可见棕色颗粒，卵巢的各级卵泡数明显减少并有异常现象；脑垂体前叶的嗜碱粒细胞空泡形成、核不规则等。根据我们对大量现代研究结果的分析，肾虚者常兼有血瘀证候，即在以上病理形态学的基础上，同时兼有血液流变学及微循环的不同程度的异常，一般都有炎症、出血、水肿（即瘀血）所致的组织坏死、溃疡、增生、渗出液及瘢痕等组织形态学的改变，而以上这些相似或共同的病理改变，通过补肾活血法治疗后得以改善或恢复。

近年来国内外的大量文献证实，中医"补肾活血法"有如下十项功能：①从整体上调整机体功能的衰退，促进内脏功能恢复，促进生长发育，增强再生能力，提高内在抗病能力。②通过兴奋垂体-肾上腺系统，对抗垂体后叶素引起冠状动脉的收缩作用。达到增加冠脉流量，提高心肌效率，改善心肌缺血和心律失常、减慢心率、降低血压或有增加心率和升压作用。③具有激素样调节内分泌作用，常用药如附子，具有异丙肾上腺素作用，对垂体-肾上腺皮质激素有兴奋作用；巴戟天具有类皮质激素样作用，促进肾上腺皮质激素分泌。内分泌腺细胞产生的各种激素是机体内传递调节信息的重要物质，它受控于下丘脑-腺垂体。而内分泌靶腺体及其激素对下丘脑-腺垂体又有反馈调节作用，从而构成了一个相互调控、相互制约的阴阳平衡体系。肾虚病的阴阳平衡失调，只有通过补肾，才能改善这一病理变化。肾虚证患者垂体前叶、肾上腺皮质、甲状腺、睾丸、卵巢等腺体呈退行性改变，补肾药可以对这一病理变化给予治疗。④补肾药对肾虚患者的环核苷酸代谢有一定调节作用。环核苷酸是许多生理功能和物质代谢的调控剂，对维持正常生命起着重要的作用。⑤临床上肾虚患者，一般免疫功能都下降或失调，故常见此类患者极易患病或使慢性病迁延。补肾法不仅可以提高免疫力，加速细胞损伤的修复，而且通过调整肾阴肾阳，能提高免疫功能的稳定性，抑制过高的免疫反应。⑥肾虚患者的形质损伤、气血亏虚及功能异常与代谢相关。肾虚时血浆过氧化脂质水平升高，而血浆过氧化脂质的水平变化，可能是肾气充盛与否的重要内在物质基础之一。另外，肾虚与超氧化歧化酶活性的变化有关，肾虚患者超氧化歧化酶活性显著降低，且病情越重者 SOD 活性越低。符合中医"久病及肾"之理。⑦改善血液流变学的病理变化：由于血瘀疾患的病因病机不同，证象各异而表现出的血液流变学的病理改变及其有关参数的变化也不相同。心脑血管疾病患者，血液黏稠度大多升高，主要是因为红细胞、血小板表面电荷减少而至红细胞、血小板聚集或凝结而成，可能成为中医理论"内结为瘀血"的血液流变学的病理基础；出血性疾病血黏大多降低，主要是血细胞减少及血管破裂等原因，可能成为中医理论"离经之血成瘀血"的血液流变的病理基础；肝硬化腹水、贫血等病的血瘀患者血液黏稠度也下降，可能成为中医理论"血虚夹瘀"的血液流变学的病理基础，而肺源性心脏病、肺气肿等则可能成为中医理论"污秽之血为瘀"的血液流变学的病理基础。⑧改善微循环的病理变化：微循环是循环系统的基本结构，瘀血证患者在微循环障碍上有一系列的病理变化。高血压、糖尿病、脑血管病等瘀血证患者异常管袢增多、微血管呈瘤状膨大、囊样变或螺旋形变，血流减慢，血细胞聚集，管袢顶端扩张等。表明"久病入络"的微循环障碍病理。⑨维持凝血与抗凝血系统的平衡：血瘀患者的凝血—抗凝血及纤维蛋白形成—溶解两大系统的动态平衡均产生了病理改变。活血化瘀能改善两大系统的病理变化。如抗凝血作用的三七、赤芍、龙葵等；促凝血作用大黄、乌药、仙鹤草等。⑩其他，如提高心率，调整心律紊乱，改善房室结、窦房结节律，改善传导阻滞，扩张血管作用。可扩张冠状动脉、外周血管等，改善肾功能，使肌酐、尿素氮下降，使肾炎动物蛋白尿减少及抑菌、抗病毒和消炎作用等。

综上所述，肾虚与血瘀相关并存，从临床研究到取得的进展已证实补肾活血法的疗效及理论基础。"肾虚血瘀论"的产生不仅成为中医理论体系中一个基本的病理机制，并通过补肾活血法的临床疗效及理论研究得到反证。"补肾活血法"随着理论、基础研究的深入和临床的大量应用，越来越显示出其良好前景。

第七节　补肾活血法在慢性肾脏疾病中的应用

"补肾活血法在慢性肾脏疾病中的应用"是由我国著名肾病学专家、天津市中医药研究院张大宁教授主持完成的科研课题，由"补肾活血降逆排毒法治疗慢性肾功能衰竭的临床及实验研究"、"TNF-α对肾间质纤维化细胞表型变化影响及补肾活血法对 TEMT 的抑制作用"、"补肾活血法在肾间质纤维化上的应用研究"、"TNF-α对肾间质纤维化中肾小管上皮细胞表型变化的作用"、"补肾活血法对系膜增生性肾小球肾炎大鼠肾组织基质蛋白酶及组织抑制剂表达影响的实验研究"及"补肾活血法治疗系膜增生性肾小球肾炎的基础和临床研究"6 个课题组成，主要进行了补肾活血法治疗肾小球疾病、肾小管间质疾病和慢性肾衰竭的临床和基础研究。其中，系膜增生性肾小球肾炎是肾小球疾病中发病率最高的一种病理类型，肾小管间质疾病包括了马兜铃酸肾病和单侧输尿管结扎 2 种类型间质损害，慢性肾衰竭是多种肾脏疾病的终末期阶段，所以该课题涉及了慢性肾脏疾病的主要病变。自 1992 年开始，共研究 17 年。

该系列研究课题主要从"补肾活血法"治疗慢性肾脏疾病的作用机理、临床研究及相关复方的中药学及药剂学等方面进行了研究。

（一）"补肾活血法"的作用机理研究方面

从中医理论方面，对 CRF 所谓"本虚标实"的病理机制提出了新的更为详尽的认识，即肾虚和血瘀均为其本，而浊毒上逆为其标。开创了中医治疗 CRF"补肾扶正以治本，降逆排毒以治标"的治疗大法。张大宁教授提出治疗 CRF"应由排毒治疗向综合治疗过度、由降血肌酐向提高内生肌酐清除率和全面改善肾功能过度"的思想，在该研究中得到了证实。肾衰排毒颗粒率先使用大黄炭等炭类药加强排毒，重用冬虫夏草、生黄芪、川芎等药以突出补肾活血的用药特点，使其能有效地改善患者的肾脏功能，提高 Ccr，从而降低血 Cr 等指标、改善临床症状、提高生活质量；减轻肾脏的病理损伤，降低 CRF 大鼠的死亡率，延缓腺嘌呤灌胃致 CRF 大鼠的病程进展。

该项目首次提出了应用补肾活血法治疗肾间质纤维化的作用机制。采用中药复方干预和治疗肾间质纤维化，不同于以往的仅对于大黄、丹参等少数中药的单味药研究，更能体现中医辨证论治的原则。在以补肾活血法为大法的基础上，根据不同患者的不同证型，给予补肾、滋阴、活血、温阳、益气、行气、软坚等治疗，尤其重视了冬虫夏草和黄芪的使用。首次同时采用不同类型肾间质纤维化动物实验和临床病例验证疗效。肾间质纤维化过程十分复杂，多种类型纤维化并存，而不同的病因可以导致不同类型为主的纤维化。该研究所涉及的马兜铃引起的肾间质纤维化主要为萎陷性纤维化，单侧输尿管梗阻所致肾间质纤维化，既有肾小管上皮细胞凋亡增加（萎陷性），又有胶原合成增加及降解减少（绝对性）。我们采取补肾活血法治疗两种类型肾间质纤维化，疗效肯定。利用不同的动物模型分别研究肾间质纤维化的发病机理及验证补肾活血法中药的治疗作用。以马兜铃酸肾病动物模型通过免疫组化、RT-PCR、生化等多种手段研究发现，马兜铃酸通过诱导肾小管上皮肌成纤维细胞转化可导致肾间质纤维化。根据此结论，我们又采用单侧输尿管结扎的方法制造肾间质纤维化动物模型，造模成功后给予补肾活血法中药，观察到以该法为大法的中药可以通过抑制或逆转 TEMT，延缓肾间质纤维化的进展。首次通过动物实验的方法研究补肾活血法中药对肾间质纤维化的治疗和逆转作用。

MsPGN 大鼠在应用补肾活血法药物治疗后，尿蛋白明显下降，考虑该药物能上调 MMP-2 的表达及活性的部分恢复，同时下调 TIMPs 的表达，使得胶原合成减少，肾小球细胞外基质沉积减少，通透性降低，蛋白滤过减少，尿蛋白降低。从生化、病理、免疫及分子生物学等不同角度阐明补肾活血法中药抑制系膜细胞增殖，减少细胞外基质积聚的部分作用途径及可能作用机制，为其在肾小球疾病中的应用提供了依据。

（二）"补肾活血法"的临床研究方面

从中医理论方面对慢性肾衰竭所谓"本虚标实"的病理机制提出了新的、更为详尽的认识，即肾虚和血瘀均为其本，而浊毒上逆方为其标。开创了中医治疗 CRF"补肾活血以治本；降逆排毒以治标"新的治疗大法，突破了中医治疗 CRF 以排毒为主的治疗原则。补肾活血法治疗慢性肾衰竭在临床应用研究上分别观察 904 例患者与 452 例西药组对照，877 例患者与 865 例辨证分型系列方药组对照，总有效率达 92% 以上，疗效均优于对照组；另对 92 例血液透析患者（单纯血液透析对照组 89 例）临床观察，表明该药可改善患者症状并延长透析间隔时间。依据补肾活血法确定了治疗慢性肾衰竭的肾衰排毒颗粒，其临床应用中不仅能有效地改善 CRF 患者的临床症状，降低其血 Cr、BUN 等指标，而且可以提高患者内生肌酐清除率，改善 CRF 患者的肾脏功能。

首次创立了应用补肾活血法治疗肾间质纤维化的中医理论。根据"肾虚血瘀"的病理机制研制的以补肾活血法为大法的相关中药组方，也为中医药治疗脏器纤维化提供了新的思路。首次对马兜铃酸肾病提出了中医辨证分型。将马兜铃酸肾病分为 3 个类型：脾肾阳虚，肝肾阴虚和湿热壅阻。补肾活血法治疗肾间质纤维化临床应用研究：选取了以肾间质纤维化为主要病理改变的马兜铃酸肾病患者，采用补肾活血法辨证治疗，检测了 BUN、Scr、24h 尿蛋白定量、血尿、尿糖、β2 微球蛋白及尿渗透压等生化指标，总有效率达 81.5%。提示补肾活血法对马兜铃酸肾病具有较良好的疗效。

补肾活血法中药在抑制系膜细胞增殖，减少细胞外基质积聚，防治肾小球硬化方面的确切疗效，为中医治疗慢性进行性肾小球疾病开辟一条新途径，也为中药治疗脏器硬化提供一个新思路。补肾活血法对系膜增生性肾小球肾炎治疗作用的临床疗效研究：观察补肾活血法中药治疗系膜增生性肾小球肾炎，分别通过病理分型、临床分型及中医辨证等多角度，经 24h 尿蛋白定量、肾功能等实验室检查证实，补肾活血法中药在治疗慢性肾炎导致肾小球硬化方面的疗效确定。

（三）补肾活血法相关复方的中药学及药剂学研究方面

肾衰排毒颗粒率先使用大黄炭等炭类药以加强其排毒作用，并且重用冬虫夏草、生黄芪、丹参、川芎等药，突出了补肾、活血的功效。

在肾衰排毒颗粒制剂工艺中将先进的脱钾工艺应用于制药过程中，克服了 CRF 患者因血钾升高而不能服中药的弊端。

肾衰排毒颗粒是一种单剂型、多功能、疗效可靠的药物，服用方法简便，可使患者免除灌肠之苦。

（四）结语

自开展"补肾活血法治疗慢性肾脏疾病"系列研究以来，已为上万例肾脏病患者应用补肾活血法中药进行了治疗，包括各种类型急、慢性肾炎，糖尿病肾病，肾病综合征，高血压肾病，马兜铃酸肾病，肾间质纤维化，狼疮肾，肾盂肾炎及各期慢性肾衰竭等，其中重点对慢性肾小球肾炎、肾间质纤维化和慢性肾衰竭进行了系统观察，通过现代医学病理分型、普遍采用的临床分型及传统医学辨证论治等内容进行了多方位、多角度研究，经过实验室检查、临床症状和生活质量等方面的比较，均较治疗前和对照组有显著改善，从不同侧面验证了补肾活血法通过保护健存肾单位,改善肾脏供血等方面的作用,发挥在慢性肾脏疾病中的临床疗效。补肾活血法在慢性肾脏疾病中的应用,经过长达 17 年的研究,通过临床观察和基础实验等研究内容,从病理分型、临床类型及中医辨证分型等多角度验证了补肾活血法治疗慢性肾小球疾病、肾小管疾病和肾衰竭的确切疗效,为慢性肾脏疾病的治疗提供了新的方法,也为其他脏器硬化和纤维化的治疗提供了新的思路。

近些年来,课题组主要成员先后在 Journal of traditional Chinese medicine、《中医杂志》、《中国中西医结合杂志》、《中草药》、《中华中医药杂志》、《中国中医基础医学杂志》、《中国中西医结合急救杂志》、《中国实验方剂学杂志》、《中国中西医结合肾病杂志》、《上海中医药杂志》等专业核心期刊上发表相关论文近 50 篇,得到了广泛关注,并被数百次引用。"补肾活血法"系列课题先后获得天津市科技成果 4 项,其中 3 项国际先进水平,1 项国内领先水平,获得省部级科技进步一等奖 1 项、二等奖 4 项、三等奖 1 项;并出版了《中医补肾活血法研究》和《补肾活血法与肾脏疾病》等专著;另外根据补肾活血法理论,获得了治疗慢性肾炎、慢性肾衰竭等疾病的国家发明专利 3 项。

第八节　补肾活血法延缓衰老的研究

(一) 衰老和衰老原因的探讨

1. 衰老的概念和特征

(1) 中医学"老"的含义:《战国策》曰"姿天逝曰老",《论语》上载"及其老也,血气既衰",晋代陶潜曰"老于人曰年先矣",既是把人体姿容已过,形体气血衰退,年事过高称为"老"。

现代医学"衰老"的定义:衰老是从生殖成熟后开始或加速的,具有累积性、普遍性、渐进性、内生性和危害性的生命过程。

(2) 衰老的体征特点:《灵枢》曰:"人生,,五十岁,肝气始衰,肝叶始薄,胆汁始灭,目始不明。六十岁,心气始衰,苦忧悲,血气始惰,故好卧。七十岁,脾气虚,皮肤枯。八十岁,肺气衰,魄离,故言善误。九十岁,肾气焦四脏结脉空虚。百岁,五脏皆虚,神气皆去,形骸独居而终矣。"近年来笔者在综合古人论述的基础上,通过 500 例 60~105 岁老人的调查、分析、研究,总结出人体衰老的十大外在特征,即外形、体重、皮肤、牙齿、头发、耳、目、智力、精神、言语、动作和性的变化。

1) 外形:身高下降,脂肪沉积,可出现老年性驼背瘪嘴。

2) 体重:70 以后 70% 老人体重不同程度下降。

3) 皮肤:皮肤出现干枯,皱纹,老年斑和老年疣。

4) 牙齿:牙齿松动和脱落。

5) 头发:头发变白,脱发;男性眉毛、鼻毛、耳毛及女性上唇毛过度生长。

6) 耳:耳鸣、耳聋,耳逐渐加长,出现耳垂皱折。

7) 目:视力减退,出现角膜老年环,角膜浑浊,晶体浑浊。

8) 智力:记忆力和理解力均减退。

9) 精神、言语、动作:精神不振,言语重复啰嗦,运动迟钝,易于疲劳。

10) 性的变化:性欲大为减退,男子阳痿,女子阴道萎缩,老年褐色素沉着增加。

（3）衰老的生理特点

1）各种生理功能的变化：复杂的生理功能如神经传导速度，简单的生理功能如心脏指数、标准肾小球滤过率、肺活量、肾血流量、最大通气量及与生理功能有关的基础代谢率、细胞内水分等均随年龄增加呈不同程度降低。随年龄增加，对外源性抗原产生抗体的能力、细胞免疫功能等亦均降低。但对自身抗原的抗体产生能力反而增加。因此，自身免疫性疾病随年龄增加而增加。

2）代谢的改变：随着年龄的增加代谢速度减慢，此与代谢组织总量减少有关。能量产生效率老年人低于青年人。老年期男女血脂成分、高密度脂蛋白均减低，它是人体动脉硬化的主要原因。血脂之总胆固醇、低密度脂蛋白、三酰甘油随增龄有所增加。自由基随增龄逐渐增多，形成过多的过氧化脂质，促使生物膜、小动脉和中枢神经系统的神经元发生损伤，生物膜破裂，细胞死亡。并可促使动脉硬化加重。环核苷酸包括环腺苷酸和环鸟苷酸，环腺苷酸作为体内第二信使的主要成分，随增龄逐渐减少，老年期环腺苷酸减少，对细胞的活动调节呈低水平。钙离子与细胞膜的功能密切相关，随年龄的增加骨—血、骨—非骨细胞的钙离子转移减慢，骨钙减少，细胞功能（如内分泌免疫）障碍。

3）器官和组织的改变：细胞数随增龄逐渐减少，至老年期可减少30%，主要为非脂肪细胞减少，细胞内水分减少，细胞外液及血液总量无明显改变。器官萎缩，以骨骼肌、肝、脾更明显，相反脂肪组织增加，甚至超过所丢失的细胞数量。随增龄结缔组织的胶原纤维变粗且致密，强力纤维易脆并发生钙化。结缔组织的这些变化与酸性黏多糖和胶原纤维发生交连及聚集有关。组织的弹性降低。亚细胞结构如线粒体等随增龄逐渐减少，并出现脂褐素和双核细胞等，这些改变均可影响细胞的功能。

2. 衰老原因的探讨

（1）中医学认为，人体衰老是一复杂过程，根本原因还是阴阳平衡失调。具体讲，主要有以下五种学说。

1）五脏皆虚说：此说以《内经》为代表。《灵枢·天年》载"五脏皆虚，神气皆去，形骸独居而终矣"。

2）肾虚为主说：此说以朱丹溪、张景岳为代表。肾虚有先天禀赋不足和后天导致的肾虚。前者张景岳曾说："以人之禀赋言，则先天强厚者多寿，先天薄弱者多夭。"后者则是因房事过度，久病及肾而至的肾虚。

3）脾虚为主说：此说以李东恒为代表。《脾胃论》中曰："动止饮食各得其所，必清必净，不令损之为元气……则亦合于天数而。"

4）精血衰耗说：上海中医药大学附属龙华医院根据《内经》的有关论述及临床实验，认为人体衰老的机理在于随着年龄的推延，首先是精血的不断衰耗，继之才是气虚、神败、形坏。

5）审虚血瘀说：此说以张大宁为代表。张大宁教授经过多年临床观察和实验研究，并综合前人对于衰老机制的认识，认为人体衰老的原因是肾虚血瘀。

（2）肾虚血瘀是人体衰老的根本原因。

人之寿夭与肾有密切的关系。人体质的强弱与寿命的长短主要取决于肾中精气的盛衰。《素问·上古天真论》曰："丈夫八岁，肾气实，发长齿更；二八，肾气盛，天癸至，精气溢泻，阴阳和故能有子；……五八，肾气衰，发堕齿槁。"说明肾气支配着人的生、长、壮、老、死。这段女子以七、男子以八为递进的生长、发育、衰老曲线的论述，是中医较著名的对衰老有代表性的观点。上海中医药大学龙华医院曾对20岁以上235例人群进行调查，通过辨证分型发现，各年龄组肾虚百分率随年龄的增加呈递增现象，说明肾虚在衰老的内在因素中起主导作用。天津高氏等调查654例老年前期人群发现肾虚占82.57%，亦说明虚证发生有随增龄而上升的趋势，其中肾虚占主要地位。沈自尹从多年肾的研究中揭示了人体衰老的实质是肾虚，指出老年人普遍存在着生理性肾虚。根据肾虚辨证标准中症状来看，腰膝酸软、耳目失聪、齿发脱落、性功能减退等，都是老年人生理机能衰退的表现。故有人倡议，肾虚辨证标准可作为推断衰老的临床指标。此外，笔者注意到，当人步入老年阶段，常常兼有瘀血的表现，如皮肤色素沉着、老年斑的出现、皮肤粗糙、角膜浑浊等，检查时发现微血管形态异常，管袢显著增加，血管张力明显减弱，血色偏暗，血流缓慢，袢顶瘀血增多，心、肺、肝、脾、肾、脑之动脉管壁增厚，管腔狭窄改变等。这些均符合血瘀诊断标准的内容。

有人对2251例健康中老年人进行调查发现34.7%的健康中老年人有瘀血证存在，并随着年龄的增长，血瘀证的检出率和血瘀证候积分值呈递增的变化。韩氏等也观察到，健康老人尽管无明显的宏观瘀血证，但多项指标结果分析显著仍有异常化趋势，指出老年人普遍有着"瘀"的基础。

张大宁在研究人体衰老原因及抗衰老方法上，经长期探索及实践综合前人理论，提出衰老"肾虚血瘀"的新观点（1974年）和与之相应的"补肾活血法"（1978年）。并于1980年研制成功"补肾活血液"（后叫强力虫草王浆液）对随即抽样的420例年龄在65岁以上分别患有冠心病、高血压、慢性支气管炎、糖尿病、慢性肾炎及无明显症状的健康老人，进行了中医辨证和脑电图、脑血流图、甲皱微循环、耳垂折痕观察等各项指标的观察分析，发现这些老人，尽管病种不同，症状各异，但都有不同程度的肾虚和血瘀的表现。通过采用"补肾活血法"（强力虫草王浆液）的治疗，对于恢复具体症状、体征及减少衰老的某种特征均有较显著的作用，反证了"肾虚血瘀"是导致人体衰老的重要病理机制。

随着对"肾虚血瘀"理论探讨的深入，目前有人提出"健康老人"随着增龄而出现的肾虚指征，称为"生理性肾虚"。同时也有人提出随着增龄出现的血瘀指征，可视为"生理性血瘀"。两者同时出现可视为"生理性肾虚血瘀"。笔者认为无论称之为何，人的生、长、壮、老、死的过程是不可避免的，随着年龄的增长，必然出现生理性衰退变化。所谓"生理性肾虚血瘀"只是疾病发生发展的早期预备阶段，或称之为向病理发展的一个渐进过程。当疾病到一定程度时，即可出现体内各方面的异常变化，即称之为"病理性肾虚血瘀"。现代研究证实：一些常见多发的老年病，如高脂血症、老年性冠心病、脑动脉硬化、高血压、脑血管意外、老年性痴呆症、肺源性心脏病、糖尿病、慢性胃炎、慢性前列腺炎、慢性肾炎、慢性肾衰竭、性功能障碍、更年期综合征等疾病的发生均与肾虚血瘀有关。故有人称之"老年性肾虚血瘀综合征"，更有人提出"虚-瘀-衰老"为中医衰老之模式。综上所述，肾虚血瘀是人体衰老的生理特性和病理机制。

（二）应用补肾活血法延缓衰老的研究

1. 补肾活血法的概念　补肾活血法是将补肾法与活血法有机地结合起来，通过补肾促进活血，应用活血加强补肾，两者相互协同，达到改善肾虚血瘀的病理变化，使机体阴阳平衡，邪去正安的一种治疗法则。从某种意义上讲，补肾活血法是通过调节神经、内分泌、免疫功能，改善微循环等作用，治疗各种慢性病、老年病及延缓衰老的一个大法。因此说，它是具有异病同治（中医理论）或非特异性作用（西医理论）的综合大法。

2. 补肾活血法作用机制的探讨　补肾活血法是在补肾法和活血化瘀法的应用及研究基础上发展而来，即具有补肾法和活血化瘀法的作用，同时也具有两者的协同作用。各种作用的相互结合使该法较补肾法和活血法的非特异性更强更具有普遍性。

补肾活血法作为一个综合治疗大法，全在于调节机体的阴阳气血，而这种调理的作用则是通过"实则泻之"、"虚则补之"的原则来实现的。

补肾活血法的"补虚"作用：虚证（主要指肾虚）的主要病因病机是由于先天不足、房劳过度、七情内伤、久病及肾或自然衰老等因素而致的正气虚损，阴阳气血失调。现代研究表明，虚证患者的生理功能减退，免疫功能低下，神经-内分泌系统异常紊乱，血环核苷酸 cAMP 和 cGMP 及其比例失调，血黏度升高，氧自由基增多，微量元素变化，细胞炎性变化或坏死、萎缩等一系列病理改变均可通过补肾的方法达到阴阳气血平衡，调整脏腑损伤，从而恢复生理功能、提高免疫力、增强体质。特别是补肾还能有助于精气往复过程，使机体的形质亏损得到修复和补充，从而促进康复。这里的补肾法只补肾活血法的补虚作用，包括于补肾活血法之中。"补虚"作用主要有以下方面。

从整体上调整机体功能的衰退，促使内脏功能恢复，促进生长发育，增强再生能力，提高内在抗病能力。

通过兴奋垂体-肾上腺系统，对抗垂体后叶素引起冠状动脉的收缩作用，达到强心、增加冠状动脉流量、提高心肌效率、改善心肌缺血和心律失常、减慢心率、降低血压（常用药如冬虫夏草、杜仲、补骨脂等）或有增加心率和升压作用（常用药如仙茅、肉苁蓉、人参等）。

具有激素样调节内分泌的作用。肾虚患者垂体前叶、肾上腺皮质、甲状腺、睾丸、卵巢等腺体呈退行性形态改变，激素分泌明显减少，表明虚证患者的下丘脑-垂体-肾上腺皮质系统和下丘脑-垂体-性腺系统均有病理性改变。补肾药可对以上病理变化给予治疗，如人参有性激素作用，紫河车、鹿茸、附子等都有调节性腺的作用，附子、巴戟天等具有促进肾上腺皮质激素分泌的作用。

补肾药对肾虚患者的环核苷酸代谢有一定调节作用。环核苷酸代谢是许多生理功能和物质代谢的调控剂，因此它在维持正常生命活动中起着重要作用。现在证实人参、黄芪、仙茅、杜仲、补骨脂、紫河车等均可调整 cAMP 水平，使升高 cGMP 水平相对下降，cGMP/cAMP 值趋于正常。

补肾法不仅可以提高免疫力，加速细胞损伤的修复，而且通过调整肾阴肾阳，能提高免疫功能的稳定性，抑制过高的免疫反应。许多补肾药物对免疫功能有积极影响，如冬虫夏草、蜂王浆、何首乌、黄芪、灵芝等均可增加脾重，提高吞噬细胞数和吞噬能力，鹿茸、黄芪、黄精、冬虫夏草等可提高 T 淋巴细胞数并使之与 B 淋巴细胞相协调，减少自身抗体，促进淋巴细胞转化率提高；人参、肉桂、仙茅、冬虫夏草等还能促进抗体的形成。以上这些功能有利于提高机体正气，使之与邪气相争，从而有利于恢复健康。

肾虚时血浆过氧化脂质水平（LPO）升高，超氧歧化酶（SOD）数量减少、活性降低。上述两项指标的变化近年来也被证明是人体衰老的主要因素。补肾药物有较强的抗自由基损伤作用，如淫羊藿、女贞子、红参、何首乌等中药就有显著的抗氧化作用，从而延缓了细胞的衰老。

微量元素是机体的结构成分和生物活性物质，在生命活动中具有重要意义。人体 ZN、MN 等微量元素的不足能导致肾虚病证。据临床药理分析证实：常用补肾药中含有丰富的 ZN 和 MN，其中淫羊藿含 MN 高达 17 000µg/g；肉桂达 11 100µg/g；其他如补骨脂、枸杞子、山茱萸、杜仲、续断等 MN 含量都在 200µg/g 以上。补骨脂含 ZN 达 768µg/g；女贞子达 495µg/g；肉苁蓉、仙茅、菟丝子、锁阳、肉桂等含 ZN 量也在 100µg/g 以上。可见通过补肾治疗对补充 ZN、MN 含量不足及其导致的肾虚病症有显著疗效。

补肾活血法的"泄实"作用：现代研究证明：瘀血涉及血液流变学、微循环及一些物质代谢和免疫的病理变化。它作为一种病理产物，又作为第二病因，导致了一系列的病理变化。通过活血化瘀法达到消除瘀血病因，改善与其有关的病理变化，使机体恢复正常。补肾活血法中"泄实"的主要作用有：改善血液流变学的病理变化，降低血黏度，减少红细胞、血小板聚集或凝结。现代研究证明：活血化瘀药如丹参、川芎、赤芍、黄芪、大黄、红花等均可改善血液流变学的病理变化。

改善微循环的病理变化：瘀血证患者的甲皱微循环血色暗红或暗紫，异形管袢增多，微血管呈瘤状膨大、囊样或螺旋变形，血流速度减慢呈线粒流或粒流，血细胞聚集、血液积聚瘀积，管袢顶端扩张等。还观察到微血管周围渗出与出血等微循环障碍。目前大量临床及实验证实活血化瘀法可改善微循环，一些活血药如丹参、红花、当归、三棱、莪术等均有此类功效。

维持凝血与抗凝血系统的平衡：现代研究证明：血瘀患者的凝血–抗凝血系统及纤维蛋白形成–溶解系统的动态平衡均产生了病理变化。活血化瘀法却正能改善这两大系统的病理变化。如抗凝血作用的三七、赤芍、川芎、丹参、当归等；促进凝血作用的有大黄、仙鹤草、地榆、侧柏叶、补骨脂等；促进血浆纤溶活性的有丹参、赤芍、郁金、红花、姜黄等。

3. 补肾活血法中"补虚即补肾"与"泄实即活血"协同的作用　　提高心率，调整心律紊乱，改善房室结、窦房结节律，改善传导组织。这种作用主要在于使 A-H 间期明显缩短。补肾药物中附子、鹿茸、仙茅、淫羊藿、补骨脂等均有上述作用，活血药当归、丹参、红花等亦有类似作用。

扩张血管作用。如补肾药鹿茸、人参、黄芪、桂枝、附子等，活血药丹参、川芎、毛冬青、红花等均有扩张冠状动脉、外周血管的作用。

兴奋子宫、增强子宫节律性收缩。如鹿茸、牛膝、王不留行、沙苑子、川芎等补肾活血药具有此样作用。

许多活血补肾药物还共同或协同具有促进卵泡成熟和排卵作用；促进骨内膜成骨细胞增生和骨痂形成；抑制增生性疾病，促使其软化、吸收和抑制免疫系统反应等。

改善肾功能，使肌酐、尿素氮下降，提高内生肌酐清除率，减少尿蛋白。补肾活血药黄芪、冬虫夏草、丹草、川芎等药在此作用上最为突出。

抗菌、抗病毒和消炎作用。补肾活血药冬虫夏草、补骨脂、巴戟天、黄芪、仙茅、灵芝、丹参、川芎等的抑菌消炎作用主要通过改善微循环，改善炎性组织的营养状况和降低毛细血管通透性，减少炎性渗出物而达到。

（三）应用补肾活血法延缓衰老的研究

近年来，各地对衰老的研究报道颇多，并已逐渐形成了"主虚说"和"主虚实说"两大类的中医衰老学说。如北京中医药大学杜氏在对近 10 年中医衰老学说研究评述中总结了"主虚说"包括"肾虚衰老说"、"脾虚衰老说"、"津液不足衰老说"；"主虚实说"包括"气虚血瘀衰老说"、"肾虚血瘀衰老说"、"脾肾两虚夹瘀衰老说"、"多脏器虚损与气滞血瘀痰浊衰老说"。但从宏观上广义上看肾虚血瘀是衰老学说的主流。四川省中医药研究陈氏提出各种老年病所具有的共同特征：肾虚血瘀症，可称为"老年性肾虚血瘀综合征"，认为这是衰老的主要病理基础，也是产生多种老年病的重要原因。这是对于中医衰老理论的深化，因而他认为补肾活血法是延缓衰老及老年病早期预防和治疗的重要理论和实践基础。许氏还从中药抗自由基损伤而延缓衰老方面证实了补肾活血法有抗自由基损伤作用。其提高 SOD 活性，降低 LPO 水平，提高 SOD/ LPO 比值，降低血清单氨氧化酶 B 活性，改善雌二醇/ 睾酮比值及延缓老人函数月龄的效果，为此提高了佐证。此外，苗氏从肾虚血瘀的相关性、李氏从肾虚原理入手研究衰老，从历代具有代表性的方书中记载有长生、耐老、不老、延寿的 124 首方剂中，以补肾为主者 105 首，兼活血祛风药 21 首。分析得出"虚–瘀–衰老"的中医衰老模式。采用益气滋肾、活血药物组成抗衰老方寿星宝，经临床与实验证明，该药能改善衰老证状，提高老人记忆及动作反应能力，增加抗氧化能力，改善血液流变性及心肌耐缺氧能力，增加脑额区局部组织血流量，改善大脑神经递质代谢及机体激素代谢等多种功效。揭示补肾活血法可在多种环节方面延缓衰老的发生，为"虚–瘀–衰老"模式提供了有利的佐证。

张大宁曾对天津地区老年人健康情况进行了调查，根据调查结果在现代医学研究的基础上，首先提出"肾虚血瘀证"和与之相适应的"补肾活血法"。运用自制的"补肾活血液"（由冬虫夏草、蜂王浆、丹参等中药组成）治疗 400 例，按照自定的 10 大衰老特征（面色、鱼尾纹、脱发、智力、体力等）作为判断疗效的标准，结果是显效 142 例，有效 247 例，无效 11 例，总有效率 97.8%。

（四）结论

通过对衰老机制的临床观察和实验研究，笔者认为衰老的最主要病机是肾虚血瘀。它不仅包含了现代医学中神经、内分泌、免疫、血液等器官和组织导致衰老的病理机制，而且也包含了在细胞水平（如自由基学说）和分子水平（如 DNA 损伤学说）关于衰老机制的内容；它不仅是历代中医发展到今天对于衰老原因最新的和最科学的认识，而且也利用现代医学手段证实了这一认识的正确性，为指导临床提供了有力的理论依据。

通过应用补肾活血法延缓衰老的研究，笔者认为补肾活血法是延缓衰老行之有效的治疗法则。它不仅对中医学概念上的衰老的体征特点起到了显而易见的抗衰变化，而且用现代医学的实验手段也证实了衰老的生理特点得到了明显的改善。

根据中医学"异病同治"和现代医学"非特异性作用"理论，笔者认为凡是具有肾虚血瘀病机的各种慢性病和老年病都可以应用补肾活血法治疗。

第九节　论张大宁教授"补肾活血法"的立论基础

"补肾活血法"是中医肾病学专家张大宁教授早在 1978 年提出的一种新兴的中医临床治疗大法。张大宁教授作为中医肾病学的奠基人，在其 1990 年出版的我国第 1 部中医肾病学专著《实用中医肾病学》中就曾这样论述过"中医肾病学"的概念："是以中医学基本理论和辨证论治为基础，继承历代医家医疗经验，并结合近代研究中所出现的新学说、新经验、新认识，系统阐述中医肾病辨证论治、理法方药的学科。"张大宁教授提出的"补肾活血法"和"肾虚血瘀论"等新学说、新治法，正是形成"中医肾病学"这门新兴中医临床学科的理论基础。"补肾活血法"作为一新兴学科的基础理论，是经过长期的临床实践和理论积累，不断地更新和完善而逐步形成的，正如张大宁教授在其近著《中医补肾活血法研究》一书前言中所述："它的产生是人们随着对疾病认识的深入及将中医理论与现代医学理论相结合的结果，也是中医治法通过实践 认识 再实践 再认识的重新组合和创新的结果。"笔者从师张大宁教授 10 余年，颇有心得。认为补肾活血法的立论基础是广泛的、深入的和十分严谨的，现从以下 6 个方面论述。

（一）从流行病学方面

流行病学调查和分析是认识疾病人群现象和掌握疾病流行发病规律的重要方法，也是预防和确立治疗方案的首要步骤。张大宁教授早在 1976 年就进行了大量流行病学调查和分析，包括对天津地区老年人健康调查与分析；对 224 例随机抽样老年人常见病症状、舌脉及中医辨证的调查分析；对 2122 例老年人进行的耳垂折痕观察结果分析等（详见《张大宁医学论文集》）。从以上大量流行病学调查和分析得出：腰膝酸软或疼痛及尿频（尤其夜尿多）是老年人最常见的症状，冠心病、高血压、心脑血管病、糖尿病、慢性气管炎、前列腺炎或肥大及各类肾病等均系老年人常见病，而这些患有不同疾病的老年人，尽管其病种、症状各异，却都具有一个共性，就是都存在不同程度的肾虚和血瘀的表现。耳垂折痕的发生率随年龄增大而逐渐提高；耳垂折痕与冠心病、动脉硬化有明显的关系（$P < 0.01$）；耳垂折痕与心肾阳虚有关，与非心肾阳虚耳垂折痕发生率有

显著差异（$P<0.05$）；耳垂折痕与血瘀有关，与非血瘀耳垂折痕发生率差异非常显著（$P<0.01$）。从临床上看，血瘀的发生多因心肾阳虚而致，所谓"阳气不足，则血瘀滞塞"。综上所述，耳垂折痕确属老化现象之一，且与心肾阳虚、血瘀有明显关系，可见耳垂折痕的望诊对诊断老年人肾虚（尤其是心肾阳虚）血瘀有一定阳性意义。就是基于以上流行病学调查与研究的启发，张大宁教授于 1978 年率先提出了"肾虚血瘀论"及与之相应的"补肾活血法"，用于临床并研制成补肾活血液，在治疗心脑血管疾病及防治衰老方面取得了明显疗效。

（二）从分类学方面

一个完整的治疗大法是在各种具体治法基础上总结出来的纲领性大法。"补肾活血法"尽管作为新生的、独立于古八法（即"汗、吐、下、和、温、清、消、补"）及新八法〔即"化（化饮祛痰）、理（理气）、活（活血化瘀）、安（安神）、开（开窍）、固（固涩）、驱（驱虫）、补（补虚）"〕之外，但它仍有广义和狭义之分。从目前临床已经普遍应用的补肾活血法（广义）来看，张大宁教授将其分为以下 7 类具体治法：滋肾活血法；填精活血法；温肾活血法；益气活血法；补肾活血法；壮阳活血法（狭义）；固精活血法（又称固肾活血法）。以上详见张大宁著《中医补肾活血法研究》第 4 章。

（三）从病因学方面

"补肾活血法"的确立，不能不说是基于"肾虚血瘀论"而产生。"肾虚"与"血瘀"几千年来一直作为独立的病因指导着中医临床。不论因郁、因寒致瘀，还是先天不足、房劳过度致虚，以至清代著名医家王清任最为贴近的"气虚血瘀论"都未能将"肾虚"与"血瘀"完整地统一起来。张大宁教授从长期大量的临床实践中认识到肾虚和血瘀不是孤立存在的，肾虚必兼血瘀，而血瘀又会加重肾虚，临床上往往肾虚是本，血瘀是标；肾虚为因，血瘀为果；反过来血瘀又构成了新的致病因素，从多方面加重肾虚的程度，形成恶性循环。自 1978 年首次提出"肾虚血瘀论"概念以来的 20 年，张大宁教授将其广泛地在临床实践中应用，并不断加以完善补充，形成了对临床极富指导意义的"肾虚血瘀论"。"肾虚血瘀论"认为，肾虚血瘀既是病因，又是病理基础；它是气血功能失调的结果，也是"久病及肾"、"久病多瘀"的结果；肾虚血瘀既是人体衰老的生理特征及病理功能表现，也是各类慢性病的某一特定阶段的病理基础；同时它还是各类疾病共性（即非特异性反应）的表现。因此我们抓住了肾虚血瘀这一病因，不仅能够作为推断人体衰老的临床重要指标，而且对于治疗各类慢性病、老年病及研究各种疾病的共性都有极其重要的意义，从而为补肾活血法的立论提供了可靠的依据，为临床应用此大法打下了坚实的理论基础。

（四）从诊断学方面

长期以来困扰中医界所谓"中医诊断不明、诊断不清"之谈，实际是一种误解，也同时暴露出中医本身缺少客观化标准和诊断知识更新。实际上中医学能够几千年长存不衰，其本身已具备完整的独特诊断学体系，即辨证论治。它是运用中医理论和诊疗方法来检查诊断疾病，观察和分析疾病。这种原则和方法，经过长期反复的验证和不断地充实完善已经形成了具有独特理论和行之有效的临床诊疗方法。从目前科学日新月异的发展和临床需要来看，中医辨证论治应该加以延伸、更新和充实内涵，即结合现代医学理论和检验方法而制订的中西医交融的一种全新的诊断学、治疗学标准。张大宁教授在大量临床实践和流行病学调查基础上，并经统计学处理，结合目前较为公认的《中医虚证辨证参考标准》、《中医血瘀证诊断标准》及最新有关肾虚血瘀的实验室检查、现代医学研究成果等，制订了一个较为系统全面的《肾虚血瘀辨证诊断标准》（详见《中医补肾活血法研究》第 3 章第 2 节）。张大宁教授还首次提出了肾虚血瘀的分期标准即肾虚血瘀前期、肾虚血瘀初期、肾虚血瘀中期和肾虚血瘀末期。对今后应用补肾活血法提供了较为完善的客观化标准。

（五）从卫生统计学方面

一个立论的产生必须要有大量的实践和实验做基础，而这一基础又是靠大量、丰富、精确、科学的统计学分析所构筑的。长期以来张大宁教授从肾虚血瘀证的发生、发展规律到"补肾活血法"的疗效及作用机制都进行了广泛、深入的探讨和研究，从而确立了"补肾活血法"牢固的立论基础。

1. "肾虚血瘀论"的统计学分析

（1）从不同年龄组出现肾虚血瘀症状分析得出，症状出现率随增龄而增高，并证实人体确实存在"生理性肾虚血瘀"及渐进为"病理性肾虚血瘀"的过程。同时说明人体的自衰或随衰老及其他原因引起的各类疾病发展到一个特定阶段时，从特异性向非特异性（即肾虚血瘀）转化的病理过程，为临床广泛应用"补肾活血法"提供了依据。

（2）从中老年人不同疾病辨证分型分析中得出非特异性的肾虚血瘀证出现率在慢性病中较高，占 60%～94%（$P<0.01$）。说明肾虚血瘀证是各类慢性病的某一特定阶段的共同病理改变，是产生多种老年病的重要原因，也是导致衰老的主要病理学基础；同时也证明了古人"久病及肾"、"久病必瘀"的科学论断。

（3）对特殊体征的统计：出现耳垂折痕与肾阳虚及血瘀证的发生有关。中医学认为：肾开窍于耳，耳为肾之外候，肾为元阳，主一身之阳气。肾阳虚则不能温煦血脉，气血失畅，则三焦气化不利，脏腑功能失调，引起诸病，所谓"血之不和，百病乃变化而生"。肾虚导致血瘀，血瘀加重肾虚，两者相互影响，证明了"肾虚血瘀"在老年病发病过程中的主导地位。因此耳垂折痕的观察有助于心脑血管病、糖尿病、肾病等老年病的早期诊断。有关"类肝掌样表现"的统计学分析表明："类肝掌样表现"与血瘀证的发生及血脂（如胆固醇和三酰甘油）升高有明显关系（$P<0.01$），是血瘀证及高血脂症的一项辅助诊断，成为中医诊断学中新的望诊内容。

（4）对不同肾病患者肾虚血瘀证的血液流变学分析结果表明：各类不同肾病（包括原发性 4 种及继发性 3 种两大类肾病）其肾虚、血瘀及肾虚血瘀患者的全血黏度、血细胞比容均高于正常人，而肾虚与血瘀之间差别不大，但肾虚血瘀者有非常显著性差异（$P<0.01$）。再次说明肾虚导致血瘀、血瘀加重肾虚的病理病机，而血液黏度的增高又成为两者之间的一个病理联系，从而为补肾活血法治疗各类肾病提供了理论依据。分析中我们还发现，肾病中无肾虚血瘀表现者血液流变性与正常人差异不大，但已有增高趋势，这可能说明其病理尚未达到"肾虚血瘀"程度或处于"肾虚血瘀前期"阶段。

（5）我们对动物模型微循环观察的统计学分析发现，类阳虚的动物模型不仅外周微循环存在不同程度的障碍，而且还观察到其类阳虚小白鼠肾表面毛细血管的血液流速明显减慢（$P<0.005$）。一般来讲，"血流减慢"在一定条件下可能影响肾小球的滤过作用和肾小管的重吸收作用，这与中医肾阳虚时可有小便清长或尿少等表现相吻合，也反证了血瘀加重肾虚的道理。目前临床已将微循环障碍作为"血瘀"的病理指征。该实验的统计结果表明，微循环的改变同样可作为肾阳虚的病理指征之一。中医学认为肾阳虚不仅能导致人体功能的衰退，而且可以影响到整个气血运行。该实验证明，类阳虚微循环动物实验的外周和肾脏的微循环血流不仅减慢，且大部分呈虚线状流动，甚至出现停滞状态，说明"血瘀"是在肾阳虚发展到一定程度的基础上出现的，再次证明了"肾虚"与"血瘀"之间的内在病理联系。在以上研究结果的基础上，目前张大宁教授在糖尿病肾病的研究上取得了突破性进展，认为糖尿病视网膜微血管的改变与肾小球微血管系膜及基膜增厚、肾动脉硬化等改变是同步的，是"肾虚"发展到一定程度上出现"血瘀"的现

象，"血瘀"必将加重"肾虚"，导致肾功能衰退，出现血肌酐、尿素氮的升高，即临床上的糖尿病肾病乃至肾衰竭。因此该理论的提出对于糖尿病的早期发现、早期治疗，尤其对糖尿病的预后发展及防止糖尿病肾病的发生、发展具有积极重要的意义。

2. "补肾活血法"的统计学分析

（1）采用"补肾活血法"自制的"补肾活血液"（又名"强力虫草王浆液"）对 1000 例健康老年人及患有各类慢性病的 1000 例老年人分别进行观察，结果证明健康老年人的衰老症状明显改善；患有各类慢性病的老年人其症状、心电图、甲皱微循环及血液流变学指标均有明显改善（$P<0.01$）。

（2）对老年肾虚患者采用"补肾活血法"治疗前后脑电图、脑血流图观察结果表明：因衰老而肾虚者的脑血流图有不同程度的改变。"波幅"是反映脑血流量的客观指标，用"补肾活血法"治疗，肾阴虚者的波幅变化快而明显，提示肾阴虚患者服药后脑灌注量有较大幅度增多，但维持时间不长；而兼有血瘀者，波幅增高最多，且维持时间也较长。说明"补肾活血法"对脑血流的改善有一定作用。统计学结果表明，脑电图提示肾虚老年人脑的生物电活动减弱，而"补肾活血法"有改善脑生理功能的作用。

（六）从药理学方面

自"补肾活血法"诞生以来，已在十几个临床学科、70 多种疾病的治疗中得到广泛应用，尤其是在许多疑难病的治疗方面取得了突破性进展。最具代表性的是由张大宁教授主持研究的"肾衰系列方治疗慢性肾功能衰竭的临床及实验研究"，在慢性肾衰竭治疗方面提出的"虚、瘀、湿、逆"四大病机，以补肾活血为本，祛湿降逆为标；整体治疗与局部治疗结合、理证治病相结合、多种治法相结合的总体治疗原则，开创了慢性肾衰竭治疗上的新思路、新方法，总有效率达 84.4%，显效率 51.5%，疗效居国际领先，高于 WHO 标准及日本东京大学医学院长阪昌氏的统计结果，该项成果获国家科技进步二等奖。以下仅从肾衰系列方中代表药物"补肾活血胶囊"的部分药理实验研究说明"补肾活血法"的立论基础。

1. 补肾活血胶囊对大鼠肾功能影响的研究　选用体重 80～100 g Wistar 大鼠，由电灼肾脏制成肾衰竭模型，随机分为对照组、肾炎四味片、六味地黄丸、氧化淀粉、补肾活血胶囊 5 g/kg 和 10 g/kg 共 6 组进行观察。结果表明：补肾活血胶囊观察组无论是 5g/ kg（$P<0.01$）还是 10 g/ kg（$P<0.001$）均能显著降低模型大鼠血肌酐及尿素氮，其作用仅略低于氧化淀粉而强于其他几组。

2. 补肾活血胶囊对小鼠肾组织血流量影响的研究　用 30～35 g 昆明种小白鼠，雌雄兼用，将小鼠随机分为肾炎四味片 13g/ kg、多巴胺 2mg/ kg 及补肾活血胶囊 5g/ kg 和 10g/ kg 共 4 组。用电解式组织血流仪记录电解后 H^+ 稀释速率曲线，并自动计算出肾组织血流量。实验结果发现：补肾活血胶囊 10 g/ kg 组可明显提高小白鼠肾组织血流量，与多巴胺 2 mg/ kg 作用相近。该作用可能与方中补肾活血药如生黄芪、冬虫夏草、丹参、川芎等的药理作用或综合作用有关，能增加肾组织血流量，促进血液中有毒代谢产物的滤过和排泄，从而达到降低血肌酐、尿素氮的作用。

3. 补肾活血胶囊对小鼠腹腔巨噬细胞吞噬功能影响的研究　应用小鼠腹腔巨噬细胞吞噬红细胞的方法，将 18～20g 的雌性昆明种小鼠随机分为对照组、卡介苗 125 mg/ kg、肾炎四味片 13g/ kg、补肾活血胶囊 5g/ kg 和 10g / kg 共 5 组。由于肾衰竭患者抵抗病原微生物感染的能力大为下降，是患者加重病情的主要因素之一。而通过上述观察证实，补肾活血胶囊可明显提高小鼠腹腔巨噬细胞吞噬活性，提示"补肾活血法"对加强机体免疫防御功能具有重要的作用。以上 3 项药理研究说明，"补肾活血法"在提高慢性肾衰竭疗效方面起到重要作用，而且进一步证实了通过活血达到补肾（改善肾功能）扶正（提高机体免疫功能）、而补肾扶正又达到活血（增加肾血流量）降逆（排出肾中有毒物质）的相互促进作用。

第十节　慢性肾衰竭原发病的流行病学研究

慢性肾衰竭（chronic renal failure，CRF，以下简称肾衰）是指慢性肾脏疾病或累及肾脏的系统性疾病所引起的慢性进行性肾功能减退，及其由此而产生的各种临床症状和代谢紊乱所组成的综合征。慢性肾衰是多种原因引起肾脏结构、功能损害和进行性恶化的结果，导致慢性肾衰的病因有原发性肾脏疾病和继发性肾脏疾病两大方面，主要有慢性肾小球肾炎、系统性红斑狼疮、过敏性紫癜等结缔组织病及肾淀粉样变性等疾病导致的肾小球疾病，慢性肾盂肾炎、尿酸性肾病等导致的肾小管间质疾病，恶性高血压、肾动脉硬化等导致的血管性疾病及多囊肾、Alport 综合征等遗传性肾脏病等。总之，慢性肾衰是各种慢性肾脏疾病终末期的共同表现。随着医学的发展，人类寿命延长等各种因素的影响，导致慢性肾衰的病因谱也在不断发生变化。本节对笔者自 1997 年 7 月 ~ 2003 年 4 月收治的 976 例慢性肾衰竭患者的原发病进行了流行病学调查，同时还进行了中医"证型"的统计学分析。

（一）对象与方法

1. 病例选择　病例符合"1992 年原发性肾小球疾病分型、治疗及诊断标准专题座谈会纪要"所修订的关于慢性肾炎及慢性肾衰竭的诊断标准，高血压肾病、糖尿病肾病、慢性肾盂肾炎等原发病的诊断亦均符合《实用内科学》的诊断标准。病例来源于住院及门诊的随机患者，并符合以下条件：①神志清楚，能配合治疗；②不伴有传染精神病及中毒性疾病；③非资料不全者。

2. 一般资料　976 例病例分别来自于中国大陆、香港、澳门、台湾地区及东南亚和欧美国家，其中天津市中医药研究院 700 例，澳门中医医疗中心 276 例；男性 523 例，女性 453 例；年龄 20 ~ 87 岁，平均 50.7 岁；病程 1 ~ 17 年，平均 6.2 年。

3. 中医分型　依据中医辨证论治原则，根据张大宁 1982 年提出的慢性肾衰"虚、瘀、湿、逆"的四大证型，即虚：包括肝肾阴虚、脾肾阳虚、阴阳两虚；瘀：即血瘀；湿：即湿浊壅阻；逆：即肝阳上亢和湿浊上逆。

4. 统计学处理　根据数据的性质与分布情况，分别采用 χ^2 检验、Fisher 确切概率法。

（二）结果

1. 肾衰患者原发疾病分析　对 976 例 CRF 患者的原发疾病的分析结果表明，慢性肾小球肾炎最为常见，占 51.02%，高血压肾病 17.52%，糖尿病肾病和慢性肾盂肾炎分别占 16.19% 和 10.23%。其他原发病均不常见，各自均占 2% 以下，见表 6-10-1。

表 6-10-1　976 例慢性肾衰患者原发病分类

原发病	例数（例）	比例（%）
慢性肾小球肾炎	498	51.02
高血压肾病	171	17.52
糖尿病肾病	158	16.19
慢性肾盂肾炎	100	10.23
多囊肾	12	1.22
痛风性肾病	10	1.02

续表

原发病	例数（例）	比例（%）
系统性红斑狼疮性肾炎	9	0.92
尿路梗阻	8	0.81
遗传性免疫性肾炎	6	0.61
止痛剂肾病	3	0.30
肾结核	1	0.10
合计	976	100.00

2. 慢性肾衰患者原发病分类的地区性差异　比较中国大陆、港、澳、台地区 CRF 患者及东南亚和欧美地区患者的原发病发现，中国大陆地区 CRF 原发病居于前 4 位的分别是慢性肾小球肾炎（55.71%）、高血压肾病（19.86%）、糖尿病肾病（10.43%）和慢性肾盂肾炎（10.29%）；而中国港、澳、台地区，东南亚及欧美地区居于前 4 位的分别是慢性肾小球肾炎（39.13%）、糖尿病肾病（30.80%）、高血压肾病（11.59%）和慢性肾盂肾炎（10.14%）。与中国大陆地区比较，中国港、澳、台地区，东南亚及欧美地区患者的原发病中，慢性肾炎仍居首位，但所占比例显著下降（$\chi^2 = 21.79$，$P < 0.01$）；高血压肾病虽然仍为第 3 位病因，但相比较中国大陆地区的发病率差异有显著性（$\chi^2 = 19.07$，$P < 0.01$）；而糖尿病肾病由第 4 位上升至第 2 位病因，差异有显著性（$\chi^2 = 54.67$，$P < 0.01$）；痛风性肾病所占比例显著性上升（$\chi^2 = 10.87$，$P < 0.01$）。见表 6-10-2。

表 6-10-2　CRF 患者原发疾病分类的地区性差异

原发病	中国大陆地区		中国港、澳、台地区，东南亚及欧美地区	
	例数（例）	比例（%）	例数（例）	比例（%）
慢性肾小球肾炎	390	55.71	108	39.13
高血压肾病	139	19.86	32	11.59
糖尿病肾病	73	10.43	85	30.80
慢性肾盂肾炎	72	10.29	28	10.14
多囊肾	8	1.14	4	1.50
系统性红斑狼疮性肾炎	7	1.00	2	0.72
尿路梗阻	4	0.71	3	1.09
通风性肾病	2	0.29	8	2.90
遗传性免疫性肾炎	2	0.28	4	1.50
止痛剂肾病	1	0.14	2	0.72
肾结核	1	0.14	0	0.00
合计	700	100.00	276	100.00

3. CRF 原发疾病分类的性别差异　此次共调查男性 523 例，女性 453 例，男女性别之比为 1.15∶1。分析 CRF 患者原发疾病分类发现，慢性肾盂肾炎、高血压肾病及系统性红斑狼疮性肾炎的分布有性别差异，其他原发疾病性别分布差异不显著。慢性肾盂肾炎和系统性红斑狼疮性肾

炎女性较男性常见，而高血压肾病则男性较女性多见，见表6-10-3。

表6-10-3 CRF病因分布的性别差异

原发疾病	男（例）	女（例）	χ^2 值	P
慢性肾盂肾炎	39	61	9.53	0.002
高血压肾病	104	67	4.36	0.037
系统性红斑狼疮性肾炎	1	8	4.54	0.033
其他	379	317		
合计	523	453		

4. 血液透析治疗 CRF 患者与非血液透析治疗 CRF 患者原发疾病分类比较 收治的976 例 CRF 患者中，采取血液透析治疗者253 例，内科保守治疗723 例。比较这两类患者原发疾病分类发现，施行血液透析的患者中，位于前4 位的原发疾病分别是糖尿病肾病（34.39%）、高血压肾病（24.51%）、慢性肾小球肾炎（24.50%）和多囊肾（4.34%）；而内科保守治疗患者中，位于前4 位的原发病分别是慢性肾小球肾炎（60.30%）、高血压肾病（15.08%）、慢性肾盂肾炎（12.86%）和糖尿病肾病（9.82%）。两类患者的原发疾病构成差异有显著性，见表6-10-4。

表6-10-4 血液透析治疗与保守治疗原发病比较

病因	内科治疗		血透治疗		χ^2 值	P
	例数（例）	比例（%）	例数（例）	比例（%）		
慢性肾小球肾炎	436	60.30	62	24.50	96.11	0.00
高血压肾病	109	15.08	62	24.51	11.53	0.00
慢性肾盂肾炎	93	12.86	7	2.77	20.77	0.00
糖尿病肾病	71	9.82	87	34.39	83.37	0.00
多囊肾	1	0.13	11	4.34	23.99	0.00
其他	13	1.79	24	9.48	30.37	0.00
合计	723	100.00	253	100.00		

5. CRF 患者中医辨证分型 将慢性肾衰患者依据中医辨证论治原则，分为"虚、瘀、湿、逆"的四大证型，辨证结果，全部病例均具有"虚、瘀"表现，只有轻重有别；而另有"夹湿"、"夹逆"或同时"夹湿、夹逆"的不同。换言之，"本证则一、标证有别"。见表6-10-5。

表6-10-5 CRF 患者中医辨证分型

中医证型	例数（例）	比例（%）
虚	976	100
瘀	976	100
单夹湿	103	10.55
单夹逆	95	9.73
夹湿、逆	778	79.71

6. CRF 患者"虚证"分型 将慢性肾衰患者依据中医辨证论治原则，将虚证分为脾肾阳虚、肝肾阴虚、阴阳两虚三大证型，辨证结果，见表 6-10-6。

表 6-10-6 CRF 患者"虚证"的分型

证型	例数（例）	比例（%）
脾肾阳虚	348	35.66
肝肾阴虚	356	36.48
阴阳两虚	272	27.87
合计	976	100.00

（三）讨论

该次研究结果发现，在导致 CRF 的各种原发和继发性肾脏疾病中，以慢性肾小球肾炎最为常见，居各类病因首位，其他依次为高血压肾病、糖尿病肾病和慢性肾盂肾炎等。这与北京友谊医院的调查有不同之处，其 1989 年 5 月~1995 年 6 月收治的 CRF 患者中，原发疾病虽也以慢性肾小球肾炎居首位，占 75.64%，但慢性肾盂肾炎仅占 0.64%，糖尿病肾病占 10.27%。其中，关于"慢性肾炎占首位问题"，考虑可能与慢性肾炎的失治及现有的中西医治疗尚不满意有关，而慢性肾盂肾炎和高血压肾病所占比例较低，这可能与医院患者的双向选择有关。

从时间趋势看，CRF 的原发病中慢性肾小球肾炎仍居首位，但有下降的趋势，而高血压肾病和糖尿病肾病则呈上升态势。上海 1960~1976 年的资料显示，CRF 的原发病中慢性肾炎占 64.4%，而高血压肾病占 3.1%，糖尿病肾病仅占 0.5%。造成这种变化的原因，可能与近些年来高血压和糖尿病发病率上升，医疗水平提高，高血压、糖尿病的治疗已取得较好的疗效，使得患者的生存期延长，继而出现多种慢性并发症；尤其是不少患者缺乏必要的医学知识，认为只要没有头痛、头晕等血压高症状，以及"三多一少"的糖尿病症状，就不服用降压药和降糖药，而不以血压、血糖的高低作为标准有关。而高血压肾病和糖尿病肾病在 CRF 的原发疾病中所占比例的上升会在一定程度上导致慢性肾炎所占比例的下降。

CRF 的原发疾病存在地区差异，与中国大陆地区相比，中国港、澳、台地区，东南亚及欧美地区慢性肾衰的原发病中，慢性肾炎和高血压肾病所占比例有所下降，而糖尿病肾病和痛风性肾病所占比例显著升高，造成这种地区差异的原因，可能是中国港、澳、台地区，东南亚及欧美地区高血压发病率低，而糖尿病发病率较高，且医疗水平和生活水平较高有关。

此次调查还发现，需血液透析治疗的 CRF 患者的原发病以糖尿病肾病最为常见，占 34.39%，其次是高血压肾病，占 24.51%，而慢性肾炎降至第 3 位，占 24.50%，再次为多囊肾，占 4.34%，这与 Brenner 的研究结果相同。这一结果说明，糖尿病肾病和高血压肾病所致的慢性肾衰不仅占相当比例，且治疗困难，疾病进展迅速，预后不佳，故应提倡加强高血压和糖尿病的早期预防和治疗，以减少或延缓其并发症的出现。

此次流行病学调查还首创了慢性肾衰竭患者中医证型的流行病学分析，结果证明，该病为"虚瘀为本、湿逆为标"，但虚证中尚有"脾肾阳虚、肝肾阴虚、阴阳两虚"的不同，其中以哪一种为主，从流行病学角度似未看出差异，尚需进一步研究。

总之，通过此次流行病学分析，从中、西医两个方面，在病因学、流行病学等方面，为肾脏病更深层次的研究奠定了有力的基础。

第十一节 张大宁教授学术思想探讨

张大宁教授系当代我国著名中医肾病学家，长期从事肾病学的医疗、科研与教学工作，理论功底深厚，临床经验卓丰，被誉为中医肾病学的奠基人和开拓者。笔者多年从师于张教授门下，亲聆教诲，颇多收获，本节只从几个侧面探讨其学术思想，以管窥豹，只见一斑，张教授桃李天下，切望教正。

一、"心-肾轴心系统"学说

（一）"心-肾轴心系统"学说的提出

中医学认为，心主神明，心藏神。是指心在人体中处于最高主导地位，调节着人体一切生理活动，为思维意识的中心，故《素问·灵兰秘典论》载"心者，君主之官，神明出焉"。心的功能正常与否，直接影响着体内所有脏腑活动的正常与否。故《灵枢·邪客篇》又谓"心者，五脏六腑之大主也，精神之所舍也"、"主明则下安，主不明则十二官危"。肾为先天之本，主藏精。为人体生命活动的物质基础，包括先天之精和后天之精，两者相互影响，相互为用，从而维持人体脏腑的各种功能活动。故肾又称为"生命之本"。二脏固然重要，而两者关系的正常与否更为重要。唐代著名医家孙思邈曾引用了道家的理念，用"心肾相交，水火既济"来说明心在上属火，肾在下属水，"水升火降"维持心肾、水火的相对平衡，阴阳平衡则人体健康。张大宁教授就是根据这一启示，于1964年提出了"心-肾轴心系统"学说。"心—肾系统"表示在心为主导的条件下，心肾之间相互促进、相互制约的相对平衡关系。"轴心"表示此系统在人体的生理活动与病理变化中起着重要的轴心作用。

（二）"心-肾轴心系统"学说的现代医学剖析及其临床意义

现代医学认为大脑皮质为人体思维意识的中心，皮质及其下中枢调节着机体一切生理活动。这一点包括在中医学"心"的功能之中，已为当前医学界所公认。而根据我们研究及近期各地研究表明"肾"的概念包含了近代内分泌系统的功能，特别是肾与"下丘脑–垂体–肾上腺皮质轴"、"下丘脑–垂体–性腺轴"及"下丘脑–垂体–甲状腺轴"的关系，应是中医"肾"的主要内容。结合以上论述，我们认为"心肾相交"理论应指大脑皮质通过下丘脑对垂体、肾上腺皮质、性腺、甲状腺等的控制，即：大脑皮质–下丘脑–垂体–肾上腺皮质/性腺/甲状腺系统。

其中心火下降，下交于肾则指神经中枢对垂体、肾上腺皮质、性腺、甲状腺的调节机制，而肾水上升，上达于心，则是指肾上腺皮质或性腺、甲状腺通过垂体或直接作用于神经中枢的机制即所谓"反馈机制"。

著名的巴甫洛夫学说十分重视神经系统，尤其是大脑皮质的作用，近代塞里应激学说把内分泌系统，尤其是垂体–皮质系统提高到了很高的位置。近年来现代医学注意到这两个学说各有偏执，了解到神经与内分泌是紧密联系不可分割的，并开始形成了"神经–内分泌"学说。张大宁教授根据中医"心肾关系"的论述而提出的"心–肾轴心系统"学说实际上是朴素地综合了以上两种学说的长处，并有效地指导了临床。

从病理角度讲，任何一种致病因子作用于机体而发病，都会引起两种不同的反应。一种是由于致病因子、机体体质等因素的不同而表现不同的疾病；另一种是不同的致病因子、不同的疾病，在发病的某一阶段，会出现相同的机体反应即非特异性反应，所谓疾病的共性。近代的巴甫洛夫、塞里等学说实际上都是从不同角度论证了疾病的共性。而中医学的"心—肾系统"实际上在疾病的共性之中，正好起着重要的轴心作用。近几十年的临床实践证明，中医的所谓扶正培本（特别是补肾益气等）实际上是通过对"心-肾轴心系统"的调节，促使疾病的个性转化。中医学"异病同治"的内容固然很多，但我们认为掌握了"心-肾轴心系统"这一理论，施以同治则抓住了疾病共性的根本。这对于我们提高中医疗效，改善机体体质，以至延年益寿，都将起到重要的作用。

二、肾虚血瘀论与补肾活血法

张大宁教授在长期的中医肾病临床实践中发现，不同病种的老年病、慢性病患者具有一个共性，即均存在着不同程度的肾虚和血瘀的表现，且这些肾虚与血瘀的病证相互之间存在着某些特定的关系。"肾虚"与"血瘀"几千年来一直作为独立的病因病机指导着中医临床，始终未能将"肾虚"与"血瘀"完整、有机地统一起来。张教授认为临床上出现的肾虚与血瘀不是孤立存在的，肾虚必兼血瘀。肾虚是本，血瘀是标；肾虚为因，血瘀为果。反过来血瘀又构成新的致病因素，从多方面加重肾虚的程度，形成恶性循环，而产生各类疾病。因此肾虚血瘀是各类老年病、慢性病和人体衰老的共同病理基础。1978 年张大宁教授率先提出了"肾虚血瘀"的概念，并将其广泛地在临床应用中加以充实完善，形成了对临床极富指导意义的"肾虚血瘀论"。

（一）肾虚血瘀论

（1）肾虚血瘀是气血功能失调的结果，中医气血关系的理论又为解释肾虚血瘀的机理提供了依据。

（2）肾虚血瘀是人体衰老的生理特性及病理机转，"虚-瘀-衰老"将是人体衰老模式的重要组成部分。

（3）肾虚血瘀是"久病及肾"和"久病多瘀"的结果，也就是说肾虚血瘀是各类慢性病的某一特定阶段的病理基础。

（4）肾虚血瘀是各类疾病共性的表现，即疾病的非特异性反应。

（二）补肾活血法

补肾活血法是张大宁教授针对"肾虚血瘀论"的病理机制，结合中医治则理论（异病同治，扶正祛邪的原则）首先提出的与之相适应的治疗大法。它综合了补肾法与活血化瘀法的长处，并发挥其独特的内涵和疗效。补肾活血法经过二十多年的临床应用在治疗各种慢性病及抗衰老等方面取得了显著的疗效。该大法绝不是补肾法（或补肾药物）与活血法（或活血化瘀药物）简单、机械地迭加或同用，而是将补肾法与活血法有机结合，高度统一。通过补肾促进活血，应用活血加强补肾，两者相互协同，达到改善肾虚血瘀病理变化，使机体阴阳平衡，邪祛正存的一种新的治疗大法。张老师认为补肾活血法的作用原理，应是通过调节机体的神经内分泌系统（特别是下丘脑-垂体-内分泌腺三个轴的功能），调节机体自主神经系统，调节人体分子生物水平的平衡，调节免疫系统机能，改善微循环等一系列综合作用的结果。补肾活血法具有中医理论中"异病同治"和现代医学理论中"非特异性治疗"作用的一个基本治疗大法。它的产生，是人们对疾病深入认识的结果，是中医现代化发展的一个标志，也是中医治则在新技术革命浪潮中的重新组合与创新。其是我们在探索治疗各类慢性病、老年病、疑难病及抗衰老研究的一个颇具前景的新兴治疗大法。二十多年来其应用范围不断扩大，领域不断拓宽。据统计已在十几个临床学科 100 多个病种中，得到最广泛地使用。

三、"补肾活血通腑排毒三合一" 的新概念

近年来，张大宁教授在"补肾活血法"的基础上，通过大量临床病例的调查分析，发现不同疾病、不同病症中，不但存在着"肾虚血瘀"的共性，而且随着病程的延长、病情的加重及年龄的增长、腑气不同、浊毒内蕴，也成为普遍存在的病理学基础。所以，张老师最新提出了"补肾活血通腑排毒三合一"的新概念。这在一定程度上扩大了疾病共性的范围，成为一新的非特异性的治疗大法。

张教授在治疗各类肾病中将"补肾-活血-排毒"的思路贯穿始终。

首先，补肾选用不燥不热的精品冬虫夏草为主药，并根据辨证选用补骨脂、女贞子、旱莲草、杜仲、覆盆子、仙茅、淫羊藿等。重用黄芪是其用药的另一特点，黄芪用量一般 30~60g，甚至用至 90~120g，黄芪具有补肾益气健脾的功效，对消除蛋白尿有特效。另外，药理研究证明它有利尿、降压作用，能提高机体免疫功能、调节新陈代谢、增加机体对各种复杂刺激因子的适应性与耐受性，能增加肾血流量，改善肾功能，降低尿素氮、肌酐，降低胆固醇等，从而改善机体整体状况，使病情稳定，疗效巩固。

其次，在运用活血化瘀药上大剂量应用川芎、丹参、赤芍、五灵脂、生蒲黄等，不仅符合肾炎发病的重要病理环节即由于免疫效应引起的肾小球毛细血管内凝血机制，而且通过局部调整肾血液循环，扩张及改善肾血管和提高肾血流量的作用。并特异性地运用一些温性的活血破血药如三棱、莪术、穿山甲等，对改善肾血流微循环，促进纤维组织吸收，防止肾小球玻璃样变及纤维化的作用。活血精品藏红花、川芎等的应用更是有别于他人的独到之见。张大宁教授还认为运用活血化瘀法宜早用，越早疗效越好，不应等患者出现明显的血瘀之证才用。

在"排毒"的环节中，张大宁教授将中医的"通腑排毒"与西医的"肠道清除法"相结合，并采用了"活性炭"及吸附原理，独创了各种"炭类药"在慢性肾衰竭治疗中的使用，如大黄炭、海藻炭的使用，对减轻体内毒素的蓄积，降低肌酐、尿素氮疗效很好。他研制的"肾衰排毒散"是目前高效、无毒、无不良反应的中药新型吸附排毒剂，且避免了患者灌肠之苦及烦琐，易感染之弊。此外，他还在行气药的使用上有独特见解，认为柴胡行全身之气，乌药行下焦之气，大腹皮行气利水兼有通便的效能。在肾病治疗中有气行则血行、水行、浊行之妙功。在健脾固涩药的运用上他重用白术、芡实、金樱子、莲肉、覆盆子、锻牡蛎等。具有修补肾小球滤过膜，降低蛋白尿和调节钙磷代谢，防止及改善肾性骨病的发生及发展的作用。

四、中医肾病治疗的独特理论、治法与用药

张大宁教授通过长期临床实践，在治疗各种肾病，包括急、慢性肾炎，肾病综合征，肾盂肾炎，慢性肾衰竭及性功能病症方面积累了极其丰富的临床经验，取得了很好的疗效，以下仅从慢性肾衰竭和男子性功能障碍两个方面略加阐述。

（1）慢性肾衰竭是多种肾脏疾患的终末期共同表现，张老师认为该病的发生发展一方面由于各种慢性肾脏疾病迁延失治到晚期，导致正虚；另一方面由于肾本身的正虚而导致湿浊、瘀血的产生，使气机逆乱，脉络阻滞，出现程度不同的邪实病理变化。其演变过程往往是因虚致实，再因"实"重虚。为此张大宁教授根据多年的临床总结将该病的病机概括为"虚、瘀、湿、逆"四个方面，提出了以补肾活血为本，祛湿降逆为标，整体与局部相结合，理证与治病相结合，多种

治法相结合的总体治疗原则,研制成功"肾衰系列方"。其中补肾扶正胶囊能补肾扶正,提高机体免疫能力,改善肾功能(包括保护残留肾功能和部分恢复已丧失的肾功能,近期研究证明:有修复肾小球滤过膜,减低通透性和提高肾小球滤过率的作用);活血化瘀胶囊具有活血化瘀,改善血液循环,提高肾血流量,改善肾小管的损害,增加血液中毒素的滤过和排泄的作用。肾衰灌肠液则有祛湿降逆,通腑泄浊,通过肠道吸附并清除毒素的作用。该"系列方"治疗慢性肾衰竭取得了总有效率84.4%,显效率51.5%的国际最高疗效,高于WHO标准及被国际公认的日本东京大学长阪昌氏统计结果,获国家科技进步二等奖。此外,张大宁教授率先提出的各种炭类药,如生芪炭、海藻炭、大黄炭等的使用,以及为避免高血钾症而采取的中药脱钾技术等,都取得满意的临床效果,获得医学界的好评。

(2)治疗男子性功能障碍方面,张大宁教授突破了临床大多采用的单纯补肾壮阳的传统概念。根据男性生理及性功能障碍形成的病因病理特点,所创"肾灵散液"具有补肾填精、壮阳活血、行气疏肝之多项功效,该药不仅采用了针对"非特异"的肾虚血瘀证治疗的补肾活血法,而且首次引入了疏肝行气活血之法,在选药上除注重使用阴阳并补的补肾药物,如冬虫夏草等之外,尤其突出活血化瘀的治法,优先选用辛温香窜的川芎等药物,大大提高了治疗该病的疗效。张老师常说:"肝主筋,为罢极之本,筋不舒则阳不举,活血行气使气行血畅,气行血畅则阳自举,阳痿自愈。"

张大宁教授功底深厚,在继承中医学传统理论的基础上,结合祖传经验,参考现代医学理论,通过大量的临床实践和基础研究,首先提出了"心-肾轴心系统"学说和"肾虚血瘀论",创造了自己独树一帜的学术思想和治疗各种肾病的独特方剂和药物,使肾脏疾病的治疗水平在国内外同行中处于遥遥领先的地位。笔者多年来亲聆教诲,颇多收获,本节从几个侧面探讨其学术细想,以管窥豹,只见一斑。

第十二节 张大宁教授补肾活血法实质
——异病同治的初步探讨

唐代孙思邈曾言"病有内同而外异,亦有内异而外同"。说明临床上各类疾病虽然各不相同,但在一定条件下,由于其病因、病机相似或不同,而表现出的证候却相类似。这些类似的证候,代表了不同疾病的矛盾普遍性,即疾病的共性。有人称此为疾病的非特异性反应,也就是"异病同证",因而可采用基本相同的治法治疗,这就叫"异病同治"。从古至今,运用"异病同治"法治疗各类疾病的例子举不胜举,如王清任之活血方剂,可同治各类不同疾病的血瘀。凡头发脱落为皮里内外血瘀者;酒渣鼻属血瘀者;年久耳聋为耳孔小管血瘀者;白紫癜风为瘀于肤里者;牙疳因瘀而牙床紫者;口出臭气系血管血瘀者;男子劳病有血瘀见证者等,均用通窍活血汤治之而效。

近年来对异病同治的研究,获可喜进展。补肾活血法的研究,不仅是"异病同治"的原则的重要体现,而且是对异病同治原则范围的一个扩大及补充,为探讨疾病的本质,提供了良好的开端。补肾活血法之所以对人体各系统疾病治疗均能有效,主要因为它是通过异病同治的原则,抓住了疾病的普遍性(即共性)这一主要矛盾。

一、补肾活血法异病同治的病因病机学基础

《素问·至真要大论》在病机十九条中曰:"诸胀腹大……诸病有声,敲之如鼓……诸转反

戾，水液浑浊……皆属于热。"这些病证虽然病证不同，但其因皆属热。而临床上如消渴多尿，虚劳腰痛，小便不利；妇人转胎而不得溺，痰饮而小便不利等其病机同属肾阳虚，膀胱气化不利而致。以上例子说明不同疾病，有其相同的病因病机。而这些相同的或不同的病因，导致相同或不同的病机，往往在疾病的某一阶段必然导致肾虚血瘀证，因此只要我们抓住"肾虚血瘀"这一相同的证，不论其出现在疾病的哪一阶段，就可"异病同治"。

现代研究证实，腹泻、哮喘、糖尿病、肿瘤等疾病和前列腺素代谢失调有关。更有许多老年病、慢性病与下丘脑-垂体-肾上腺皮质轴、下丘脑-垂体-性腺轴及下丘脑-垂体-甲状腺轴的功能失调有关。此外，有人研究冠心病、动脉硬化、高血压、糖尿病、某些精神疾病等与环核苷酸代谢异常有关。这些疾病及许多老年病、慢性病也与微循环障碍有着密切的关系。而补肾活血法恰可以调节前列腺素及环核苷酸代谢，更可以调节"三个轴"的功能及改善微循环。

二、补肾活血法异病同治的病理形态学基础

不同的各类疾病具有共同的证候时，往往在病理形态学方面有着共同的改变及变异。有人对数十种疾病所具有肾阳虚或肾阴阳俱虚证候的患者，进行体内5个内分泌腺体的形态学观察，结果可见其甲状腺滤泡上皮细胞萎缩呈扁平状，滤泡中胶质增加并变厚，表明其机能低下；肾上腺皮质素状带细胞类脂质丧失并见变性、坏死；睾丸的精母细胞及精子减少，精曲细管上皮细胞变性，支持细胞增生，基膜增厚，间质细胞萎缩，胞质中可见棕色颗粒，卵巢的各级卵泡数明显减少并有异常现象；脑垂体前叶的嗜碱粒细胞空泡形成，核不规则等。根据我们对大量现代研究结果分析表明，肾虚者常兼有血瘀证候，即在以上病理形态学的基础上，同时兼有血液流变学及微循环的不同程度的异常，一般都有炎症、出血、水肿（即瘀血），所致的组织坏死、溃疡、增生、渗出液及瘢痕等组织形态学的改变。而以上这些相似或共同的病理改变，正可以通过补肾活血法治疗后得以改善或恢复。

最近有人从红细胞变形能力的测定，研究老年人肾虚的关系。红细胞变形能力是表示正常红细胞能具有通过比红细胞本身周径更小的毛细血管的能力，是维持和改善微循环的重要因素之一。现代研究证实：随着年龄增长，红细胞膜化学性能会发生一系列变化。如膜流动性可随年龄增长而减慢，而细胞膜微黏度到老年后逐渐增高。故有人提出为"膜衰老学说"，认为膜胆固醇与磷脂比值在老化时升高，使膜脆性增加，导致红细胞变形性随年龄增加（尤其是肾虚证状的发生）而降低。

上海邮电医院对老年期、老年前期红细胞变形性临床意义的探讨研究也表明随着年龄增高，红细胞变形能力逐渐减退。说明随着肾虚的发生，血瘀的发生也在逐渐产生。他们还用北芪注射液、丁公藤注射液和人参皂苷注射液3种药液，与对照组进行体外实验，发现北芪注射液与对照组比有统计学意义。现代药理表明，黄芪具有补肾气作用。气行血自行，从而起到提高红细胞变形性，降低血黏度增加血流量的作用。可见测定红细胞变形性不仅为研究血液流变学提供了一种新方法，而且为探讨"肾虚血瘀"实质和"补肾活血法"的作用机理提供了一定的科学依据。

从最近研究进展表明：红细胞变形能力对评价老年人心血管疾病、贫血、神经系统疾病、溶血及糖尿病等均具有一定的临床意义。因此说相同的病理形态学基础为异病同治提供了可靠的依据。

三、补肾活血法异病同治的病理生理学基础

异病同治是针对于异病同证而制订的法则，而异病同证往往有其共同的病理生理学基础为前

提。如临床上常见的冠心病、高血压、慢性肝炎、慢性肾炎、慢性肾衰竭、糖尿病、再生障碍性贫血及子宫外孕、红斑狼疮、牛皮癣等常见的难治病，有其相同或相似的病理生理学基础即"肾虚血瘀"。其都有瘀血表现和不同程度的血流量减少、外周阻力增高、微血管血流缓慢并瘀滞、白细胞聚集、血管缩窄、局部呈缺血或瘀血、血栓形成、血液处于高凝状态等；同时又都有肾虚的表现和免疫机能低下、淋巴细胞数减少、吞噬能力下降而体液免疫则有增高等。有人研究证明，这样的患者，外周血单核细胞产生白细胞间介素（inter-leukine，IL）的能力下降。王氏对肾阳虚型慢性支气管炎及肺肾阴虚型肺结核患者的甲皱和皮肤微循环观察结果为：肾阳虚甲皱微循环改变主要是管袢开放数目较少（$P<0.01$），管袢内血色浅红，血流速度减慢。对此，我们推测为中医"阳虚"或"气滞"血瘀的病理生理学表现，肾阳虚皮肤微循环改变则主要是管袢开放数目增多（$P<0.001$）管袢内血色多深红，血流速度稍慢，我们推测为中医"阴虚"血瘀的病理生理学改变。结合我们多年的研究认为此类患者不仅同时具有肾虚和血瘀所表现出的病理生理学现象，而且两者互为因果，相互影响。因此，我们认为运用补肾活血法是治疗临床大多慢性病和常见病的基本大法，是体现异病同治原则的最佳大法。

第十三节　张大宁教授临床抗衰老治疗的思路与方法

张大宁教授早在 20 世纪 70 年代就率先提出了肾虚血瘀理论，认为肾虚血瘀是导致各种肾脏疾病、衰老及中老年患者的一些常见病的根本病理机制，并将其相应的补肾活血法用于临床。不仅为肾脏疾病病的临床治疗提供了一整套完整的富有成效的方法，而且在临床抗衰老等其他方面也取得了很大的成就。张大宁教授学验俱丰，笔者有兴从师学习，获益颇深。现将张大宁教授临床抗衰老的思路与方法整理归纳如下，以飨同道。

一、审证求因

20 世纪 70 年代初，张大宁教授曾对天津地区老年人的疾病、症状、舌脉及中医辨证等做过抽样调查，结果发现，冠心病、高血压、脑血管病、慢性气管炎、男子前列腺炎等均系老年常见病。腰膝酸软或疼痛及尿多为老年人最常见的症状，同时或兼有眩晕耳鸣、五心烦热、便秘；或兼有畏寒肢冷、便溏、自汗等症。65～77 岁的老人以舌质红、舌体瘦薄、脉象弦细为常见，78～89 岁的老人以舌质淡白、胖大齿痕、脉象沉细为常见。65～77 岁的老人以肾阴虚为常见，78～89 岁的老人以肾阳虚为常见。90 岁以上者多见阴阳俱虚。在对老年肾虚患者的脑电图及脑血流的观察中发现，肾阳虚较阴虚的脑动脉血管弹性差，其对药物处于低反应性状态。肾阳虚、肾阴虚、阴阳俱虚三型的脑电图变化似无明显差异，绝大多数均呈现 α 节律变慢，调幅较差，低电压慢活动增加电压普遍低平，这种变化随着年龄的增加有进一步明显的趋势。经过长期的探索与实践，最终发现导致衰老的病理机制为肾虚血瘀。尽管每个人的发病及临床表现各不相同，但肾虚血瘀却始终贯穿于老年患者疾病的始终，这也是老年病所特有的共性。

二、审因论治

《素问上古大真论》："女子七岁肾气盛，齿更发长；……七七任脉虚，太冲脉衰少，天癸竭，地道不通，固形坏而无子也。丈夫八岁肾气实，发长齿更；……七八肝气衰，筋不能动；

天癸竭，精少，肾脏衰，形体皆极；八八则齿发去。"肾在人的生、长、壮、老、已的过程中起着十分重要的作用，随着年龄的增长，肾有一个自然虚弱的过程，伴随肾精血、肾气的虚衰，将自然形成瘀滞。换言之，既是无临床症状的所谓健康老人，体内照样存在肾虚血瘀的病理机制。张大宁教授博采古训，并结合自己的临床实践，不断推陈出新，提出了肾虚血瘀理论及补肾活血的治疗大法。该方法并不是简单的补肾药与活血药的堆砌，而是将补肾法与活血法有机地结合，通过补肾促进活血，应用活血加强补肾，两者相互协同，达到改善肾虚血瘀的病理状态，使机体阴阳平衡，邪去正存的一种治疗法则。并研制成功了补肾活血液（强力冬虫夏草王浆液），且对不同年龄不同类型的老年人进行了临床疗效对照观察。通过对 60 岁以上 1000例健康老人的对照观察，结果发现其症状改善总有效率投药组为 96%，对照组为 12.4%。通过对 60 岁以上 1000 例有心脑血管疾病患者的对照观察，结果发现其症状改善总有效率投药组为93.5%，对照组为 80.5%，经统计学处理，其差别具有显著性差异。临床中还发现，其他如呼吸、消化等系统疾病的患者，辅以补肾活血药治疗将提高其疗效。这一成果可以称作异病同治的典型范例。

三、用 药 考 究

张大宁教授学贯中西，作为中医出身的他，对中医理论有很深的研究，对中药的临床运用有着丰富的经验，同时他还十分注重吸收现代医学的长处，与自己的治疗方法相结合，使之成为一个有机的整体。其处方中以冬虫夏草、蜂王浆、川芎、丹参，共为君药。冬虫夏草性温暖，补肾益髓；蜂王浆滋肾补阴；川芎、丹参活血化瘀，共奏补肾扶正、活血化瘀之功效。现代医学认为冬虫夏草具有提高机体免疫力、镇静催眠和扩张支气管的作用，蜂王浆具有的生物活性作用对延缓衰老有着积极的作用，川芎、丹参的活血作用已被现代药理学研究证实。张大宁教授还十分重视血中气药柴胡的运用，以及注重对大便的调理，特别对阴虚便秘者予行气润便的药。其治则为补肾活血、通腹排毒、增智开窍，取得了很好的临床效果。

第十四节　从肾病水肿的治疗中
看张大宁的学术思想

张大宁教授是我国肾病学专家，从事肾病临床多年，学识博大精深，经验丰富。我有幸能跟随张教授从医数年，对其临床用药略有体会，在此就张教授治疗肾病水肿来谈谈自己的看法，对其学术思想以窥见一斑。

水肿是肾脏病常见的症状，轻者眼睑微肿或下肢微肿，重者周身浮肿，可累及头皮、颜面、四肢、胸腔、心包、腹腔等，多见于肾炎、糖尿病肾病及慢性肾衰竭后期等。临床上肾病中的顽固性水肿往往很难见效，张大宁教授经多年的临床实践和实验研究，总结出自己独特的治疗肾病水肿的理论，应用于临床，效果颇佳。

一、对肾病水肿发病的认识

张教授认为肾病水肿的病机为肾虚血瘀，水湿内停，最后导致水瘀互结。

五脏皆有虚实，独肾只虚不实，肾脏发病，其肾必虚；而且肾病多病程较长，病情迁延难愈，久病及肾，肾脏更虚。临床上，慢性肾病患者无论是否有舌质紫暗伴瘀点、瘀斑等瘀血症状，其体内必有瘀血。早在《素问·痹论篇》就有"病久入深，营卫之行涩"的记载，说明疾病日久深入营血，影响营血的运行。后代医家叶天士进一步提出久病入络的观念。所以，肾虚和血瘀是慢性肾病的主要病机。

无论肾虚还是血瘀均可发为水肿。肾虚致肿的机制众所周知，肾阳不足，命门火衰，蒸腾气化失司，导致三焦功能失常，肾失开阖，水液代谢异常，发为水肿。但是，瘀血与水肿的关系还没有受到广大医家的普遍重视。清末唐容川在《血证论》中提出"血积既久，亦能化为痰水"，"瘀血化水，亦发水肿，是血病兼水也"，明确提出瘀血可以导致水肿，瘀血与水肿往往互结为病。而水肿对血运的影响早在《内经》中就有叙述，《素问·调经论》中"孙络水溢，则经有留血"说明全身或局部水肿可以阻塞经遂，致气血不畅，留血成瘀。

张教授探究古籍要旨并加以发挥，自成理论，提出了肾病水肿的发病机理是肾虚血瘀，水瘀互结，该理论指导临床，意义重大。

二、肾病水肿治疗的用药特点

张大宁教授针对肾虚血瘀、水瘀互结的病机，提出治疗肾病水肿应采用补肾活血、祛湿利水的治疗大法。临床实践中，张教授用药量大，药势勇猛，直导病穴；与此同时，他思维缜密，善于权衡正邪强弱，用药精道。

（一）补肾药中避用附子、善用冬虫夏草

水肿与肺脾肾三脏有关，肾虚是根本，肾中阳气不足，气化失权为主要原因。张教授多用补骨脂、肉桂、仙茅、淫羊藿等温补肾阳之品，取其助阳化气的功效，避免使用纯阳燥热的附子，一来附子太过辛燥容易助湿生热，湿热互结，邪更难去；二来附子有毒，恐其对肾脏不利。冬虫夏草是其善用之品，冬虫夏草甘平温，益肾补肺，止血化痰。《本草纲目拾遗》有：冬虫夏草性温暖，补精益髓，保肺气，实腠理。对肾病水肿的患者使用冬虫夏草既可以使肾气足，又可以肺气旺，水道通条，气化有权，而且药性温和，利于水肿的消除。

（二）活血药中喜用三棱、莪术、丹参、川芎

血瘀是肾病水肿的重要致病因素，张教授在选用活血化瘀药时喜用药力峻猛的三棱、莪术，它们能破血祛瘀，行气活血。《本草纲目》有："三棱、莪术治积块疮硬者，乃坚者削之也。"说明它们对再顽固的瘀血也能消除。但是三棱"能泻真气，真气虚者勿用"，而莪术"虽为泄剂，亦能益气"，所以两者合用可使脏腑经络的瘀滞荡涤而不伤正气。丹参活血化瘀，养血补血，有"一味丹参功同四物"之称；川芎活血行气，通达气血，更是"血中气药"。诸药并用，补血、行气、活血、破血，活血化瘀作用强又不伤正气。

（三）重视益气和行气在治疗肾病水肿中的作用

气为血之帅，气行则血行，气滞则血瘀，气虚亦可致血瘀。同时气对津液也有统帅的作用，气旺则津液运行正常，气滞则津液运行受阻。张教授非常重视气的调节作用，治疗肾病水肿时益气和行气并用，益气重用黄芪，行气多用柴胡。《珍珠囊》中记载："黄芪甘温纯阳，其用有五：补诸虚不足，一也；益元气，二也；壮脾胃，三也；去肌热，四也；排脓止痛，活血生血，内托阴疽，为疮家圣药，五也。"可以说黄芪既可以补脾气，又可以补肾气，活血化瘀，利水消肿，张教授将黄芪用量致120克，疗效确定。柴胡也是一味治疗治疗肾病水肿很好的药。《本草纲目》记

载柴胡可"推陈致新，久服轻身明目益精……宣畅气血"所以柴胡有补肾益精、行气活血、祛水除胀的功效。

（四）利水而不逐水

肾病水肿严重者虽然周身浮肿，胸腔积液、腹水并存，但是鉴于其发病为本虚标实，所以用药不可攻伐太过，所以张教授不用甘遂、芫花、大戟等峻下逐水之品，多选用白术、陈皮健脾燥湿，茯苓健脾渗湿，茯苓皮、桑白皮、槟榔、大腹皮等行气、利水、消肿之品。

三、总　　结

肾病水肿多较顽固，而且病情反复，因为其发病的根本在于肾虚和血瘀，最终导致水瘀互结，其中肾虚以肾阳虚或肾阴阳两虚为主，血瘀在整个发病过程中都存在。肾虚、血瘀、水湿三者往往相互作用。其一：肾虚和血瘀是相关并存的，肾虚必兼血瘀，血瘀加重肾虚，肾虚血瘀是慢性疾病的一种重要的发病机制。张大宁教授于1978年就提出"肾虚血瘀论"。肾病水肿的发病病机正是这一理论的具体表现。其二：肾虚和水肿多为因果关系，肾虚是因，水肿是果，肾虚是本，水肿是标；反过来，水肿又妨碍了肾气的气化作用，加重了水肿。其三：水肿和血瘀交互作用，"血水同源"，"血不利则为水"，"孙络水溢，则经有留血"。肾虚、血瘀、水湿的相互作用是肾病水肿顽固难治的根本原因，充分认识到这一点，用药才能有的放矢。临床上实践证明，重用补肾活血、利水消肿之品可使肾气得旺、湿瘀并消，水肿得到彻底的治疗。

第十五节　张大宁诊治慢性肾衰竭的思路与方法

张大宁教授从事中医肾病学研究40余年。在慢性肾衰竭（简称慢性肾衰）的中医药治疗中遵循"肾虚血瘀论和补肾活血法"、"心-肾轴心系统学说"，取得较好的疗效。现将其辨治思路作一阐述。

（一）对该病中医病名的认识

一般认为，慢性肾衰竭属于中医"关格"病的范畴。《素问·六节藏象论》云："人迎与寸口俱盛四倍以上为关格，关格之脉赢，不能极于天地之精气，则死矣。"《灵枢·脉度》："阴气太盛，则阳气不能荣也，故曰关。阳气太盛，则阴气弗能荣也，故曰格。阴阳俱盛，不得相荣，故曰关格，关格者，不得尽期而死也。"以后在《难经·三十七难》中又指出："阴气太盛，则阳气不得相营也，故曰关。阴阳相盛，不得相营也，故曰格。关格者，不得尽其命而死矣。"这里所指的关格，主要指脉证而言，与后世所论关格一病没有关系。

关格作为病名的提出，最早见于《伤寒论·平脉法》："关则不得小便，格则吐逆。"两者同时并见者为关格。后世医家大都遵此说，如明代李中梓在《病机沙篆·关格》中说："关者阴盛之极，故闭关而溲不得通也。格则阳盛之极，故格拒而食不得入也。"

现代医学认为，慢性肾衰竭由于肾实质损害而出现代谢产物潴留，水、电解质和酸碱平衡失调所引起各系统的损害，从而出现恶心、呕吐，小便少甚至无尿症状，为临床所常见。但慢性肾衰竭所导致的脏器受损、内环境的紊乱等，绝不是"关、格"两个症状所能涵盖的，它反映在消化系统、神经系统、血液系统、心血管系统、呼吸系统等诸多方面，出现一系列病症，所以根据

"关、格"二症，而定其为"关格"一病，似欠妥当。需要指出的是，在大量的慢性肾衰竭患者中，真正以"关、格"为主症的并不多见，中医学是以主要症状定病名的，张老师曾组织统计各种原因导致的慢性肾衰竭患者1000多例，发现"关"、"格"并见者只占16.8%，且96.4%为三四期，而这些患者中，因肾病综合征（尤其是糖尿病肾病）而致者占72.4%，由此可见，慢性肾衰竭属关格一病的比例是很少的。

张老师认为，根据慢性肾衰竭的主要临床表现、病机及其病理改变过程，应归属于中医学"肾劳"、"肾风"、"溺毒"、"癃闭"、"关格"等范畴。

"肾劳"一词，首先见于《素问》王冰注："肾劳也，肾气不足，阳气内攻，劳热相合，故恶风而振寒。"其一，"劳"，指虚劳，又称虚损，该病以两脏或多脏劳伤，气血阴阳中两种或多种因素损伤为主要病机，以慢性虚弱性证候为主要表现的病证。该病发展缓慢，病程较长，迁绵难愈。反映了慢性肾衰竭的病理学基础和临床表现，而其中肾虚为其主要病机，所以定义为"肾劳"是比较合理的。其二，在王冰注中提到的"恶风而振寒"的症状，即反映了肾阳亏损的"身体衰弱，热量不足"的病理学基础，又反映了肾衰后期的临床症状，是非常恰当的。宋代严用和《济生方》中所述"肾劳虚寒，面肿垢黑"等则更为形象准确。

"肾风"一词，首先见于《内经》。《素问·奇病论》云："有病庞然如有水状，切其脉大紧，身无痛者，形不瘦，不能食，食少，名为何病"，"病生在肾，名为肾风……心气萎者死"。所谓"庞然如水状"，形象地叙述了肾衰的望诊，"心气萎者死"的论述，明确地提出了肾衰患者出现"心包积液"的预后。

"溺毒"一病，在清末何廉臣《重订广温热论．验方妙用》中曾描述了尿毒症的病机与症状："溺毒入血，血毒上脑之候，头痛而晕，视力朦胧，恶心呕吐，呼吸带有溺臭，间或猝发癫痫状，甚则神错惊厥，不省人事。"这里所讲的"溺毒入血，血毒上脑"的病机，和"恶心呕吐，呼吸带有溺臭……神错惊厥，不省人事"的症状，可以说是对尿毒症的临床表现最形象的论述。

由此可见，张教授认为，慢性肾衰竭应属于"肾劳"、肾风"、"溺毒"及"癃闭"、"关格"等范畴，单单定义为关格是不恰当的。

（二）病因病机与辨证思路

慢性肾衰竭多因各种慢性肾脏疾病反复不愈，迁延日久所致。一般讲，先天不足、感受外邪、劳倦内伤、饮食不节、久病正虚等都会直接或间接地导致或影响该病。从病机上讲，脾肾阳虚、肝肾阴虚、湿毒内停、肝风内动、气滞血瘀、邪陷心包等，都为临床常见。但在诸多的病因病机中，张大宁教授认为，要紧紧抓住三个主要病机，即肾虚、血瘀与湿毒，而肾虚从肾气不足到肾阳虚损，至肾元衰败；血瘀从血瘀气滞到瘀血内积，至瘀毒互结；湿毒从湿毒内蕴到湿毒上逆，至湿毒四泛，是慢性肾衰竭病机发展的关键。也就是说，"虚、瘀、毒"的逐渐加重，是慢性肾衰竭从轻到重的根本病因病机。张老师指出，慢性肾衰竭是临床综合征，涉及诸多脏器，如初病脾肾，中期肝肾，后期损及多个脏器，形成肾元衰败、肝风内动、内陷心包等本虚标实的多种病机。

在问诊上，慢性肾衰竭早期患者重点询问水肿、尿少、眩晕及一般肾虚证状。中期以后重点询问夜尿的增多和畏寒肢冷两个症状。一般讲夜尿应占一昼夜尿量的三分之一，但随着肾衰的加重，夜尿量可至二分之一，甚至更多，畏寒肢冷亦为常见，尤其老年人更为突出，这些均系肾虚进一步发展所致。到晚期，重点询问患者恶心呕吐、皮肤瘙痒、小便清长无味，及各种出血倾向等，最后则出现气短不能卧、神昏谵语等。

按照中医理论，腰痛应是肾虚重要的特异性症状，但是在慢性肾衰竭中，腰痛发生不足

35%，故不应把腰痛作为重要主症处理。

　　慢性肾衰竭的望诊，张老师提出了"望诊四要"，即"一望面色二看舌，三望舌下四甲错"。面部望诊为"望诊四要"之首，面部的色泽荣润或枯槁，真实地反映了体内脏腑，尤其是肾中精气的盛衰。就慢性肾衰竭而言，张大宁教授将面色分为较正常、萎黄、白与黧黑等四种。即开始时面色较为正常，而后出现萎黄、白，至最后出现面色黧黑，病情由轻至重。二望舌，张老师认为，慢性肾衰竭患者在舌体、舌质与舌苔的表现方面，要注意虚、瘀、湿等三个方面。主要为舌体胖大者为脾肾阳虚，舌质红绛者为肝肾阴虚、瘀血内阻，舌苔黄腻或白腻者均为湿毒内蕴。三望舌下。正常人舌下位于舌系带两侧各有一条纵行的大脉络，即舌下脉络。其直径在1.6～2.7mm，长度不超过舌尖至舌下肉阜连线的五分之三，颜色暗红。望舌下脉络主要是指观察其长度、形态、色泽、粗细及舌下小血络等变化。张老师认为，短细色淡者为肝肾不足、气血虚弱；粗涨青紫，甚至紫黑者为血瘀，色越深者瘀越重，可结合望舌综合分析。但有时舌下脉络变化早于舌的变化。四甲错，即望肌肤甲错。慢性肾衰竭患者由于肾虚血瘀、气血虚弱的原因，致使肌肤不得营养，加之湿毒邪泛，所以呈现一种肌肤甲错的现象。临床上多表现在四肢，且先从下肢开始，延至上肢。

　　对于诊脉，在慢性肾衰竭中，首先要重视尺脉，尺脉候肾，左尺脉以决肾阴，右尺脉以决肾阳，两者配合，可判断人体元阴元阳之根。张教授认为，切尺脉时，先要重视其"有根与无根"，有根者，虽沉而有力，有力而势柔，势柔而数缓，数缓而律齐；无根者，沉而无力，微而欲散，或浮大而空，虚弱欲绝。若左关弦细者，多虚阳上扰，右关濡弱者多脾虚湿停，寸关尺三部俱沉细欲绝者，多为死候。

（三）治疗方法

　　慢性肾衰竭涉及多个脏器，病理变化复杂。张大宁教授提出"补肾活血为本，祛湿降逆为标；整体局部相结合，理论治疗相结合，多种治法相结合"的方法，并研制了健肝补肾汤、滋补肝肾汤、活血汤、补肾扶正方剂和活血化瘀方剂5个治本方剂；以及化湿汤、降浊汤、利水汤、平肝汤、清热防感饮等多个治标方剂，标本并治，取得一定的效果。

　　张老师明确地提出补肾活血排毒法，为所有治疗方法的基础。补肾法中以平补为基础，偏于补气，如冬虫夏草、生黄芪、白术、补骨脂等；活血法中，以辛温为主，如丹参、川芎、五灵脂、蒲黄等；排毒法中以降逆祛湿排毒为主，如大黄或大黄炭等。冬虫夏草性味甘平，阴阳并补，不热不燥，虚寒、虚热者均可用之，补阳时可伍黄芪、白术之类；补血时可伍当归、黄精之类。另外，冬虫夏草伍当归、黄精之类，实有补肾补气生血之妙，精血并补。冬虫夏草的用量为每天0.5～2g，可研粉温开水送服，也可置于汤剂中，先单独煎煮2次，再与群药合煎，人工冬虫夏草菌丝体多以10÷1的剂量参考使用。

　　五灵脂与蒲黄炭配伍，为失笑散，方中五灵脂苦咸甘温，入肝经血分，可通利血络，散瘀利结；蒲黄甘平，行血消瘀，活络行气。两药配伍，活血化瘀，散结通络。慢性肾衰竭，系病症日久，瘀血至深，瘀血加重肾虚，故行瘀活血为治疗之大法，两药用量各为10～30g。

　　根据"补肾、活血、排毒"的思路，张老师使用大黄以排毒破瘀、祛浊降逆，一般采用后下，用量在10～30g不等，根据临床表现，使其大便保持每天2～3次，既能排毒又不伤正。在配伍上，大黄配甘草，仿仲景大黄甘草汤之用，治疗肾衰患者浊毒上逆、瘀热内结之呕吐，确有"上病取下"之意，以大黄苦寒攻下、清热降浊，以甘草和胃保津，同时取其甘暖，制大黄苦寒之弊。另外，大黄与冬虫夏草、黄芪配伍，大黄与当归、黄精配伍，均体现了"祛邪不伤正，扶正不滞邪"的中医整体治疗原则。在灌肠药的使用上，还采用大黄炭、黄芪炭、海藻炭等，起到了吸附作用，提高了灌肠的效果。

（四）其他有关问题

关于肾性贫血。张老师认为，肝藏血，肾藏精，乙癸同源，精血互化。肾精亏虚，势必不能化生肝血，从而导致肝血的虚损。反之，肾衰患者鼻衄、便血等出血倾向，又可导致肝血不足，而加重肾精的亏损。所以滋补肝肾、涵养精血，是治疗肾衰贫血的主要大法。此外，脾主运化水谷以生血，脾气又能统血，所以健脾补气亦为治疗肾衰贫血的又一大法。临床上六味地黄丸合四物汤，再佐黄芪、党参等，疗效较佳。

关于高血钾症。血清钾高于5.5mmol/L或22mg/dl时，称为高血钾症。慢性肾衰竭患者进入晚期时，则会出现高血钾症。对此，张老师采取两种方法，一方面采取常规方法排钾，如控制含钾食物、药物的摄入，避免输库存血等，也可以使用一些排钾、降钾的药物。另一方面，对中药的服法及一些制剂的工艺上做了相应的处理，取得满意的效果。不少中药含钾量高，如萹蓄、泽泻、茵陈、五味子、煅牡蛎、墨旱莲等。为此，张老师采取两个方法。一方面，在设计治疗肾衰的成药制剂时，增加一道工艺，即以离子交换的方法脱钾，使制剂中不再含钾，这样在慢性肾衰竭的全过程中均可安全使用。另一方面，由于煎服的汤剂，剂量小，需每天服用，不便于脱钾，故规定血钾在5.5~6.0mmol/L时，每天1次；高于6.0mmol/L，则停服汤药，待血钾正常后再使用。

关于煎服方法。张大宁教授根据对治疗慢性肾脏疾病常用方药煎煮数次后的含量测定，采用不同剂量的生药，使用一定量的水，两次煎煮混合后，再以文火浓缩到300ml、600ml、900ml、1200ml、1800ml不等，根据不同患者年龄每天分别以50ml、100ml、150ml、200ml、300ml，每天2次，每剂服3天，不但充分发挥了药效，而且避免了浪费。

（五）典型病例

韩某，男，37岁。

初诊 2005年6月21日。主诉：乏力、恶心1月。现病史：患者既往体健，1个月前发现高血压，血压在170/110mmHg~200/120mmHg间波动，无特殊不适，自服依那普利等降压药，血压控制不佳。1个月前出现恶心乏力，当地医院查血肌酐（Scr）350μmol/L，尿蛋白（+++），尿潜血（++），尿酸367μmol/L。目前患者乏力，恶心欲吐，纳食差，眼睑微肿，大便每天1次，面色无华，舌淡暗、苔黄腻、脉沉。实验室检查：血红蛋白11.2g/L。尿常规：蛋白（+）；肝功能：正常；肾功能：尿素氮（BUN）16.5mmol/L，Scr 293μmol/L。心电图：窦性心动过缓，心肌缺血，左心室高电压。双肾B超：双肾实质损害，双肾略小。24h尿蛋白定量1.81g。

诊断：中医诊断：关格。西医诊断：慢性肾衰竭。治则：补肾活血、祛湿降浊排毒。处方：生黄芪60g，土茯苓30g，荠菜花30g，三棱30g，丹参30g，川芎60g，车前子30g（包煎），蒲公英60g，车前草30g，半枝莲60g，五灵脂30g，蒲黄炭30g，大黄炭30g，大黄30g，海藻炭30g，黄芪炭30g，白花蛇舌草60g，茵陈60g，败酱草60g，当归60g。

二诊 2005年7月10日。患者症状明显好转，周身乏力减轻，纳食增加，无恶心，眼睑不肿，大便每天2次，血压130~140/80~100mmHg，舌淡暗、苔白，脉沉弦。化验示血红蛋白（Hb）110g/L，白细胞（WBC）6.7×10⁹/L，尿蛋白（+），BUN 15.29mmol/L，Scr 258μmol/L，尿酸372μmol/L。

三诊 2005年8月1日。患者神清，精神好，乏力明显好转，纳可无恶呕，大便每天2~3次，无浮肿，舌淡暗、苔白、脉沉。血压120/80mmHg。化验：Hb 115g/L，WBC 6.3×10⁹/L，尿蛋白（+），BUN 13.85mmol/L，Scr 239μmol/L，尿酸380μmol/L。

本例患者以"乏力、恶心、呕吐"为主症，当属中医学"关格"范畴。本证病机重在脾肾阳虚、湿浊内蕴。脾虚气血生化乏源则乏力、倦怠懒言；腰失肾之濡养，故见腰背不舒；湿浊内停、浊毒上逆、胃失和降故见恶呕不适。久病致瘀，证属本虚标实，治疗以补虚活血为本，祛湿降浊为标。以黄芪为主药，健脾益肾；赤芍、川芎、五灵脂、蒲黄活血化瘀；大黄、大黄炭降浊排毒；土茯苓、茵陈化湿降浊；当归补血扶正固本。上方连服 20 天，症状改善明显，肾功能恢复良好。

第十六节　张大宁教授治疗肾病临证经验及学术思想评价

　　张大宁教授为天津市中医药研究院院长，天津市中医肾病研究所所长、博士生导师，中华中医药学会副会长，肾病委员会主任委员，天津市中医药学会会长，是我国著名中医肾病学家，现代中医肾病学的奠基人。从事中医肾病学研究凡四十年，在长期、大量临床实践的基础上，继承了古代先哲的理论与经验，系统提出了"肾虚血瘀论和补肾活血法"、"心-肾轴心系统学说"等新的理论，并首先将"中医肾病学"这门新兴的临床专业学科从中医内科学中分离出来，形成独立的临床学科。在治疗急慢性肾炎、肾病综合征、急慢性肾盂肾炎、糖尿病肾病、慢性肾衰竭等临床常见肾病中，取得很好的疗效，获得国内外同行的认可。笔者作为张大宁老师的入室弟子，有幸随师学习多年，发现无论是对肾病病证的认识，还是诊治方法，以及临床立法潜方用药等，张老师均有很多独到之处。本节通过知识获取方法对老师在治疗肾脏疾病的学术思想做一初步探讨，以管窥豹，只见一斑，不足之处，敬请斧正。

（一）基于本体的知识获取技术

　　本体（ontology），又称知识本体，是对概念体系明确的、形式化的、可共享的规范说明。概念及概念之间的相互关系，是人类知识的表述方式，而概念的分类是人类组织知识的方法，这是基于工程的本体论的主要观点。本体论已成为知识工程中的一种常用工具，用于解决知识获取这个知识工程的瓶颈问题，受到了广泛的重视和研究。它用以分析一个论域中的类（categories）、关系（relationships）及它们所满足的限制（constraints）。它的理论还在不断的发展，其应用亦受到越来越多的重视。

（二）从本体角度理解中医理论

　　中医中药学是我国传统文化的伟大宝库，为中华民族的繁衍生息做出了巨大的贡献。我国近现代名老中医在多年临床实践中积累了丰富的临证经验，形成了自身独具特色的辨证论治心得。这些经验心得迫切需要归纳总结并且传承下去。

　　中医学的基础理论是由许多的概念组成，各概念之间存在着特定的联系，从而构成一个本体体系。我们在中医理论中引入本体，应用 Protege 2000 构建了中医学本体，具体方法如下：通过对中医基础理论的分析与理解，我们对其中的重要关系归纳为病、证、症、方、药、治、穴之间的关系，从而建立了症状体征、疾病、辨证、证型、病因、治则治法、方药、性味归经、经穴 9 类常识本体；在中医常用词汇中提取了 5 千余个概念，按照方症、方药、方证、病因、病证、症因、症症、症证、穴病、药性、药病、药证、证因、证治、证辨、归经、方治、方病等 30 余种关系，建立概念之间的二元关系，从而构建中医知网以进行知识获取。

（三）具体的知识获取方法的构建

　　首先利用自然语言理解技术对名老中医医案执行分词操作，然后运用信息提取技术针对分词后的医案进行相关中医信息的抽取，将所提取的相关信息映射到我们建立的中医常识本体知网中，并将这些信息与中医知网的相应信息相匹配，利用知识获取技术进行抽取，并依据中心性程度进行平权处理，将所得数据用适当形式（图表等）描述显示，从而再现蕴涵于医案中的名老中医临证经验知识。

（四）将基于本体的知识获取技术应用于对张大宁教授治疗肾病临证经验及学术思想的分析

张大宁教授在多年的临床工作中发现绝大多数肾病、老年病患者，均存在着不同程度的"肾虚与血瘀"，为此提出了"补肾活血法"。"补肾活血法"的确立，不能不说是基于"肾虚与血瘀"而产生。"肾虚"与"血瘀"几千年来一直作为独立的病因指导着中医临床。不论因郁、因寒致瘀，还是先天不足、房劳过度致虚，以至清代著名医家王清任最为贴近的"气虚血瘀论"都未能将"肾虚"与"血瘀"完整地统一起来。张大宁教授从长期大量的临床实践中认识到肾虚和血瘀不是孤立存在的，肾虚必兼血瘀，而血瘀加重肾虚，临床上往往肾虚是本，血瘀是标；肾虚为因，血瘀是果；反过来血瘀又构成了新的致病因素，从多方面加重肾虚的程度，形成恶性循环。自1978年首次提出"肾虚血瘀论"概念以来的20年，张大宁教授将其广泛地在临床实践中应用，并不断加以完善补充，形成了对临床极富指导意义的"肾虚血瘀论"。

我们从门诊及住院患者中选取了张大宁教授诊治的122例典型肾病医案。

对上述医案，我们按照中医病名分类，通过已构建的包含中医肾病知识库的基于本体的知识获取分析系统进行初步的知识获取，选取了病案中症状、辨证及所用中药的性、味、归经、功效等概念，按照其与中医知网中相关概念的关联程度为序排列，结果如下。

由表6-16-1可见，在张大宁教授肾病医案中，遣方用药以温性、寒性药物受关注程度较高，均在0.5以上，而平性、微寒性药物关注度较低。在总体肾病医案、关格、腰痛、水肿医案中，温性药关注度最高，寒性药次之。在消渴病案中寒性药关注度最高，温性药次之。

表6-16-1　张大宁教授肾病医案中药药性归纳（关注度）

病名	药性			
肾病	温性（1）	寒性（0.987 08）	平性（0.431 52）	微寒性（0.343 66）
关格	温性（1）	寒性（0.952 68）	平性（0.422 71）	微寒性（0.328 07）
腰痛	温性（1）	寒性（0.884 61）	平性（0.346 15）	微寒性（0.307 69）
水肿	温性（1）	寒性（0.575 75）	平性（0.363 63）	微温性（0.303 03）
消渴	寒性（1）	温性（0.866 66）	平性（0.466 66）	微寒性（0.333 33）

如表6-16-2所示，张大宁教授肾病医案中，用药药味以苦、甘、辛者关注程度较高，关注程度最高者为苦味，其次为甘味，再次为辛味，而酸、淡、咸味药物的关注度较低。这一规律在总体肾病医案及其中出现次数较多的关格、腰痛、水肿、消渴等病证中均有体现，而且苦味、甘味药物的关注程度均在0.5以上，最小值接近0.7。

表 6-16-2　张大宁教授肾病医案中药药味归纳（关注度）

病名	药味			
肾病	苦（1）	甘（0.675 63）	辛（0.457 60）	酸（0.193 80）
关格	苦（1）	甘（0.668 31）	辛（0.452 14）	酸（0.227 72）
腰痛	苦（1）	甘（0.681 81）	辛（0.454 54）	淡（0.113 63）
水肿	苦（1）	甘（0.680 00）	辛（0.540 00）	咸（0.140 00）
消渴	苦（1）	甘（0.703 70）	辛（0.444 44）	淡（0.111 11）

由表 6-16-3 可知，张大宁教授肾病医案中，所用药物归经的受关注程度依次为肝经、肾经、胃经、心经。关格病案中关注程度最高者为肾经，其次为脾经、肝经、心经；腰痛病案中关注度最高者为肾经，肝经次之；水肿病案中最高者为肾经、脾经，肝经、心经则次之；消渴病案中关注度由高到低依次为肝经、脾经、胃经、心经。我们由此可以看出，张大宁教授治疗肾病所选用中药，以归肝经、肾经、脾胃经药物居多，具体到不同病症，用药主次略有调整，但始终不离以上三经。

表 6-16-3　张大宁教授肾病医案中药归经归纳（关注度）

病名	归经			
肾病	肝经（1）	肾经（0.897 77）	胃经（0.501 01）	心经（0.426 11）
关格	肾经（1）	脾经（0.904 64）	肝经（0.493 09）	心经（0.440 40）
腰痛	肾经（1）	肝经（0.843 75）	胃经（0.406 25）	心经（0.359 37）
水肿	肾经（1）	脾经（1）	肝经（0.426 47）	心经（0.397 05）
消渴	肝经（1）	脾经（0.944 44）	胃经（0.5）	心经（0.361 11）

（五）将基于本体的知识获取技术应用于对张大宁教授治疗关格病学术特点的分析

中医中的关格病类似于西医学的慢性肾衰竭、尿毒症。张大宁教授对于关格病的诊治有着丰富的经验，他认为与其他肾病一样，关格病的发病中，肾虚血瘀、浊毒上逆是相当重要的因素之一，在治疗上应重用"补肾、活血、降逆、排毒"等法。我们选取了张大宁教授 122 例肾病医案中的 95 例关格病案，进行知识获取（图 6-16-1）。

图 6-16-1 是关格病知识获取结果的雷达分布图，自最高点起顺时针方向依次为药物归经、药味、药物功效、药性、辨证分型和症状体征，圆心到相应概念之间的长度表示该概念与中医知网中有关概念的关联程度（最大值为1）。关格病使用中药的性味归经如前文表 6-16-1～表 6-16-3，这里就辨证分型和药物的功效予以分析如下。

中医临床实践中，认为关格病的病机为本虚标实，其中的本虚主要是指脾肾阴阳衰惫，这里又有肝肾阴虚和脾肾阳虚的不同。如图 6-16-1 所示，在关格病的辨证分型中，受关注度最高的前两位是肝肾阴虚证和脾肾阳虚证。这与中医临床实践相符合。需要指出的是，这里所说的受关注度并非是对证型在病案中出现频率的简单统计，而是对病案中出现的症状、体征、用药等相关信息进行知识获取，然后将获取结果与中医知网中的内容相匹配，最终综合计算得出受关注程度。

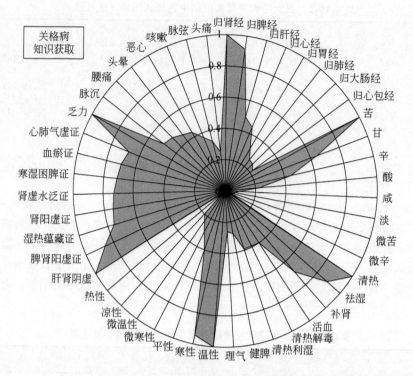

图 6-16-1　关格病知识获取分析结果

从图 6-16-1 可以看出，关格病所用中药的功效中，清热、祛湿、补肾、活血、解毒的关注度较高。这就表明具有如上功效的中药在张大宁教授诊治关格病时的受关注程度比较高，从而体现了张教授治疗关格"补肾、活血、排毒"的学术思想。

（六）小结

综上所述，我们通过对张大宁教授肾病医案进行的知识获取，分析总结出张大宁教授在诊治肾病（尤以关格病为主）的主要用药经验与学术思想如下：认为大多数肾病中"肾气虚"和"血瘀"是关键，是发病的主要因素，在治疗上，肾虚为本虚，采用补肾法；血瘀为标实，采用活血法，两者综合运用，再结合降逆、排毒（解毒）等法。在遣方用药方面，以苦味药为主，配伍甘味、辛味，佐以酸、淡、咸等；药性以温性为最多（除消渴病外），寒性药次之；归经以归肝、肾、脾胃经为多。

中医发展与传承的关键是有效地采集与挖掘名老中医的学术思想和临床经验，最大限度地获取与保留名医数十年积累的诊疗经验。名医的学术思想与临证经验是通过传承、实践及创新而形成的具有特色的知识体系，其中包含着中医理论、哲学思想与人文底蕴。这些知识大多由技巧、经验和过程等隐性知识为主，并具有多层次复杂网络，从而使得传承学术思想和临证经验的难度较大，如何有效梳理、获取和保留名医学术思想和诊疗经验一直是困扰中医传承的关键问题。以往，以上工作主要是采用跟师学徒或利用文献法与口述史法进行，而这些方法其局限性非常显著。

该课题从中医理论出发，利用认知科学、人工智能与知识挖掘技术，获取蕴含在名老中医临床辨证、诊断、分型、治则、遣方用药直至医嘱诊治过程中的隐含知识，以期抽取与挖掘体现在其医案方药中的规律。本部分研究根据中医知识网络，建立中医本体特征中医知识体系，利用本体单元来刻画中医知识体系网络的结构和映射关系，建立中医知识库，从而进行名中医诊治认知规律的研究。通过对张大宁教授诊治肾病医案的数据挖掘与知识获取，总结出其在肾病（以关格为例）诊疗过程中的辨证，着重"肾虚"与"血瘀"，常用"补肾"、"活血"、"清热"、"解毒"等治法，中药选择上寒温并举，药味以苦、甘、辛为主，归经多为肾、脾、肝经。该分析结果能够被采用跟师学徒等传统方法所归纳的张教授学术经验所验证，并且在用药的性味归经等方面有了更精确的认识。这为以后进一步地挖掘整理张教授的临证经验与学术思想，建立基于信息挖掘技术的中医肾病知识库以指导临床、科研与教学，打下了坚实可靠的基础。

同时，该研究在进行过程中也发现了一些问题，比如建立中医知识网络时中医名词术语的统一性、医案挖掘处理后某些信息的脱失、医案中西医西药名词的中英文一致性等。这些问题将在今后的工作，通过完善中医知识网络、扩充西医西药词典等发放逐一得到解决。

第十七节 继承中医学、发展中医学
——张大宁教授学术思想探讨

张大宁，1944 年农历 9 月 11 日生于天津，1966 年毕业于天津中医学院（现为天津中医药大学），主任医师，内科教授，博士研究生导师，中医肾病学国家授衔专家，享受国务院特殊津贴专家，1999 年被中央授予优秀中央保健医生。现任天津市中医药研究院院长，中医肾病研究所所长；另兼任南开大学医学院（7 年制）教授，天津医科大学教授，天津中医药大学教授；又任中华中医药学会副会长，国际中医肾病学术会议主席，中国中医药研究促进会会长、肾病学会主任委员，中国张大宁传统医学基金会主席，澳门中医医疗中心院长，澳门中医药联合会会长，《澳门中医药杂志》主编，台湾大宁中医肾病医疗中心名誉院长。全国政协常委，中国农工民主党中央副主席，中国和平统一促进会常务理事。

张大宁出生于中医世家，五代传承，到张大宁这一代已是第四代。长期以来，他一直从事中医肾病的医疗科研和教学工作。他对中医学的认识是：中医学是自然科学，具有中国传统文化深厚底蕴和内涵的系统、完整学科体系，因而使用、研究它的前提自然是应认认真真、踏踏实实、一步一个脚印地学习它、继承它，任何一点草率、断章取义、走捷径都是不可取的。正是有了这一信念，张大宁在长期的临床医疗、科研和教学工作中，始终坚守学风正练、治学严谨的作风。因而在中医理论和实践上也取得了丰硕的成果，造诣很高，成为"中医肾病学"这门新兴学科的奠基人。20 世纪 80 年代末，他就出版了我国第一部中医肾病学专著《实用中医肾病学》，他提出的"心-肾轴心系统"学说和"肾虚血瘀论与补肾活血法"等理论，已被中西医学术界所公认。现"补肾活血法"已在 100 多种疾病中得到广泛的应用，不但大大提高了临床疗效，而且还对基础医学的发展起到了有力的推动作用，被国内外学术界认为是一种很有前途的治疗大法。他在继承中医传统理论的基础上，结合祖传经验，参考现代医学理论，通过大量的临床实践和反复实验，创造了独树一帜的学术思想，并研制了治疗各种肾病的独特方剂和药物，使肾病的治疗水平在国内外同行中处于遥遥领先的地位。

张大宁还是一位"草药外交家"。早在 1987 年，他就在澳门建立了最大的中医医疗机构——澳门中医医疗中心。1990 年 8 月，隔绝了 40 年的海峡两岸开始了第一次解冻，张大宁教授作为首位内地杰出学者应邀赴台湾讲学，在宝岛台湾引起了轰动。台湾两千万同胞第一次见到祖国内地专家学者的风采。张大宁教授以其高超的学术水平、高风亮节的品格、儒雅翩翩的风度，赢得了宝岛上下学术界和广大同胞的一致赞扬，被称为"吹遍宝岛的一阵旋风"，受到中央领导的好评。

20 多年来，他还多次应邀到美国、日本、德国、英国、法国、韩国、澳大利亚、印度尼西亚、泰国等国家讲学、会诊，并为一些国家领导人诊病，广受赞誉，深受欢迎。他的名字被收录在《世界名人录》，1998 年 8 月，国际天文联合会批准将中国科学院新发现的 8311 号小行星命名为"张大宁星"，这是世界上第一颗以医学家名字命名的小行星，是国家乃至国际社会对张大宁教授的一种承认，也是中国医药学界乃至中华民族的光荣。

（一）"心-肾轴心系统"学说及其临床意义

《灵枢·雅客》认为："心主神明，心藏神"，"心者，五脏六腑之大主也，精神之所舍也"，"主明则下安，主不明则十二官危"。就是说，心调节着人体一切生理活动，为思维、意识的中心。心的功能正常与否，直接影响着体内所有脏腑活动的正常与否。肾是祖国医学藏象学说中的重要内容，临床指导意义很大。"肾为先天之本，主生长发育与生殖，肾藏精"。这是说肾精乃是人体生命活动的物质基础。肾精包括先天之精和后天之精，两者相互影响，相互作用，从而维持人体脏腑的各种功能活动，促进人体的生长发育，故肾又称为"生命之本"。唐代著名医学家孙思邈曾引用了道家的理念，用"心肾相交，水火既济"来说明心在上、属火，肾在下、属水。"水升火降"，维持心肾、水火的相对平衡，阴阳平衡则人体健康。张大宁教授就是根据这一思想的启示，为了更好地说明心肾之间的关系及其在人体生命活动中的重要性，提出了"心-肾轴心系统"学说。"心肾系统"表示在心为主导条件下，心肾之间相互促进、相互制约的相对平衡关系；"轴心"表示此系统在人体的生理活动与病理变化中起着重要的轴心作用。现代医学认为，大脑皮质为人体思维、意识的中心，皮质及其下中枢调节着机体一切生理活动，这一点包含在中医学"心"的功能之中。"肾"的概念既包含了近代医学的内分泌系统功能，特别是肾与下丘脑-垂体-肾上腺皮质轴，下丘脑-垂体-性腺轴及下丘脑-垂体-甲状腺轴 3 个内分泌腺轴的关系，应是中医"肾"的主要内容。因此，"心肾相交"理论应指大脑皮质通过下丘脑对垂体、肾上腺皮质、性腺、甲状腺等的控制。近年来医学和生理学所取得的重大进展表明，由心脏分泌的心钠素对肾脏也有强大的利钠、利尿等作用。通过特异性肾素放射免疫法，也证明了心脏内具有一个独立于肾脏外的肾素血管紧张素系统。通过对伴有肾虚证状的疾病如糖尿病、冠心病、病态窦房结综合征、高血压等患者性激素水平变化规律的研究发现，肾虚与上述疾病男性患者的雌二醇及雌二醇/睾酮比值均有所升高；采用"补肾益气法"治疗后，患者除肾虚证状改善外，其性激素水平亦得到纠正。这些研究结果再次证明了"心-肾轴心系统"的作用。肾的实质可能是以下丘脑-垂体-肾上腺皮质系统和下丘脑-垂体-性腺系统为主，并包括部分自主神经系统、甲状腺及泌尿系统等。"心肾系统"实际上在疾病的共性中起着重要的轴心作用，"扶正培本"治疗的实际则多是通过对"心-肾轴心系统"的调节，促使疾病个性的转化。"异病同治"若抓住"心-肾轴心系统"以同治，就抓住了疾病共性的根本，这对于提高、巩固疗效，改善机体体质等都将起到重要作用。"心-肾轴心系统"学说巧妙而有机地融合了中医学"心肾相交"理论和现代医学的"神经内分泌"学说，它对于中医肾病学在病因、病机、辨证论治等方面的进一步研究与发展起着指导性作用，并为全面而有效地服务于临床奠定了理论基础。

（二）"肾虚血瘀论"

张大宁教授在长期的中医肾病临床实践中发现，不同病种的老年病、慢性病患者具有一个共性，就是都存在不同程度的肾虚和血瘀表现，它们之间存在着某些特定的关系。肾虚是肾阴（精）虚、肾阳（气）虚。瘀是阴虚致瘀、血虚致瘀、毒盛致瘀、血阻致瘀、水停致瘀、水血互结（瘀）。临床上出现的肾虚与血瘀不是孤立存在的，肾虚必兼血瘀，肾虚是本，血瘀是标，肾虚为因，血瘀为果；反过来血瘀又构成新的致病因素，从多方面加重肾虚的程度，形成恶性循环，从而产生各类病。因此，肾虚血瘀是各类老年病、慢性病（或某些特定阶段）和人体衰老的共同病理机制。"肾虚血瘀论"的提出是在病因学、诊断学、流行病学、卫生统计学及药理学多学科临床和实验研究的基础上得出的结论。"肾虚血瘀论"的主要观点包括：①肾虚血瘀是气血功能失调的结果，中医气血关系的理论又为解释肾虚血瘀的机制提供了依据。②肾虚血瘀是人体衰老的生理特性及病理转机，"虚瘀衰老"将是人体衰老模式的重要组成部分。③肾虚血瘀是"久病及肾"和"久病多瘀"的结果，也就是说肾虚血瘀既是病因，又是病理基础，是各类慢性病的某一特定阶段的病理基础。④肾虚血瘀是各类疾病共性的表现，即疾病的非特异性反应。抓住了肾虚血瘀这一病因，不仅能作为推断人体衰老的临床重要指征，而且对于治疗各类慢性病、老年病及研究各种疾病的共性都有极其重要的意义。

（三）"补肾活血法"

"补肾活血法"是张大宁教授针对"肾虚血瘀论"的病理机制，结合中医异病同治、扶正祛邪的治则理论，经过长期的临床实践和理论积累，首先提出的与之相适应的治疗大法，并在实践中不断地更新和逐步完善。正如张大宁教授在其近期所著《中医补肾活血法研究》一书前言中所述："它的产生是人们随着对疾病认识的深入及将中医理论与现代医学理论相结合的结果，也是中医治法通过实践认识再实践再认识的重新组合和创新的结果。"《素问·调经论》曰："寒独留而血凝泣，凝则脉不通。"因郁、因寒致瘀，《汉书·文艺志》中有"通闭郁结"的记载。《内经》又有"气为血之帅"之说；《素问·玉机真脏论》中指出："脉道不通，气不往来。"可见，气行则血行，气滞则血瘀；血得温则舒，遇寒则凝。清代王清任发挥"气为血之帅"的理论，提出"气虚血瘀论"，从而以"补阳还五汤"独立医门，重用黄芪补气活血。张大宁教授经过长期、大量的实践与研究，发现"补阳还五汤证"中的气虚即是肾气虚，黄芪的功效也主要在于补肾气。这不仅符合王清任当时的立论"元气即虚，必不能达于血管；血管无气，必停留而瘀"，而且也符合现代研究所证实的人体衰老及各类疾病的发生和"肾虚与血瘀"有密切关系的结果。它综合了"补肾法"与"活血化瘀法"的长处，并发挥其独特的内涵和疗效。"补肾活血法"经过近 20 年的临床应用，在治疗各种慢性病、肾病、老年病及抗衰老等方面取得了显著的疗效。该大法绝不是"补肾法"（或补肾药物）与"活血法"（或活血化瘀药物）简单、机械地迭加或同时使用，其疗效明显地优于单纯的补肾和活血。它是将"补肾法"与"活血法"有机结合和高度统一，通过补肾促进活血，应用活血加强补肾，两者相互协同，达到改善肾虚血瘀病理变化的目的，使机体阴阳平衡，邪祛正存的一种新的治疗大法。"补肾活血法"的作用原理是通过调节机体的神经内分泌系统（特别是下丘脑–垂体–内分泌腺 3 个轴的功能），调节机体自主神经系统，调节人体分子生物水平的平衡，调节免疫系统机能，改善微循环等一系列综合作用的结果。"补肾活血法"是具有中医理论中"异病同治"和现代医学理论中"非特异性治疗"作用的一个基本治疗大法。它的产生是中医现代化发展的一个标志，也是中医治则在新技术革命浪潮中的重新组合或创新的结果。攻补兼施的"补肾活血法"不仅适用于各类肾病，而且是治疗各类慢性病的普遍大法。几十年来，张大宁教授将"补肾活血法"用于治疗肾衰竭、糖尿病肾病、老年痴呆、肾结石、椎动脉型颈椎病、难治性肾病综合征、骨质疏松症、泌尿系感染、肾性血尿、肺水肿、反复发作性紫癜、糖尿病眼病、马兜铃酸性肾病、痹证、高脂血症、阳痿、慢性肺源性心脏病、黄褐斑、老年眩晕等 100 多种疾病，都取得了较好的临床疗效。

（四）"补肾活血排毒法"

张大宁教授在大量的临床实践中还发现，各类慢性病不仅有"肾虚血瘀"的共同表现，而且都存在着不同程度、不同方式的"蓄毒"现象。对其原因及机制的研究目前尚停留在"小分子毒性物质"、"细胞代谢产物"、"体内电解质失衡"、"重金属及某些化学物质中毒"等假说阶段。但"排毒"同"补肾活血法"一样，也是一个非特异性的治疗大法。不论是通过调节五脏的各自功能，还是利用六腑"以通为用"的特点，"排毒"将是一个治疗各类慢性疾病共同原则的新思路。

张大宁教授在治疗各类肾病中，将"补肾活血排毒"的思路贯穿始终。补肾选用不燥不热的精品冬虫夏草为主药，并根据辨证选用补骨脂、女贞子、旱莲草、杜仲、覆盆子、仙茅、淫羊藿等。重用黄芪，用量一般在30~60g，甚至用至90~120g。活血精品藏红花及天仙子的应用更是有别于他人的独到之处。张大宁教授还认为"活血化瘀法"宜早用，越早用疗效越好。在"排毒"的环节中，张大宁教授将中医的"通腑排毒"与西医的"肠道清除法"相结合，并采用了"活性炭"及吸附原理，独创了各种"炭类药"在慢性肾衰竭治疗中的使用。他研制的"肾衰排毒散"是目前高效、无毒、无不良反应的中药新型吸附排毒剂。此外，他还在行气药的使用上有独特见解，认为柴胡行全身之气，乌药行下焦之气，大腹皮行气利水兼有通便的效能。在针对慢性肾衰竭患者后期出现的高血钾现象，他采用阳离子交换树脂法将中药中的钾离子通过置换的方法进行脱钾处理，解决了肾衰竭患者后期应用中药的难题。这项技术已应用在张大宁教授研制的肾病治疗新药"肾康"及"肾衰排毒散"之中。

张大宁教授以其精湛的医术和高尚的医德吸引着患者和同行。"世界上先有患者，后有医生，脱离了患者，医生就失去了存在的价值；患者是医生水平提高的基础"。几十年来，他坚持每天出门诊、查房，有时一天连续工作近20h，日门诊量160余人次；每年接待全国各地及世界各国数以万计的肾病患者，被海内外誉为"肾病克星"。他所研制的"肾康"、"肾衰排毒散"、"保肾降脂胶囊"、"励宁片"、"八卦神丹"、"冬虫夏草育坤丹"、"消渴保肾片"、"护肾宝"、"大宁系列神茶"、"补肾扶正胶囊"、"活血化瘀胶囊"、"肾衰灌肠液"等药物，以及"肾衰系列方治疗慢性肾衰竭的临床与实验研究"、"肾衰灌肠液治疗慢性肾衰竭操作方法的研究"、"肾灵散液治疗男子性功能障碍的临床观察与实验研究"等研究成果，先后荣获"国家中医药科技成果奖"、"美国匹斯堡发明金奖"、"布鲁塞尔国际发明金奖"、"神农杯奖"等多项奖励，并获得多项发明专利。

在做人上，张大宁深得儒家真传，严以律己，宽以待人；多讲奉献，少讲索取；为人忠厚，做事认真；尊敬上级，厚待同事。1993年，张大宁教授用海外捐赠给他本人的百万余元人民币建立了"中国张大宁传统医学基金会"。张大宁教授常说："事业的起点要在继承的基础上，但思想意识的起点要永远从零开始。"现在，他在不断探索学术的同时，力争尽快建立一个以肾病研究为中心，集医疗、保健、康复、教学、科研、生产等为一体的大规模综合研究机构，立足中国，面向世界，为中医肾病学事业的发展，为世界医学的进步做出自己的贡献。

第十八节　张大宁教授养生思想

张大宁教授从医数十年，家学渊源，对中医临床各科都十分擅长，尤其精于肾病的诊治，堪称一代大医。然其中医养生之水平高于其遣方用药之功，张大宁教授一直认为能治已病之工非为上工，擅治未病之医才可堪大医之名，故其对中医养生有着十分广泛和细致的研究，现将张大宁教授的养生思想汇报于下。

张大宁教授认为中医最早的养生思想源于《黄帝内经》，后经历代大医，如张仲景、华佗、孙思邈等的继承整理和发扬充实，已经十分完备。《黄帝内经》中所说的"治未病"就是最早的养生思想，它主要包括 3 个方面：一是未病先防，二是已病防变，三是防止复发。而未病先防相较于已病防变和防止复发更加重要。

"未病"一词首见于《素问·四气调神论》篇："是故圣人不治已病治未病，不治已乱治未乱，此之谓也。夫病已成而后药之，乱已成而后治之，譬犹渴而穿井，斗而铸锥，不亦晚乎！"这段话从正反两方面强调治未病的重要性，已成为预防医学的座右铭。"不治已病治未病"是至今为止我国卫生界所遵守的"预防为主"战略的最早思想，它包括未病先防、已病防变、已变防渐等多个方面的内容，这就要求人们不但要治病，而且要防病，不但要防病，而且要注意阻挡病变发生的趋势，并在病变未产生之前就想好能够采用的救急方法，这样才能掌握疾病的主动权，达到"治病十全"的"上工之术"。故朱震亨在《格致余论》中说："与其求疗于有病之后，不若摄养于无疾之先；盖疾成而后药者，徒劳而已、是故已病而不治，所以为医家之怯；未病而先治，所以明摄生之理。夫：口是，则思患而预防之者，何患之有哉？此圣人不治已病治未病之意也。"

张大宁教授常常说："古代医书，尤其是经典著作是中医学各个方面一个巨大的宝库，内容浩如烟海，取之不尽，用之不竭，需要我们用一生去探求。"所以，张大宁教授孜孜不倦地研究着这个宝库中的内容，他认为唐代大医家孙思邈是位极重视治未病的医家，他比较科学地将疾病分为"未病"、"欲病"、"已病"三个层次，"上医医未病之病，中医医欲病之病，下医医已病之病"。他反复告诫人们要"消未起之患，治病之疾，医之于无事之前"。他论治未病主要从养生防病和欲病早治着眼，所著《备急千金要方》中载有一整套养生延年的方法和措施，很有实用价值。明末清初医家喻嘉言深谙张仲景治未病思想的深义，他的著作《医门法律》就是以未病先防、已病早治的精神贯穿始终。如中风门中的人参补气汤便是御外入之风的绸缪之计；又如血痹虚劳篇中对于男子平人谆谆致戒，是望其有病早治，不要等虚劳病成，强调于虚劳将成未成之时，调荣卫，节嗜欲，积贮渐富，使虚劳难成。治未病思想的内涵实际上包括未病先防和既病防变两个方面。清代名医叶天士对于既病防变研究颇深，他在《温热论》中指出："务在先安未受邪之地。"温病属热证，热偏盛而易出汗，极易伤津耗液，故保津护阴属未雨绸缪、防微杜渐之举，对于温病是控制其发展的积极措施。后来吴鞠通在《温病条辨》中提出保津液和防伤阴，其实与叶氏"务在先安未受邪之地"之意吻合，体现了治未病的思想。

张大宁教授在中国古代医家对于养生研究的论述基础上，独树一帜，开创了心肾轴系统养生思想及补肾活血养生法，为中医养生学做出了杰出的贡献。

（一）心肾轴系统养生思想

心肾同属少阴，一为君主之官，神明出焉，一为先天之本，精气之所充。"心：中医学认为，心在人体中处于主导地位，调节人体的生理活动，为思维意识的中心。《内经》云：'心者，君主之官，神明出焉'。心的功能正常与否，直接影响所有脏腑的活动"。"肾：中医学相当重视肾的作用，认为肾是先天之本。《内经》云：'肾藏精，主蛰，封藏之本'。这里的肾主藏精，包涵两种意义，一方面指肾的滋养脏腑、骨骼、肌肉等以影响其活动的作用；另一方面指肾主人体生殖发育的作用"。

故此，张大宁教授认为只有君主——心及先天之本——肾的功能正常才能真正做到健康。

（二）补肾活血养生法

这里介绍 1 个张大宁教授的养生食疗方，以馈读者。洋参三七冬虫夏草汤：西洋参30g，三七块（打碎）10g，冬虫夏草 5g，生黄芪 10g，当归 10g，枸杞子 15g。上药置砂锅内文火慢炖 1～2h，去渣，待其温度适宜服下，每天 1 碗。

该方主要功效为补肾活血，滋阴补阳，补益心血，益肾填精。西洋参甘、微苦，凉。归心、肺、肾经。功能补气养阴，清热生津。用于气虚阴亏，内热，咳喘痰血，虚热烦倦，消渴，口燥咽干。西洋参有抗疲劳、抗氧化、抗应激、抑制血小板聚集、降低血液凝固性的作用，另外，对糖尿病患者还有调节血糖的作用。三七甘、微苦，温，归肝胃心经，具有扩张血管、降低血压、改善微循环、增加血流量，预防和治疗心脑组织缺血、缺氧症；促进蛋白质、核糖核酸（RNA）、脱氧核糖核酸（DNA）合成，强身健体；促进血液细胞新陈代谢，平衡调节血液细胞；双向调节中枢神经，提高脑力，增强学习和记忆能力；增强机体免疫功能，抗肿瘤；止血、活血化瘀；保肝、抗炎；延缓衰老；双向调节血糖、降低血脂、胆固醇、抑制动脉硬化。冬虫夏草味甘，性平，能补肾壮阳，补肺平喘，止血化痰。用于肾虚阳痿，遗精，头昏耳鸣；肺虚或肺肾两虚，喘咳短气，或咳血；体虚自汗，畏风。

第十九节　张大宁名老中医学术思想及思辨特点研究报告

张大宁教授是我国著名中医肾病学家，是现代中医肾病学的奠基人，从事中医肾病学研究凡四十年。在长期、大量临床实践的基础上，继承了岐黄仲景以来古代先哲的理论与经验，系统提出了"肾虚血瘀论和补肾活血法"、"心－肾轴心系统学说"等新的理论，并首先将"中医肾病学"这门新兴的临床专业学科，从中医内科学中分离出来，形成独立的临床学科。在治疗急、慢性肾炎，肾病综合征，急、慢性肾盂肾炎，糖尿病肾病，慢性肾衰竭等临床常见肾病中，取得很好的疗效，获得国内外同行的认可。笔者作为张大宁老师的入室弟子，有幸随师学习多年，发现无论是对肾病病证的认识，还是诊治方法，以及临床立法潜方用药等，张老师均有很多独到之处。本节谨对老师在诊治慢性肾衰竭方面的学术思想做一初步探讨，以管窥豹，只见一斑，不足之处，敬请斧正。

（一）关于中医病名的认识

从 20 世纪 50 年代末开始，慢性肾衰竭属于中医"关格"病的范畴。关格一词最早源于《内经》，《素问·六节脏象论》曰："人迎与寸口俱盛四倍以上为关格，关格之脉赢，不能极于天地之精气，则死矣。"《灵枢·脉度》："阴气太盛则阳气不荣也，故曰关。阳气太盛则阴气弗能荣也，故曰格。阴阳俱盛，不得相荣，故曰关格，不得尽期而死也。"以后在《难经·三十七难》中又指出："邪在六腑，则阳脉不和，阳脉不和，则气留之；气留之，则阳脉盛矣。邪在五脏，则阴脉不和，阴脉不和，则血留之；血留之，则阴脉盛矣。阴气太盛，则阳气不得相营也，故曰关。阴阳相盛，不得相营也，故曰关格。关格者，不得尽其命而死矣。"这里所指的关格，主要指其脉证而言，这是当前医学所公认，即与后世所论关格一病无任何关系。但张教授指出，这里所论的"不得尽其命而死矣"的严重后果，无疑为以后医家所定的、当今为尿毒症的危重病症打下了一定的基础。所以当今医家"关于内难所论关格，与后世所言无关"的说法，也不尽完善。

一般认为，关格作为病名的提出，最早于张仲景《伤寒论》一书。《伤寒论·平脉法第二》"关则不得小便，格则吐逆"，也就是说"不得小便的关"和"吐逆的格"同时并见者为关格。这就明确地排除了"单单吐逆的胃炎"和"单单无尿的尿潴留"等病症。以后的历代医家大都以此为基础，如明代李中梓在《病机沙篆·关格》中说："关者阴盛之极，故闭关而溲不得通也。格则阳盛之极，故格拒而食不得入也。"清代怀抱奇亦认为"关格一症，上则格而不入，下则闭而不得，乃阴阳偏胜之候，亦阴阳离绝之证也"（《医彻·杂证·关格》）。

现代医学认为，慢性肾衰竭由于肾实质损害而出现代谢产物潴留，水、电解质和酸碱平衡失调所引起各系统的损害，从而出现恶心、呕吐，小便少甚至无尿症状，为临床所常见。但慢性肾衰竭所导致的脏器受损、内环境的紊乱等，绝不是"关、格"两个症状所能概括的，它反应在消化系统、神经系统、血液系统、心血管系统、呼吸系统等诸多方面，出现一系列病症，所以根据"关、格"二症，而定其为"关格"一病，似欠妥当。更需要指出的是，在大量的慢性肾衰竭患者中，真正以"关、格"为主症的并不多见，中医学是以主要症状定病名的，张教授曾组织我们对临床一千多例各种原因导致的慢性肾衰竭患者做过统计，发现"关、格"并见者只占16.8%，且96.4%为3~4期，而在这96.4%中，因肾病综合征（尤其是糖尿病肾病）而致者占72.4%，由此可见真正能将慢性肾衰竭命名为关格一病的所占百分比是很少的，所以在临床上凡见慢性肾衰竭（包括1~4期）一律简单地诊断为关格显然是不准确的，也违反了中医学的原旨。

张大宁教授认为，根据慢性肾衰竭的主要临床表现、病机及其病理改变过程，应归属于中医学"肾劳"、"肾风"、"溺毒"、"癃闭"，当然也包括"关格"等范畴。

隋·巢元方《诸病源候论·虚劳病诸候》中曾有"五劳"的论述，即肺劳、肝劳、心劳、脾劳、肾劳。而"肾劳"一词，首先于《素问·五冰注》中曰："肾劳也，肾气不足，阳气内攻，劳热相合，故恶风而振寒。"这里有两个重点，一是"劳"，劳者虚劳也，又称虚损，七年制《中医内科学》讲义中，曾将虚损定义为"虚者，即气血阴阳亏虚；损者，即五脏六腑损伤，本病以两脏或多脏劳伤，气血阴阳中两种或多种因素损伤为主要病机，以慢性虚弱性证候为主要表现的病证。本病发病缓慢，病程较长，迁绵难愈"。这里从根本上反应了慢性肾衰竭的病理学基础和临床表现，而其中肾虚为其主要病机，所以定义为"肾劳"是比较合理的。其二，在王冰注中提到的"恶风而振寒"的症状，既反映了肾阳亏损的"身体衰弱，热量不足"的病理学基础，又反映了肾衰竭后期的临床症状，是非常恰当的。后世宋·严用和《济生方》中所述"肾劳虚寒，面肿垢黑"等则更为形象准确。

"肾风"一词，首先见于内经。《素问·奇病论》上云："有病庞然如水状，切其脉大紧，不能食，病生在肾，名为肾风，心气萎者死。"所谓"庞然如水状"，形象地叙述了肾衰竭的望诊，"心气萎者死"的论述，明确地提出了肾衰竭患者出现"心包积液"的危险预后。"溺毒"一病，在清末何廉臣《重订广温热论·验方妙用》中曾详细地描述了尿毒症晚期的病机与症状："溺毒入血，血毒上脑之候，头痛而晕，视力朦胧，恶心呕吐，呼吸带有溺臭，间或猝发癫痫状，甚则神错惊厥，不省人事"。这里所讲的"溺毒入血，血毒上脑"的病机，和"恶心呕吐，呼吸带有溺臭……神错惊厥，不省人事"的症状，可以说是古人对尿毒症的临床表现最为形象的论述。

（二）病因病机与辨证

慢性肾衰竭多因各种慢性肾脏疾病（包括原发性肾脏疾病与继发性肾脏疾病）反复不愈，迁延日久所致。一般讲，感受先天不足、感受外邪、劳倦内伤、饮食不节、久病正虚等都会直接或间接地导致或影响该病。从病机上讲，脾肾阳虚、肝肾阴虚、湿毒内停、肝风内动、气滞血瘀、邪陷心包等，都为临床常见。但在诸多的病因病机中，张教授认为要紧紧抓住三个主要病机，即肾虚、血瘀与湿毒，而肾虚从肾气不足到肾阳虚损，至肾元衰败；血瘀从血瘀气滞到瘀血内积，至瘀毒互结；湿毒从湿毒内蕴到湿毒上逆，至湿毒四泛，是慢性肾衰竭病机发展的重要过程。也就是说，"虚、瘀、毒"的逐渐加重，是慢性肾衰竭从轻到重的根本病因病机。

当然，张教授也再三指出，慢性肾衰竭是一个综合征状群，从中医学理论讲，也涉及诸多脏器，如初病脾肾，中期肝肾，后期损及多个脏器，形成肾元衰败、肝风内动、内陷心包等本虚标实的多种病机。但辨证之要在于抓重点，举重则旁轻，抓本则标明，择其要者，一通百通；不择其要，杂乱无穷。

为此，张教授在临床辨证上重点抓了肾虚、血瘀及湿毒三大基础辨证，在此基础上，结合不同患者症状、舌脉等，主次兼顾，立法施治。

在主症的问诊上，慢性肾衰竭早期患者重点抓水肿、尿少、眩晕及一般肾虚证状，很少有特异性症状。中期以后重点抓夜尿的增多和畏寒肢冷两个症状。一般讲夜尿应占 24h 尿量的三分之一，但随着肾衰竭的加重，夜尿量可至二分之一，甚至更多，畏寒肢冷亦为常见，尤其老年人更为突出，这些均系肾虚进一步亏损所致。到晚期患者，重点抓恶心呕吐、皮肤瘙痒、小便清长无味、各种出血倾向等，最后则出现气短不能卧、神昏谵语、昏迷至死。

恶心呕吐一症，早期表现为晨起刷牙时恶心，而后才逐渐发展为吃饭或喝汤药时恶心呕吐，不少患者都误认为胃病，按慢性胃炎治疗，从而耽误了病情。皮肤瘙痒一症系由湿毒外泛肌肤所致，一般以胸背部为主，尤以遇热时为甚，而老年双下肢瘙痒者则与肾衰竭无关。小便清长无味多出现在晚期，系由肾元亏损，不能排泄体内毒素所致，此时患者可以尿少、尿闭，也可以尿量正常，为此，不少患者常对自己是否肾衰竭表示怀疑，实际上此时尿液有量无质，尿液已无氨味，肾元已败。出血可表现为齿衄、鼻衄、肌衄、咯血、呕血、便血等，亦为肾元亏虚、气不摄血所致。至于气短不得卧者，多为心阳心气不足、邪入心包的先兆，最后则邪入心包、神昏谵语、昏迷至死。

此外要提到的是，按中医本来的观点来看，腰痛应是肾虚的重要的、特异性症状，但是张教授做了大量的临床治疗后发现，在全过程的慢性肾衰竭中，腰痛发生不足 35%，故不应把腰痛作为重要主症处理。

慢性肾衰竭的望诊，张教授提出了"望诊四要"，即"一望面色二看舌，三望舌下四甲错"，所谓"望而知之谓之神"。面部望诊为"望诊四要"之首，面部的色泽荣润或枯槁，真实地反映了体内脏腑，尤其是肾中精气的盛衰。就慢性肾衰竭而言，张教授将面色分为较正常、萎黄、㿠白与黧黑 4 种。即开始时面色较为正常，而后出现萎黄、㿠白，至最后出现面色黧黑，病情由轻至重。我们曾统计过 500 例血肌酐在 451μmol/L 以上患者，面色黧黑者占 91.85%。

二望舌，张教授认为慢性肾衰竭患者在舌体、舌质与舌苔的表现方面，要注意虚、瘀、湿 3 个方面。主要为舌体胖大者为脾肾阳虚，舌质红绛者为肝肾阴虚、瘀血内阻，舌苔黄腻或白腻者均为湿毒内蕴。

三望舌下，张教授非常重视舌下望诊。舌下望诊大体最早记载于隋朝巢元方的《诸病源候论》，其卷十二记载："身面发黄，舌下大脉起青黑色。"宋代陈自明又有"舌下之脉黑复青"的描述，以后《察病指南》中论有"舌下脉青而黑，子母皆死"等，这些均为以后舌下脉络诊法奠定了基础。

正常人舌下位于舌系带两侧各有一条纵行的大脉络，即舌下脉络。其直径在 1.6 ~ 2.7mm，长度不超过舌尖至舌下肉阜连线的五分之三，颜色暗红。望舌下脉络主要是指其长度、形态、色泽、粗细及舌下小血络等变化。张教授认为，短细色淡者为肝肾不足、气血虚弱；粗涨青紫，甚至紫黑者为血瘀，色越深者瘀越重，可结合望舌综合分析。但有时舌下脉络变化早于舌的变化。我们曾在临床上统计过 98 例慢性肾衰竭患者，其中从舌下脉络统计 89% 的血瘀症，且随着病情加重，其血瘀症的比例呈上升趋势，所以舌下望诊应是诊断瘀血的重要一环。

四甲错，即望肌肤甲错。慢性肾衰竭患者由于肾虚血瘀、气血虚弱的原因，致使肌肤不得营养，加之湿毒邪泛，所以呈现一种肌肤甲错的现象。临床上多表现在四肢，且先从下肢开始，延至上肢。

对于诊脉，张教授非常重视，认为切脉是中医诊断疾病的一种重要方法，万万不可忽视，那种认为"切脉已经过时，做做样子而已"的说法是绝对错误的。在慢性肾衰竭中，首先要重视尺脉，尺脉候肾，左尺脉以决肾阴，右尺脉以决肾阳，两者配合，可判断人体元阴元阳之根。张教授讲，切尺脉时，先要重视其"有根与无根"，"有根者，虽沉而有力，有力而势柔，势柔而数缓，数缓而律齐（这里的数指数字的数）"；无根者，沉而无力，微而欲散，或浮大而空，虚弱欲绝。若左关弦细者，多虚阳上扰，右关濡弱者多脾虚湿停，寸关尺三部俱沉细欲绝者，多为死候。

（三）治法与用药

慢性肾炎是一个临床综合病症，无论从局部还是从全方面，都是涉及多个脏器，多种病理变化的复杂病症。不可能仅靠一种方剂，一种药物就完全解决的。因此，张教授早在 20 世纪 80 年代即提出"肾衰竭系列方治疗慢性肾衰竭"的方法，即"补肾活血为本，祛湿降逆为标；整体局部相结合，理论治疗相结合，多种治法相结合"的全方位治疗方剂，并研制了健肝补肾汤、滋补肝肾汤、活血汤、补肾扶正方剂、活血化瘀方剂 5 个治标方剂；以及化湿、降浊汤、利水汤、平肝汤、肾衰灌注液、清热防感饮等多个治标方剂，标本并治，取得一定的效果。

近 20 年来，张教授在上述研究的基础上，通过大量临床实践与基础实践，无论在临床疗效上，还是对疾病认识的深度上，都有了进一步的提高。首先从方法上，在诸多的治疗方法中，明确地提出了治疗慢性肾衰竭的基本大法，即补肾活血排毒法，定为所有治疗方法的基础。补肾法中以平补为基础，偏于补气；如冬虫夏草、生黄芪、白术、补骨脂等；活血法中，以辛温为主，如丹参、川芎、五灵脂、蒲黄等；排毒法中以降逆祛湿排毒为主，如大黄、大黄炭等。由此研制成功补肾扶正胶囊、活血化瘀胶囊、补肾生血胶囊、补肾排毒胶囊及肾衰灌肠液等全方位的制剂，而这些方剂中，张教授独特成功使用了中药配伍，在疗效上取得了满意的效果。

冬虫夏草，张教授是我国最早将其用于治疗肾脏病治疗的专家之一，一般书载始见于 1757 年清代吴仪洛《本草从新》，实际在 1694 年清代汪昂所著的《本草备要》中即有明确的记载。同时，张教授认为，明代《本草纲目》中所描述的"雪蚕（雪蛆）"从产地、形态、功能、意义、主治等都类似于冬虫夏草，当然这还有待于进一步考据。

《本草备要》云："冬虫夏草，甘平，保肺益肾，止血化痰，已劳咳。"明确指出其性味与功效。重点在于补肺肾，而清代柴允煌所撰的《药性考》中进一步指出其功能主要在于"秘精益气，专补命门"。所以张教授于 20 世纪 70 年代初就将其运用于慢性肾脏病的临床治疗，认为冬虫夏草性味甘平，力强不猛，阴阳并补，不热不燥，虚寒、虚热者均可用之，补阳时可伍黄芪、白术之类；补血时可伍当归、黄精之类。盖黄芪、白术之类健脾补气，得冬虫夏草之力，命门火旺，后天得先天之帮，先天得后天之助，三药配合，先后天则俱盛也。

另外，冬虫夏草伍当归、黄精之类，实有补肾补气生血之妙，相得益彰，精血并补。于此，先天后天，气血阴阳均得到补益。冬虫夏草的用量为每天 0.5～2 g，用法可压粉白水送服，也可置于汤剂之中，先单独煎煮 2 次，再与群药合煎，制为成药时可作赋形剂使用。至于人工冬虫夏草菌丝体张教授多以 10 : 1 的剂量参考使用。

五灵脂与蒲黄炭配伍，古代称失笑散，源于宋代《太平惠民和剂局方》。方中五灵脂苦咸甘温，入肝经血分，可通利血络、散瘀利结；蒲黄甘平，行血消瘀、活络行气。两药配伍，为活血化瘀、散结通络之优势组合；无怪乎清代吴谦在《医宗金鉴·删补名医方论》中做过如下论述："凡兹者，由寒凝不消散，气滞不流行，恶露停留，小腹结痛，迷闷欲绝，非纯用甘温破血行血之剂，不能攻函荡平也。是方用灵脂之甘温延肝，生用则行血，蒲黄甘平入肝，生则能破血，共用可有推陈致新之功。甘不伤脾，辛能散瘀，不觉诸症悉除，直可以一笑而置之矣。"而慢性肾衰竭，系病症日久，瘀血至深，瘀血加重肾虚，肾虚至瘀更重，故行瘀活血为治疗之大法，张教授长以失笑散，用量各为 10～30 g。

大黄是中医最早使用的中药之一，在第一部中药学术著作《神农本草经》中，就有大黄的记载："下瘀血，血闭寒热，破癥瘕积聚，留饮宿食，荡涤肠胃，推陈致新，通利水谷，调中化食，安和五脏。"而后又很早地用于方剂配伍之中。如《武威汉代医简》中的 30 首药方中，有 5 首应用了大黄。而在张仲景《伤寒杂病论》中竟有 89 处应用了大黄。占全书方剂的 1/4 左右，他创立了 34 首大黄复方，占他前创 323 首方剂中的 10.5%，其应用范围，涉及血证、痰饮、热毒、积滞等诸多方面，大柴胡汤、大小承气汤、桃红承气汤、抵当汤、大黄䗪虫丸等皆属此类。

张教授在治疗慢性肾衰竭中，根据"补肾、活血、排毒"的理论，大量使用大黄以排毒破瘀、祛浊降逆，一般采用后下方法，用量在 10～30 g 不等，根据临床表现，使其大便在每天 2～3 次，既能排毒又不伤正。在配伍上，大黄配甘草，仿仲景大黄甘草汤之用，即"食已即吐者，大黄甘草汤主之"来治肾衰竭患者浊毒上逆，表热内结之呕吐，确有"上病取下"之意，以大黄苦寒攻下、清热降浊，以甘草和胃保津，同时取其甘暖，制大黄苦寒之弊，合之亦有仲景在《金匮方略·呕吐秽下利病脉证治篇》中所云"秽而腹满，视其前后，知何部不利，利之则愈"的涵义。另大量配活血化瘀药，亦为仲景用药之妙。张教授常说："近年来，不少医者仅知大黄为通利攻下之品，而忘却其行血破血之用，殊不知仲景用大黄，攻下活血并存，下瘀血汤，排核肛气汤，大黄䗪虫丸等比比皆是。后世方剂中，吴鞠通的《温病条辨》中化癥同生丹亦为大黄与虻虫、桃红，三棱等同用。"故在治疗慢性肾衰竭中，大黄既有排毒之力，又有活血之攻。此外大黄与补阳散寒之药，如补骨脂、附子、肉桂同用，皆取"补泄同施，邪正兼顾"之意。另外，大黄与冬虫夏草、黄芪配伍，大黄与当归、黄精配伍，均体现了"祛邪不伤正，扶正不滞邪"的中医整体治疗法则，使邪出正安，正复邪无。

另外，张教授在灌肠药的使用上，还提出了炭类药的问题，如大黄炭、生芪炭、海藻炭等，采取特殊工艺，起到了吸附作用，提高了灌肠的效果。

（四）其他有关问题

1. 关于肾性贫血　肾性贫血是慢性肾衰竭的常见症状，系指各种因素选成肾脏红细胞生成素（EPO）产生不足或尿毒症血浆中一些毒性物质干扰红细胞的生成和代谢所导致的贫血。临床上血肌酐大于 $308\mu mol/L$（3.5mg/dl）时即可伴发贫血。一般认为，由于慢性肾衰竭患者病程长，耐受力强，所以有时当贫血很严重时，尚可维持较为正常的生活。张教授认为，从中医学角度讲，肝藏血，肾藏精，乙癸同源，精血互化。肾精亏虚，势必不能化生肝血，从而导致肝血的虚损。反之，肾衰竭患者鼻衄、便血等出血倾向，又可导致肝血不足，而加重肾精的亏损。所以滋补肝肾、涵养精血，是治疗肾衰竭贫血的主要大法。此外，脾主运化水谷以生血，脾气又能统血，所以健脾补气亦为治疗肾衰竭贫血的又一大法。临床上六味地黄丸合四物汤，再佐黄芪、党参等，疗效较佳。我们在临床上曾治疗一尿毒症患者，血红蛋白低于 50g/L，长期使用 EPO 无效，而单单使用补肾生血胶囊使之贫血得以纠正。

2. 关于高血钾症　血清钾高于 5.5mmol/L 或 22 mg/dl 时，称为高血钾症。引起高血钾症的原因很多，如钾的摄入过多，钾的排出减少，细胞内钾释出等。其对循环系统、神经系统、酸碱平衡，以及肌肉的影响都是很严重的，慢性肾衰竭患者进入晚期时，则会出现高血钾症。对此，张教授采取两种方法，一方面采取常规方法排钾，如控制含钾食物、药物的摄入，避免输库存血等，也可以使用一些排钾、降钾的药物。另一方面，对中药的服法及一些制剂的工艺上做了相应的处理，取得满意的效果。

一般认为，中药中含钾量高是人所共识的，如萹蓄、泽泻、茵陈、五味子、煅牡蛎、旱莲草等。不少高血钾患者，由于服用中药而致病情加重，甚至出现心搏骤停。而中药治疗慢性肾衰竭的疗效又是非常肯定的。为此，张教授采取两个方法。第一在设计治疗肾衰竭的成药制剂时，增加一道工艺，即以离子交换的方法脱钾，使制剂中不再含钾，这样在慢性肾衰竭的全过程中均可使用。另一方面，由于煎服的汤剂，剂量小、每天服，不便于脱钾，故规定血钾在低于 5.5mmol/L，但低于 6.0mmol/L 时，每天 1 次；高于 6.0mmol/L，则停服汤药，待血钾正常后再行使用。

3. 关于煎服方法 张教授根据对治疗慢性肾脏疾病常用方药煎煮数次后的含量测定，研制了一套独特的"张氏煎煮法"，即根据不同剂量的生药，使用一定量的水，两次煎煮后，混合后再以文火浓缩到 300ml、600ml、900ml、1200ml、1800ml 不等（根据患者年龄），分别以 50ml、100ml、150ml、200ml、300ml，每天 3 次服法，一剂服 3 天，不但充分发挥了药效，而且节约了经费，避免了中药的浪费。

第二十节　张大宁治疗慢性肾衰竭的思路与方法

张大宁教授从事中医肾病的诊疗和研究工作余载，对各种慢性肾病的治疗积累了丰富的临床经验，特别是在慢性肾衰竭的治疗上，形成了自己独特的学术风格和治疗体系。笔者有幸随师临诊，聆听教诲，受益颇多。现将张教授治疗慢性肾衰竭的思路与方法略作整理，以飨同道。

1. 病因病机 慢性肾衰竭属祖国医学"关格"、"虚劳"、"溺毒"等病范畴。临床以小便不通、呕吐为主症，多伴有乏力、面色㿠白、食欲不佳、腰膝酸软、畏寒肢冷、水肿、尿少等症。由各种疾病发展到脾肾阳衰、阳不化湿，使水浊内生、浊邪壅塞三焦而成。张大宁教授提出该病的发生发展，一方面是由于各种慢性肾脏疾病迁延失治到晚期，导致正虚的结果；另一方面是由于肾本身的正虚导致湿浊瘀血的产生，使气机逆乱，脉络阻滞，出现程度不同的邪实病理变化。其演变过程往往是因虚致实，再因实加重虚。为此张教授将该病的病机概括为"虚"、"瘀"、"湿"、"逆"四个方面。虚有脾肾气（阳）虚、肝肾阴虚两种表现，湿有湿困、水湿之不同，逆则有浊阴上逆和肝阳上亢之区别，而瘀则贯穿疾病发生发展的全过程。认为该病为本虚标实之证，而以肾气衰败、肾虚血瘀为本，湿浊内阻、浊毒犯逆为标，即虚、瘀、湿、逆相互夹杂为其病机关键的观点。

2. 治疗思路 多种慢性肾脏病晚期发展为慢性肾衰竭时期，常涉及多个脏腑，病机变化复杂，但肾气衰败、瘀血阻滞、湿浊内蕴、浊毒留滞则是该病发生发展的关键。依据对该病病因病机的认识，张大宁教授提出了"补肾活血"以治本、"祛湿降逆"以治标的治疗大法；并提出整体与局部治疗相结合、理证与治病相结合、多种治法相结合的总体治疗原则。其研制的肾衰系列方药包括了治本的补肾扶正胶囊（以黄芪、冬虫夏草为主）、活血化瘀胶囊（以蜈蚣、天仙子为主）；治标的化湿汤（重用土茯苓、茵陈等）、降浊汤（重用大黄、甘遂等）、肾衰灌肠液（以大黄、青黛、赤芍为主）等，即是基于上述思路所研制，在临床上取得了满意的临床效果。

3. 用药特点 张教授治疗该病，常重用黄芪、冬虫夏草等，以补肾气，提高机体内在抗病能力，增强体质，改善乏力、腰酸等全身症状。滋补肝肾重用女贞子、旱莲草，以补益精血、滋养肝肾；活血化瘀重用赤芍、三棱、莪术、川芎等，因慢性肾衰竭多是血虚血瘀共见，故应养血活血共用，而选用当归、白芍等品；化湿重用土茯苓、茵陈等；降浊重用大黄；利水重用茯苓（带皮）、车前草等。同时应用大黄、青黛、大黄炭、土茯苓等制成肾衰灌肠液，每天灌肠，以助湿毒排泄，起到综合治疗的目的。

4. 病案举例 患者，男，48 岁，2003 年 1 月 20 日初诊。主诉：乏力、恶心 1 年。患者有高血压病史 10 余年，2001 年 6 月出现双下肢肿，查尿常规尿蛋白（＋＋＋）、潜血（＋），未予重视。2002 年底感乏力腰酸明显，查肾功能尿素氮（BUN）17.36mmol/L，血肌酐（Scr）366.5μmol/L。B 超示双肾实质损害、双肾体积缩小。遂请张大宁教授诊治。症见：腰酸乏力，恶心欲呕，时呕吐清涎，纳呆腹胀，头眩，双下肢微肿，小便少，大便每天 1 次。舌淡暗苔白腻，脉细滑。中医诊断：关格。西医诊断：慢性肾衰竭，高血压肾病。辨证当属脾肾亏虚、湿浊内蕴、浊邪犯胃之证。治以补肾益气、活血化瘀、降逆化浊之法。药用：黄芪 60g，白术 30g，带皮茯苓 20g，丹参 30g，三棱 15g，莪术 15g，川芎 15g，土茯苓 15g，大黄 10g，大黄炭 30g，茵陈 15g，五灵脂 15g，蒲黄炭 15g，车前子、车前草各 10g，水煎服，每天 1 剂。服药 1 个月余，腰酸乏力较前减轻，但感畏寒，仍恶心纳差；下肢不肿，小便量增多，大便每天 2 次。舌淡暗苔白微腻，脉细滑。复查 BUN 15.17mmol/L，Scr 320.5μmol/L。以原方加仙茅、淫羊藿各 10g，陈皮 10g，砂仁 8g，以温肾健脾醒胃。患者用药至 2003 年 9 月，病情明显好转，无乏力、畏寒、恶心呕吐，纳可，无头晕，夜寐可，小便调，大便每天 2～3 次，复查 BUN 13.15mmol/L，Scr 287.5μmol/L，临床症状与肾功能指标改善，疗效肯定。嘱其坚持治疗，以更好地改善肾功能，延缓肾衰竭的进程。

第二十一节　张大宁教授应用药对治疗慢性肾炎蛋白尿的经验

　　蛋白尿是慢性肾炎最常见的临床表现之一，与肾小管间质纤维化的发生和发展密切相关，临床常用激素及免疫抑制剂治疗，虽有疗效，但不良反应明显。中医药在治疗慢性肾炎蛋白尿有较好疗效。国医大师张大宁教授在"肾虚血瘀论与补肾活血法"理论基础上，经过多年临床实践，对肾性蛋白尿形成了较深的认识，在治疗肾性蛋白尿方面积累了独特的经验。笔者将张教授治疗肾性蛋白尿的经验总结如下。

　　1. 病因病机的认识　慢性肾炎蛋白尿在中医典籍中没有相对应的记载，但由于体内蛋白的丢失，血浆蛋白降低，由此表现出浮肿、乏力、腰痛等症状，则有具体的描述。根据慢性肾炎的临床表现应属中医的"水肿"、"腰痛"、"虚劳"等病症范畴。现代医学中蛋白质是构成和维持人体生命的物质基础。在中医学中，其为水谷精微所化生，类似于"精微"、"精气"的概念。因此，可将肾性蛋白尿归于"精气下泄"的范畴。

　　张教授认为慢性肾炎蛋白尿主要的病因病机为脾肾气虚，肾络瘀阻。肾主藏精，"肾者主水，受五脏六腑之精而藏之"（《素问·上古天真论》），肾的藏精功能又依赖于肾气的封藏功能，"肾者主蛰，封藏之本，精之处也"（《素问·六节脏象论》），若肾虚失于封藏，不能固摄致精气下泄，精微外漏，则临床出现蛋白尿。

　　脾主升清，是指脾气上升，并将其运化的水谷精微向上转输至心、肺、头目，并通过心肺化生气血，从而营养濡润全身。脾能升清，则水谷精微能正常输布吸收。若脾不升清，则水谷精微运化失常则精微物质不能布散灌溉四旁，清气下陷，则精微从尿排出，形成蛋白尿。

　　肾为先天之本，脾为后天之本，先天与后天，相互资生，相互促进。因此，脾气虚弱与肾气亏虚常可相互影响，互为因果。

　　慢性肾炎蛋白尿病位在肾，"久病及肾"，导致肾脏虚损。"肾者，元气之所系也"，"气为血之帅"若气虚则无力推动血液运行可致瘀血。因此张教授认为在肾脏疾病过程中肾虚与血瘀不是孤立存在的，临床中肾虚必兼血瘀，瘀血加重肾虚。此外由于脾肾亏虚，水液失运日久易酿生湿热，加重蛋白尿的发生，从而认为湿热又是病情缠绵难愈的重要因素。因此，张老师提出蛋白尿的发病基础是脾肾气虚、肾络瘀阻，湿热是蛋白尿缠绵难愈的重要因素。

2. 巧用药对施治 张教授认为在慢性肾炎蛋白尿治疗过程中，应紧守病机，以补肾健脾、活血化瘀为主，兼以固摄升提、清利湿热。中医的特点是辨证论治，而在论治过程中，更重要的是用药。张教授临证用药经验丰富，精研经方，熟谙时方，处方遣药，见解独特，善用药对，巧妙灵活配伍，阴阳并调、攻补兼施，藉以取得疗效的突破。

（1）黄芪配伍升麻：黄芪性温，功能补气健脾、益卫固表、利水消肿。《本经逢原》记载"入肺而固表虚自汗，入脾而托已溃痈疡。性虽温补，而能通调血脉，流行经络，无碍于壅滞也。其治气虚盗汗自汗及皮肤痛是肌表之药，治咳血柔脾胃是中州之药"。升麻辛、甘、微寒，性能升散，归肺、脾、胃、大肠经。《本草汇言》："升麻，散表升阳之剂也。如内伤元气，脾胃衰败，下陷至阴之分，升麻能疗之。此升解之药……下陷可举，内伏可托。又诸药不能上升者，惟升麻可升之。"张教授黄芪配伍升麻法从李东垣的补中益气汤，此方中黄芪、人参健脾补气，升麻、柴胡升举阳气。张教授不采用柴胡作为升阳之品，是鉴于蛋白尿属"精气下泄"，精微物质的丢失当属"伤阴"，而古代医家张洁古、李东垣、缪仲醇等认为柴胡具有"升阳劫阴"之说。现代研究认为黄芪具有改变肾血流动力学，降低尿蛋白，保护肾功能，纠正脂代谢紊乱及免疫调节功能。张教授认为慢性肾炎蛋白尿的发病临床应从脾肾论治，治疗的关键是补益脾肾，使肾气充足，脾气健运，精微得固。在临床过程中，对于量蛋白尿患者的治疗，黄芪用量达到30～60g，使脾肾气旺，统摄气血津液正常运行，固摄精微物质，佐少量升麻3～10g，升阳明之气，疗效显著。

（2）金樱子配伍芡实：金樱子，《本草备要》谓其"固精秘气，治梦泄遗精，泄痢便数"。芡实，《本草纲目》云其可"止渴益肾，治小便不禁，遗精，白浊，带下"。金樱子配芡实，方为水陆二仙丹，来源于宋代《洪氏集验方》，方中芡实甘涩，能固肾涩精；金樱子酸涩，能涩精缩尿。两药配伍，能使肾气得固。张教授认为肾炎蛋白尿与肾失封藏有关，临床应用具有补肾固涩作用的水陆二仙丹（金樱子和芡实）使肾气充沛，固涩封藏功能恢复，利于减轻肾炎蛋白尿。

（3）女贞子配伍旱莲草：女贞子甘苦性凉，为清补之品，特点是补而不腻，补中兼清，用于肝肾阴亏。旱莲草甘酸性寒，甘主补，酸能敛，寒清热，入肝肾经，能补肾益阴兼止血。对肾阴虚者用女贞子配伍旱莲草，补而不滞，阴阳双补，使补肾之力增强。

（4）赤芍配伍川芎：赤芍苦寒，活血通经，散瘀消癥，行滞止痛，《神农本草经》中记载其主邪气腹痛，除血痹，破坚积，寒热疝瘕，止痛，利小便；川芎，辛散温通，气香走窜，既能活血化瘀，又能行血中气滞，为血中之气药，二药配对，既增活血化瘀之功，又借气行血行之力，使行血破滞之功倍增。

（5）三棱配伍莪术：三棱辛苦性平，归肝、脾经，具有破血行气、消积止痛之功，主要用于癥瘕痞块、瘀血经闭。《本草纲目》："三棱能破气散结，故能治诸病，其功可近于香附而力峻，故难久服。"莪术辛苦性温，归肝、脾经，具有行气破血、消积止痛之效。三棱善于破气，莪术长于行气，两者相须为用，共奏破血消癥之功。张教授认为，慢性肾脏病，一般都病程冗长，病情缠绵，反复发作，气血虚弱，血行不畅而瘀血，日久瘀积生成微型癥瘕。因此，张教授在临床选用三棱配莪术，取其破血逐瘀、活血消癥之力，治疗肾炎蛋白尿效果较好。

（6）桑白皮配伍大腹皮：桑白皮味甘性寒，归肺经，功能泻肺平喘、利水消肿。大腹皮味苦性温，能行气宽中、利水消肿。张教授用桑白皮配伍大腹皮，取法于五皮饮。肾病出现的水肿之证多与肺失肃降有关，张教授临证注重宣肺、降肺气，肺肾同调。桑白皮以寒为用，以清为功，《药性赋》：味甘，性寒，无毒。可升可降，阳中阴也。其用有二：益元气不足而补虚，泻肺气有余而止咳。肃降肺气，通调水道，使小便自利而肿消，故有泄肺平喘、利水消肿之效。大腹皮性微温，宣发力强，既散无形之气滞，又泄有形之水湿，有行气导滞、利水消肿之力。《本草纲目》

云："降逆气，消肌肤中水气浮肿，脚气壅逆。"二药相伍，功用互助，以达行气导滞、利水消肿之功。

3. 典型医案 患者，男性，55岁，2010年12月22日就诊。主诉：颜面及双下肢肿1周。患者于1周前无明显诱因出现颜面及双下肢肿，在外院查尿常规：PRO（3+），BLD（3+），血总蛋白：47.3g/L，白蛋白：27g/L，血总胆固醇：11.03mmol/L，诊为肾病综合征，予肾炎康复片治疗，效果不显，患者遂来我院就诊。现症：颜面及双下肢肿，腰酸乏力，咽干痛，纳可，大便可，舌暗红苔薄白，脉沉细弱。血压：120/100mmHg；B超示：双肾未见明显异常。中医诊断：水肿，脾肾气虚，血瘀水停。治则：健脾补肾，活血利水。处方：生黄芪90g，土茯苓、荠菜花、丹参、赤芍、三棱、莪术、茯苓皮、冬瓜皮、陈皮、补骨脂、杜仲、女贞子、墨旱莲、芡实各30g，川芎、桑皮、大腹皮各60g，升麻10g，水煎服，3天1剂。

二诊：2011年1月12日。水肿较前减轻，腰痛乏力，无尿频尿急尿痛，色红苔黄腻，脉沉细。2011年1月5日尿常规：BLD（+），WBC（3+），血压：130/100mmHg，中药原方加萆薢、萹蓄、蒲公英各30g，以清利下焦湿热。

三诊：2011年1月26日。患者腰痛双下肢肿消失，无咽痛，时气短乏力，夜寐欠安，舌淡红苔腻，脉沉细。24h尿蛋白定量：0.07g，尿常规：WBC（+），PRO（-）。中药原方减蒲公英加酸枣仁、远志以安神。至2012年2月28日，患者停服中药汤剂，尿常规转阴。

第二十二节 张大宁教授治疗肾性血尿的思路与方法

张大宁教授为我国著名肾病学专家，从事临床工作近50余载，擅长治疗各种急慢性肾脏疾病，对于肾性血尿、蛋白尿的治疗，采用补气活血、升提固涩之法，临床每获良效。今将张教授治疗肾性血尿的思路与方法整理如下。

肾性血尿是泌尿系统疾病常见的临床表现之一，主要表现为无痛性肉眼血尿或镜下血尿，是排除尿路感染、结石、结核、肿瘤等肾外出血因素，红细胞从肾小球随尿液排出体外的疾病。肾性血尿属中医学尿血、溺血、溲血等范畴。多数患者病程迁延，目前西医尚缺乏有效治疗方法，而中医治疗肾性血尿有着不可替代的临床优势。

1. 病因病机 中医的精有多种含义，从液态精华物质的角度出发，血属于广义之精范畴。"夫精者，身之本也，宜藏而不宜泄"，精微物质失于封藏，随尿液排出体外，即可形成血尿。脾为后天之本，主运化；肾为先天之本，主藏精。脾肾亏虚，则精微无以封藏固摄。加之湿、热、瘀等病理因素夹杂，使肾性血尿缠绵难愈。

（1）脾肾亏虚为本：肾主藏精，如《素问·六节脏象论》曰"肾者，主蛰，封藏之本，精之处也"，肾元衰疲，肾气不固则精微失于封藏；脾主升清，脾之用全在于脾气主升，脾气健旺，升举有序，则精微正常输布运行，脾虚运化无力，则脾不清，失于固摄，精微随气下陷，则发为尿血。

（2）湿热瘀血为标：肾性血尿病机以虚为主，但病程中往往夹杂湿、热、瘀。湿热下注，损伤肾络，血不循经则尿血。另外，肾性血尿病程迁延，久病入络，瘀血阻滞脉络，致血不循经，溢于脉外，发为血尿。

2. 治疗思路与方法 张教授认为肾性血尿病机以虚为本。"虚"主要是脾肾之气亏虚。肾亏虚，封藏失职，脾气亏虚，失于固摄，精微不固，故治以"补气升提"为大法。临床重用黄芪补益脾肾；巧用升麻升举清阳；以白术、芡实健脾益气、固肾益精。

肾性血尿病程迁延，久病致瘀，久病入络，因虚致瘀。故止血同时勿忘祛瘀，瘀血去则新血生，离经之血方能循其常道，临床以丹参、川芎、三七活血祛瘀，"止血不留瘀"。兼有湿热者，以仙鹤草、茜草、苎麻根、白茅根合用凉血止血；车前子、土茯苓、荠菜花利湿化浊；女贞子、墨旱莲滋阴清热止血。

3. 特色用药 张教授治疗肾性血尿重用黄芪。黄芪始载于《神农本草经》，性味甘、微温，归脾、肺经。具有益气升阳、固表止汗、利水消肿和托毒生肌的功效。在相当长的一个时期内，黄芪被认为是补脾肺之气之药，如《本草汇言》曰"黄芪，补肺健脾，实卫敛汗，驱风运毒之药也"。然其还有补肾之功效，至唐代《药性论》黄芪"补虚"乃为"内补"，"治发背。内补，主虚喘，肾衰耳聋，疗寒热"，提出了黄芪的补肾功效。元代王好古在《汤液本草》中指出黄芪有"益胃气，柔脾胃，去肌热，补肾脏元气"之效，明确指出黄芪可以"补肾脏元气"。之后《医林改错》的补阳还五汤、《医学衷中参西录》的升陷汤中黄芪的应用皆有"补真气、补元气、补肾气"的概念。近年，以黄芪为主的方剂已被广泛运用于肾脏疾病的治疗。张教授临床喜用大剂量黄芪治疗慢性肾脏疾病如肾性血尿、肾性蛋白尿等，用量可达60～120g，临床疗效颇佳。

在大剂量使用黄芪同时，配合使用小剂量温性活血药川芎。川芎《本经》中载性辛温，有活血行气、祛风止痛之功，其性升散，性善疏通，活血行气祛瘀，为"血中之气药"。慢性肾脏疾病多"气虚血瘀"、"日久血瘀"。川芎性温，"血得温则行"，使瘀血得化，气血均行，实为临床常用的药物。

张教授治疗肾性血尿善用升麻。升麻最早见于《神农本草经》。《本草汇言》曰："升麻……此升解之药……下陷可举，内伏可托，诸毒可拔。"现代中医认为，升麻辛、甘、微寒，归肺、脾、胃、大肠经，有发表透疹、清热解毒、升阳举陷之功。金元时期李东垣正式提出"升提、升阳"的概念。《脾胃论》之补中益气汤，方中用升麻、柴胡相配，引人参、黄芪、白术、甘草上行，助人参、黄芪升提清阳，以升清降浊，共达益气升阳举陷之功，《东垣试效方》之普济消毒饮，取升麻举散升提且解毒之功，与黄芩、黄连、玄参、板蓝根等清热药配伍，引诸药入阳明经。

升麻专入脾胃之经，善引脾胃清阳之气上升，并引诸药入阳明之经。在血尿治疗中，取升麻升举清阳之功，其与黄芪、白术、芡实等补益药配伍，引药上行，增强其补气作用，补气升提相得益彰，清阳升则精微得固，血尿消失。临床中在补益脾肾、祛瘀止血的基础上加用升麻，使肾炎血尿症状及指标得到改善，疗效颇佳。

4. 典型病例 雷某，女，38岁。

初诊 2012年6月16日。腰痛伴镜下血尿1年。患者2011年初因腰痛，查尿常规发现红细胞，肾穿示：系膜增生性IgA肾病，未系统治疗。2011年6月发现尿潜血阳性，于当地医院服中药效果不佳。尿常规：尿潜血（BLD）（+++）。慕名请张教授诊治。刻诊：腰痛，乏力，尿色深，纳呆，腹胀，大便调，舌黯红，苔白微腻，脉沉细。血压（110/85mmHg）。尿常规：BLD（+++）。红细胞（RBC）20～30个/高倍视野（HP），尿相差镜检红细胞计数32 000个/ml，畸形红细胞100%。中医诊断：尿血（脾肾亏虚兼血瘀）。西医诊断：慢性肾炎，系膜增生性IgA肾病。腰为肾之府，肾气亏虚，腰脊失养则腰酸；脾主四肢百骸，脾气亏虚则肌肉失于荣阳，故见乏力；肾虚封藏失职，脾虚失于固摄，精微物质随小便下泄，则见小便色深；久病多瘀，舌黯红，苔白，脉沉细为虚、瘀之征。治宜补气活血，升提固涩。处方：黄芪120g，炒白术30g，芡实60g，金樱子30g，五味子60g，升麻30g，车前子30g（包），土茯苓30g，荠菜花30g，丹参30g，川芎30g，三七30g，仙鹤草30g，茜草30g，苎麻根30g，白茅根30g，女贞子30g，墨旱莲30g。10剂。3天1剂，水煎2次共取汁1 800ml服，每次300ml，每天2次服，嘱患者慎起居，避风寒，忌海鲜、羊肉、辛辣，饮食宜清淡。

　　二诊　2014 年 12 月 24 日。肿消，腰酸，便溏，舌淡黯，苔白，脉沉细。尿常规：尿蛋白（PRO）（±），BLD（+），RBC6～8 个/HP。尿相差镜检红细胞计数 12 000 个/ml。处方于前方加补骨脂 30g。

　　三诊　2015 年 3 月 4 日。继用前方，2 次尿常规均阴性。尿相差镜检<8000 个/ml。

　　按　本方重用黄芪以扶正固本，补脾肾之气，脾肾之气渐复则气血化源充足，正气渐盛以胜邪气；白术、芡实、金樱子、补骨脂健脾益气，固肾益精，与五味子合用又有收敛固涩之功；升麻升阳举陷，清阳升则精微得固，并可引药上行，增强方中黄芪、白术、芡实等药物的补气作用，共达益气升阳之功；仙鹤草、茜草、苎麻根、白茅根凉血止血，合车前子、土茯苓、荠菜花等利湿化浊之药，兼有清利湿热之功；女贞子、墨旱莲滋阴益肾。诸药合用，共奏补气活血、升提固涩之功。

第二十三节　张大宁教授"肾虚血瘀论"初探

　　张大宁教授，是我国中医肾病学创始人，名誉海内外。对于肾系统疾病，张教授不仅从理论上做了精辟的、系统的论述，而且对临床治疗学开辟了一整套卓有成效的方法。特别是对慢性肾衰竭的治疗，更是疗效卓著，有效率在 90% 以上，居国际领先水平，引起了世人瞩目。张氏认为，虚、瘀、湿、逆是慢性肾衰竭的主要病机，而湿、逆为标，虚、瘀为本。并强调，虚、瘀乃慢性肾衰竭病机之关键，进而首创了慢性肾衰竭"肾虚血瘀"的病机理论。这一精湛的病机理论的确立，驱散和纠正了既往对慢性肾衰竭病机认识上的种种迷雾和错讹，使我们能够科学地、准确地把握病机的本质。不言而喻，"肾虚血瘀"是祖国医学病机学说的重要发展。针对肾虚血瘀的本质病机，张氏将"补肾活血法"确定为慢性肾衰竭的基本的治疗原则。正确治疗原则的确立，是治疗慢性肾衰竭的有效武器，无疑会显著地提高临床疗效。因而，笔者不揣浅陋将肾衰血瘀的病机理论试作讨论，并兼谈补肾活血法的临床意义。水平所限，疏漏之处在所难免，尚祈就正于同道。

一、肾虚血瘀病机理论的机理

　　肾在五脏中居于十分重要的地位，"肾为先天之本"，内寓"元阴"、"元阳"，为生命之根，脏腑阴阳之本。肾的主要生理功能为，主藏精、主纳气、主水液代谢等。

　　张氏将慢性肾衰的病因主要分为三类，"局部病变：疾病主要侵犯肾脏，且以肾脏为主要表现，其中以慢性肾小球肾炎，慢性肾盂肾炎最多见。下泌尿系梗阻：主要表现为膀胱功能失调，容易继发感染而引起肾功能衰竭，如前列腺肥大等。全身性疾病与中毒：如高血压肾动脉硬化症、恶性高血压、糖尿病及镇痛药或重金属中毒等"。可谓要言不烦。

　　从本质上而言，肾精、肾阴、肾水的作用是一致的，它是肾的物质基础。肾藏精，"精血同源"。肾阴又称"元阴"、"真阴"，是人体阴阳之根本，对各脏腑组织有滋润、滋养之作用。病邪久羁于肾，伤精劫阴，阴精枯竭于涸则无以为血，"然血化于气而成于阴"（《景岳全书》），血"注之于脉，少则涩"（《金匮钩玄》），血少脉道涩滞而为瘀也。

　　以临床而论，肾阳、肾气、命门之火的功能是相同的，它是肾的功能与动力。是人体阳气的根本，对各脏腑有温煦、生化的作用，故而又称为"元阳"、"真阳"。邪气久居于肾，耗气伤阳；或尿路阻塞，膀胱气化功能失司；或邪毒伤肾，毒邪嚣张，壅瘀于肾，均可导致瘀也。血与水为有形之质，无不赖阳气之温煦推动始能行于常道。血在脉管中运行，须阳气之温煦推动，始能布于周身。若肾之阳气衰微不能温通血脉，则血寒凝滞，泣而不行为瘀也。又津液敷布，水液之代谢亦有赖于阳气之温化推动，始能正常。若肾虚阳微气化失司，则津液不布，水湿内停，壅塞脉道而为瘀也。《辨证录》谓"无火之水，水欲通而反塞"，即是此意。

在生理上，津液血液相互滋养，"津液者，血之余，行乎外，流通一身，如天之清露"（《风劳臌膈四大证治》）。故津液贵在运行输化，血液贵在流通畅达。在病理上津液血液相互影响，水停、血瘀一经产生，即可互为因果。水湿停聚则脉道不利，血运艰涩而为瘀也。又水湿内聚于肾，外而周身，久留不去，尚会伤精耗血，如张景岳所云："水肿证以精血皆化为水，多属虚败。"（《景岳全书》）即指此而言。而瘀血内停，则脉道壅塞艰涩，津液不能输布，停蓄而为水肿。

通过上述简约的分析可知，肾虚是肾阴（精）虚、肾阳（气）虚。瘀是阴虚致瘀、血虚致瘀、毒盛致瘀、血阻致瘀、水停致瘀、水血互结（瘀）。肾虚为本，血瘀为标。

肾虚血瘀的病机理论，从本质上把握了慢性肾衰竭的病机实质，为慢性肾衰竭的临床治疗约定了一条明确的主线。

二、补肾活血法的临床意义

补肾活血法，是针对慢性肾衰竭肾虚血瘀的病机本质，制订的相应的治疗原则。从宏观而论，补肾活血法是一扶正祛邪、攻补兼施的治疗方法。需产生瘀，而瘀因于虚；虚为本，瘀为标。因而，补肾活血体现了明显的因与果、标与本之间的关系。

补肾就是要根据肾阴（精）虚、肾阳（气）虚的不同，给予恰如其分的补益。正气的恢复，则有利于血瘀的消散。而血瘀的消散，又有益正气的恢复。

张氏证明，补肾活血法能够增加肾组织血流量，提高免疫功能，明显增加慢性肾衰竭患者抵抗病原微生物感染的能力，以保持机体免疫防御功能的稳定性。同时，补肾化瘀法还能够降低血压。对肾素-血管紧张素系统有良性的调节作用，因而有益于慢性肾衰竭合并高血压的治疗。还可通过提高肾小球滤过率而促进体内代谢产物的排出，使血肌酐、尿素氮降低。

三、结　　语

张大宁教授创立的肾虚血瘀的病机理论与补肾活血的治疗原则，是治疗慢性肾衰竭的有效理论和原则，颇值认真研习，以提高临床治疗，进一步繁荣我国的中医药事业。

第三篇　张大宁教授补肾
活血法的临床应用

补肾活血法是一种新兴的中医临床治疗法则。此法自 1978 年由张大宁教授在国内首先提出，至今已 37 年。张大宁教授在长期的中医肾病临床实践中发现，不同病种的老年病、慢性病患者具有一个共性，即均存在着不同程度的肾虚和血瘀的表现，且这些肾虚与血瘀的病证相互之间存在着某些特定的关系。"肾虚"与"血瘀"几千年来虽然一直作为独立的病因病机指导着中医临床，但在传统医学的理论体系中，始终未能将"肾虚"与"血瘀"完整、有机地统一起来。张教授认为临床上出现的肾虚与血瘀不是孤立存在的，肾虚必兼血瘀。肾虚是本，血瘀是标；肾虚为因，血瘀为果。反过来血瘀又构成新的致病因素，从多方面加重肾虚的程度，形成恶性循环，而产生各类疾病。因此肾虚血瘀是各类老年病、慢性病和人体衰老的共同病理基础。

补肾活血法是张大宁教授针对"肾虚血瘀论"的病理机制，结合中医治则理论（异病同治，扶正祛邪的原则）首先提出的与之相适应的治疗大法。它综合了补肾法与活血化瘀法的长处，并发挥其独特的内涵和疗效。补肾活血法经过二十多年的临床应用在治疗各种慢性病及抗衰老等方面取得了显著的疗效。该大法绝不是补肾法（或补肾药物）与活血法（或活血化瘀药物）简单、机械地迭加或同用，而是将补肾法与活血法有机结合，高度统一。通过补肾促进活血，应用活血加强补肾，两者相互协同，达到改善肾虚血瘀病理变化，使机体阴阳平衡，邪祛正存的一种新的治疗大法。张老师认为补肾活血法的作用原理，应是通过调节机体的神经内分泌系统（特别是下丘脑–垂体–内分泌腺三个轴的功能），调节机体自主神经系统，调节人体分子生物水平的平衡，调节免疫系统机能，改善微循环等一系列综合作用的结果。补肾活血法具有中医理论中"异病同治"和现代医学理论中"非特异性治疗"作用的一个基本治疗大法。它的产生，是人们对疾病深入认识的结果，是中医现代化发展的一个标志，也是中医治则在新技术革命浪潮中的重新组合与创新。是我们在探索治疗各类慢性病、老年病、疑难病及抗衰老研究的一个颇具前景的新兴治疗大法。三十多年来其应用范围不断扩大，领域不断拓宽。据统计已在十几个临床学科 100 多个病种中，得到最广泛地使用。现将张教授及其门人在临床各科运用补肾活血法的文章引述如下。

第七章 临床应用

第一节 补肾活血法治疗 IgA 肾病 160 例
临床研究

IgA 肾病是以反复发作性肉眼或镜下血尿、肾小球系膜细胞增生、基质增多，伴广泛 IgA 沉积为特点的原发性肾小球疾病。迄今为止，现代医学对该病尚无满意的治疗方案。近两年我们对 320 例 IgA 肾病患者进行了临床对照研究，现报告如下。

（一）临床资料

1. 病例入选标准 全部病例均符合 1992 年原发性肾小球疾病分型与治疗及诊断标准专题座谈会纪要所修订的诊断标准。所选病例来源于住院及门诊患者，并符合以下条件：①神志清楚，能配合治疗；②非系统性红斑狼疮、紫癜、糖尿病等原因造成的肾损害；③不伴有传染性疾病、精神病及中毒性疾病；④非未满规定观察期而中断治疗，无法判断疗效或资料不全者。

2. 一般资料 320 例原发性慢性肾炎患者随机分成两组。治疗组 160 例，其中男性 93 例，女性 67 例；年龄 27～62 岁，平均 39.7 岁；病程 1～8 年，平均 3.2 年。对照组 160 例，其中男性 92 例，女性 68 例；年龄 25～62 岁，平均 38.8 岁；病程 1～9 年，平均 3.5 年。两组患者的性别比例、年龄分布、病程长短等差异无显著性（$P>0.05$），具有可比性。

3. 临床分型 参照文献分为 5 型。①反复发作性肉眼血尿（GH）：临床上以肉眼血尿反复发作为特点，多数不伴有大量蛋白尿及高血压；②无症状尿检异常（U-ab）：临床表现为镜下血尿伴/不伴轻-中度蛋白尿（$<2.0g/d$），通常不伴高血压；③肾病综合征/大量蛋白尿型（NS/MP）：临床表现为肾病综合征，或尿检大量蛋白尿（$>2.0g/d$）；④高血压伴/不伴肾衰竭型（HT/CRF）：临床表现为血压增高，有或无肾衰竭，尿检有血尿及蛋白尿；⑤血管炎型（VC）：临床表现为急进性肾炎，肾脏组织学表现为新月体形成，伴肾小球毛细血管襻坏死和（或）间质血管炎。入选病例中，治疗组 GH 30 例、U-ab 76 例、NS/MP 31 例、HT/CRF 20 例、VC 3 例，对照组分别为 31 例、77 例、30 例、18 例、4 例。两组患者临床分型比较差异无显著性（$P>0.05$）。

4. 病理分型 320 例患者均经肾穿刺活检确诊，病理分级标准依据 1982 年 WHO 制定的《IgA 肾病病理分型标准》分为 5 型。Ⅰ型：微小病变型；Ⅱ型：轻度病变型；Ⅲ型：局灶节段性肾小球肾炎型；Ⅳ型：弥漫系膜增生性肾小球肾炎型；Ⅴ型：弥漫性硬化性肾小球肾炎型。治疗组Ⅰ型 14 例、Ⅱ型 18 例、Ⅲ型 91 例、Ⅳ型 32 例、Ⅴ型 5 例，对照组分别为 15 例、18 例、90 例、33 例、4 例。两组患者病理分型比较差异无显著性（$P>0.05$）。

5. 中医辨证分型 根据张大宁教授提出的"肾虚血瘀论"，将 IgA 肾病分为肝肾阴虚兼血瘀型、脾肾阳虚兼血瘀型和阴阳两虚兼血瘀型 3 种类型。其中治疗组各类型分别为 38 例、55 例和 67 例，对照组分别为 36 例、56 例和 68 例。两组患者中医辨证分型比较差异无显著性（$P>0.05$）。

（二）治疗及观察方法

1. 治疗方法　对照组给予双嘧达莫，每次 50mg，每天 3 次，配合饮食及对症治疗等；治疗组在对照组的基础上，采用张大宁教授提出的"补肾活血、降浊排毒、清利湿热"治则，处方：生黄芪 90g，土茯苓 30g，丹参 30g，川芎 30g，赤芍 30g，覆盆子 30g，黄芩 30g，仙鹤草 30g，茜草 30g，生甘草 30g 等。水煎服，两煎共取汁 1800ml，每天早晚饭后 1h 分别服用 300ml，3 天 1 剂。两组均治疗 2 个月为 1 个疗程，共观察 3 个疗程

2. 观察指标及方法　尿相差镜检，尿常规，24h 尿蛋白定量（双缩脲法），血免疫检查（免疫比浊法），溴甲酚绿法测定血浆总蛋白（STP）、白蛋白（A）等，苦味酸法测定血肌酐（Scr）等。

3. 统计学方法　根据数据的性质与分布情况，计数资料采用 χ^2 检验；计量资料采用 t 检验；等级资料采用秩和检验。所有数据均采用 SPSS 10.0 统计软件包进行统计学处理。

（三）治疗结果

1. 疗效标准　参照国家中医药管理局 1987 年制定的《中医中药治疗慢性肾脏疾病疗效标准》。完全缓解：自觉症状、体征消失，肾功能正常，尿蛋白持续阴性，尿红细胞持续消失；基本缓解：自觉症状、体征缓解，肾功能正常，尿蛋白持续减少 ≥50%，尿红细胞持续减少 ≥50%；好转：自觉症状、体征好转，肾功能基本正常，尿蛋白检查持续减少 ≥25%，尿红细胞持续减少 ≥25%；无效：自觉症状、体征无好转，肾功能恶化，尿蛋白或尿红细胞无变化或恶化。

2. 两组总疗效比较　表 7-1-1 示，治疗组完全缓解率、部分缓解率和有效率分别为 21.3%、23.8% 和 30.6%，均显著高于对照组的 10.0%、15.0% 和 20.0%（$P<0.05$）；治疗组总有效率为 75.6%，显著高于对照组的 45.0%（$P<0.01$）。

表 7-1-1　两组总疗效比例

组别	例数	完全缓解 [例（%）]	部分缓解 [例（%）]	有效 [例（%）]	无效 [例（%）]	总有效 [例（%）]
治疗组	160	34（21.3）	38（23.8）	49（30.6）	39（24.4）	121（75.6）
对照组	160	16（10.0）	24（15.0）	32（20.0）	88（55.0）	72（45.0）

3. 两组不同辨证分型疗效比较　表 7-1-2 示，治疗组中肝肾阴虚兼血瘀型、脾肾阳虚兼血瘀型、阴阳两虚兼血瘀型的总有效率较对照组差异均有显著性（$P<0.01$）；治疗组中以脾肾阳虚兼血瘀型的疗效最佳，与肝肾阴虚兼血瘀型比较差异有显著性（$P<0.05$）。

表 7-1-2　两组不同辨证分型疗效比较

中医辨证分型	组别	例数 （例）	完全缓解（例）	部分缓解（例）	有效 （例）	无效 （例）	总有效率（%）
肝肾阴虚兼血瘀型	治疗组	38	3	10	12	13	65.8
	对照组	36	5	4	6	21	41.7
脾肾阳虚兼血瘀型	治疗组	55	15	13	17	10	81.8
	对照组	56	5	9	13	29	48.2
阴阳两虚兼血瘀型	治疗组	67	16	15	20	16	76.1
	对照组	68	6	11	13	38	44.1

4. 两组不同临床类型疗效比较 表 7-1-3 示，治疗组中 GH 、U–ab、NS/ MP、HT/CRF 、VC 的总有效率较对照组差异均有显著性（$P<0.01$）；治疗组中以 GH 的疗效最佳，与 VC 比较差异有显著性（$P<0.01$）。

表 7-1-3 两组不同临床类型疗效比较

临床类型	组别	例数（例）	完全缓解（例）	部分缓解（例）	有效（例）	无效（例）	总有效率（%）
GH	治疗组	30	9	10	8	3	90.0
	对照组	31	6	5	7	13	58.1
U–ab	治疗组	76	16	18	28	14	81.6
	对照组	77	7	12	18	40	48.1
NS/MP	治疗组	31	5	5	10	11	64.5
	对照组	30	2	5	4	19	36.7
HT/C RF	治疗组	20	4	5	2	9	55.0
	对照组	18	1	2	2	13	27.8
VC	治疗组	3	0	0	1	2	33.3
	对照组	4	0	0	1	3	25.0

5. 两组不同病理类型疗效比较 表 7-1-4 示，治疗组中 I 型、II 型、III 型、IV 型、V 型的总有效率较对照组差异均有显著性（$P<0.01$）；治疗组中以 I 型的疗效最佳，较 V 型比较差异有显著性（$P<0.01$）。

表 7-1-4 两组不同病理类型疗效比较

病理类型	组别	例数（例）	完全缓解（例）	部分缓解（例）	有效（例）	无效（例）	总有效率（%）
I	治疗组	14	6	5	2	1	92.9
	对照组	15	4	4	2	5	66.7
II	治疗组	18	5	6	5	2	88.9
	对照组	18	4	5	1	8	55.6
III	治疗组	91	20	20	36	15	83.5
	对照组	90	6	12	21	51	43.3
IV	治疗组	32	3	6	5	18	43.8
	对照组	33	2	3	7	21	36.4
V	治疗组	5	0	1	1	3	40.0
	对照组	4	0	0	1	3	25.0

6. 两组治疗前后实验室指标比较 表 7-1-5 示，两组实验室指标在治疗前比较差异无显著性，治疗组治疗后除 TC 外其他指标与治疗前比较差异均有显著性（$P<0.01$）；对照组治疗前后除 Alb、TC、TG 外其他指标差异亦均有显著性（$P<0.01$）。两组间比较，治疗组治疗后 Scr、STP、IgA、IgG、24h 尿蛋白定量、U–RBC 较对照组差异有显著性（$P<0.05$ 或 $P<0.01$），其他指标比较差异无显著性（$P>0.05$）。

表 7-1-5　两组治疗前后实验室指标比较 ($\bar{x}\pm s$)

组别	时间	例数 （例）	Scr （μmol/L）	STP（g/L）	A （g/L）	IgA （g/L）	IgC （g/L）	TC （mmol/L）	TG （mmol/L）	24h 尿蛋 白定量（g）	U-RBC （个/HP）
治疗组	治疗前	160	82.33±4.25	67.33±5.65	38.55±6.37	2.23±0.25	15.12±0.79	4.11±1.67	1.65±0.22	1.53±0.87	22.15±12.08
	治疗后	160	76.82±3.56 *△	70.33±6.83 *△	40.36±5.67 *	1.82±0.26 *△	16.05±0.67 *△△	3.96±1.55	1.53±0.35 *	0.56±0.23 *△△	3.59±2.67 *△△
对照组	治疗前	160	80.26±3.55	66.25±5.59	38.12±6.57	2.33±0.31	14.98±0.68	4.23±1.52	1.62±0.59	1.57±0.79	23.10±11.32
	治疗后	160	83.11±0.36 *	68.79±5.68 *	39.23±6.11	2.21±0.33 *	14.67±0.52 *	4.19±1.35	1.61±0.62	1.32±0.60 *	15.23±5.62 *

与本组治疗前比较，$*P<0.01$；与对照组治疗后比较，$\triangle P<0.05$，$\triangle\triangle P<0.01$

（四）讨论

Ig A 肾病多在上呼吸道感染 1～3 天后出现反复发作的肉眼血尿，可伴有水肿和高血压。肾组织可见以 Ig A 为主的免疫球蛋白沉积。在我国其发病率占原发性肾小球疾病的 30%～48%。

IgA 肾病以血尿为主要临床表现，可归属于中医学尿血范畴，即表现为小便中混有血液，或伴有血块夹杂而下，多无疼痛感，与该病所见的肉眼血尿相吻合。

补肾活血法是将补肾法与活血法有机结合，通过补肾促进活血，应用活血益于补肾，两者相互协同，从而改善肾虚血瘀的病理变化，使机体阴阳平衡、邪祛正存的一种新的治疗大法，但绝不是补肾法（或补肾药物）与活血法（或活血化瘀药）两者简单机械地迭加或同时使用。近年来的研究已经证实，补肾活血法可以通过调节神经内分泌、免疫功能，改善微循环等一系列作用治疗各种慢性病、老年病及延缓衰老。

张大宁教授指出，在各种致病因素作用于人体而产生疾病的过程中，其表现形式有两个方面：一是表现在外的，就是我们通常意义上的病的概念，它是特异性的，是疾病的个性，可以有不同的表现形式，如心脏病、脑病、肾病等；二是表现在内的，就是我们通常意义上的病理变化的概念，它是非特异性的，是造成疾病的根源，是疾病的共性。长期的临床研究发现，不同的致病因子所导致的不同疾病，发展到某一阶段，都会出现相同的病理改变，即"肾虚血瘀、浊毒内停"。其为各类疾病的非特异性表现，即疾病的共性，同样也是病理基础，进而导致患者机体发生膀胱湿热的病理改变。因此，我们在治疗 IgA 肾病时采用补肾活血为主，辅以降浊排毒、清利湿热的方法，总有效率在 75% 以上，表明该法对 IgA 肾病的血尿及蛋白尿有明显治疗作用，是治疗 IgA 肾病的有效方法。

第二节　肾衰排毒散治疗慢性肾衰竭266 例临床研究

慢性肾衰竭（CRF）是各种肾脏疾病终末期的共同表现，是由于肾单位的严重破坏，造成机体排泄代谢废物功能减退，水、电解质酸碱平衡紊乱，以及某些内分泌功能异常的临床综合征，是一种严重危害人类生命的疾病。我们在多年治疗肾病临床实践的基础上，概括了慢性肾衰竭的四大病机：虚、瘀、湿、逆，提出了以补肾活血为本、祛湿降逆为标的基本治疗原则，配合整体与局部、理证与治病、多种治法相结合的总体治疗原则，创制了"肾衰系列方"，临床上取得了满意的效果。肾衰排毒散就是在上述理论和方剂的基础上研制的最新科研成果。以下对肾衰排毒散治疗 266 例 CRF 做一总结和分析。

一、临床资料

1. 病例选择 该研究共观察患者 474 例，来源于 2000 年 1 月~6 月天津市中医药研究院及澳门大宁中医医疗中心门诊及住院患者，均符合"CRF 诊断标准及分期"标准。并符合以下条件：①神志清楚，能配合治疗；②不伴有传染病、精神病及中毒性疾病。中医辨证分型相关参考文献。

2. 资料 474 例分为 3 组。观察组 266 例，男 158 例，女 108 例；年龄 20~60 岁，平均 50.6 岁。病程：0.5~6.5 年，平均 2.4 年。原发病：原发性肾小球疾病者 110 例，继发性肾病 95 例（其中糖尿病肾病 46 例，紫癜肾 17 例，狼疮肾 9 例，尿酸性肾病 20 例，其他继发性肾病 3 例），慢性肾盂肾炎 26 例，肾血管疾病 24 例，肾脏先天性畸形 9 例，肾肿瘤 2 例。属于 CRF Ⅰ 期 72 例，Ⅱ 期 124 例，Ⅲ 期 32 例，Ⅳ 期 38 例。中医辨证属湿困型者 33 例，水湿型 87 例，浊阴上逆型 89 例，肝阳上亢型 57 例。

西药组 128 例，男 75 例，女 53 例；年龄 20~60 岁，平均 50.2 岁。病程：0.5~6.5 年，平均 2.3 年。原发病：原发性肾小球疾病者 53 例，继发性肾病 46 例（其中糖尿病肾病 21 例，紫癜肾 8 例，狼疮肾 5 例，尿酸性肾病 10 例，其他继发性肾病 2 例），慢性肾盂肾炎 12 例，肾血管疾病 11 例，肾脏先天性畸形 4 例，肾肿瘤 2 例。属于 CRF Ⅰ 期者 35 例，Ⅱ 期 60 例，Ⅲ 期 15 例，Ⅳ 期 18 例。中医辨证属湿困型者 16 例，水湿型 42 例，浊阴上逆型 43 例，肝阳上亢型 27 例。

三联疗法组 80 例，男 47 例，女 33 例；年龄 20~60 岁，平均 50.8 岁。病程 0.6~5.5 年，平均 2.4 年。原发病：原发性肾小球疾病者 33 例，继发性肾病 29 例（其中糖尿病肾病 14 例，紫癜肾 4 例，狼疮肾 3 例，尿酸性肾病 7 例，其他继发性肾病 1 例），慢性肾盂肾炎 7 例，肾血管疾病 7 例，肾脏先天性畸形 3 例，肾肿瘤 1 例。属于 CRF Ⅰ 期者 21 例，Ⅱ 期 38 例，Ⅲ 期 9 例，Ⅳ 期 12 例。中医辨证属湿困型者 10 例，水湿型 26 例，浊阴上逆型 28 例，肝阳上亢型 16 例。

3 组患者的性别、年龄、病程、原发病、分期及中医辨证分型等方面比较，差异无显著性（$P>0.05$），具有可比性。

二、方 法

1. 治疗方法

（1）观察组：采用肾衰排毒散，方药组成：生黄芪、冬虫夏草、川芎、生大黄、大黄炭等，制成可溶性浓缩颗粒，每包 2.5g，相当生药量 4.98g。每次 2.5g 温水冲服，每天 1~2 次（以患者大便次数每天 2~3 次为准）；另根据病情适当配合西药协助治疗及控制原发病（与纯西药组用药相同），饮食上给予高质低量蛋白高热量饮食，并禁食羊肉、海鲜等。

（2）西药组：根据病情及血肌酐、血压、水电解质、血红蛋白等情况分别给予泼尼松、呋塞米、降压药、促红细胞生成素注射及必需氨基酸、补钙等药物常规治疗。其中 Scr 超过 354μmol/L 者，除外结缔组织性疾病的肾损害，不宜使用激素；持续性高血压、严重镜下血尿、选择性蛋白尿的及年龄>50 岁者，不宜使用激素。当 Scr 低于 265μmol/L 时，以 ACEI 和钙离子拮抗剂为主要降压药，若超过此值，单使用后者。

（3）三联疗法组：中药汤剂：补肾健脾汤（生黄芪、冬虫夏草、白术、土茯苓、茵陈等）、滋补肝肾汤（女贞子、旱莲草、山茱萸肉、黄精、当归等）、活血化瘀汤（丹参、川芎、赤芍、三棱、莪术等）、化湿汤（土茯苓、苦参、茵陈、茯苓、半枝莲等）、降浊汤（大黄、大黄炭、苦参，海藻炭等）。5 个方剂辨证使用，有所加减。水煎服，每天 2 次，每次 300ml。中成药：补肾扶正胶囊（冬虫夏草、西洋参、百合等，每粒 0.5g，由天津中医药研究院生产）、活血化瘀胶囊（蜈蚣、天仙子，每粒 0.5g，由天津市中医药研究院生产），每次各 2~3 粒，每天 2~3 次口服。中药灌肠：大黄、附子、赤芍、青黛等组成，制成颗粒剂，100ml 保留灌肠每天 2 次。

3 组均治疗 1 年后统计疗效。

2. 统计学方法　计数资料采用 χ^2 检验；计量资料采用 t 检验；等级资料采用秩和检验。所有数据均采用 SPSS 10.0 统计软件包进行统计学处理。

三、结　果

1. 疗效判断标准　参照 1989 年全国肾衰保守疗法专题学术会议和中药新药临床研究指导原则规定的标准，结合我们根据多年临床实践，将疗效分为显效、好转、无效三类。显效：临床症状明显改善或消失，Scr 降至正常或下降>30%，Hb 升高；好转：临床症状改善，Scr 下降≤30%，Hb 无明显变化；无效：临床症状无改善或恶化，Scr 无变化或上升，Hb 下降。

2. 3 组总疗效的比较　见表 7-2-1。观察组治疗 CRF 显效率为 59.4%，总有效率达 92.8%，与西药组比较，差异有显著性；与三联疗法组比较，差异无显著性（$P>0.05$）。

表 7-2-1　三组总疗效的比较

组别	例数（例）	显效 [例（%）]	好转 [例（%）]	无效 [例（%）]	总有效率 [例（%）]
观察	266	158（59.4）**	89（33.5）*	19（7.1）**	247（92.8）**
西药	128	29（22.7）	34（26.5）	65（50.8）	63（49.2）
三联疗法	80	47（58.8）	28（35.0）	5（6.2）	75（93.7）

注：与西药组比较，*$P<0.05$，**$P<0.01$

3. 观察组疗效与 CRF 分期的关系　见表 7-2-2。观察组中，Ⅰ 期患者的疗效最佳，其显效率较Ⅲ、Ⅳ 期患者为优（$P<0.05$，$P<0.01$）；总有效率与Ⅳ期患者比较差异有显著性（$P<0.01$）

表 7-2-2　观察组疗效与 CRF 分期关系比较

分期	例数（例）	显效 [例（%）]	好转 [例（%）]	无效 [例（%）]	总有效率 [例（%）]
Ⅰ期	72	52（72.2）	19（26.4）	1（1.4）	71（98.6）
Ⅱ期	124	79（63.7）	39（31.5）	6（4.8）	118（95.2）
Ⅲ期	32	15（46.9）*	14（43.8）	3（9.4）	29（90.6）
Ⅳ期	38	12（31.6）**	17（44.7）	9（23.7）	29（76.3）**

注：与Ⅰ期比较，*$P<0.05$，**$P<0.01$

4. 观察组疗效与中医辨证分型关系的比较　见表 7-2-3。

在观察组中，四种辨证分型经肾衰排毒散治疗后，较治疗前改善明显，四型间比较疗效，差异无显著性（$P>0.05$）。

表 7-2-3 观察组疗效与中医辨证分型关系比较

分期	例数（例）	显效 [例（%）]	好转 [例（%）]	无效 [例（%）]	总有效率 [例（%）]
湿困型	33	20（60.6）	11（33.3）	2（6.1）	31（93.9）
水湿型	87	52（59.8）	29（33.3）	6（6.9）	81（93.1）
浊阴上逆型	89	52（58.4）	30（33.7）	7（7.9）	82（92.1）
肝阳上亢型	57	34（59.6）	19（33.3）	4（7.0）	53（93.0）

四、讨　论

CRF 是各种肾脏疾病终末期的共同表现，是一种严重危害人类生命的疾病，且发病率正逐年增高。因此防治 CRF 是世界医学界急待解决的难题，而西医目前只能运用替代疗法或器官移植。张大宁教授在多年肾病临床实践的基础上，通过不断摸索提出了该病"虚、瘀、湿、逆"四大病机并研制出"肾衰系列方"，近期更在原有基础上研制出新一代治疗 CRF 药物——肾衰排毒散。肾衰排毒散不仅保持了"肾衰系列方"治疗 CRF 效果显著的特点，还在下列几个方面做了创新和改进。

（1）肾衰排毒散的组方思路：从扶正入手，大剂量使用黄芪、冬虫夏草等补肾益气之精品，现代药理研究证实，黄芪对体液免疫、细胞免疫、网状内皮系统均有增强其功能的作用，并有强心作用，能改善血液流变各项特性，改善肾脏微循环、抑制病毒、细菌和消除变态反应原。冬虫夏草也具有多方面的免疫作用，其优点还在于不影响机体造血系统，又无淋巴细胞毒性，是一种优良的免疫调节药物，且对肾毒性损伤有保护作用，并有明显减轻肾脏病理改变的作用和抗肾衰竭的作用。通过以上扶正治则，不仅能保护残余的肾单位，还能修补已破坏的肾单位，达到恢复肾功能的作用。

（2）扶正思路还表现在运用川芎等活血化瘀药物上，通过该类活血药达到降低肾小球内压，改善肾小球血流动力学的目的，现代药理学证实活血化瘀药具有降低血脂、改善血液黏度的作用，并能不同程度地减缓肾衰竭的进展。其中川芎对 CRF 有降低血浆脂质过氧化物和提高 SOD 的作用，从而减少氧自由基在体内的潴留，阻止对肾组织的损害。中医素有"久病多瘀"之论，慢性肾衰竭既然是由多种肾脏疾病迁延日久发展而来，就说明血瘀在慢性病 CRF 病机中的重要性。我们认为瘀血应与肾虚一起作为慢性肾衰竭的"本"，始终贯穿于该病发生发展的全过程。所以，我们将活血与补肾一起列入扶正的范畴之中。即补肾活血法将贯穿于 CRF 治疗的始终，而且越早应用越好，不等患者出现明显的血瘀证，就开始使用活血化瘀药。例如，一些由糖尿病发展而来的 CRF 患者，在无任何症状的早期就已存在广泛的微血管病变，后期血液高凝状态及血管病变更为突出。因此，这类患者尽早应用活血化瘀药尤为重要。

（3）肾衰排毒散另一组方思路是从祛邪入手，方中大黄及大黄炭有降浊排毒作用，现代药理学研究表明大黄蒽醌和大黄酸蒽酮葡萄糖苷，通过抑制肾小球系膜细胞 DNA 和蛋白质的合成而引发系膜细胞生长抑制，减缓残余肾组织肾小球硬化的进展。此外，大黄及其提取物还可选择性抑制肾小管细胞的高代谢状态，从而减轻高代谢对健存肾单位的损害，有效地降低肾小管上皮细胞的增殖，降低其细胞代谢。

以上 266 例慢性肾衰竭临床研究分析证明，肾衰排毒散确为治疗 CRF 的理想中成药，值得推广使用。有关治疗机理尚待进一步研究探讨。

第三节　糖尿病从瘀论治

瘀在中医学中的含义很广，它既是一种致病因素，又是在疾病发展过程中形成的一种病理产物。诸多内科疾病的病因及病变过程与中医的瘀关系密切。笔者跟随张大宁教授学习，继承其学术观点及临床经验，本节就糖尿病从瘀论治体会阐述如下。

一、糖尿病病因病机与瘀的关系

糖尿病属于中医消渴范畴，其主要病因责之禀赋有损，加之嗜食醇酒肥甘，忧思郁怒，劳倦内伤所致。糖尿病早期以阴虚为主，日久热灼津液凝而为瘀。《读医随笔》曰："阴虚必血滞。"《医宗己任编·消证》云："消之为病然……其病之始，皆由不节嗜欲，不慎喜怒。"五志过极，情志失调是糖尿病的发病原因之一，而情志不畅，气郁不达，血行涩滞而成瘀。《灵枢·五变》也曰："五脏皆柔弱者，善病消瘅……此人……长衡直扬，其心刚，刚则多怒，怒则气逆，胸中蓄积，血气逆留，宽皮充肌，血脉不利……故为消瘅。"因糖尿病而致瘀者，不外阴虚燥热灼津凝血而成瘀；久病入络，络脉瘀阻而成瘀；气虚不能运血，停而为瘀。因瘀致糖尿病者，正如唐容川《血证论》所言："瘀血在里，则口渴，所以然者，血与气相离，内有瘀血，故气不通，不能载水上升，是以发渴。"气载津液输布全身，脉道瘀滞，气机不畅，血瘀气阻，津不上承消渴，瘀血日久化热亦致消渴，《金匮要略》曰："病者如热状，烦满，口干燥而渴……是瘀血也。"瘀血积滞化火伤阴，致津亏液损，使人烦渴。由此可见，糖尿病的多种致病因素，亦可直接或间接地影响血液运行，引起瘀血；瘀血一旦形成，即可引起糖尿病发展、加重，因此在糖尿病发生发展过程中，瘀血是一个重要因素。

二、糖尿病瘀血留滞变证峰起

瘀与糖尿病关系密切，不管从中医的认识，还是现代医学的研究，都证明了这一点。如施赛珠从临床流行病学调查表明，糖尿病患者发生血瘀证的概率极高，以血小板 GMP-140 及血浆 ET 为指标，观察发现糖尿病患者两者水平高于正常组，这些研究表明即使在临床上没有血瘀表现的糖尿病患者，也处于一种隐性血瘀或微观血瘀证。因此糖尿病的病变过程中，血瘀贯穿于始终。如果对糖尿病的治疗不重视血瘀，往往会因血瘀而致变证丛生。祖国医学有"血不利则为水"之说，血与水本为一体，血瘀日久会影响水津的输布，致水湿停留而出现水肿，即糖尿病肾病发生；心络瘀阻，心神失养而发糖尿病心病；脑络瘀阻，清窍被蒙，气血逆乱发为糖尿病脑病；眼络瘀阻，甚则络破血溢，则视瞻昏渺；若瘀血停滞肢端，络脉痹阻，肢体失养则麻木、疼痛，甚至溃烂。

三、糖尿病从瘀治疗

对于糖尿病瘀的治疗，我们的临床体会是，应将审因论治与辨证论治相结合，根据不同病因、不同症状，选用不同治法，其目的使瘀血消散，截断瘀血对机体的损害，恢复血液循环系统的功能，正如《素问直解》所说："但通之法各有不同，调气以和血，调血以和气，通也。

下逆者，使之上升。中结者，使之旁达，亦通也；虚者助之使通，寒者温之使通，无非通之法也。"

气虚致瘀者，应益气活瘀。气为血帅，气行则血行，气虚则血瘀，气的运行与血的运行密切相关，因此补气对糖尿病瘀症治疗至关重要，临床上我们常用黄芪、党参、太子参、西洋参等，均能取得良好效果。现代研究也发现，黄芪、党参二药对诱导的血小板聚集有明显抑制作用，对体内已聚集的扩聚型血小板有解聚作用。因此，重用补气药，可缓解因虚而引起的胸闷、疼痛、乏力等症，此谓"以补达通"之意。气虚日久，可导致阳虚，对于阳虚致瘀者，应温阳通络祛瘀。温阳之品可振奋阳气，助血运行，亦有温运脾胃、化湿行滞之功。《素问·调经论》云："血气者，喜温而恶寒，寒则涩不能流，温则消而去之。"临床常用的附子、桂枝、干姜等，对糖尿病肾病出现的肢冷、畏寒、尿频，糖尿病周围神经病变出现肢冷、麻木、疼痛等，可获"益火之源，以消阴翳"之效。研究发现桂枝、干姜均有明显抑制 ADP 诱导的血小板聚集作用，体外实验能使血栓形成延迟，此与临床效果相吻合。

糖尿病中血瘀阻滞脉络者，应活血化瘀、疏风通络。病之初，我们常运用化瘀之品，可直接改善血液黏滞状态。如当归、丹参、红花、赤芍、川芎、鬼箭羽等，均具有较强的抑制血小板聚集和释放作用，并对血液流变学有显著改善作用。我们的体会是，及早运用活血化瘀药，可使微血管、大血管病变的形成延迟或减轻；若糖尿病日久，不仅经脉瘀滞，而且影响脏腑器质性损伤，所谓"久病入络"，包括了微循环障碍，细胞基质的改变，此时要以走窜见长的虫类药活血通络，如全虫、蜈蚣、水蛭、僵蚕、䗪虫等，尤其对于糖尿病肾病、周围神经病变的治疗显得更为重要。值得注意的是，瘀血阻滞势必影响水湿不化，而致湿瘀并存，此时应活瘀利水除湿。《素问·奇病论》曰："有病口甘者，病名为何？……名曰脾瘅……治之以兰，除陈气也。"后人认为"兰"是"泽兰"或"佩兰"，二药可活血利水，除瘀血湿浊之陈气。如临床常用益母草、泽兰、大黄等活瘀利水，加之白术、苍术、山药、茯苓等除湿化浊均可获效。现代研究也证明，除湿药有良好的降糖作用，尤其对形体肥胖的糖尿病患者，此类药功不可没。

第四节　补肾活血法在糖尿病治疗中的运用

1978 年，张大宁教授率先提出了肾虚血瘀是各类慢性疾病发生发展的共有病理基础的学术理论，并创立了与之相应的补肾活血这一治疗大法。经过多年的临床实践，补肾活血法在治疗众多的慢性病，尤其是各种肾病、老年病及抗衰老等方面，取得了显著疗效。本节仅就应用补肾活血法治疗糖尿病的体会阐述如下，请同道指教。

一、肾虚血瘀是各类慢性疾病发生发展的共有病理基础，也是糖尿病发生发展的重要病理机制

人体气血、阴阳及脏腑功能的和调，是机体健康的保障。疾病的发生，则是机体阴阳、气血失和所致，而阴阳、气血的失和则是脏腑功能失调的表现，而其中又以肾脏的功能失调尤为重要。肾为五脏之本，内寓真阴和真阳。人体五脏六腑之阴都是由肾阴来滋助，五脏六腑之阳又都由肾阳来温养。肾阳的温煦、肾阴的化生是各脏腑经络的生理功能及气血、津液化生、循行、输布的重要保证。无论先天之因，还是后天诸因都可直接损及于肾，或通过其他脏腑累及于肾，从而导致肾精亏损或肾气不足。肾精亏损或肾气不足，无力温煦、滋养其他脏腑，诸脏

腑功能失调，从而出现三焦气化不利，气机升降失常，血失通畅，脉道涩滞之血瘀之证。而瘀血又进一步影响气血运行，如此肾虚导致血瘀，血瘀加重肾虚，形成恶性循环，使脏腑组织器官发生各种疾患。因此我们认为肾虚血瘀是诸多疾病特别是各种慢性疾患发生发展的病理基础。

糖尿病属于祖国医学的消渴病之范畴。《灵枢·五变》云："五脏皆柔弱者，善病消瘅。"《灵枢·本脏》又曰："肺脆，肝脆，脾脆，肾脆，则俱善病消渴易伤。"制出了五脏虚损时"消渴"之证发生的因源。因肾主藏精，为五脏阴阳之根、生命之源，肾之精气充盛则五脏功能旺盛，肾之精气虚损，必致五脏虚衰。因此，消渴之症发病的关键责之肾之虚弱，正如《外台秘要》所云："消渴者，原其发动，此则肾虚所致。"明代赵献可则进一步指出："命门火衰，不能蒸腐水谷之气，不能熏蒸上润于肺，如釜底无薪，锅盖干燥，故渴；至于肺……不能四布水精，并行五经，其所饮之水，为经火化，直入膀胱……饮一斗溺一斗，试尝其味，甘而不咸可知矣。"可见消渴之证无论呈现出本虚之证（腰酸乏力），抑或表现为标急之象（口渴多饮，多食善饥），其根本原因均为肾虚所致，而肾虚必兼血瘀已如前述。故我们认为肾虚血瘀是糖尿病——消渴之证发生发展的根源。

二、糖尿病中医治疗当以补肾活血为要

如前所述，肾虚血瘀是糖尿病发生发展的根本原因。从临床症状看，在糖尿病的发生发展过程中，无不伴有肾虚血瘀之象，特别是糖尿病的后期，肾虚血瘀之证更为突出，常因肾之阴精亏损而出现糖尿病之合并症，如肾精亏损、肝血不足、肝目失养、耳窍失充而出现耳聋耳鸣、视物模糊不清，甚或失聪失明之症；精气不能荣养经脉，血肉虚怠，而致肢麻木疼痛，甚则枯废不仁；阴损及阳，命门火衰，膀胱气化不利，水湿泛滥成肿等并发症状无不与肾虚精亏有关。因此糖尿病中医治疗当以补肾为要，又肾虚必兼血瘀，血瘀加重肾虚，肾虚血瘀贯穿糖尿病发生发展的始终，故糖尿病治疗过程中必须补肾活血并用，方能取得最好的临床疗效。

张大宁老师根据数十年的临床经验，提出了"补肾活血以治本，滋阴润燥以治标"的治疗法则，善以"黄芪、丹参、川芎、熟地、石斛、苦丁茶"等为主组方用药，并根据其兼症的不同伍以不同的药物，肝肾阴虚者常加用女贞子、旱莲草等；肾阳虚者常加用仙茅、淫羊藿等；肺阴虚者加用麦冬、五味子等；胃阴虚者加用沙参、玉竹等；血瘀明显者加用三棱、莪术等，临床灵活应用，每能获效。

第五节　"张氏补肾活血法"在亚健康状态治疗中应用体会

张大宁教授长期从事中医教学和临床工作，早在20世纪70年代初就率先提出了肾虚血瘀理论，认为肾虚血瘀是导致各种肾脏疾病、衰老及一些临床常见病的根该病理机制，在此基础上发明了"张氏补肾活血法"。在临床过程中还发现，有些患者虽然表现出各种不同的身体不适症状，但其相应的理化检查并无阳性体征。而且通过长期的研究发现，这些人普遍存在肾虚血瘀的病理机制，故将其命名为肾虚综合征。肾虚综合征即现代医学所谓亚健康状态。张大宁教授运用补肾活血法治疗该病，取得了很好的临床效果。笔者有幸从师学习，获益颇深。现将张大宁教授治疗亚健康状态的经验总结归纳如下，以飨同道。

　　亚健康状态是近年来医学界提出的新概念，一般是指机体虽无明显的疾病，但却呈现出活力降低，生理功能和代谢过程低下，适应能力呈不同程度减退的生理状态，它是由于机体各系统功能低下所导致，是介乎健康与疾病之间的一种状态。由于现代社会的生活节奏加快，竞争亦日益激烈，面对各种越来越大的压力，有些人难以承受，感觉精力体力大不如前，进而情绪低落，情绪不宁、烦躁失眠、头晕、头痛、健忘、胸闷、心悸、疲劳倦怠，手足发凉、便秘等，然而却无明显的阳性体征，往往形成心理压力，生活质量不断下降。

　　亚健康状态涵盖的范围很广，躯体上、心理上的不适感觉，在相当长时间内难以确诊为某种病症者及处于重病或慢性病恢复期者均可概括于其中。从预防医学、临床医学，尤其是精神及心理医学的临床实际工作中发现，处于这种状态的人群数量是相当多的。据一项调查显示，高级知识分子、企业管理者的亚健康发生率可高达70%以上，而且在步入中年的人群中处于亚健康状态的比例也接近于50%。有关研究表明，亚健康状态的主要原因是精神极度紧张，心理压抑及内分泌功能紊乱造成交感神经兴奋性过高，导致自主神经系统功能失调。

　　由于各项相应检查通常在正常范围内，一般不能引起患者和医生的重视，往往辗转各科室之间，得不到治疗。但是功能的紊乱若不及时治疗，最终会导致器质性病变，那时就失去最佳治疗时机了。同时我们还发现，由于有些临床医生对亚健康状态问题了解不够而乱用药，不仅使病情复杂化，而且给患者带来了不必要的精神负担。

　　祖国医学历来对精神情志因素致病十分重视，长期的精神紧张，会耗伤阴精气血，致使肾精、肾气亏虚，气虚则无力推动血液运行，加之血虚而形成瘀滞，肾虚血瘀作为一个病理机制，对机体各个系统、脏器都将产生不良影响，而导致一系列的临床症状。现代医学的研究证据表明，肾脏作为一个调节血压，维持机体水、电解质平衡的重要器官，除受循环内分泌性生物活性物质的影响外，其自身也具有独立的调节系统，通过自分泌、旁分泌和胞分泌的形式发挥局部及全身调节作用。

　　目前临床上通常采用的纠正亚健康状态的方法大致为克服不良生活习惯、加强身心健康训练、努力提高身体素质、及时消除疲劳等，但大多数的患者并不能改善症状。根据我们的临床研究，我们制订肾虚综合征的诊断和疗效判断标准（于第一届国际中医肾病学术会议通过认证），使这种疾病的临床诊断、治疗系统化、规范化。也为提高其整体疗效水平奠定了基础。我们采用张氏补肾活血法（即综合了补肾法、活血法的长处，通过补肾达到活血；通过活血促进补肾，两者相互协同，达到改善肾虚血瘀的病理状态，使机体阴阳平衡；同时通过通腑排毒以改善机体的代谢功能），选用六味地黄丸加冬虫夏草、丹参、川芎、当归、肉苁蓉为主方临床加减，取得了很好的临床效果，近三年共收治肾虚综合征（亚健康状态）患者近万人，随机抽取的300例该病患者的显效率78.1%，总有效率为94%。在此基础上研制的冬虫夏草益气血冲剂也取得了很好的临床效果。

第六节　补活抗衰老胶囊对老年痴呆氧自由基代谢的影响

　　我们在临床中应用张大宁教授研制的补活抗衰老胶囊治疗阿尔茨海默病（Alzheimer disease，AD），也称为老年痴呆，其临床疗效显著，经大样本的临床观察，总有效率达91.2%。在此基础上，为阐明该药的作用机理，我们拟从其对AD患者氧自由基代谢的影响方面进行进一步研究，为该药的推广使用提供客观依据提。我们从2000年开始了本课题的研究。

一、资料和方法

（一）一般资料

本组资料分为观察组和对照组。其中观察组患者 30 例，男 19 例，女 11 例，年龄 56~80 岁，平均（66.07±5.99）岁。病程 6~31 个月，平均（17.07±5.39）个月。中医辨证为肾阴虚兼血瘀型（7 例）、肾阳虚兼血瘀型（3 例）、肾阴阳两虚兼血瘀型（20 例）。对照组 30 例，男 11 例，女 19 例，年龄 55~78 岁，平均（65.5±6.36）岁，病程 6~30 个月，平均（17.70±5.13）个月。中医辨证为肾阴虚兼血瘀型（8 例）、肾阳虚兼血瘀型（3 例）、肾阴阳两虚兼血瘀型（19 例）。

两组各项内容基本相同（$P>0.05$），具有齐同可比性。

（二）诊断标准及病例选择

1. 诊断标准 参照 1990 年全国中医学会老年痴呆专题学术研讨会制定的《老年呆病的诊断、辨证分型及疗效评定标准》，并结合痴呆筛选量表制订诊断标准。

（1）主症

1）记忆：记忆能力，包括记忆近事及远事的能力减弱。

2）判断：判定认知人物、物品、时间、地点的能力减弱。

3）计算：计算数字到数数字的能力减弱。

4）识别：识别空间位置和结构的能力减弱。

5）语言：口语能力，包括理解别人语言和条理地回答问题的能力障碍。文化程度高较高者，阅读、书写能力障碍。

6）个性：性情孤僻，表情淡漠，语言啰嗦重复，自私狭隘，顽固固执，或无理由的欣快，易于激动或暴怒，或拾破烂为珍品。或近 6 个月内性格脾气有明显的改变。

7）思维：抽象思维能力下降，如不能解释谚语、区别词语的相同点和不同点，不能给事物下定义等。

8）人格：性格特征改变，道德伦理缺乏，不知羞耻。

9）年龄：60 岁以上，亦可在 50~59 岁。

10）病程：起病发展缓慢，病程长。

上述八项心理活动中，有记忆、判定、计算和另五项中的一项者，在 6 个月内有明显减弱或明显缺损者，参考年龄、病程即可诊断。

（2）辨证分型

1）肾阴虚：腰膝酸软、眩晕耳鸣、失眠多梦、形体消瘦、潮热盗汗、五心烦热、咽干颧红、溲黄便干。

2）肾阳虚：腰膝酸软而痛、畏寒肢冷（下肢为甚）、头目眩晕、精神委靡、面色㿠白或黧黑、大便溏泻或五更泻、腹胀、浮肿、心悸、咳喘。

3）血与症：身体某部刺痛（痛有定处）、面色黧黑或晦暗、肌肤甲错、口唇爪甲紫暗、皮下瘀斑、腹部青筋外露、肌表血丝、下肢青筋胀痛。

（3）痴呆简易筛查量表（BSSD）；老年临床评定量表（SCAG）。

2. 病例选择 选择自 2000 年 6 月前来就诊的 60 例门诊患者作为观察对象，均排除脑血管性痴呆。按随机的方法将其分为观察组、对照组各 30 例。

（三）治疗方法

1. 观察组 补活抗衰老胶囊（女贞子10g、旱莲草10g、何首乌10g、丹参10g、当归3g、川芎10g、黄芪10g、山楂3g、石菖蒲12g、益智仁6g、肉苁蓉10g、灵芝6g）。每次2粒，每天3次。

2. 对照组 口服维生素E胶囊，每次10mg，每天3次。均观察3个疗程，1个月1个疗程。

以上两组中若有伴有高血压、糖尿病者，可加用降压药、降糖药，停用其他脑血管扩张药、脑细胞代谢药，所有患者均配合心理疏导。

（四）观察指标及方法

（1）SOD试剂药盒由南京建成生物工程研究所提供，采用黄嘌呤氧化酶法测定SOD。应用722型分光光度计进行检测。

（2）MDA试剂药盒由南京建成生物工程研究所提供，应用722型分光光度计进行检测。

（3）痴呆简易筛查量表（BSSD）；老年临床评定量表（SCAG）见表7-6-1，表7-6-2。

表7-6-1 痴呆简易筛查量表（BSSD）

问题	正确	错误	问题	正确	错误
1. 请问现在是哪一年	1	0	18. 毛泽东	1	0
2. 几月份	1	0	19. 江泽民	1	0
3. 几日	1	0			
4. 星期几	1	0	（我要讲几句话，请听我把话说完，听清楚并照我说的做请用您的右手来拿纸，然后将纸对折，再把纸放到桌子上）		
5. 这里是什么市（省）	1	0			
6. 什么区（县）	1	0			
7. 什么街道（乡、镇）	1	0			
8. 什么路	1	0	20. 取	1	0
（取出以下物品，请被试者逐渐说出其名称）			21. 折	1	0
			22. 放	1	0
9. 五分分币	1	0	（问：请再想一下，您看到过什么东西）		
10. 钢笔套	1	0			
11. 钥匙圈	1	0	23. 五分分币	1	0
（移去物品，问"刚才您看过哪些东西"）			24. 钢笔套	1	0
			25. 钥匙圈	1	0
12. 五分分币	1	0	（取出图片，让被试者说出图的主题）		
13. 钢笔套	1	0			
14. 钥匙圈	1	0	26. 送伞	1	0
15. 1元用去7分	1	0	27. 买油	1	0
16. 再用7分	1	0	28. 我国的总理是谁	1	0
17. 再用7分	1	0	29. 一年有多少天	1	0
（取出图片，问"请看这是谁的相片"）			30. 新中国哪一年成立	1	0

指导语：老年人有记忆和注意等方面的问题，下面有一些问题检查您的记忆和注意力，都很简单，请听清楚再回答；BSSD评分方法简便，每题答对得1分，答错为0分；BSSD只有以相同剂量，即总分，范围为0~30。分界值为文盲组16，小学组（教育年限≤6年）19，中学或以上组（>6年）22

表 7-6-2 老年临床评定量表（SCAG）

	无	极轻	轻	中	偏重	重	严重
（1）情绪抑郁	1	2	3	4	5	6	7
（2）意识模糊	1	2	3	4	5	6	7
（3）警觉性	1	2	3	4	5	6	7
（4）始动性	1	2	3	4	5	6	7
（5）易激惹	1	2	3	4	5	6	7
（6）敌对性	1	2	3	4	5	6	7
（7）干扰他人	1	2	3	4	5	6	7
（8）不关心环境	1	2	3	4	5	6	7
（9）社交能力减弱	1	2	3	4	5	6	7
（10）疲乏	1	2	3	4	5	6	7
（11）不合作	1	2	3	4	5	6	7
（12）情绪不稳	1	2	3	4	5	6	7
（13）生活自理	1	2	3	4	5	6	7
（14）食欲	1	2	3	4	5	6	7
（15）头昏	1	2	3	4	5	6	7
（16）焦虑	1	2	3	4	5	6	7
（17）近记忆缺损	1	2	3	4	5	6	7
（18）定向障碍	1	2	3	4	5	6	7
（19）总体印象	1	2	3	4	5	6	7

分别记录服药前、服药后 1 个月、2 个月、3 个月 BSSD 和 SCAG 积分、血清 SOD、血浆 MDA 值（试剂号）及主要症状积分（有症状得 1 分，无症状为 0 分）。进行统计学处理。

（五）数据处理

采用 SPSS 统计学软件进行统计处理（表 7-6-3，表 7-6-4）。

表 7-6-3 观察组研究结果

治疗前后差值	均数	标准差	标准误	95% 可信区间	t	α 值	例数
BSSD 前–BSSD3	-3.33	2.34	0.43	-4.21 ~ -2.46	-7.805	0.00	30
SCAG0 前–SCAG03	18.6	8.73	1.59	15.34 ~ 21.86	11.672	0.00	30
SOD 前–SOD3	-5.767 1	3.909 9	0.713 8	-7.227 1 ~ -4.307 1	-8.079	0.00	30
MDA 前–MDA3	0.606 7	0.340 9	6.224E-0.2	0.479 4 ~ 0.734 0	9.747	0.00	30
$Z-Y$	6.23	2.11	0.39	5.44 ~ 7.02	16.165	0.00	30

注：表中 Z、Y 分别表示治疗前、治疗后的症状积分

表7-6-4 对照组研究结果

治疗前后差值	均数	标准差	标准误	95%可信区间	t	α值	例数
BSSD 前–BSSD	33.33–0.2	0.89	0.16	−0.30~0.37	0.205	0.839	30
SCAGO 前–SCAGO3	−0.57	2.50	0.46	−1.50~0.37	−1.241	0.225	30
SOD 前–SOD3	−0.963 0	4.470 9	0.816 3	−2.632 5~0.706 5	−1.180	0.248	30
MDA 前–MDA3	−2.23–0.2	9.669–0.2	1.765–0.2	−5.84–0.2~1.377–0.2	−1.265	0.216	30
Z–Y	−0.5	3.00	0.55	−1.62~0.62	−0.912	0.369	30

注：表中 Z、Y 分别表示治疗前、治疗后的症状积分

第七节 益气活血法治疗糖尿病之体会

糖尿病肾病指糖尿病肾小球硬化症，是糖尿病特有的严重的肾脏合病症。根据卫生组织 WHO 的诊断标准，糖尿病肾病分为五期，本节所述属于Ⅳ期即临床糖尿病肾病期。此时肾功能在正常范围，但肾小球滤过率已下降，如果病情得不到良好控制，患者会在 3~5 年内发展为末期肾衰竭，且糖尿病肾病一经确诊，已属不可逆，此时即使血糖在正常范围也不能减缓肾功能不全的进展。

肾病专家张大宁教授经多年的理论研究和临床实践，提出了益气活血法治疗糖尿病肾病，取得满意的疗效。

一、病因病机

张教授认为，糖尿病的发展多缘于素体阴虚，肝肾不足，复因饮食不节，情绪失调，劳欲过度所致。发病初期表现为阴虚燥热，迁延日久，阴损及阳，可见气阴两虚之候，这也符合糖尿病肾病作为糖尿病晚期合并症的发病特点；同时阴虚燥热，耗津灼液而成瘀血，以致气虚血瘀。肺气虚不能输布津液，饮水虽多终不能用，直趋膀胱而为小便；脾气虚弱，胃强虽能食，但肢软无力；肾气虚，溲便不固而多尿。关于瘀血致病，《血证论·发渴》篇说："瘀血发渴者，以津液之生，其根出于肾水……有瘀血，则气为血阻，不得上升，水津因不能随气上布。"是以发渴。由此可见，气阴两虚是该病的病理基础，瘀血内阻贯穿该病病机的始终。这也充分体现了祖国医学"久病及肾，久病多瘀"的理论。

二、治则治法

治疗上以益气活血为大法，这里的"益气"含有"补益脾肾之气"之意。即临床补肾之时常与健脾药物配合使用，这也符合"肾为先天之本，脾为后天之本"、"先天滋后天，后天养先天"的观点。具体地讲，就是采用健脾补肾、活血化瘀的药物。

方剂组成如下：黄芪30g、白术15g、山药15g、茯苓15g、赤芍15g、丹参15g、川芎10g、当归20g、车前子15g、枳壳10g、乌药10g、沙苑子15g；浮肿明显者加茯苓皮15g、桑白皮

15g、大腹皮 10g；蛋白尿明显者加芡实 15g、金樱子 15g；畏寒肢冷，小便频数者加仙茅 10g、淫羊藿 10g；合并疮、疖者加蒲公英 15g、紫花地丁 10g、金银花 10g。方中以黄芪、白术、山药益气健脾治消渴兼利水消肿，与山药、沙苑子配伍补肾固涩，使肾的气化功能正常，精微物质不致随小便而去，佐以车前子甘寒滑利，清热利水消肿，赤芍、丹参、川芎、当归活血化瘀，改善肾循环，延缓肾小球硬化，枳壳、乌药温肾阳，助气化，以利水湿，共奏益气活血、利水消肿之功。

综上所述，针对该病气阴两虚兼血瘀的病机特点，张教授提出了益气活血法，在补益脾肾的基础上，重视活血化瘀药的使用，强调活血化瘀应贯穿始终。

第八节 肾衰系列方药延缓 CRF 进程的临床研究

CRF 是一种常见的临床综合征。其发病率大致为 1/万，每年将有 12 万新的患者。任何肾脏疾病，肾小球滤过率（CFR）只要下降到正常的 25% 左右时，肾衰竭就会通过一个共同的途径，呈进行性而且是不可逆的向前发展，直至出现终末期肾脏疾病（ESRD）。虽然采用血液透析及肾移植方法治疗，可延缓该病的进程。但由于其治疗方法本身尚未完善，加之价格昂贵，尚不能为我国所有 CRF 患者接受。我们采用肾衰系列方药治疗 CRF 患者，不仅取得很好的短期疗效，而且取得很好的长期疗效。现将我们的研究报道如下。

一、资料与方法

纳入标准：各种原因造成的慢性肾衰竭，历时 3 个月以上，血 Cr（男 >120μmol/L，女 >105μmol/L）；对饮食管理依从性好；观察期内不再用其他药物。

排除标准：严重的心功能不全、尿路梗阻、低血容量等肾前性、肾后性的肾功能不全；急性肾炎、肾病综合征等引起的可逆性肾功能不全；合并肿瘤；严重的营养不良；恶性高血压。

一般资料：95 例 CRF 患者均为门诊或住院患者。其中男性 50 例，女性 45 例，年龄 12～81 岁（47.77±15.34 岁），病程 0～60 个月，血 Cr 105～401μmol/L（229.32±87.078μmol/L）[参考值（男>120μmol/L；女>105μmol/L）]。

二、治 疗 方 法

（1）休息、避免感冒、优质低蛋白饮食（每天 20～30g）。

（2）复方 α-酮酸片 4 粒，每天 3 次；复合氨基酸胶囊 2 粒，每天 3 次。

（3）补肾扶正胶囊 3 粒，每天 3 次。

（4）活血化瘀胶囊 3 粒，每天 3 次。

（5）中药予补肾扶正活血化瘀降浊排毒之法，予肾衰方（黄芪 90g，荠菜花、柴胡、土茯苓、三棱、莪术、丹参、大黄、大黄炭、川芎各 30g）加减，水肿加茯苓皮、桑皮；阴虚加女真子、旱莲草；阳虚加仙茅、淫羊藿；血虚当加当归。水煎服，180ml/次，每天两次，三日一剂。

（6）肾衰灌肠液 200ml，每天 1 次，保留灌肠（2h）。

（7）控制血压。

2 个月为一个疗程，每月测血 BUN、Cr、UA、Hb 值，并记录临床症状的变化，共治疗 4 个疗程。并对其中 30 例进行为期三年的观察。

统计学方法：采用 SPSS 统计软件进行统计学处理。

三、结　果

疗效标准：血 Hb 升高；症状积分、血 BUN、Cr、UA 降低幅度在 30% 以上为显效；30% ~ 0 为有效；血 Hb 降低；症状积分、血 BUN、Cr、UA 升高无效。

95 例 CRF 患者经 4 个疗程的治疗，其临床症状积分及血 BUN、Cr、UA 下降；Hb 提高，经 SPSS 统计软件处理，具有显著性差异（表 7-8-1，表 7-8-2）。血 Cr 倒数与时间关系做回归分析表明，回归系数 $b > 0$（图 7-8-1）；30 例疗效显著患者 28 个月内的血 Cr 倒数与时间关系回归系数 $b > 0$（图 7-8-2）。

表 7-8-1　血 Cr 倒数与时间关系回归分析 1

内容	均数	标准差	标准误	例数（例）
治疗前症状积分	27.33	10.92	1.06	95
治疗后症状积分	19.69	10.42	1.07	95
治疗前 BUN（mmol/L）	12.960 3	6.032 5	0.618 9	95
治疗后 BUN（mmol/L）	10.179 4	5.148 5	0.528 2	95
治疗前 Cr（μmol/L）	229.320 7	87.079 7	8.934 2	95
治疗后 Cr（μmol/L）	189.075 6	117.799 7	12.086 0	95
治疗前 UA（μmol/L）	395.623 3	117.483 0	12.053 5	95
治疗后 UA（μmol/L）	361.943 3	143.593 9	14.732 4	95
治疗前 Hb（g/L）	98.273 7	19.858 2	2.037 4	95
治疗后 Hb（g/L）	106.673 7	15.848 0	1.626 0	95

表 7-8-2　血 Cr 倒数与时间关系回归分析 2

治疗前后差值	均数	标准差	标准误	95% 可信区间	t	α
症状积分	7.63	6.97	0.71	6.21 ~ 9.05	10.675	0.00
BUN（mmol/L）	2.780 9	4.428 2	0.454 3	1.878 9 ~ 3.683 0	6.121	0.00
Cr（μmol/L）	40.245 2	81.143 1	8.325 2	23.715 5 ~ 56.774 8	4.834	0.00
UA（μmol/L）	33.679 9	136.024 3	13.955 8	5.970 4 ~ 61.389 5	2.413	0.018
Hb（g/L）	-8.400 0	14.485 1	1.486 1	-11.350 8 ~ -5.449 2	-5.652	0.00

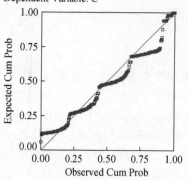

Normal P-P Plot of Regression Standardized Residual
Dependent Variable: C

图 7-8-1　95 例 8 个月 血 Cr 倒数与时间关系回归图
注：横坐标为时间，纵坐标为血 Cr 倒数

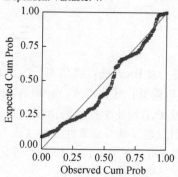

Normal P-P Plot of Regression Standardized Residual
Dependent Variable: W

图 7-8-2　30 例疗效显著患者 28 个月内的血 Cr
倒数与时间关系回归图
注：横坐标为时间，纵坐标为血 Cr 倒数

四、讨　　论

我们经多年的临床实践，总结概括了 CRF 的病机为虚、瘀、湿、逆，提出了"补虚活血为本，祛湿降浊为标"和整体与局部相结合、理证与治病相结合、多种治法相结合的原则创立了肾衰系列方药。我们的临床观察表明，肾衰系列方药可降低患者临床症状积分及血 BUN、Cr、UA；提高血 Hb；能提高 CRF 患者的生存质量。血 Cr 倒数与时间回归系数 $b>0$，表明该方法能控制血 CR 的增长，从而可延缓慢性肾衰竭进展。同时 30 例疗效显著患者 28 个月内的血 CR 倒数与时间关系回归系数亦 $b>0$。表明可使患者血 Cr 水平保持稳定。因此肾衰系列方药不仅有很好的短期疗效，而且有很好的长期疗效。

第九节　补肾活血法治疗糖尿病肾病
临床观察

糖尿病肾病（diabetic nephropathy，DN）是糖尿病严重和最常见的慢性并发症之一，也是糖尿病患者主要死亡原因。糖尿病病程在 10～20 年，DN 的发生率为 30%～50%，出现临床蛋白尿的患者约 7 年内，有 50% 进入终末期肾病阶段，通过药物预防推迟，或延缓 DN 的发生或进程显得尤为迫切，糖尿病患者一旦进入临床糖尿病肾病期，就失去了恢复的机会，因此早诊断、早治疗对改善其预后至关重要，目前中医药治疗该病越来越受到重视，显现出很好的临床效果。笔者在长期临床中采用补肾活血法治疗早期 DN，取得较好效果，现报道如下。

1. 临床资料　随机选取近 3 年门诊及住院患者 90 例，分为两组：治疗组 45 例，男 20 例，女 25 例；年龄 20～62 岁，平均（48.4+8.6）岁；病程 1～3.5 年。对照组 45 例，男 18 例，女 27 例；年龄 24～67 岁，平均（49.5+6.6）岁；病程 1～3.9 年。入选患者均明确诊断，均为糖尿病肾病患者，均符合 WHO 制订 DN 的诊断标准。两组资料均无统计学差异（$P>0.05$），具有可比性。

2. 治疗方法 两组均予低盐优质低蛋白糖尿病饮食，忌羊肉及辛辣食品，注意保暖，避免感染，每天坚持适当的体育锻炼。均控制血糖水平，使空腹血糖控制在 7.0mmol/L 以下，餐后2h血糖水平在 11.1mmol/L 以下。服用降糖药或使用胰岛素，伴有高血压的患者，血压水平要求控制在 140/90mmHg 以下，高于此标准的加用降压药，依据血压水平调整用量，出现感染的使用适当的抗生素，治疗期间出现其他并发症的则采取相应的对症治疗。

（1）治疗组：患者在治疗方案基础上加用补肾活血法治疗，药用：黄芪 30~60g，赤芍 10g，金樱子 20g，芡实 20g，益智仁 15g，丹参 20g，当归 15g，川芎 15g，土茯苓 15g，败酱草 15g，女贞子 15g，旱莲草 15g，茯苓 20g。水肿明显者加用猪苓 10g、茯苓皮 15g、泽泻 10g、苍术 10g；气虚明显者加用党参 15g、太子参 10g；肾精亏损明显的加山药 30g；血瘀明显的加五灵脂 10g、蒲黄 10g；每天 1 剂，水煎服，每天服 2 次，每次 200ml，4 周为 1 个疗程。3 个疗程结束后，观察所有患者，治疗前后相关指标的变化。

（2）对照组：选用尿毒清颗粒，每天 3 次，每次 10g。

（3）观察指标：所有患者均于治疗前后进行相关指标检测，测定尿白蛋白排泄率（UAER），24h 尿蛋白定量，糖基化血红蛋白（GHb），血肌酐（Scr）。

（4）统计方法：所有数据均采 SPSS11.5 软件进行统计处理，计数资料采用 χ^2 检验，计量资料治疗前后比较采用配对 t 检验。

3. 疗效评定标准 参照中药新药临床研究指导原则（试行）制订显效：临床症状体征消失，或证候总积分值［或 24h 尿白蛋白排泄率和（或）24h 尿蛋白定量下降］下降 70%；有效：临床症状体征总积分值下降［或 24h 尿白蛋白排泄率和（或）24h 尿蛋白定量下降］>30% 但<70%；无效：临床症状体征总积分值下降［或 24h 尿白蛋白排泄率和（或）24h 尿蛋白定量下降］<30%。

4. 治疗结果

（1）两组临床疗效比较：治疗组 45 例，显效 27 例，有效 13 例，无效 5 例，总有效率 86.67%。对照组 45 例，显效 16 例，有效 11 例，无效 18 例，总有效率60%。治疗组与对照组比较有显著性差异（$P<0.05$），治疗组优于对照组。

（2）两组治疗前后相关实验室指标比较：治疗组治疗后各项指标均显著下降，与治疗前比较有显著性差异（$P<0.05$）对照组仅 UAER.GHb 显著下降，与治疗前比较有显著性差异（$P<0.05$），治疗后治疗组各项指标与对照组比较均有显著性差异（$P<0.05$）。

5. 讨论 糖尿病是一组以血糖慢性增高为特征的代谢性疾病，长期的代谢紊乱导致多系统损害，其中 DN 是糖尿病的慢性并发症之一，是糖尿病常见的微血管病变，是糖尿病患者在长期的高血糖蛋白质非酶糖化微血管内壁氧化损伤的作用下，机体发生了广泛微血管病变和血液理化性质改变，从而导致了肾脏病变。现代医学病理发现，肾脏的高灌注、高压力、高滤过是造成糖尿病蛋白尿及肾小球硬化的重要原因。这与中医学的津枯血燥、脉络瘀阻的认识是一致的。

中医学认为，消渴之患，常始于微而成于著，始于胃而极于肺肾，糖尿病中医病机早期以阴虚为本，燥热为标，久则阴损及阳气阴两耗，且伴见瘀积湿盛。病变累及于肾，则肾络损伤，功用异常，发为 DN。早期糖尿病肾病在中医范畴属消渴病，其病机总体来说，由于阴津亏耗燥热内升。而由阴虚导致的血行艰涩气虚导致的运血无力，进而运行不畅的血液在肾络瘀阻，最终导致了肾失封藏，也即发生了西医所说的 DN。

著名中医肾病专家张大宁教授，根据几十年的临床实践，总结 DN 的病因病机，提出肾虚血瘀是 DN 发生的主要病机，肾虚为本，血瘀为标；肾虚为因，血瘀为果；肾虚必兼血瘀，血瘀加重肾虚，形成恶性循环，补肾活血法将补肾与活血有机结合起来，达到改善肾虚血瘀目的，使机体阴阳平衡，邪去正存。本方中重用黄芪补肾益气，气旺则促血行。研究表明，黄芪、当归可使尿蛋白减少，改善肾功能，对机体有免疫调节作用；还可以促进自由基清除，调节细胞功能代谢。另外，黄芪还可以通过抑制肝脏代偿性，产生过量脂蛋白的反应而降低高胆固醇血症，使血浆白蛋白升高，赤芍、川芎、丹参活血化瘀，现代药理实验认为丹参、赤芍、川芎能扩张血管，改善微循环。土茯苓、败酱草清湿毒降浊，女贞子、旱莲草补肝肾，金樱子芡实益智仁补肾固涩以减少尿蛋白。本方主要通过采用补肾活血法治疗，可明显降低尿白蛋白排泄率（UAER）、24h 尿蛋白定量糖基化血红蛋白（GHb）、血肌酐（Cr），减少蛋白尿，改善肾功能，从而阻止或延缓 DN 肾功能减退的进展，提高生存质量。

第十节　活血化瘀法在肾脏病中的应用

肾脏疾病是临床上的常见病和多发病，由于其易受诸多因素影响，治疗周期较长，病情缠绵。在疾病的反复发作过程中，易损伤正气，伤及脾肾，久病多虚而致瘀血产生。瘀血既是一种病理产物，又是一种致病因素，对肾脏病的治疗具有重要影响。著名的中医肾病学专家——张大宁教授，在几十年的临证中，积累了丰富的经验，不仅善于补脾肾扶助正气，而且灵活运用活血化瘀法，有的放矢地对症治疗，取得非常好的疗效。现介绍如下。

一、理气化瘀

气为血之帅，气行则血行，气滞血亦滞。《难经》云："气者，人之根本也。"人体的生长发育，各脏腑的生理活动，血液的运行，津液的输布，都靠气的激发和推动。肾脏病患者，因其病期较长，气虚无力推动血液的运行，致血液运行迟缓，运行不畅而为瘀。正如《医林改错》云："元气既虚，必不能达于血管，血管无气，必停留而虚。" 又情志不畅，气机郁结致脉络瘀滞而瘀血产生。张大宁教授临证时，非常注意患者气虚、气滞而致瘀血现象，治疗上以"疏其气血，令其条达"为原则。常选用活血化瘀兼理气药物，如加入柴胡、川芎、莱菔子、陈皮、木香等药。柴胡苦、辛、微寒，归肝胆经，具有疏肝解郁、升举阳气作用。莱菔子下气宽中除胀。川芎味辛性温，归肝胆经，既能行气开郁，又能活血化瘀、温通血脉，为血中之气分药，可用量大些。对病程较长的慢性肾炎、慢性肾衰竭患者，可加入三棱、莪术之类以加大行气祛瘀之力。

二、温经化瘀

寒为阴邪，最易伤及人体阳气，凝滞血脉而发为瘀血。《灵枢·痈疽篇》："寒邪客于经脉之中，则血涩，血涩则不通。"寒邪凝滞，可使气机壅塞而血液瘀滞。又因肾脏病患者，久病不愈，脏腑虚损，阳气不足，寒自内生，温煦鼓动无力，导致气血失其阳气温煦，血液运行不畅，形成瘀血。正如《诸病源候论》云："积聚者，脏腑之病也……虚劳之人，阴阳伤损，血气凝涩，不能宣通经络，故积聚于内也。"可见，阳虚血脉失去温煦，可以导致瘀血积聚之证。

张大宁教授临证时，多根据患者临床表现，如畏寒、肢冷、面色白等，尤其对病史长的患者，多采用温通的方法。正如《素问·调经论》："血气者，喜温而恶寒，寒则涩不能流，温则消而去之。"温其气血，使其畅达。常用化瘀兼温经作用药物，如川芎、五灵脂、蒲黄、乌药、当归、丹参等药。川芎辛香行散，温通血脉。五灵脂味苦甘、性温，归肝经。与蒲黄两药组成"失笑散"，行血化瘀。当归味甘辛、性温，归肝心脾经，能补血活血，善治血虚血瘀诸病，且有散寒功效。

三、凉血化瘀

热为阳邪，易耗伤津液，灼血动血。《医林改错》上卷《积块论》："血受寒，则凝结成块，血受热，则煎熬成块。"湿热之邪导致瘀血，是由于津液受其煎灼，津亏不足以运载血液或血受煎炼而为瘀滞。或由于热迫血溢，离经之血而为瘀。张大宁教授对于临床上症见尿血、皮肤黏膜出血、瘀点等多采用凉血活血尤其对持续镜下血尿，有久漏宜通之解，认为其多属瘀血阻滞脉络而致血不循经络而外溢，自创野菊花坤草汤，方中尤长于三七、丹皮、大蓟、小蓟、赤芍、女贞子、旱莲草等药。三七功擅止血，又能化瘀止血，具有止血不留瘀特长。《医学中衷参西录》谓之："善化瘀血，又擅止血妄行，为吐谬之要药。"女贞子、旱莲草合而为二至丸。用于肝肾阴虚内热，凉血止血、活血化瘀。

肾脏病病情复杂，病程较长，阴阳气血俱虚，久病多虚而致瘀学血产生。临床上多见气虚、血虚、阳虚、湿热为患。张大宁教授在创制"肾衰系列方"中采用活血化瘀法，治疗各类肾病，无论在利尿、降压，还是在消除血尿、蛋白尿方面，都有着积极的好作用。通过临床观察，只要根据不同病期，不同临床表现，不同舌质变化，注意活血化瘀药物及用量的大小，都能取得满意的疗效。张大宁教授提出补肾活血法治疗肾脏病，认为通过对机体局部肾血循环的调节，有扩张肾血管、提高肾血流量、改善血流循环、促进纤维吸收的目的。所以在治疗肾脏病中，活血化瘀始终贯穿全过程，并提出了当患者未出现明显血瘀之证，就使用活血化瘀药物，会提高疗效，即早期应用效果更好。

第十一节 补肾活血法治疗糖尿病肾病临床期的疗效观察

糖尿病肾病（diabetic nephropathy，DN）是糖尿病最多发的微血管并发症之一，也是导致糖尿病患者残疾甚至死亡的主要原因之一，临床上一旦出现大量蛋白尿，便很难控制逆转，肾功能将进展性减退，直到发展至尿毒症，目前对此尚无有效措施，故而延缓或阻止DN的发展具有重大积极意义。2010年4月~2012年3月间，我们采用补肾活血法治疗临床DN，取得较好的临床疗效，现总结如下。

（一）临床资料

1. 研究对象 天津市公安医院肾内科门诊及住院DN患者，共104例，按随机数字表法分为2组，每组各52例，其中治疗组男28例，女24例；年龄45~70岁，平均（59.75±7.5）岁；病程5~20年，平均（10.1±5.3）年。对照组男26例，女26例；年龄46~70岁，平均（58.6±8.1）

岁；病程 5～19 年，平均（9.8±6.1）年。2 组患者在性别年龄病程上无统计学差异，具有可比性。

2. 诊断标准 参照 WHO1999 年修订的糖尿病诊断标准中 2 型糖尿病诊断标准，并按 Mogensen 分期标准，属Ⅳ期 DN（即 DN 临床期）患者为观察对象。具体为：①有确切的糖尿病史；②24h 尿蛋白定量>0.5g（连续 2 次以上）并除外其他可能引起尿蛋白增加的原因，如泌尿系感染、运动、原发性高血压病、心力衰竭、酮症酸中毒等；③血肌酐 265μmol/L 者。

临床期 DN 证属 "肾虚血瘀" 诊断，参照中华中医药学会消渴病（糖尿病）分会 1993 年制定的消渴病辨证诊断参考标准，症见：神疲体倦，少气懒言，腰膝酸软，肢体困重，形寒肢冷。舌淡胖，有齿痕，舌质暗，有瘀斑，舌苔白腻，脉沉细。

3. 纳入标准 凡符合以上西医诊断标准和中医辨证标准，年龄在 18～70 岁者均可入选。

4. 排除标准 非糖尿病造成的肾病；年龄小于 18 岁或超过 70 岁；血肌酐>265μmol/L 者；有传染病、中毒、感染及精神病，患有严重心、脑、肝等疾病者；近 1 个月有糖尿病酮症酸中毒等急性代谢紊乱及合并泌尿系感染者；不配合治疗不按规定用药，无法判断疗效，或资料不全等影响疗效者。

（二）方法

1. 治疗方法 入选前通过限制蛋白摄入、给予优质低蛋白饮食、控制血糖、降压等治疗，达到基本体征平稳，符合入选条件的病例进入试验。入选病例按照 1∶1 随机分成治疗组和对照组。

（1）基础治疗：对患者进行相关基础知识宣教；低盐低脂优质低蛋白饮食；给予口服降糖药格列喹酮或胰岛素控制血糖，用量随具体病情而定，保证血糖达标同时避免低血糖发生，使空腹血糖<7.1mmol/L，餐后 2h 血糖<11.1mmol/L，糖化血红蛋白<7%。

（2）对照组治疗：在基础治疗同时加依那普利 10mg，每天 1 次。

（3）治疗组治疗：在对照组治疗基础上加服补肾活血中药汤剂，药物组成：生黄芪 90g，荠菜花 30g，草决明 30g，生大黄 30g，覆盆子 30g，土茯苓 30g，车前子 30g，车前草 30g，丹参 30g，川芎 60g，赤芍 30g，北五味子 60g，杜仲 30g，生地 30g，三棱 30g，莪术 30g，半枝莲 30g。根据个人病情辨证加减。煎 1500ml，每次 250ml，3 天 1 剂，早晚 2 次分服，疗程 8 周。

2. 观察指标

（1）常规指标：包括血压，心率，血常规、尿常规、便常规检查；心电图、肝功能检查。

（2）临床症状体征的变化：详细记录神疲体倦、少气懒言、腰膝酸软、肢体困重、形寒肢冷等主症变化情况及舌象脉象，每周记录 1 次。

（3）生化指标：空腹血糖（FBG）及餐后 2h 血糖（PBG）：采用德国罗氏公司罗康全活力型血糖仪，每周检测 1 次糖化血红蛋白（GHb）：采用糖尿病分析仪（GD8DCA2000+）及试剂盒，治疗前后各测 1 次 24h 尿蛋白（UP）定量：用双缩脲比色法测定。血肌酐（Scr）：采用泰诺科贸有限公司自动生化仪（HD-F2600），用苦味酸法测定，治疗前后各测 1 次。肌酐清除率（Ccr）=（140-年龄）×体重（kg）/72×Scr（μmol/L），女性按计算结果×0.85。

证候积分参照 2002 年版中药新药临床研究指导原则中的积分表进行判定。

3. 疗效判定标准 参照由国家中医药管理局医政司 2011 年发布的消渴病肾病（糖尿病肾脏疾病）诊疗方案，将疗效分为显效有效和无效。显效：临床主要症状及体征减轻 50%，尿微量白蛋白排泄率或尿蛋白定量减少 50%，或正常。有效：临床主要症状及体征减轻 30%，但不足 50%，尿微量白蛋白排泄率或尿蛋白定量减少 30%，但不足 50%。无效：未达到上述有效标准者。

4. 统计方法 将原始数据运用 SPSS 软件计算均值与方差，考虑到每个样本所含数据较多，用大样本 t 检验对样本均数±标准差（$\bar{x}\pm s$）的 2 组均数间差异性进行统计分析，计数资料组间比较采用 χ^2 检验，均以 $P<0.05$ 表示差异有统计学意义。

（三）结果

1. 临床疗效比较 经 8 周治疗后，各组患者神疲体倦、腰膝酸软、形寒肢冷等症状均得到改善。治疗组 52 例经治疗后显效 28 例，有效 14 例，无效 10 例，总有效率为 80.8%；对照组 52 例经治疗后显效 10 例，有效 12 例，无效 30 例，总有效率为 42.3%。治疗组疗效明显优于对照组（$\chi^2=18.68$，$P<0.05$）。

2. 证候积分比较 2 组治疗后证候积分均明显下降，表明 2 组 DN 临床症状均得到改善，治疗组治疗后与治疗前比较有显著差异（$P<0.05$）。与对照组相比，治疗组治疗后有显著差异（$P<0.05$），提示治疗组在改善 DN 患者临床症状方面优于对照组。

3. FBG、PBG、GHb 比较 2 组 FBG、PBG、GHb 治疗前后均无显著差异（$P>0.05$），组间比较无显著差异（$P>0.05$）。提示 2 组血糖糖化血红蛋白在整个试验中均控制在规定范围内，也减少了高血糖对肾功能的影响。

4. 治疗前后 UP、Scr、Ccr 比较 治疗组治疗后比治疗前 UP、Scr 显著降低（$P<0.05$），Ccr 显著升高（$P<0.05$）；和对照组治疗后比较均有显著差异（$P<0.05$）。2 组比较，治疗组在减少尿蛋白、改善肾功能方面的作用明显优于对照组（$P<0.05$）。

5. 不良反应情况 2 组试验全程中未发现明显不良反应，2 组在治疗前后都进行了肝功能和血常规检查，未见异常；未发现患者对药物有过敏反应和不耐受现象，亦未发现明显毒副作用。

（四）讨论

近代研究认为 DN 的病机学说可概括为脾肾亏虚、气阴两虚、肾虚血瘀、毒损肾络等不同的发展阶段，病机重点又各有偏重。王氏等从 2009 年 2 月～2010 年 1 月间对 302 例 DN 患者的调查结果显示，在 DN 的起病病程进展变化及其导致的多种相关疾病中，肾虚证与血瘀证患者都占有相当大的比例。张氏认为肾虚和血瘀并非孤立存在的，而是紧密关联的，肾虚必兼血瘀，血瘀加重肾虚，且肾虚为本、血瘀为标，肾虚为因、血瘀为果，同时瘀血又构成新的致病因素，更加重肾虚，形成恶性循环，针对肾虚血瘀这一病机，名老中医张大宁教授提出补肾活血法这一主要治疗原则，以达到改善肾虚血瘀的目的，使机体阴阳平衡，邪去正存。而补肾活血法可通过扶正祛邪，有效控制炎症反应，延缓甚至阻断 DN 进展，近年来有报道，针对肾气虚衰、肾络瘀阻的病机特点，采用补肾活血法治疗 DN，已取得较好的临床疗效。

该研究所用方剂中重用黄芪补肾益气、行气活血为君，配伍五味子补益肺肾以使金水相生，草决明、杜仲补肾扶助正气以固本，土茯苓、荠菜花清热利湿、行气活血，半枝莲清热解毒、活血祛瘀，三棱、莪术活血破血、行气消积。还加用车前子、车前草及生大黄使湿毒瘀血从大小便分利而去，给邪以出路。此方甘淡平和，不燥不温，滋而不腻，综合方中诸药配伍精妙合理，有效解决了久病留瘀、久病入络的问题。本方标本合治，消补并用，肾气亏虚可补，络脉血瘀可化，两者相辅为用，可愈顽疾。

本节研究结果表明，在西药基础上联合补肾活血中药治疗临床期 DN，总有效率明显要优于单用西药治疗的对照组，说明中西药联合治疗该病能显著改善患者的症状，延缓疾病的进展。

第十二节 补肾活血法治疗慢性肾小球肾炎
疗效观察

慢性肾小球肾炎（CGN），是肾内科临床常见的免疫性疾病，多见于青壮年，多数起病缓慢、隐匿。临床表现多样性，可有蛋白尿、血尿、水肿及高血压等中的一项或多项，后期可伴有不同程度的肾功能减退，渐进性发展为慢性肾衰竭。目前该病预后较差，单纯西药治疗疗效不明显。补肾活血法是张大宁教授于1978年率先提出的一种新的中医理论和临床治疗方法。2011年9月~2013年5月间，笔者跟随张勉之教授采用补肾活血法治疗CGN，疗效满意，现报告如下。

（一）临床资料

1. 一般资料 本组资料共100例，均为天津市公安医院2011年9月~2013年5月期间收治的慢性肾小球肾炎患者，采用随机数字表法随机分为2组，每组各50例。治疗组男28例，女22例，年龄30~62岁，平均（44.9±10.2）岁；病程1~4年，平均（2.6±1.3）年。对照组男26例，女24例，年龄28~59岁，平均（45.1±9.4）岁；病程1~5年，平均（3.4±1.1）年。诊断标准为中华中医药学会肾病分会关于"慢性肾小球肾炎的诊断、辨证分型及疗效评定标准"。两组病例一般资料比较差异无统计学意义（$P>0.05$），具有可比性。

2. 排除标准 ①妊娠期或哺乳期妇女。②合并其他严重的心、肝系统疾病。③合并恶性高血压等急性并发症者。④肾功检查示 Cr>133μmol/L。⑤近半年内使用激素或免疫抑制剂。

3. 病理分型 治疗组：Ⅰ系膜增生性肾小球肾炎28例，Ⅱ系膜毛细血管性肾小球肾炎12例，Ⅲ膜性肾病4例，Ⅳ局灶阶段性肾小球硬化6例。对照组：Ⅰ系膜增生性肾小球肾炎26例，Ⅱ系膜毛细血管性肾小球肾炎12例，Ⅲ膜性肾病5例，Ⅳ局灶阶段性肾小球硬化7例。两组患者病理分型差异无统计学意义（$P>0.05$）。

4. 中医辨证分型 将慢性肾小球肾炎分为脾肾阳虚、肝肾阴虚、气阴两虚，治疗组各类型分别为20例、12例、18例，对照组分别为23例、13例、14例。两组患者中医辨证分型差异无统计学意义（$P>0.05$）。

（二）治疗方法

1. 对照组 给予低盐、低脂饮食；黄葵胶囊2.5 g，每天3次，以控制尿蛋白；血压高者酌情加用降压药。

2. 治疗组 在对照组的基础上加用张大宁教授提出的补肾活血法，给予患者补肾、活血、行气等药物，主要包括：生黄芪90 g，荠菜花30 g，土茯苓30 g，草决明30 g，车前子30 g，车前草30 g，丹参30 g，川芎60 g，生大黄30 g，大黄炭30 g，五味子60 g，根据患者病情特点随症加减。两煎共煎汁1500ml，每天早晚各250ml，3天1剂，4周为1个疗程，观察3个疗程。

3. 统计学方法 应用SPSS17.0统计学分析软件进行统计处理，计量资料数据采用均数±标准差（$\bar{x}±s$）表示，正态分布计量资料的比较采用t检验，偏态分布分布计量资料的比较采用秩和检验，组间计数资料的比较采用χ^2检验，$P<0.05$为差异有统计学意义。

（三）疗效标准与治疗结果

1. 疾病疗效标准 参照《中药新药临床研究原则》。临床控制：肾功能正常，尿常规检查尿转阴性或24h尿蛋白定量正常，尿常规检查红数正常或尿沉渣红细胞计数正常。显效：肾功能正常或基本正常（与正常值相差不超过15%），尿检查尿蛋白减少2+或24h尿蛋白定量减少>40%，尿常规检查红细胞数减少≥3个/HP或2+，或渣红细胞计数>40%。有效：肾功能正常或有尿常规检查尿蛋白减少1+或24h尿蛋白定少<40%，尿常规检查红细胞数减少<3个/HP或1+，或尿沉渣红细胞计数<40%。无效：临床表现验室检查均无明显改善或有加重者。

2. 治疗结果

（1）两组临床疗效：治疗组总有效率高于对照组（$P<0.05$），表明中西结合治疗组疗效优于单纯西药治疗组。

（2）两组生化指标变化比较：经过治疗两组24h尿蛋白定量、肌酐均明显降低，与治疗前相比差异有统计学意义（$P<0.01$），且治疗组24h尿蛋白定量降低程度显著高于对照组（$P<0.01$），治疗组肌酐降低程度高于对照组（$P<0.05$）。治疗组尿素氮、尿红细胞个数与治疗前相比也明显降低，差异有统计学意义（$P<0.01$），且治疗组尿红细胞个数降低程度显著高于对照组（$P<0.01$）。

（四）讨论

慢性肾小球肾炎是泌尿系统常见的疾病，其发病机制不尽相同，但起始因素多为免疫介导炎症。因此临床上多采用糖皮质激素或细胞毒药物进行治疗，但其对于大多数原发性肾小球肾炎的疗效不明显，且用药后患者的不良反应大，并发症多，难以坚持用药。因此，中药就成为治疗慢性肾小球肾炎新的研究方向。

慢性肾小球肾炎在中医学中属于"水肿"、"尿血"、"腰痛"、"虚劳"等病证范畴，为本虚标实之证，研究发现该病虽然临床表现复杂，但均有不同程度的"肾虚与血瘀"。然而肾虚和血瘀不是孤立存在的，它们之间是相互联系的，肾虚必血瘀，血瘀又进一步加重肾虚，肾虚为本，血瘀为标，互为因果，形成恶性循环，因此张大宁教授提出"补肾活血法"这一治疗原则，以达到改善肾虚血瘀的目的，使机体阴阳平衡。

现代药理研究证实，本方中君药黄芪具有健脾益气、免疫调节的作用，可降低肾小球灌注压，保护肾功能；川芎、丹参对已形成的凝聚血块有解聚作用，从而可以加速肾小球沉积物的溶解，防止血小板的凝聚，改善肾脏的血液循环，提高肾小球的滤过率，大黄、大黄炭具有降低血尿素氮、改善肾功能、促进体内毒素排出的作用，土茯苓、车前子、车前草利尿，五味子增强机体免疫力。方中诸药，能够从不同方面延缓或阻止慢性肾小球肾炎的发生发展，有明显的临床疗效。

第十三节　张大宁教授从虚从瘀论治糖尿病肾病临床经验之浅谈

随着生活水平的逐步提高，糖尿病的发生率已逐年上升，而糖尿病肾病（DN）是糖尿病的严重并发症之一，已成为糖尿病患者死亡的主要因素。糖尿病患者一般5～10年即出现显性蛋白尿，逐渐从临床糖尿病性肾病发展为终末期肾衰竭平均间隔10年。充分体现"久病及肾"、"久病多瘀"的中医理论。临床出现难治的水肿、尿量减少、周身乏力等症，当属中医的"水肿""虚劳"范畴，严重影响日常生活。张大宁教授历经数十年的临床总结，提出肾虚血瘀是导致该病迁延不愈甚至恶化的根本原因，临床早期应用"补肾活血法"，使疗效明显提高。现将教授辩证治疗该病的经验整理如下。

一、中医学术思想之渊源

糖尿病属祖国医学"消渴"之范畴。其首见于《内经》。《灵枢·五变》篇曰"五脏皆柔弱者，善病消瘅"。可见五脏虚弱是发生消渴的重要因素。临床以多饮、多食、多尿、尿中有甜味为主要症状。而中医认为"肾主水"、"司开阖"，肾脏在调节人体水液代谢中起着重要的作用。肾主"开"则代谢的水液得以排出；"合"则机体需要的精微得以保存。若肾体亏虚，无以约束小便则尿多；肾失固涩，精微下泄则尿有甜味，混浊如膏。可见糖尿病早期即已伤及于肾。肾体劳伤日久，精微下泄增多，阴损极阳，气化不利，开合失司，水液不能外泄则尿少；水湿储留，泛溢肌肤则水肿；气虚不足以充全身则乏力。正如《杂病源流犀烛·三消源流》所云："有消渴后身肿者，有消渴面目足膝肿小便少者。"另外，肾体劳伤日久，阴阳气血俱伤，血脉瘀阻，如《普济方》曰："阴阳虚损，血气涩滞。"《读医随笔》中曰："阳虚血必凝，阴虚血必滞。"

二、西医病理之佐证

现代医学病理发现，糖尿病肾病的病理改变为结节性和弥漫性肾小球硬化。其实，在糖尿病的早期既有血流动力学的改变。肾脏的高灌注、高压力、高滤过是造成糖尿病蛋白尿及肾小球硬化的重要原因之一。大量的资料证明，糖尿病患者胰腺内可见胰岛组织纤维增生，或透明样变，或有动脉硬化造成胰腺组织有瘀血现象，而且发病日久多合并有特异性的血管病变，如冠心病、脑血管病、脉管炎、眼底病等，教授认为均属于"瘀证"。教授通过病理分析：认为脏器活动功能障碍可致瘀；代谢产物潴留可致瘀；血液黏度增高可致瘀；高脂血症可致瘀；微循环障碍亦可致瘀。通过实践证明，活血化瘀法具有改善微循环、增加血流量、软化纤维组织、改善血液流变学异常等方面的作用。

三、辨病辨证治疗

教授认为该病的特点是"肾虚血瘀"。而肾虚和血瘀不是孤立的，肾虚必兼血瘀，血瘀又加重肾虚，以肾虚为本，血瘀为标，而血瘀又构成新的致病因素，从多方面加重肾虚的程度，形成恶性循环。提出肾虚血瘀前期（临界状态、潜隐性）、初期、中期及末期。创立"补肾活血法"，多采用补气活血法，教授认为病程日久，阳气不足，气虚血瘀，受王清任的"补阳还五汤"启发，重用黄芪，补益元气，"肾者，元气之所系也"，"气为血之帅"。另外，气虚水湿内停，泛溢肌肤出现水肿而且"血水同源"，"血不利而为水"，血瘀导致停水，水湿内停亦能引起血瘀，临床常见水肿兼舌体胖大而有瘀点、瘀斑，舌下脉络淡紫且粗壮等。治疗上亦有渗湿活血法、活血通络合补气助阳、渗湿利水，疗效明显提高。

第十四节　学习张大宁教授治疗肾病点滴体会

张大宁教授是中国著名中医肾病学家，是国际中医肾病学术会议主席，被国内外同道和广大患者誉为"肾病克星"。历经三十八年的临床、科研、教学生涯，他对中医肾病的基础理论、辨证论治、理法方药均有创见，为中医临床医学的新分支——中医肾病学的建立和发展做出了巨大的贡献。笔者仅就他对于中医肾病学提出的新的学说、新的理论、新的治法、新的方药做一小结。

一、新的学说——"心-肾轴心系统"学说

中医学认为，心在人体中处于最高主导地位，调节着人体内一切生理活动，是思维意识的中心。《内经》上说："心者，君主之官，神明出焉。"心的功能正常与否，直接影响着体内所有脏腑功能的正常与否，所谓"心者，五脏六腑之大主也"，"主明则下安，主不明则十二官危"。肾乃先天之本，藏精纳气，主司人体的生长发育，水液代谢，生殖功能及骨、髓、脑、齿、发、腰、耳、二阴的正常生理功能，并与人体的呼吸、消化等功能有着密不可分的联系。两脏固然重要，而两者之间关系的正常更为重要。唐代孙思邈曾引用道家的"心肾相交，水火既济"来说明。其意义是：心在上属火，为人体最重要的内脏；肾在下属水，其地位仅次于心，两脏相互联系，"水升火降"以维持心肾、水火的相对平衡，保证人体的健康。为了更好地说明心肾之间的关系及其在人体生命活动中的重要性，张大宁教授于1964年提出了"心-肾轴心系统"学说。"心—肾系统"表示在心为主导的条件下，心肾之间相互促进、相互制约的相对平衡关系；"轴心"表明此系统在人体的生理活动与病理变化中起着重要的轴心作用。

现代医学认为，大脑皮质为人体思维意识的中心，大脑皮质及其下中枢调节着机体的一切生理活动，这点应包括在中医学"心"的功能之中；而中医学中"肾"实质的研究认为，"肾"可能是以下丘脑-垂体-肾上腺皮质系统和下丘脑-垂体-性腺系统为主，包括部分自主性神经系统、内分泌系统、免疫系统、泌尿系统及肾脏的大范围系统。由此得出，"心肾相交"的理论应指大脑皮质通过下丘脑对垂体、肾上腺皮质、性腺等的控制。其中"心火下降，下交于肾"是指神经中枢对垂体、肾上腺皮质、性腺等的调节机制；而"肾水上升，上达于心"则是指肾上腺皮质、性腺等通过垂体或直接作用于神经中枢的"反馈"机制。现代医学十分重视神经与内分泌的作用，巴甫洛夫学说重视神经，尤其是大脑皮质的作用；塞里应激学说重视内分泌系统，尤其是把垂体-肾上腺皮质轴提到了很高位置。近年来，两个学说取长补短，开始形成"神经-内分泌"学说。"心-肾轴心系统"学说实际上综合了以上两个学说的长处，并融入了中医学的特色，使之有效地指导于临床治疗。

任何一种致病因子作用于机体而发病时，都会引起两种不同的反应：一种是由于致病因子、机体体质等因素的不同，而表现不同的疾病特性——即特异性反应；另一种是不同致病因子、不同疾病，在发病的某一阶段，会出现相同的机体反应，即非特异性反应。现代医学的发展越来越重视非特异性反应，巴甫洛夫学说、塞里学说实际上都是从不同的角度论证了疾病的共性。而"心—肾系统"实际上在疾病的共性中起着重要的轴心作用，临床上所谓"扶正培本"治疗实际上多是通过对"心—肾轴心系统"的调节，促使疾病个性的转化。"异病同治"若抓住"心-肾轴心系统"以同治，就抓住了疾病共性的根本，这对于提高疗效、巩固疗效、改善机体体质都将起到重要作用。进一步而言，对于延年益寿、防止早衰都有益处。

"心—肾轴心系统"学说巧妙而有机地融合了中医学"心肾相交"理论和现代医学的"神经-内分泌"学说，是中医肾病学重要的指导理论之一。它对于中医肾病学在病因病机、辨证论治等方面的进一步研究与发展起着指导性作用，并为全面而有效地服务于临床奠定了理论基础。

二、新的病机理论和新的治疗法则——"肾虚血瘀论"和"补肾活血法"

1974 年，在总结肾病、老年病的临床和实验统计结果时，张大宁教授发现绝大多数慢性病及老年病患者均存在着不同程度的"肾虚"与"血瘀"，符合古人"久病及肾，久病多瘀"的观点，这实际上也构成了多种慢性病、老年病及人体衰老的病理基础。古代医家大多认为因郁、因寒致瘀，《素问·调经论》曰："寒独留而血凝泣，凝则脉不通。"《汉书·艺文志》中有"通闭郁结"的记载。《内经》又有"气为血之帅"之说，《素问·玉机真脏论》中指出"脉道不通，气不往来"。可见，气行则血行，气滞则血瘀；血得温则舒，遇寒则凝。清代王清任发挥"气为血之帅"的理论，提出"气虚血瘀论"，从而以"补阳还五汤"独立医门，重用黄芪补气活血。张大宁教授经过长期、大量的实践与研究，发现"补阳还五汤证"中的气虚即是肾气虚，黄芪的功效也主要在于补肾气。这不仅符合王清任当时的立论"元气既虚，必不能达于血管；血管无气，必停留而瘀"，而且也符合现代研究所证实的人体衰老及各类疾病的发生和"肾虚与血瘀"有密切关系的结果。肾虚与血瘀不是孤立存在的，而是相关并存的，肾虚必兼血瘀，血瘀加重肾虚。肾虚血瘀是各类老年病、慢性病某个特定阶段和人体衰老的共同病理。由此，他提出了对临床极具指导意义的"肾虚血瘀论"。

针对"肾虚血瘀"的病理机能，结合中医的治则理论（如异病同治、扶正祛邪等），张大宁教授 1978 年首先提出与"肾虚血瘀论"相适合的治疗法则——补肾活血法。补肾活血法是将补肾法和活血法有机地结合起来，通过补肾促进活血，应用活血加强补肾，两者相互协同，达到改善"肾虚血瘀"的病理变化，使机体阴阳平衡，邪祛正存的一种治疗法则。它不是补肾法（或补肾药物）与活血法（或活血化瘀药物）简单机械地迭加或同时使用，其效果明显优于单纯的补肾和活血。从某种意义上讲，它是通过调节神经、内分泌、免疫机能，改善微循环等作用，治疗各种慢性病、老年病及延缓衰老的一个较高层次的治疗大法，具有异病同治或非特异性治疗作用。它的产生是随着人们对疾病认识的深化及有效地与现代医学理论结合而产生的中医治则，是重新组合和创新的结果。经过多年临床实践，在治疗众多的慢性病，尤其是各种肾病、老年病及抗衰老等方面取得了显著疗效，同时也有力地反证了"肾虚血瘀论"。

现代研究表明，虚证患者的生理功能减低，免疫功能低下，神经-内分泌系统紊乱，血 cAMP 和 cGMP 及其比例失调，血浆血黏度升高和氧自由基增多、微量元素变化及细胞炎性改变或萎缩、坏死等一系列病理改变均可通过补肾的方法达到阴阳气血平衡，调整脏腑损伤，从而恢复生理功能、提高免疫力、增强体质。特别是补肾还能有助于精气往复过程，使机体的形质亏损得到修复和补充，从而促进康复。现代研究还证实，瘀血涉及的血液流变学、微循环及一些物质代谢和免疫等病理变化可通过活血化瘀法得到改善，直至机体恢复正常。补肾活血法还有调节心律、扩张血管、兴奋子宫、改善肾功能、抑菌消炎和抗病毒等作用。

综上所述，肾虚与血瘀相关并存，从临床研究到实验研究取得的进展已证实了补肾活血法的疗效及理论基础。"肾虚血瘀论"的产生不仅成了中医理论体系中一个基本的病理机制，并通过补肾活血法的临床疗效及理论研究得到反证。"补肾活血法"随着理论、基础研究的深入和临床的大量应用，越来越显示出良好的前景。

三、新的方剂——以"肾衰系列方"为代表的 多个肾病基本方

经过三十多年的临床探索和科学实验，张大宁教授创制了多个肾病基本方：如治疗急性肾炎的野菊花坤草汤，治疗慢性肾炎的黄芪土茯苓汤，治疗尿石症的芪防海金汤及治疗慢性肾衰竭的"肾衰系列方"等，其中尤以"肾衰系列方"为代表。

慢性肾衰竭（中医谓之关格）的病机可概括为四个方面：虚（肾虚）、瘀（血瘀）、湿（湿泛）、逆（浊逆）。针对四大病机，张大宁教授提出了补肾活血为本，祛湿降逆为标，整体局部相结合，理证治疗相结合，多种治法相结合的总体治疗原则，创制了"肾衰系列方"，取得了满意的效果。"肾衰系列方"方剂共 11 个。治本方剂 5 个：健脾补肾汤：重用生黄芪、附子、防己及白术、土茯苓、茵陈等；滋补肝肾汤：重用女贞子、旱莲草、山茱萸肉及龟板、当归、白芍等；活血汤：重用丹参、赤芍、川芎及三棱、莪术、桃仁等；补肾扶正胶囊：重用冬虫夏草、西洋参、百合等；活血化瘀胶囊：重用蜈蚣、天仙子等。治标方剂 6 个：化湿汤：重用土伏苓、苦参、茵陈等；降浊汤：重用大黄、苦参、甘遂等；利水汤：重用茯苓、茯苓皮、甘遂等；平肝汤：重用青黛、紫石英、天麻等。肾衰灌肠液：重用大黄、附子、赤芍、青黛等；清热防感饮：重用金银花、麦冬、胖大海、青果。在标本方剂的服法上，虽有"分服"与"混服"的不同，但都基本属于"标本兼治"的范畴。在使用汤剂治疗的同时，还采用灌肠、冲剂、沏煎代茶饮等多种途径给药，不但起到综合治疗的目的，而且各有针对性，起到"直达病所"的作用。临床观察 64 例慢性肾衰竭患者，治疗后显效 53 例，好转 7 例，无效 4 例，显效率 82.8%，总有效率 93.8%。

慢性肾衰竭（CRF）是各种慢性肾脏疾病终末期的共同表现，它以血中氮质贮留、酸中毒、电解质紊乱及严重贫血为特点。现代医学虽然采取血液透析、肾移植的方法，但由于条件的限制，影响了临床的使用。特别在肾功能开始受到损伤到慢性肾衰竭的后期（即尿毒症期）之间的一段时间，现代医学只能以辅助治疗"等待"患者，直至血液透析或肾脏移植。而中医治疗肾病（特别是肾衰竭）疗效显著，弥补了现代医学在这一领域治疗上的空白，为广大肾病患者，特别是肾衰竭患者解除了病痛，带来了福音。

四、新的药剂类型和多样的服药方法

张大宁教授曾讲到，中医现代化的关键是中药剂型的改革，而他自己正是剂型改革的带头人。在临床用药方面，只要对患者病情有利而且使用方便，汤、饮、膏、散、丸、丹、胶囊、口服液等，他都不拘一格，择善而用。

例如，治疗肾病的补肾扶正胶囊和活血化瘀胶囊就是经多年研制成功的中成药，可随汤剂冲服；肾衰灌肠液是将药物的有效成分提取，制成瓶装成药，患者不必自煎药物再灌肠，又省时又省力；还有清热防感饮，就是用开水沏煎代茶饮服。

新的药剂类型和多样的给药途径，不仅顺应了中药剂型改革的趋势，也大大方便了广大患者的使用，且疗效显著。

张大宁教授博采古今、学贯中西，此文仅是作者对他三十余年中医肾病治验中新的学说、新的理论、新的治法、新的方药所做的小结，他其他博大精深的学识还有待我们进一步发掘研究。

第十五节 补肾活血法治疗慢性肾衰竭临床研究

慢性肾衰竭是慢性肾疾病所引起的肾组织损伤和肾小球滤过功能下降，以及由此产生的代谢紊乱和临床症状组成的综合征，是各种类型肾脏疾病终末期的共同阶段。补肾活血法是张大宁教授于1978年首先提出的一种新的中医理论和临床治疗大法。笔者应用该法治疗95例慢性肾衰竭患者，取得了较为满意的疗效，现汇报如下。

一、临床资料

1. 病例选择 全部病例符合1992年原发性肾小球疾病分型与治疗及诊断标准专题座谈会纪要所修订的诊断标准。所选病例来源于住院及门诊患者。并附合以下条件：神志清楚，能配合治疗；不伴有传染精神病及中毒性疾病；非未满规定观察期而中断治疗，无法判断疗效或资料不全者。

2. 一般资料 171例原发性慢性肾炎患者随机分成2组，治疗组95例，其中男性46例，女性49例；年龄27~81岁，平均50.7岁；病程1~14年，平均6.2年；原发病：慢性肾炎48例，高血压肾病13例，糖尿病肾病12例，肾病综合征15例，慢性肾盂肾炎4例，狼疮肾病3例。对照组76例，其中男性37例，女性39例；年龄25~79岁，平均52.8岁；病程1~13年，平均6.5年；原发病：慢性肾炎40例，高血压肾病10例，糖尿病肾病8例，肾病综合征13例，慢性肾盂肾炎3例，狼疮肾病2例；两组患者的性别比例、年龄分布、病程长短及原发病等方面均无明显差异（$P>0.05$），具有可比性。

3. 西医分期 肾功能不全代偿期：治疗组16例，对照组13例。GFR50~80ml/min，血尿素氮、血肌酐正常；肾功能不全失代偿期：治疗组35例，对照组29例。GFR 50~20ml/min，血肌酐186~442μmol/L，尿素氮超过7.1mmol/L；肾衰竭期：治疗组29例，对照组22例。GFR 20~10ml/min，血肌酐451~707μmol/L，尿素氮17.9~28.6mmol/L；肾衰竭终末期：治疗组15例，对照组12例。GFR小于10ml/min，血肌酐高于707μmol/L，尿素氮28.6mmol/L以上。

4. 中医分型 根据张大宁教授提出的"肾虚血瘀论"为理论依据，依据中医辨证论治原则，我们将慢性肾衰竭分为四型。虚：治疗组95例，对照组76例。主要是脾肾气（阳）虚和肝肾阴虚两种多见。脾肾气（阳）虚：面色㿠白，倦怠乏力，气短，纳少，腹胀，腰酸痛，畏寒、肢冷，溲少，夜尿多，舌淡，脉沉细。肝肾阴虚：手足心热，目涩，耳鸣，咽干，头晕，溲黄，便干，阵发烘热，舌红苔少，脉细。瘀：治疗组95例，对照组76例。原发病五年以上，面色晦暗，腰痛固定不移或刺痛，出血紫暗，舌质紫暗或有瘀点，脉涩或结代，尿量小于每小时平均20ml，甲皱微循环异形管襻大于30%或襻顶瘀血大于30%，微循环血流流速减慢。湿：治疗组88例，对照组70例。有湿困、水湿两种表现。湿困：头重、口黏，大便黏腻，舌苔腻，脉濡。水湿：水肿，胸腔积液，腹水，胸闷气急，舌苔白润，脉濡缓。逆：治疗组85例，对照组68例。有浊阴上逆和肝阳上亢两种表现。浊阴上逆：面色灰滞，恶心呕吐，口有氨味，头痛，嗜睡，昏迷，皮肤瘙痒，舌苔腻。肝阳上亢：眩晕，耳鸣，烦躁，抽搐，脉弦。

5. 统计学处理 根据数据的性质与分步情况，分别采用 χ^2 检验及 t 检验。

二、治 疗 方 法

（一）治疗方案

治疗四周为一个疗程，两个疗程后统计疗效。

（二）常规治疗

1. 高血压 限制每天食盐摄入量 2～3g，效果不佳或血压高于 160/95mmhg 者，加用钙通道阻滞剂。

2. 少尿、水肿 对于每天尿量少于 1L 者，适当饮水或喝淡茶以使尿量达到 1.5L/d 或以上；水肿严重者加用利尿剂。

3. 氮质血症 轻、中度氮质血症者不限制蛋白质摄入，若内生肌酐清除率在 30ml/min 以下者，每天蛋白摄入量 30～40g，以动物蛋白为主，必要时加用复方 α-酮酸片，可口服氧化淀粉。

4. 蛋白尿 常规激素治疗，起始剂量 1mg/（kg·d），晨起顿服，逐渐减量，若内生肌酐清除率在 30ml/min 以下者，雷公藤多苷片口服，20mg，每天 3 次。

5. 其他 降脂、抗凝、降尿酸等对症治疗。

（三）补肾活血法治疗

根据张大宁教授提出的补肾活血法为治疗大法，予患者补肾、活血、行气、排毒等药物，方剂组成主要包括：黄芪、冬虫夏草、芡实、杜仲、白术、丹参、川芎、三棱、莪术、大黄、大黄炭等，再根据患者的个人病例特点加减。汤剂水煎服，3 天 1 剂，每剂分 6 次，每天 2 次。

（四）观察指标及方法

主要观察临床症状、体征及实验室指标的变化情况。BUN 采用尿素酶法测定，Scr 采用苦味酸法测定，采用 Jaffe 反应测尿肌酐定量，Hb 采用氰化高铁血红蛋白（HiCN）法。

（五）疗效标准

目前临床上 CRF 疗效判断标准尚未统一，有人分析自身观察期与治疗期回归直线斜率（b）的变化，对治疗结果做出判断；也有人根据肾脏疾病严重程度判断标准，分期判定疗效。我们根据多年临床实践，结合目前临床大多数采用的标准，将疗效分为显效、好转、无效三类。

显效：临床症状明显改善或消失，Scr 降至正常或下降>30%，Hb 升高。

好转：临床症状改善，Scr 下降≤30%，Hb 无明显变化。

无效：临床症状无改善或有发展，Scr 无变化或上升，Hb 下降。

三、结　　果

从表 7-15-1 可以看出，治疗组显效率和总有效率分别为 58.9% 和 92.6%，均显著高于对照组的 22.4% 和 48.7%，有非常显著性差异（$P<0.01$）。

表 7-15-1　两组总疗效的比较

组别	例数（例）	显效［例（%）］	好转［例（%）］	无效［例（%）］	总有效率［例（%）］
治疗组	95	56（58.9%）**	32（33.7%）*	7（7.4%）**	88（92.6%）**
对照组	76	17（22.4%）	20（26.3%）	39（51.3%）	37（48.7%）

注：对照组比较，*P<0.05，**P<0.01。

从表 7-15-2 可以看出，两组治疗后实验室检查均有明显改善，其中治疗组 BUN、Scr 治疗后均明显低于对照组，Ccr 明显高于对照组，有非常显著性差异（P<0.01）。Hb 两组间差异不明显。

表 7-15-2　两组患者治疗前后实验室检查比较（$\bar{x} \pm s$）

组别	例数（例）		Hb（g/L）	BUN（mmol/L）	Scr（μmol/L）	Ccr（ml/min）
治疗组	95	治疗前	87.6±19.3	27.5±3.8	378.0±19.9	34±8
		治疗后	90.3±25.2	15.1±2.9*	183.5±17.6△	57±7*△
对照组	76	治疗前	88.1±18.5	26.7±3.5	369.0±18.6	36±5
		治疗后	86.3±20.4	20.3±1.7*	266.4±21.5	38±4

注：*与同组治疗前比较，P<0.01，△与对照组治疗后比较，P<0.01。

从表 7-15-3 可以看出，四种辨证分型的慢性肾衰竭经补肾活血法治疗后，较治疗前改善明显，有显著性区别。

表 7-15-3　治疗组四种辨证分型疗效比较

组别	例数（例）	显效［例（%）］	好转［例（%）］	无效［例（%）］	总有效率［例（%）］
虚	95	53（55.8%）	34（35.8%）	8（8.4%）	87（91.6%）
瘀	95	57（60.0%）	32（33.7%）	6（6.3%）	89（93.7%）
湿	88	50（56.8%）	31（35.2%）	7（8.0%）	81（92.0%）
逆	85	48（56.5%）	32（37.6%）	5（5.9%）	80（94.1%）

四、讨　论

慢性肾衰竭是各种肾脏疾病终末期的共同表现，是一种严重危害人类生命的疾病，且发病率正逐年增高。防治 CRF 是世界医学界亟待解决的难题，而西医目前尚没有一种有效治疗和控制的药物，只能运用对症治疗或替代疗法。张大宁教授在多年肾病临床实践的基础上，通过不断摸索和创新终于发现了该病的四大病机"虚、瘀、湿、逆"，并根据中医补肾活血法的原理，临床上采用补肾、滋阴、活血、温阳、益气、行气等治法予以扶正、培本、祛邪的治疗，通过对机体局部的调整作用，扩张肾血管、提高肾血流量，促进纤维组织吸收。

我们通过多年临床总结，从扶正入手，大剂量使用黄芪、冬虫夏草等补肾益气之精品。现代药理研究证实，黄芪对体液免疫、细胞免疫、网状内皮系统、外体系统均有增强其功能的作用，并有强心作用能改善血液流变各项特性，改善肾脏微循环、抑制病毒细菌和消除变态反应原。冬虫夏草也具有多方面的免疫作用，其优点还在于不影响机体造血系统，又无淋巴细胞毒性，是一种极好的免疫调节药物，且对肾毒性损伤有保护作用，并有明显减轻肾脏病理改变的作用和抗肾衰竭的作用。通过以上扶正治则，不仅能保护残余的肾单位，还能修补已破坏的肾单位，达到恢复肾功能的作用。此外，在运用川芎等活血化瘀药物上，通过该类活血药达到降低肾小球球内压、改善肾小球血流动力学的目的。现代药理学证实川芎对 CRF 有降低血浆脂质过氧化物和提高 SOD 的作用，从而减少氧自由基在体内的潴留，阻止对肾组织的损害。有人提出血瘀是肾衰竭病机中的"标"，但中医素有"久病多瘀"之论，慢性肾衰竭既然是由多种肾脏疾病迁延日久发展而来，就说明血瘀在慢性病 CRF 病机中的重要性。而血瘀既是病因，又是病理产物。它往往与肾虚相伴而生，互为因果，因此，我们认为瘀血应与肾虚一起作为慢性肾衰竭的"本"，始终贯穿于该病发生发展的全过程。所以，我们将活血与补肾一起列入扶正的范畴之中，即补肾活血法将贯穿于 CRF 治疗的始终。

第十六节 "肾复康"治疗慢性肾小球肾炎 62 例的临床研究

慢性肾小球肾炎（chronic glomerulonephritis）是由多种原因、多种病理类型组成的原发于肾小球的一组疾病。由于慢性肾炎不是一个独立的疾病，所以发病机理各不相同，临床特点为病程长，演变缓慢，可以有一段时间的无症状期，呈慢性进行性病程。且其临床表现、病理改变及预后归宿等都是变化多端的，故治疗困难，预后较差。至今为止现代医学尚未有实效的疗法。近年来国内外中医界对慢性肾小球肾炎做了大量的研究，使其有效率有所提高。我们在大量的临床实践基础上根据张大宁氏提出的补肾活血法原理，依据新的辨证分型原则，采取标本同治的方法以"肾复康"治疗治疗慢性肾炎，使疗效大大提高，现报告如下。

一、临床资料

（一）病例选择

本节 125 例均按 WHO 诊断标准确诊为慢性肾炎的患者。所选病例来源于住院患者，符合以下条件：①神志清楚，能配合治疗者。②非继发性疾病造成肾脏受损者。③不伴有传染病、精神病及中毒性疾病者。④非未满规定观察期而中断治疗，无法判断疗效或资料不全者。

（二）一般资料

125 例患者，按随机配对 1∶1 的原则分为观察组和对照组。观察组 62 例，其中男 35 例，女 27 例。年龄 3～76 岁，10 岁以下 3 人；10～20 岁 4 人；21～30 岁 9 人；31～40 岁 11 人，41～50 岁 13 人；51～60 岁 10 人；61～76 岁 12 人。病程 1～2 年 28 例；2～5 年 13 例；5～15 年 11 例；15 年以上 10 例。尿常规检查：62 例有不同程度的蛋白尿，其中尿蛋白（4+）者 6 例；（3+）者 29 例；（2+）者 11 例；（+）12 例；尿蛋白微量者 4 例；尿红细胞超过正常者 24 例；尿白细胞超过正常者 10 例；有各种管型者 19 例；尿比重降低者 6 例。血液生化检查：血浆总蛋白低于正常者 17 例；二氧化碳结合率降低者 15 例。肾功能检查：BUN 7.5～15.0mmol/L 者 22 例，大于 15.0mmol/L 者 9 例；血 Cr 18～35μmol/L 的 19 例，大于 35μmol/L 者 10 例。对照组 63 例，其中男 34 例，女 29 例。年龄 3～73 岁，10 岁以下 2 人；10～20 岁 5 人；21～30 岁 11 人；31～40 岁 10 人，41～50 岁 13 人；51～60 岁 11 人；61～73 岁 11 人。病程 1～2 年 27 例；2～5 年 15 例；5～15 年 10 例；15 年以上 11 例。尿常规检查：62 例有不同程度的蛋白尿，其中尿蛋白（4+）者 5 例；（3+）者 30 例；（2+）者 12 例；（+）13 例；尿蛋白微量者 3 例；尿红细胞超过正常者 26 例；尿白细胞超过正常者 11 例；有各种管型者 17 例；尿比重降低者 5 例。血液生化检查：血浆总蛋白低于正常者 18 例；二氧化碳结合率降低者 14 例。肾功能检查：BUN 7.5 ~ 15.0mmol/L 者 20 例，大于 15.0mmol/L 者 10 例；血 Cr 18 ~ 35μmol/L 的 21 例，大于 35μmol/L 者 8 例。

（三）中医辨证分型

1. 关于慢性肾小球肾炎的"标"、"本"分析 慢性肾小球肾炎具有三大特征：一是水肿、腰痛、眩晕、蛋白尿等为主要表现，人体水液代谢主要在于肺、脾、肾三脏功能失调受损，则会出现水肿。腰为肾之府，肾虚则腰膝酸痛，肾阴虚弱，水不涵木，肝阳上亢则眩晕，精关不固，体内水谷精微外溢则会出现蛋白尿。二是病程较长，久病多虚，久病及肾。故即可在本证上出现以肾虚为主的一组虚证，又可在标证上出现以血瘀为主的实证。三是在诱发因素的影响下，出现反复的急性发作。由于慢性肾小球肾炎具有如上三大特点，反映在证型上，即为本证属虚，标证属实，为虚中夹实之证。其本虚证系以肾虚为主，包括肺、脾、肾三脏的虚损，标证系以瘀血为主，包括湿、热等外淫在内的实证，临床上，当以本虚为纲，标实为目，标本结合，权衡胜负，予以恰当的辨证论治。

2. "本证"的分型 慢性肾小球肾炎的"本"证可分为四个类型：肺肾气虚、脾肾阳虚、肝肾阴虚和阴阳两虚。临床上在确诊慢性肾小球肾炎的基础上，凡具有以下证型中任意三项或三项症状以上者，即可确属此型。

（1）肺肾气虚：易于感冒（每月感冒一次或一次以上），气短乏力，面浮或肢肿，面色白或黄而无泽，腰脊或腰膝酸软或疼痛，舌淡苔白、质胖嫩、脉象细弱。

（2）脾肾阳虚：纳呆、腹胀，下午尤甚，便溏，面浮或肢肿，畏寒肢冷，腰脊或腰膝酸软或疼痛，性功能障碍（包括阳痿、早泄、性淡漠等），周身无力，面色萎黄无泽，舌质胖淡、齿痕、脉沉细无力或沉迟无力。

（3）肝肾阴虚：两目干涩或视物不清，眩晕，耳鸣，五心烦热，口咽发干，腰脊或腰膝酸软或疼痛，男子遗精、女子月经不调，易于急躁，舌红少苔、脉细数或沉细。

（4）气阴两虚：面色无华，少气乏力，午后低热或手足心热，口干咽燥，腰脊酸痛等。

3. "标"证的分型 慢性肾小球肾炎的"标"证可分水湿、湿热、血瘀三个类型。临床上凡具有如下证型中任意一个症状者，即可确立此型，两个或两个以上证型可互兼。

（1）水湿：全身中度或中度以上水肿，胸腔积液，腹水，每天尿量不超过 1000ml 者。

（2）湿热：咽喉肿痛，小便黄、灼热或疼痛，腰痛固定或刺痛，舌质紫暗或有瘀点、脉涩、微循环障碍。

4. 对 125 例随机抽样的慢性肾炎患者进行了辨证分型的分析

（1）"本"证方面：观察组：肺肾气虚型 10 例；脾肾阳虚型 21 例；肝肾阴虚型 14 例；阴阳两虚型 17 例。对照组：肺肾气虚型 11 例；脾肾阳虚型 22 例；肝肾阴虚型 13 例；阴阳两虚型 17 例。证实本证均有肾虚证，且以脾肾阳虚者多见（共 43 例），占 33.5%。

（2）"标"证方面：观察组：水湿型 34 例；湿热型 42 例；血瘀型 62 例。对照组：水湿型 32 例；湿热型 43 例；血瘀型 63 例。且多为互兼证型，说明慢性肾衰竭均有血瘀标证。

（四）观察指标及方法

临床疗效性观察指标，主要观察临床症状、体征及实验室指标的变化情况。①显效：临床症状及体征消失，实验室检查，尿常规、血液生化指标、肾功能均恢复正常。②有效：临床症状基本缓解或有改善，尿常规、生化指标、肾功能有显著改善。③无效：症状无改善，尿常规、生化指标、肾功能无变化或变坏。

（五）统计学处理

根据数据的性质与分布情况，分别采用 χ^2 检验和 t 检验。

二、治疗方法

治疗方案：治疗 4 周为 1 个疗程，2 个疗程后统计疗效。两组患者停用肾毒性药物。对照组采取常规治疗。

常规治疗：饮食蛋白的控制：肾功能不全患者应根据肾功能减退程度控制蛋白入量，一般限制在 20～30g/d。如患者肾功能正常，而又有大量蛋白尿，则应放宽蛋白入量，但不宜超过 1.0g/（kg·d）。限钠：伴有高血压、水肿患者，饮食中氯化钠低于 5g/d。控制血压：血压>160/95mmHg 时选用钙离子拮抗剂或（和）ACEI 类制剂。对症治疗。

"肾复康"治疗：其功能为补肾益气、活血化瘀、清热利湿。肾复康组成：冬虫夏草、黄芪、丹参。制成胶囊，口服每次 2～3 粒，每天 2～3 次，连服一个月。

三、治疗结果

表 7-16-1 表明：观察组显效率、有效率和总有效率均优于对照组，且有显著性差异（$\chi^2 = 22.61$，$P<0.01$）。提示肾复康对慢性肾炎有良好的治疗作用。

表 7-16-1 总疗效分析

	例数（例）	显效［例（%）］	好转［例（%）］	无效［例（%）］	总疗效［例（%）］
观察组	62	35（56.5%）	15（24.2%）	12（19.4%）	50（80.6%）
对照组	63	13（20.6%）	11（17.5%）	39（61.9%）	24（38.1%）

表 7-16-2 表明：观察组显效率、有效率和总有效率均优于对照组，且有显著性差异（$\chi^2 = 32.14$，$P<0.01$）。提示肾复康对减少蛋白尿有良好的作用。

表 7-16-2 尿蛋白分析

	例数（例）	显效［例（%）］	好转［例（%）］	无效［例（%）］	总疗效［例（%）］
观察组	62	33（53.2%）	12（19.4%）	17（27.4%）	45（72.6%）
对照组	63	12（19.0%）	11（17.5%）	40（63.5%）	23（36.5%）

表 7-16-3 表明：两组治疗前 BUN、Cr 无明显差异，治疗后观察组 BUN、Cr 较治疗前有明显改变；而对照组治疗前后无显著改变，提示肾复康有较好的改善肾功能作用。

表 7-16-3 肾功能分析（$\bar{x}\pm s$）

	例数（例）	尿素氮（BUN）（mmol/L）		肌酐（Cr）（μmol/L）	
		治疗前	治疗后	治疗前	治疗后
观察组	62	22.3±1.2	13.6±1.9	2.6±0.2	1.8±0.3
对照组	63	22.1±1.3	23.1±1.5	2.7±0.3	2.9±0.3

表7-16-4表明：观察组显效率、有效率和总有效率均优于对照组，且有显著性差异（χ^2 = 37.84，$P<0.01$）。提示肾复康对水肿有良好的治疗作用。

表 7-16-4 水肿分析

	例数（例）	显效［例（%）］	好转［例（%）］	无效［例（%）］	总疗效［例（%）］
观察组	62	40（64.5%）	13（21.0%）	9（14.5%）	53（85.5%）
对照组	63	15（23.8%）	14（22.2%）	34（54.0%）	29（46.0%）

表7-16-5表明：观察组显效率、有效率和总有效率均优于对照组，且有显著性差异（χ^2 = 35.52，$P<0.01$）。提示肾复康对血压有良好的治疗作用。

表 7-16-5 血压分析

	例数（例）	显效［例（%）］	好转［例（%）］	无效［例（%）］	总疗效［例（%）］
观察组	62	28（45.2%）	20（32.3%）	14（22.6%）	48（77.4%）
对照组	63	9（14.3%）	15（23.8%）	39（61.9%）	24（38.1%）

四、讨 论

（一）关于蛋白尿问题

蛋白尿在祖国医学中属精与气的范畴，一般认为肾重藏精，蛋白属于人体内的精微物质，大量蛋白随尿流失，应责之于肾气不能上输，若脾虚气陷，亦可导致精微下注，随尿排出。因此，从祖国医学的理论来推论，大量蛋白的形成原因应与肾虚、脾虚有关。此外长期大量蛋白尿使体内的精微物质不断丧失，又必加重脾肾的虚证，所以补肾健脾是慢性肾炎治疗中的重要环节。

（二）关于高血压的问题

高血压一般以头痛、眩晕为主证，故多属肾阴阳失调，慢性肾小球肾炎的高血压往往见于脾肾阳虚的水肿之后，或病程的晚期，故非肝郁实证，而又因阳损及阴，肾阴亏虚，以至肝阳上亢，肾性高血压患者大多面色萎黄、头晕、头痛、脉象悬细或沉细。这些表现符合肝肾阴虚或阴虚肝旺的病机，有些患者则表现为头晕、目眩、腰酸腿软、畏寒肢冷、失眠多梦、手足心热、夜尿量多，符合于阴阳俱虚。总之，慢性肾炎高血压的根源仍在于肾虚。几年来我们应用肾复康治疗慢性肾小球肾炎对高血压有一定的改善。其中的黄芪通过动物实验有利尿的作用，且不易产生耐受性，且使动脉压下降。

（三）关于水肿的问题

慢性肾小球肾炎除非在外感后有急性发作时，其水肿可以面目浮肿为主，在一般情况下，水肿的分布与急性肾小球肾炎分布不同，大多为全身性，尤其是肾病型患者全身高度水肿，腰以下尤甚，常伴有胸腔积液或腹水，面色无华，腰酸腰痛，肢凉怕冷，腹胀便溏，舌体胖大，边有齿痕，舌质淡，脉沉细。故这种水肿则属脾肾阳虚所致，盖肾主水，司胃关开合，肾阳虚则三焦气化失常，肾关开合不利，脾虚则水失其制，泛滥洋溢，从而发生水肿，在我们治疗慢性肾小球肾炎中，观察此药物利水消肿可收到立竿见影之功。

（四）关于活血化瘀药的使用问题

我们从随机抽取的62例病例中可以看出慢性肾小球肾炎均有血瘀证，由于免疫效应所引起的肾小球毛细血管内凝血，是肾炎发病的重要环节之一，病理过程也符合中医"瘀血"概念。也就是根据中医的这一理论，结合慢性肾小球肾炎的病理组织变化而提出了活血化瘀法。通过对62例患者的系统观察，我们认为此法通过对机体的局部的调整作用于肾血循环，扩张肾血管，提高肾血流量，改善血流循环促进纤维组织吸收。所以在治疗慢性肾小球肾炎过程中，活血化瘀法始终贯穿全治疗过程。我们认为不等患者出现明显的血瘀证就用活血化瘀药，早期应用效果更佳。

（五）关于冬虫夏草、黄芪、土茯苓的使用问题

我们在治疗慢性肾小球肾炎中大量使用冬虫夏草和黄芪，药理试验证明，其有补肾、健脾、利尿和降血压作用，同时我们给小鼠每天灌服冬虫夏草、黄芪、土茯苓汤剂，连服三周，可明显延长小鼠的游泳时间，体重增加。四氯化碳损伤肝脏的家兔服其一周后，可使血清总蛋白和白蛋白增高。说明冬虫夏草、黄芪能调整机体的免疫功能，调节新陈代谢，提高机体的各种复杂刺激因子的适应性与耐受性，增加肾血流量，改善肾功能，降低BUN，消除蛋白尿，降低胆固醇，增强细胞免疫和体液免疫，从而改善整体状况，使病情稳定，疗效得以巩固。

我们几年来的临床实验证实，土茯苓有很好地降低或消除尿蛋白的作用，同时还具有退肿活血祛浊之功，故配伍使用疗效甚佳，我们曾有意识的单味增添治蛋白尿，亦有一定功效。

第十七节　补肾活血法治疗难治性肾病综合征临床观察

难治性肾病综合征（intractable nephrotic syndrome）是肾病综合征的特殊类型，主要指常复发型（含激素依赖型）和激素无效型肾病综合征，是临床医生常遇到的棘手问题。笔者采用补肾活血法治疗难治性肾病综合征67例，取得满意疗效，现总结如下。

一、临 床 资 料

病例选择：135例患者来源于住院及门诊患者，均符合1992年全国原发性肾小球疾病分型与治疗及诊断标准专题座谈会纪要中关于肾病综合征的诊断标准。并按激素治疗的标准方案治疗2个月以上，"三高一低"症状未消失者（激素无效型）；半年内复发2次或2次以上，或1年内复发3次或3次以上者（常复发型）；在激素服减过程中或激素停药14天内复发者（激素依赖型）。

一般资料：135例原发性慢性肾炎患者随机分成2组，治疗组67例，其中男性31例，女性36例；年龄9~61岁，平均38.7岁；病程2~43个月，平均19个月；初诊时24h尿蛋白定量3.5~19.2g，平均6.75g；血清白蛋白18~39g/L，平均25.3g/L；血清总胆固醇5.27~14.62mmol/L，平均6.85mmol/L；激素无效型14例，激素依赖型17例，常复发型36例；26例患者进行了肾穿刺活检，其中微小病变型（MCD）1例，局灶阶段性肾小球硬化（FSGS）10例，膜性肾炎

（MN）7例，膜增殖性肾炎（MPGN）8例；中医辨证为肝肾阴虚兼血瘀型16例、脾肾阳虚兼血瘀型23例、阴阳两虚兼血瘀型28例。对照组68例，其中男性30例，女性38例；年龄8~58岁，平均37.3岁；病程2~41个月，平均18个月；初诊时24h尿蛋白定量3.5~19.4g，平均6.83g；血清白蛋白20~38g/L，平均26.6g/L；血清总胆固醇5.10~13.74mmol/L，平均6.57mmol/L；激素无效型12例，激素依赖型19例，常复发型37例；24例患者进行了肾穿刺活检，其中MCD1例，FSGS 9例，MN 6例，MPGN 8例；肝肾阴虚兼血瘀型14例、脾肾阳虚兼血瘀型22例、阴阳两虚兼血瘀型32例。两组患者的性别比例、年龄分布、病程长短、实验室检查及肾活检、中医分型等方面比较均无明显差异（$P>0.05$），具有可比性。

统计学处理：根据数据的性质与分步情况，计数资料采用χ^2检验；计量资料采用t检验；等级资料采用秩和检验。所有数据均采用SPSS10.0统计软件包进行统计学处理。

二、治 疗 方 法

治疗方案：对照组给予激素、细胞毒药物等常规治疗，配合饮食及对症治疗等，治疗组在对照组的基础上，以补肾活血法组方中医治疗为主。治疗两个月为一个疗程，六个疗程后统计疗效。

一般治疗：给予低盐、低脂、高优质蛋白饮食，适当给予抗生素、降脂药、抗凝药及利尿剂等。

激素治疗：按理想体重计算，给予泼尼松1mg/（kg·d），如患者肝功能不正常则改用相当剂量的泼尼松龙治疗，治疗8周后，每1~2周减少原剂量的10%；若病情好转，逐步将激素减至小剂量，即约为0.4mg/（kg·d）；如8周激素治疗病情不见缓解，也应逐步减量，乃至停药。

细胞毒药物：CTX：每天100mg，分1~2次口服，累积量≤150mg/（kg·d）。CsA：用量为5mg/（kg·d），分2次口服，2~3个月后减量。MMF：每天1~2g，半年后减为每天0.5~1g，再用半年。

补肾活血法治疗：根据张大宁教授提出的补肾活血法为治疗大法，予患者补肾、活血、行气等药物，方剂组成主要包括冬虫夏草、黄芪、芡实、丹参、川芎、三棱、莪术、柴胡等，再根据患者的个人病例特点加减，肝肾阴虚兼血瘀者加女贞子、旱莲草、当归等；脾肾阳虚兼血瘀者加白术、茯苓、陈皮等；阴阳两虚兼血瘀者加龟板、熟地、山茱萸肉、仙茅、淫羊藿、赤芍等。汤剂水煎服，3天1剂，每剂分6次，每天2次。

观察指标及检测方法：采用双缩脲法检测检测24h尿蛋白定量，采用溴甲酚绿法检测血浆白蛋白（ALB），酶法测定血清总胆固醇（TC），苦味酸法测定血清肌酐（Scr）等指标，并观察患者症状、体征及不良反应等。

疗效判定标准：参照1992年全国原发性肾小球疾病分型与治疗及诊断标准专题座谈会纪要中NS的疗效标准，结合1993年"中药新药临床研究指导原则"所制订的标准，分为完全缓解、部分缓解、有效和无效。

三、结　　果

从表7-17-1可以看出，治疗组完全缓解率和总有效率分别为52.2%和92.5%，均显著高于对照组的22.1%和47.1%，两者比较有非常显著性差异（$P<0.01$）。

表 7-17-1　两组总疗效的比较

组别	例数 （例）	完全缓解 ［例（%）］	部分缓解 ［例（%）］	有效 ［例（%）］	无效 ［例（%）］	总有效率 ［例（%）］
治疗组	67	35（52.2%）**	16（23.9%）*	11（16.4%）	5（7.5%）**	62（92.5%）**
对照组	68	15（22.1%）	8（11.8%）	9（13.2%）	36（52.9%）	32（47.1%）

注：对照组比较，*$P<0.05$，**$P<0.01$

从表 7-17-2 可以看出，治疗组中肝肾阴虚兼血瘀、脾肾阳虚兼血瘀、阴阳两虚兼血瘀的总有效率较对照组有非常显著性差异（$P<0.01$）；治疗组中，以脾肾阳虚兼血瘀的疗效最佳，较肝肾阴虚兼血瘀有显著性差异（$P<0.05$）。

表 7-17-2　两组不同辨证分型疗效比较

中医辩证	组别	例数 （例）	完全缓解 （例）	部分缓解 （例）	有效 （例）	无效 （例）	总有效率 （%）
肝肾阴虚兼血瘀	治疗组	16	6	5	3	2	87.5*
	对照组	14	3	2	1	8	42.9
脾肾阳虚兼血瘀	治疗组	23	14	5	3	1	95.7*
	对照组	22	4	2	3	13	40.9
阴阳两虚兼血瘀	治疗组	28	15	6	5	2	92.9*
	对照组	32	8	4	5	15	53.1

注：对照组比较，*$P<0.01$

从表 7-17-3 可以看出，两组比较，治疗组在微小病变型、膜性肾病及局灶阶段性肾小球硬化的总有效率较对照组有非常显著性差异（$P<0.01$），膜增殖性肾炎的疗效较对照组有显著性差异（$P<0.05$）。

表 7-17-3　两组不同类型肾活检疗效比较

病理类型	组别	例数 （例）	完全缓解 （例）	部分缓解 （例）	有效 （例）	无效 （例）	总有效率 （%）
MCD	治疗组	1	1	0	0	0	100.0
	对照组	1	1	0	0	0	100.0
MN	治疗组	7	3	2	2	0	100.0**
	对照组	6	2	1	1	2	66.7
MPGN	治疗组	8	2	3	2	1	87.5*
	对照组	8	2	1	1	4	50.0
FSGS	治疗组	10	2	3	3	2	80.0**
	对照组	9	1	1	1	6	33.3

注：与对照组比较，*$P<0.05$，**$P<0.01$

从表 7-17-4 可以看出，两组治疗后实验室检查均有明显改善，其中治疗组 24h 尿蛋白、A、Scr 指标治疗后均明显低于对照组，有非常显著性差异（$P<0.01$）。TC 较治疗前均有显著性差异（$P<0.05$），但两组间差异不明显。

表 7-17-4　两组患者治疗前后实验室检查比较

组别	例数 （例）		24h 尿蛋白 （g）	A （g/L）	TC （mmol/L）	Scr （μmol/L）
治疗组	67	治疗前	8.43±5.21	23.8±10.1	8.55±2.46	138.1±19.9
		治疗后	0.32±0.76*△	38.9±5.7*△	5.39±1.42*	76.3±14.5*△
对照组	68	治疗前	8.56±4.95	24.3±9.6	8.23±2.77	135.0±18.6
		治疗后	2.33±1.26*	30.4±7.5	6.03±1.59*	103.4±11.5

注：* 与同组治疗前比较，$P<0.01$，△ 与对照组治疗后比较，$P<0.01$

两组不良反应比较：使用激素后，两组均出现不同程度的不良反应，治疗组有 7 例出现向心性肥胖，2 例出现骨髓抑制，2 例出现口干、烦躁、失眠等精神症状，1 例出现肝损害，1 例出现膀胱炎；对照组有 25 例出现向心性肥胖，10 例出现口干、烦躁、失眠等精神症状，5 例出现胃痛，4 例出现骨髓抑制（其中 1 例伴有向心性肥胖，1 例失眠、烦躁），3 例出现肝损害（均同时伴有向心性肥胖），2 例出现膀胱炎（其中 1 例出现胃痛），治疗组出现不良反应的患者共 13 例（19.4%）；对照组出现不良反应的患者有 43 例（63.2%）。两组不良反应出现率比较，治疗组显著低于对照组（$P<0.01$）。

四、讨　论

许多疾病可引起肾小球毛细血管滤过膜的损伤，导致肾病综合征，按病理诊断主要包括 MCD、MN、MPGN 和 FSGS。正常肾小球滤过膜对血浆蛋白有选择性滤过作用，只有极小量的血浆蛋白进入肾小球滤液。肾小球滤过膜的大小屏障和电荷屏障及血流动力学的改变是影响蛋白滤过的主要因素。尿中丢失白蛋白是低白蛋白血症的主要原因，但由于血浆白蛋白值是白蛋白合成与分解代谢平衡的结果，所以两者并不完全平行。

难治性 NS 除有 NS 的共同特征外，表现为对皮质激素的治疗不敏感或耐药，临床治疗难度较大。中医认为，肾病综合征与正气虚损、脾肾俱虚有关，其病程迁延日久，病本为虚。曾有"水病者，由脾肾俱虚故也"的论述。在湿浊、肾虚或血瘀等病理因素的协同作用下，由于外感风寒湿邪的侵袭，致疾病发生发展。临床辨证分型多以水湿泛滥、脾肾阳虚、肝肾阴虚等为常规。但由于"久病必肾虚"、"久病必血瘀"的道理，故补肾活血法即构成治疗难治性 NS 的基本治疗大法。从现代医学的观点，免疫反应所引起的肾小球毛细血管内凝血也符合中医"血瘀"的概念，而许多血液流变学检查也证实了各型均有血瘀，我们根据中医补肾活血法原理，临床上采用补肾、滋阴、温阳、益气、活血、行气等治法予以扶正、培本、活血、祛邪的治疗，通过对机体局部的调整作用，扩张肾血管、提高肾血流量，改善肾脏供血，促进纤维组织吸收。在此方剂中，尤其重视了冬虫夏草和黄芪的使用。我们曾经给小鼠每天灌服冬虫夏草、黄芪汤剂，可使小鼠出现游泳时间延长，体重增加等变化，说明冬虫夏草、黄芪等能调整机体的免疫功能，调节新陈代谢，提高机体对各种复杂刺激因子的适应性与耐受性，改善体液免疫与细胞免疫，从而改善整体状况，使疗效稳定。

总之，应用补肾活血法结合患者临床特点进行辨证加减，疗效确定，长期效果显著，对于难治性肾病综合征患者的治疗开辟了一新的途径。

第十八节 随张大宁教授治疗肾病
综合征之体会

肾病综合征是由多种原因引起的以肾小球基膜病变为主的病症。临床表现以高度水肿、重度蛋白尿（≥3.5g/24h）、高胆固醇血症（≥7.8mmol/L）、低蛋白（≤30g/L）及脂尿为特征。该病含原发性和继发性两大类。原发于肾小球疾病，如肾小球肾炎、肾静脉血栓等称为原发性肾病综合征。对于该病，现代医学采用激素、免疫抑制剂及细胞毒药物等治疗。而据该病的临床表现、病理及转归，当属中医"水肿"范畴。对于"水肿"病，早在《素问·汤液醪醴论》中，就提出了"平治于权衡，去苑陈莝"，"开鬼门，洁净府"的治疗原则。张大宁老师在三十多年中医肾病的临床实践中，积累了十分丰富的经验，我仅撷取一则典型病案治验实录之并就这则病例谈谈我的体会。

一、病 案

赵某，男，21个月。生于天津。患儿曾因"双睑浮肿伴少尿5天"于1996年4月8日入天津儿童医院住院治疗。当时症状：双睑及下肢水肿，咽部红肿，扁桃体Ⅱ°充血，体温37.8℃，血压100/60mmHg，少尿，大便干燥。化验检查：尿常规PRO（4+）。血常规WBC 1.2×10^9/L。尿蛋白定量3.9g/24h。肝功能：总蛋白48.4g/L，白蛋白19.5g/L，BUN 10.9mmol/L。入院后予消炎药、泼尼松等治疗。泼尼松每天30mg。至1996年6月21日出院时，水肿消退，扁桃体（－），体温36.7℃，血压90/60mmHg，每天尿量1500ml，大便正常。化验尿常规PRO（+），其余化验均正常。泼尼松量12.5mg/次，每天2次。

初诊 1996年7月3日。时症见满月脸，颜面及下肢无浮肿，体温、血压均正常，舌红苔薄黄、脉细数。查尿常规PRO（+）。诊断：西医：肾病综合征（原发性），中医：水肿（脾肾气虚型）。张老师认为该病脾肾气虚为本，外邪侵袭导致水湿泛滥为标，故治疗需标本兼顾。以补肾益气、活血化淤、清热利水降浊为治疗法则，自拟黄芪土茯苓汤，处方如下：生黄芪90g、防己30g、车前子30g（包煎）、车前草30g、土茯苓30g、荠菜花30g、丹参30g、川芎30g、赤芍30g、白术30g、乌药20g、冬虫夏草3g（先煎）、大腹皮30g、萹蓄30g、五灵脂30g、生蒲黄30g、金钱草50g。共4剂。煎服法：冬虫夏草先煎2次，各60min；余药与冬虫夏草药渣再煎2次，各60min；4剂煎药汁合起来再浓缩至800ml。100ml/次，每天2次，4天1剂。泼尼松25mg/次，每天1次，晨服。雷公藤多苷片10mg/次，每天3次。

二诊 1996年7月24日。患儿服药后病情基本稳定，无浮肿，出汗多，手心热，小便黄，大便干。舌红、苔薄黄、脉细数。验尿PRO（+）～（2+）。张老师认为病情得到控制，仍宗前法并加大清热利水药剂。处方：原方加石韦30g、白花蛇舌草30g、蒲公英30g、紫花地丁20g。泼尼松20mg/次，每天1次，晨服。雷公藤多苷服法同前不变。

三诊 1996年8月28日。患儿曾于8月23日化验尿常规PRO（3+）。症见面目红赤，掌心出汗，双睑微肿，小便微黄，大便尚可，舌红苔黄脉细数。据家属交待，曾中断服中药5天。张老师认为尿蛋白的增加有可能是停服中药造成的，有很多肾病患者在撤减激素的过程中常出现反跳。中药治法不变，原方减大腹皮30g、白花蛇舌草30g、紫花地丁20g，加瞿麦30g，土茯苓增至60g。处方：生黄芪90g、防己30g、车前子草各30g、土茯苓60g、荠菜花30g、丹参30g、川芎30g、赤芍30g、白术30g、乌药20g、冬虫夏草3g（先煎）、萹蓄30g、五灵脂30g、生蒲黄30g、金钱草50g、石韦30g、蒲公英30g、瞿麦30g。共4剂。煎服法同前法。曲安西龙22.5mg/次，每天1次，晨服。雷公藤多苷10mg/次，每天3次。

四诊 1996年9月11日。患儿病情良好，纳好、便调、舌红、苔薄白、脉细数。验尿常规PRO（+）。张老师认为病情恢复，嘱曲安西龙半月减2.5mg；减至5mg时，需一个月减2.5mg。中药治法宗前，原方减蒲公英30g、瞿麦30g，加白花蛇舌草30g、三棱30g、白术30g。煎服法同前法。曲安西龙20mg/次，每天1次，晨服。雷公藤多苷服法同前法。

五诊 1996年10月30日。患儿病情恢复良好。纳可、便调、舌红、苔薄、脉细数。尿常规PRO持续三周（-）。张老师认为患儿化验已转正常，中药中清热利水药不宜长期服用，且脾胃乃人体后天之本，病情好转后需健运脾胃，以求"正气存内，邪不可干"。原方减清热利水药，加调理脾胃药。处方：生黄芪90g、防己30g、车前子草各30g、土茯苓60g、荠菜花30g、丹参30g、川芎30g、赤芍30g、白术30g、乌药20g、冬虫夏草3g（先煎）、五灵脂30g、生蒲黄30g、金钱草50g、石韦30g、砂仁20g、焦三仙30g、黄连10g。共4剂。需雷公藤多苷10mg/次，每天3次。

六诊 1997年1月16日。患儿病情、化验均正常，无反复。尿蛋白持续（-）。曲安西龙5mg/次，每天1次，已服用近一个月，中药坚持服用。张老师仍宗前法用前方，曲安西龙2.5mg/次，每天1次；雷公藤多苷10mg/次，每天3次。嘱其一个月后撤完激素，雷公藤一个月后改为10mg/次，每天2次，再一个月后改为10mg/次，每天1次。

七诊 1997年5月14日。患儿尿蛋白持续（-）近八个月，无其他不适症状，该病获告痊愈。张老师认为中药汤剂在撤减完毕激素后服用近三个月，巩固了疗效，可以改服丸剂，以善其后。雷公藤多苷可停止使用。中药处方如下：生黄芪180g、防己20g、车前子30g、车前草30g、土茯苓60g、荠菜花60g、丹参30g、川芎60g、赤芍30g、乌药60g、金钱草90g、石韦90g、冬虫夏草30g、砂仁30g、焦三仙30g、蒲公英60g、紫花地丁60g、紫草90g。炼蜜为丸，6g/丸，1丸/次，每天3次。壹料。

八诊 1998年1月14日。患儿健康活泼，每月化验尿常规PRO（-）。丸剂已服三料。张老师认为小儿"稚阴稚阳"，需调理肠胃，加强运化功能，故在四料丸剂中加入通畅肠胃药。嘱其四料丸剂服后，就可停药；注意避免感冒感染，以防再次复发。处方如下：生黄芪180g、防己20g、车前子30g、车前草30g、土茯苓60g、荠菜花60g、丹参30g、川芎60g、金钱草90g、石韦120g、冬虫夏草30g、砂仁30g、焦三仙90g、板蓝根60g、大腹皮60g、大麻仁120g、郁李仁120g。炼蜜为丸，6g/丸，1丸/次，每天2次。壹料。

本则病例从发病至最后一次应诊共历时33个月。尤其是尿蛋白持续转阴半年就已告痊愈，在痊愈后又服汤剂三个月，丸剂一年，其目的在于巩固疗效，增强机体正气功能。下面就这则病例治验谈谈我的一些体会。

二、体 会

（一）对该病病因病机的认识

肾病综合征，中医谓之"水肿"，其根该病因，在于肺、脾、肾的功能失调。水为至阴，其本在肾；水化为气，其标在肺；水唯畏土，其制在脾。肺虚则气不化精而化为水，脾虚则土不制水而反侮；肾虚则水无所主而妄行，于是水液停积，泛滥肌肤而成水肿。而风寒湿邪的侵袭，是诱发该病的重要外因。该病的病机是正虚邪实，它虽与肺脾肾三脏的关系最为密切，其中尤以脾肾气虚（含阳虚）是形成该病病理机制的重要环节。《诸病源候论》说："水病者，由脾肾俱虚故也。肾虚不能宣通水气，脾虚不能制水，故水气盈溢，渗液皮肤，流通四肢，所以遍身肿也。"

（二）中医对该病的辨证治疗

1. 治法 中医治疗肾病综合征，普遍采用辨证论治的方法。张大宁老师在多年的临床实践中发现，大多数肾病患者发病时正气已虚，所谓"邪之所凑，其气必虚"。再加之外邪侵袭，极易引发该病。故在治疗上倡导补肾益气。而在人体脾肾虚弱时（阳虚或气虚），患者又往往出现生理功能的衰退，表现在病理方面就是"气滞血瘀"。所以在治疗上又倡导活血化瘀（包括行气）法。行气活血有助于人体正气的恢复，能使正常的生理功能得到恢复。由于该病是由感染外邪引起的，故在补肾益气、活血化瘀的基础上，清热解毒亦是不可或缺的治疗法则，尤其在患病初期。又因为该病病位在肾，所以降浊利水就是祛邪外出的必由之路。张大宁老师据三十余年治疗经验总结出治疗水肿"清热利水降浊"三大法则。

2. 方药 张大宁老师用药，药味多而不杂，药力猛而且专。尤其在发病期间以大剂量汤剂饮服，以期力达病所。在恢复期又变丸剂常服，以缓图正气恢复，从而巩固疗效。

3. 煎服法 张大宁老师对于汤剂煎服有独到的要求。冬虫夏草先煎2次，最后4煎再浓缩。整个过程历时需5～6h，把药效充分地发挥出来。而4天一剂又为患者节省了时间。

（二）中西医结合治疗

该病除应用中药，还应用了激素和雷公藤多苷片联合治疗。实践证明，中西医结合治疗肾病综合征效果很好，很多患者获得痊愈。它比单纯地应用中药或西药效果都更好。

1. 中药在激素撤减过程中的作用 激素是治疗肾病综合征的首选药物，如何在取得疗效后撤减，是临床用药的一个很重要的问题，因为此时的反跳现象较多见。张大宁老师在临床实践中发现，在撤减激素时配合使用补肾益气的中药，可明显减少这种反跳现象。本则病例在发病后恢复期由于减量过快，并因为没有持续服用中药，所以出现了反跳。后经中药的不断调理，不仅没有反跳，还最终获得痊愈。所以，在撤减激素的过程中服用中药，不仅能防止反跳，还可根治肾病综合征，这确实是中医的一大优势。

2. 雷公藤多苷片在肾病综合征中应用 雷公藤多苷片治疗肾病综合征疗效已取得肯定。它在消除尿蛋白的药效已获公认。所以它是治疗该病的常用药物。本则病例从初诊至最后服用丸药以前，一直服用雷公藤多苷片，效果良好。

以上是我对这则病例的心得体会。

第十九节 补肾活血法治疗反复发作性紫癜性肾炎体会

约50%的紫癜性肾炎患者，临床具有反复发作的特点，预后不良。笔者采用张大宁教授补肾活血法对发作期、缓解期分别治疗，取得较好的疗效。为进一步观察缓解期的治疗是否有必要，特将痊愈的38例患者分成两组，服药与不服药组，进行为期两年的跟踪调查。结果报道如下。

一、临床资料

50例患者中，男性38例，女性12例；10岁以下14例，10～20岁33例，20岁以上3例；均为发作期患者，且复发两次以上。

二、治 疗 方 法

诊断标准：发作期（有紫癜性肾炎史，尿常规中蛋白、潜血、镜检异常，体表局部有或无出血点，无或有肾功能损害，B超无或有异常，无或有水肿、乏力、腰痛、关节痛、胃肠等症状）。缓解期（血常规、尿常规、B超正常，体表局部无出血点，无水肿、乏力、腰痛、关节痛、胃肠等症状）。

方法：自拟中药汤剂，处方如下：发作期：生黄芪20g，桑寄生10g，车前子10g，滑石10g，二蓟20g，白茅根15g，血余炭10g，浦黄15g，白花蛇舌草15g，半枝莲10g，茜草10g，金银花20g，大黄6g。水煎服，200ml/次，每天2次。连续服用直至缓解。缓解期：生黄芪20g，桑寄生10g，半枝莲10g，白花蛇舌草15g，丹参15g，山药20g，百合10g，当归10g，金银花20g，板蓝根15g。水煎服，200ml/次，每天2次。将达到缓解期的38例患者随机地分成两组，各19例。第1组连续服药60天；第2组停服中药。

三、治 疗 结 果

疗效判断标准：（发作期经90天治疗）痊愈：由发作期转为缓解期。好转：血及尿常规中蛋白、潜血、镜检改善，症状减轻。无效：血及尿常规中蛋白、潜血、镜检无改善，症状无减轻。

结果：痊愈38例（76%）；好转8例（16.%）；无效4例（8%）。其中好转的8例继续服药90天又有5例达到缓解期状态。对38例痊愈者进行为期两年的随访，1组无复发，2组复发4例。

四、体 会

紫癜性肾炎属于祖国医学"发斑"、"尿血"、"水肿"、"虚痨"等病范畴。张大宁教授认为该病的发生，大多有外感的病史，有热扰血络的病理过程，但"邪之所凑，其气必虚"，此仍为本虚标实之证。肾虚为本虚，标实是指外邪入里化热，扰动血络，血液运行不行其道，外溢肌肤、内伤脏腑。治疗必须要标本兼顾。因此在发作期是以凉血止血、清热利湿为主，益肾为辅。缓解期是以补肾益气活血为主，以增强患者的体质。

此病与患者免疫机能下降有关，患者血清中可测得循环免疫复合物，皮肤小血管及肾小球、肠系膜血管均呈过敏性血管炎病变反应，因此选用生黄芪、丹参以提高机体免疫力，白花蛇舌草、金银花、板蓝根以消炎杀菌。

临床上，患者甚至有些医生，往往只重视发作期的治疗，而忽略了对缓解期的机体的调节，这是造成该病反复发作的原因之一。笔者对38例痊愈者进行为期两年的随访，第1组无复发，第2组复发4例。经统计学u检验，其两者差异具有显著性。因此对缓解期的治疗是十分必要的。

该病患者的生活护理也很重要，嘱其远离过敏原，适当体育锻炼以增强体质。

第二十节　补肾活血法治疗马兜铃酸肾病 65 例

近年来，关木通及广防己等中药所引起的肾损害已被确认，并日益受到重视。比利时学者 Vanherweghem 等称之为"中草药肾病"（Chinese herbs nephropathy，CHN），这一命名显然不当。由于此类肾病系由马兜铃酸（aristolochic acid，AA）引起，故国内学者建议将其称为"马兜铃酸肾病"（aristolochic acid nephropathy，AAN）。补肾活血法（Nourishing kidney and Activing blood）是张大宁于 1978 年首先提出的一种新的中医理论和临床治疗大法。我们近三年应用补肾活血法诊治了 65 例 AAN 患者，取得了较为满意的疗效，现汇报如下。

一、临床资料

（1）一般资料：近三年我们共诊治 65 例 AAN 患者，来源于住院及门诊患者，其中男性 19 例，女性 46 例，年龄 22～76 岁，平均（42.8±12.7）岁，病程 1～8 年，平均（3.2±0.4）年，均有服用含有马兜铃酸的中药史。并附合以下条件：神志清楚，能配合治疗；非系统性红斑狼疮、紫癜、糖尿病及其他药物造成肾损害；不伴有传染精神病及中毒性疾病；非未满规定观察期而中断治疗，无法判断疗效或资料不全者。这些病例已做如下检查：病史及体检；实验室检查，重点为尿化验、肾功能、电解质化验及血气分析等；肾脏 B 型超声检查；肾穿刺组织病理检查，包括光镜、免疫荧光及电镜检查。

（2）西医分型：根据以上检查及临床表现，我们将 65 例马兜铃酸肾病分为三型：急性型：5 例，临床出现急性肾衰竭，病理呈急性肾小管坏死；肾小管功能障碍型：17 例，临床出现肾小管酸中毒和（或）Fanconi 综合征，病理呈肾小管变性及萎缩；慢性型：43 例，临床出现慢性进行性肾衰竭，部分病例肾损害进展迅速，病理呈寡细胞性肾间质纤维化。

（3）中医辨证：依据中医辨证论治原则，我们将马兜铃酸肾病分为三个类型：脾肾阳虚：26 例，纳呆、腹胀、面浮或肢肿、便溏、畏寒肢冷、周身乏力、舌质胖淡、齿痕、脉沉细无力等；肝肾阴虚：20 例，眩晕、耳鸣、五心烦热、两目干涩或视物不清、口燥发干、腰膝酸软、易于急躁、舌红少苔、脉细数等；湿热壅阻：19 例，遍体浮肿、胸脘憋闷、咽喉肿痛、大便秘结、小便赤短、烦热口渴、舌苔黄腻、脉沉数或濡数等。

（4）观察指标及方法：主要观察临床症状、体征及实验室指标的变化情况。BUN 采用尿素酶法测定，Scr 采用苦味酸法测定，采用 Jaffe 反应测尿肌酐定量，尿蛋白采用微量双缩脲法测定，血尿测定采用 Wright 染色，班（Benedict）氏法测定尿糖，酶联免疫吸附测定尿 β_2 微球蛋白，采用尿的折光指数来测定尿渗透压等。

（5）统计学处理：数据的录入和分析使用 Stata 6.0 统计软件，相关指标治疗前后的比较采用 t 检验，有效率的比较采用 χ^2 检验。

二、治疗方法

根据张大宁教授提出的补肾活血法为治疗大法，予患者补肾、活血、补气等药物，方剂组成主要包括：黄芪、冬虫夏草、芡实、杜仲、白术、丹参、川芎、三棱、莪术等，再根据患者的个人病例特点加减。汤剂水煎服，3 天 1 剂，每剂分 6 次，每天 2 次。治疗期间停用激素、细胞毒药物等西药。对症治疗包括降压、纠正酸中毒及电解质紊乱、改善贫血等。四周为一个疗程，两个疗程后统计疗效。

三、疗 效 标 准

(1) 显效：临床症状消失，水肿消退，血压正常，实验室检查恢复正常，病理变化减轻。

(2) 有效：临床症状基本缓解或有改善，水肿减轻，血压降低，肾功能、生化指标、尿常规等实验室检查有改善，肾脏病理学检查无明显改变。

(3) 无效：症状无改善，水肿、血压无好转，实验室检查无变化或变坏，肾脏病理恶化。

四、结 果

（一）治疗前后疗效比较

马兜铃酸肾病患者经补肾活血法治疗后的总有效率为 81.5%，其中显效 31 例，有效 22 例；并且肾功能较治疗前有明显好转，具有非常显著性差异（$P<0.01$）；血红蛋白、24h 尿蛋白定量、尿渗透压、β_2 微球蛋白及尿糖等治疗前亦有明显好转，有显著性差异（$P<0.05$）。

从病理学改变我们发现，治疗后显效患者的肾穿刺报告：纤维化的肾间质面积减少，纤维化程度减轻，肾小管较治疗前数目增多，无单核细胞及淋巴细胞浸润，未见明显的肾小球毛细血管襻塌陷等。较治疗前明显好转。

（二）三种类型 AAN 疗效比较

三型马兜铃酸肾病经补肾活血法治疗后，慢性型 AAN 效果最为明显，较治疗前有非常显著性差异（$P<0.01$）；肾小管功能障碍型较治疗前亦有显著性差异（$P<0.05$）；急性型较治疗前虽有差异，但不显著（$P>0.05$）。

（三）三种辨证分型疗效比较

三种辨证分型马兜铃酸肾病经补肾活血法治疗后，脾肾阳虚型效果最为明显，较治疗前有非常显著性差异（$P<0.01$）；肝肾阴虚型及湿热壅阻型较治疗前有显著性差异（$P<0.05$）。

五、讨 论

在马兜铃酸肾病的三种类型中，急性 AAN 多在短期内大量服用含 AA 中药后发生，临床以少尿或非少尿性 ARF 为主要表现，病情发展迅速，治疗效果不佳；肾小管功能障碍型 AAN 病理改变轻，仅呈肾小管变性及萎缩，临床出现肾小管酸中毒（renal tubular acidosis，RTA）和（或）Fanconi 综合征，但病情不稳定，可迅速进展至慢性肾衰竭；慢性 AAN 是马兜铃酸肾病中最常见的类型，本文 43 例，占总病例数的 66.2%，本型进展速度不一，病理以寡细胞性肾间质纤维化为主，多为长期间段小量服药后发生。

目前国际上对于 AAN 尚无成熟的治疗方案，国外 Vanherweghem 等曾应用泼尼松龙治疗慢性马兜铃酸肾病，效果尚可，但例数太少（仅 12 例），仍需进一步验证。国内尚无关于马兜铃酸肾病治疗的成熟方案的报道。

我们通过中医辨证得出，马兜铃酸肾病辨证分型以脾肾阳虚、肝肾阴虚、水湿壅塞为主，由于"久病必肾虚"、"久病必血瘀"的道理，"虚"、"瘀"为各型 AAN 的共同基本病机，所以补肾活血法为治疗马兜铃酸肾病的基本治疗大法。根据中医补肾活血法原理，我们临床上采用补肾、滋阴、活血、温阳、益气、行气等治法予以扶正、培本、祛邪的治疗，通过对机体局部的调整作用，扩张肾血管、提高肾血流量，促进纤维组织吸收。在此方剂中，尤其重视了冬虫夏草和黄芪的使用，药理实验证实，其有补肾、健脾、利尿和降血压的作用。我们还曾经给小鼠每天灌服冬虫夏草、黄芪汤剂，可有小鼠游泳时间延长、体重增加等变化，说明冬虫夏草、黄芪等能调整机体的免疫功能，调节新陈代谢，提高机体对各种复杂刺激因子的适应性与耐受性，改善体液免疫与细胞免疫，从而改善整体状况，使疗效稳定。

中草药防治常见病、多发病及在疑难杂症中发挥越来越大的作用，已得到广大学者的公认，但如何防止其毒副作用是目前摆在人们面前的又一重大课题，所以我们要在正确使用中草药的前提下，防止其带来的不良反应。应该警惕并加强有关这方面的认识，以使祖国传统医学更好地造福于人类。我们应用补肾活血法结合患者临床特点进行辨证加减，疗效确定，对于马兜铃酸肾病患者的治疗，尤其是慢性马兜铃酸肾病的治疗，开辟了一新的途径。

第二十一节　补肾活血法治疗慢性肾小球肾炎86例

慢性肾小球肾炎是各种病因引起的不同病理类型的双侧肾小球弥漫性或局灶性炎症改变。补肾活血法是张大宁老师于1978年首先提出的一种新的中医理论和临床治疗大法。我们应用该法治疗86例慢性肾小球肾炎患者，取得了较为满意的疗效，报告如下。

（一）资料与方法

1. 病例选择　全部病例来自住院及门诊者，符合1992年原发性肾小球疾病分型与治疗及诊断标准专题座谈会纪要所修订的诊断标准；患者意识清楚，能配合治疗；非系统性红斑狼疮、紫癜、糖尿病等原因造成肾损害；不伴有传染病、精神病及中毒性疾病；且为能在规定的观察期间不中断治疗，能判断疗效，资料全者。

2. 一般资料　167例原发性慢性肾小球肾炎患者随机分成2组。治疗组86例中男41例，女45例；年龄27~62岁，平均（39.7±3.3）岁；病程1~8年，平均（3.2±0.4）年。对照组81例中男38例，女43例；年龄25~62岁，平均（38.8±3.6）岁；病程1~9年，平均（3.5±0.3）年。两组患者在性别、年龄分布、病程等方面均无明显差异（$P>0.05$），具有可比性。

（二）治疗方法

1. 常规治疗

（1）高血压：限制每天食盐摄入量为2~3g，效果不佳或血压高于21.3/12.7kPa（1kPa=7.5mmHg）者，加用钙通道阻滞剂和（或）血管紧张素转换酶抑制剂（ACEI）。

（2）少尿、水肿：对于每天尿量少于1L者，适当饮水或喝淡茶以使尿量达到1.5 L/24 h或以上；水肿严重者加用利尿剂。

（3）氮质血症：轻、中度氮质血症者不限制蛋白质摄入，内生肌酐清除率<30ml/min以下者，每天蛋白摄入量30~40g左右，以动物蛋白为主，必要时加用肾灵，可口服氧化淀粉。

（4）蛋白尿：常规激素治疗，起始剂量1 mg/（kg·d），晨起顿服，逐渐减量，肾功能严重损害者口服雷公藤多苷片20 mg，每天3次。

（5）其他：降脂、抗凝、降尿酸等。

2. 补肾活血法治疗　根据张大宁教授提出的补肾活血法为治疗大法，给予患者补肾、活血、行气等药物，方剂组成主要包括：黄芪、冬虫夏草、芡实、杜仲、白术、丹参、川芎、三棱、莪术等，根据患者的病情特点随症加减。4 周为 1 个疗程，2 个疗程后统计疗效，并继续维持治疗，1 年后对复发率进行比较。

（三）疗效标准

主要观察临床症状、体征及实验室指标的变化情况。血尿素氮（BUN）采用尿素酶法测定；血肌酐（Scr）采用苦味酸法测定；24h 尿量用量筒测量；尿蛋白采用微量双缩脲法测定；尿红细胞检查采用 Wright 染色。

1. 完全缓解 连续 3 次以上尿蛋白及红细胞定性检查阴性，尿蛋白定量<0.3g/24h，离心尿红细胞计数<3 个/HP，血压<140/90mmHg，水肿消失，肾功能恢复正常。

2. 显著缓解 连续 3 次以上尿蛋白及红细胞定性检查弱阳性，尿蛋白定量 0.3 ~ 1.0 g/24 h，离心尿红细胞计数 3 ~ 5 个/HP，血压<140/90mmHg，水肿明显好转，肾功能恢复正常或 Scr 下降超过 50%。

3. 部分缓解 连续 3 次以上尿蛋白及红细胞定性检查减少，24h 尿蛋白定量较治疗前减少，离心尿红细胞计数减少，血压降低，水肿较前缓解，Scr 及 BUN 下降或维持。

4. 无效 与治疗前相比，蛋白尿、血尿、高血压、水肿及肾功能等无差别或恶化。

（四）结果

1. 两组疗效比较 表 7-21-1 中，治疗组完全缓解率和总缓解率均显著高于对照组（$P<0.01$），一年复发率（3.5%）显著低于对照组（$P<0.01$）。

表 7-21-1 2 组总序效及复发率的比较

组别	例数（例）	完全缓解 [例（%）]	显著缓解 [例（%）]	部分缓解 [例（%）]	无效 [例（%）]	总缓解率 [例（%）]	复发 [例（%）]
治疗组	86	44 (51.2)*	28 (32.6)	10 (11.6)	4 (4.7)	82 (95.3)*	3 (3.5)*
对照组	81	21 (25.9)	11 (13.6)	17 (21.0)	32 (39.5)	49 (60.5)	24 (29.6)

注：与对照组比较：* $P<0.01$

2. 两组患者治疗前后实验室检查指标的比较 见表 7-21-2。

表 7-21-2 2 组患者治疗前后实验室检查指标比较 （$\bar{x}\pm s$）

组别		尿蛋白（g/24h）	尿红细胞计数（个/HP）	血肌酐（μmol/L）	血尿素氮（mmol/L）
治疗组	治疗前	1.7±0.5	12±5	238.7±26.5	8.03±0.46
	治疗后	0.6±0.3*△	5±2*△	132.6±17.7*△	4.86±0.54*△
对照组	治疗前	1.8±0.3	11±7	229.8±44.2	7.85±0.54
	治疗后	0.9±0.5	10±5	256.4±35.4	7.35±0.61

注：与同组治疗前比较：* $P<0.01$；与对照组治疗后比较：△ $P<0.01$

（五）讨论

慢性肾小球肾炎是一组多病因的慢性肾小球病变为主的肾小球疾病，多数患者病因不明，可能是由于多种细菌、病毒或原虫等感染，通过免疫机制、炎症介质及非免疫机制等引起，表现为弥漫性或局灶性病理变化，晚期出现肾小球玻璃样变或硬化。迄今为止，西医尚无很有效的治疗方法。

中医认为，慢性肾炎属于"水肿"、"腰痛"、"虚劳"等病症的范畴，临床辨证分型多以水湿泛滥、脾肾阳虚、肝肾阴虚等为常规。但由于"久病必肾虚"、"久病必血瘀"的道理，故补肾活血法即构成治疗慢性肾小球肾炎的基本治疗大法。从现代医学的观点，免疫反应所引起的肾小球毛细血管内凝血也符合中医"血瘀"的概念，血液流变学检查也证实了各型均有血瘀。我们根据中医补肾活血法原理，临床上采用补肾、滋阴、温阳、益气、活血、行气等治法予以扶正、培本、祛邪的治疗，通过对机体局部的调整作用，扩张肾血管，提高肾血流量，改善肾脏供血，促进纤维组织吸收。

在此方剂中，尤其重视了冬虫夏草和黄芪的使用。我们曾经给小鼠每天灌服冬虫夏草、黄芪汤剂，可使小鼠的游泳时间延长，体重增加，说明冬虫夏草、黄芪等能调整机体的免疫功能，调节新陈代谢，提高机体对各种复杂刺激因子的适应性与耐受性，改善体液免疫与细胞免疫，从而改善整体状况，使疗效稳定。这也是治疗组患者的复发率明显低于对照组的重要原因。

总之，应用补肾活血法结合患者临床特点进行辨证加减，疗效确定，长期效果显著，对于慢性肾炎患者的治疗开辟了一条新的途径。

第二十二节　张大宁教授应用升清降浊法治疗肾脏病的理与效

目前，名老中医学术思想及临证经验传承研究方兴未艾，张大宁教授是我国著名肾病专家，他谙熟中医经典，通晓历代中医名著，从事中医医教研四十余载，潜心研究中医肾病，依据肾脏病的病因病机特点，继提出"补肾、活血、排毒"法为治疗肾病总体治疗原则后，又首创"升清降浊"特色疗法治疗慢性肾脏病，临床取效明显。张老常用"言之有理，行之有效"来形容此法，究竟该法应用于肾脏病的治疗理出何处，效力如何呢？现将张老言传所教整理如下。

（一）慢性肾脏病病因病机

慢性肾脏疾病的病程冗长，病因病机错综复杂。一般讲，先天禀赋不足、感受外邪、劳倦内伤、饮食不节、久病正虚等都会直接或间接地导致或影响该病。从病机上讲，脾肾阳虚、肝肾阴虚、湿毒内停、肝风内动、气滞血瘀、邪陷心包等，都为临床常见。张大宁教授提出该病为本虚标实之证，以肾气衰败、肾虚血瘀为本；湿浊内阻浊毒犯逆为标，即虚、瘀、湿、逆相互夹杂为其病机关键的观点。虚是以肾虚为本，有脾肾气（阳）虚、肝肾阴虚两种表现；湿有湿困、水湿之不同；逆证则有浊阴上逆和肝阳上亢之区别；而血瘀之证则贯穿疾病发生发展的全过程，治疗上应以"补肾活血以治本，降逆排毒以治标"为总体治疗原则。近年来张大宁教授依据慢性肾脏病的病因病机，从经典出发，通过多年有效的临床实践经验，再次首创"升清降浊"特色疗法治疗慢性肾脏病。

（二）升清降浊法的创立

张大宁教授"升清降浊"法核心思想源于"李东垣补中益气汤（脾胃论）"与"普济消毒饮（东垣试效方）"这两个名方的组方原则。补中益气汤是一补益方，通过调补脾胃之气，使脾胃恢复运化升降的生理功能。本方配伍巧妙之处在于调补气血药（如黄芪、人参、甘草、白术、当归、陈皮）的基础上佐以小量升麻、柴胡，使得清阳之气上升，随之浊阴自然下降。一升一降顺应调理脾胃之气，与君臣药共同强健脾胃之功能。张大宁教授认为补中益气汤治在黄芪、人参，定在升麻、柴胡。普济消毒饮则是一清热方，原治疗大头瘟，现多用于治疗腮腺炎。其病机主要是温热秽浊之气主在上焦，邪热熏蒸头面。本方的特色在于李东垣亦用了小量升麻、柴胡，由于秽浊之气在上焦，浊气在上，清气不得升，清浊混淆，方中在大堆清热解毒药（黄芩、黄连、橘红、玄参、生甘草、牛蒡子、薄荷、连翘、马勃、僵蚕、板蓝根）的基础上佐以小量升麻、柴胡以升人体清气，向上来祛邪，这样辅佐能更好地清热解毒。与此同时，该降的浊气自然而降，使机体恢复正常功能。张大宁教授认为普济消毒饮治在清热解毒，定在升麻、柴胡。

张大宁教授说这两个名方有异曲同工之妙，都用了升清的药物——升麻、柴胡。两个功用不同的方子，为何李东垣都要用小量的升麻与柴胡呢？其共同机理在于机体升清降浊功能的紊乱，小量升清药佐以单纯的补益药和清热药，使清阳之气上升，浊阴之气下降，一升一降，动静结合，加快机体正常生理功能的恢复，疗效显著，这样精湛的用药方法被后代所称颂。张大宁教授结合李东垣两方经典，临证发微，首创升清降浊特色疗法应用于慢性肾脏病的治疗。升清降浊法与慢性肾脏病又是怎样结合的呢？

慢性肾脏病发展过程中除以肾为中心外涉及众多脏腑，脏腑之间相互依赖密切合作相互转化影响。随着病情的发展，脾肾衰败，三焦气化失司，饮食不能化生津液精微，反而转化为湿浊水毒，由于升降开合失常，当升不升，当降不降，当藏不藏，当泄不泄，精微不摄而外漏，水湿不泄而潴留，瘀血阻于肾络，脏腑功能受损与浊邪弥漫壅阻互为因果，引发诸症。升清降浊功能失调的程度随着病情的进展愈发严重，故"升清降浊"法不仅可以应用于慢性肾脏病的治疗，而且还应贯穿治疗的始终，用一句话来形容此法，可谓"言之有理，行之有效"。现研究发现柴胡升阳而劫阴，易耗竭肾阴，谨慎起见不用于肾脏病的治疗。因此，根据肾脏病的轻重及单用升麻，升麻的剂量较李东垣两个方子要大，一般在 10 ~ 30g。通过升清阳，将精微物质上提，浊阴之物随之而降，恢复各脏腑的生理功能，加快肾脏病的治疗过程，提高疗效。

（三）升清降浊法应用分析

慢性肾脏病升清降浊功能紊乱在临床上主要体现在血尿、蛋白尿、肾功能（肌酐清除率、血清肌酐和尿素氮）指标的变化，升清降浊特色疗法临床疗效的观察亦从这几个方面观察，现将这几个方面病机分析简述如下。

1. 血尿 凡血液不循常道而渗溢于尿道中致使小便中混有血液甚至血块者均称为血尿。其病位在肾与膀胱。以脾肾气阴两虚最为多见，因脾不统血，血随气陷，加之肾虚封藏失职，血从小便而出；亦有肝肾阴虚，虚热内蕴，血失所藏而致尿血；肺胃风热毒邪壅盛，下通肾与膀胱，以致血络受伤出现尿血；心火炽盛，移热于小肠与膀胱致尿血；还有因湿热蕴结，瘀血阻络，水道不利所致的尿血。此皆有升清降浊功能紊乱，根据尿血之热、虚、瘀等病理变化，治疗以"泻火法"、"补虚法"、"止血法"为主，配以适量升麻，调理机体清浊升降之紊乱，使血尿得以快速有效地减轻。

2. 尿蛋白 人体中的蛋白质属中医所说的精微，精微的丢失与脾肾两脏关系密切。肾为封藏之本，脾主统摄升清，肾失藏精或脾失升清、摄精，是导致蛋白尿的关键，综观各种肾病，脾肾虚损通常贯穿始终，因此脾肾功能失调是产生蛋白尿的基本病机，但风邪、湿热（毒）邪、瘀血等因素在蛋白尿的发生及病情加重的过程中有重要影响。故蛋白尿的形成机制常是气血阴阳的虚损、脏腑功能的失调、病邪的干扰交织在一起，表现为正虚邪实虚实夹杂的证候。治疗以"补虚泄实"为主，在此基础上配以适量升麻，有助于精微物质上升，随之浊毒之物下降，不仅有效加快减少蛋白尿，临床其他症状亦随之好转。

3. 肾功能 肾脏的基本功能是排泄代谢废物，调节和维持水、电解质、酸碱和渗透压平衡及分泌内分泌激素。慢性肾功能受损主要是肾小球滤过率下降和肾脏其他功能受损。内生肌酐清除率（Ccr）、血清肌酐（Scr）、血尿素氮（BUN）的指标主要反映肾小球的滤过功能。当肾小球滤过功能受损超过 1/2 时，肾脏对内生肌酐、尿素的清除率下降，故肾功能检测 Ccr 降低，Scr、BUN 升高。

在慢性肾脏病的发展过程中，肾功能逐渐受损，身体内水、电解质和酸碱平衡随之失调，严重者会因毒素贮留出现一系列全身中毒症状。从中医来讲，此时病机错综复杂，认为其属本虚标实，虚实夹杂之证，且涉及脏腑众多，随着病情的发展，正虚不复，可由虚致损，肾气亏虚可引起肾脏气化功能障碍，不能及时疏导转输运化水液及毒物，因而形成湿浊湿热瘀血浊毒等邪毒。而根据疾病发展的不同阶段，其证型及所涉及脏腑亦有所不同。中医治疗以"补虚泄实"为主，在此基础上配以适量升麻，佐他药助精微物质上升邪毒之物下降，利于整体疗效的较快提高，随之内生肌酐清除率（Ccr）、血清肌酐（Scr）、血尿素氮（BUN）的指标下降。

（四）案例实举

例1 患者，男，69岁。

初诊 2012年9月28日。发现肾功能异常10年，近日乏力腰酸明显。患者于1998年7月无明显诱因出现腹胀，颜面浮肿，伴恶心呕吐。于当地某医院查尿常规 PRO（++），BLD（++++），Scr 300μmol/L，诊为肾衰竭，予以药用炭片，雷公藤多苷片等治疗。于2000年年初慕名来张老门诊治疗，8年中坚持服用院内制剂及中药治疗，肾功能恢复正常（自2003年），至今肾功能指数正常，为巩固疗效于今日再来。现症见乏力，腰酸，纳可，偶有恶心，舌淡暗，苔白，脉沉细。实验室报告：血 BUN 7.61 mmol/L，Scr 118 μmol/L，UA377μmol/L，既往慢性肾炎病史。从其乏力腰酸、时恶心及舌脉分析，本案为肾虚血瘀湿浊内蕴之证。患者慢性肾脏病史多年，久病必虚，久病入络，因虚致瘀，而为肾虚血瘀之证。肾虚气化不利，脾虚运化无权，水湿不运，湿浊内蕴，终为肾虚血瘀、浊邪内阻之症候。舌暗淡脉沉细为肾虚血瘀之象。中医诊断：肾劳（肾虚血瘀湿浊内蕴）；西医诊断：慢性肾衰竭。治法：补益脾肾，活血化瘀，利湿化浊，方拟肾衰方加减。处方：生黄芪120g，升麻60g，车前子30g，车前草30g，大黄30g，大黄炭60g，五灵脂30g，蒲黄炭30g，海藻炭30g，茵陈60g，半枝莲60g，白术30g，补骨脂30g，大腹皮30g，覆盆子60g，仙茅30g，淫羊藿30g。10剂，水煎服，每次服300ml，每天2次，3天1剂。嘱饮食清淡，优质低蛋白饮食为宜，禁食海鲜羊肉辛辣刺激制品。

二诊 2012年10月25日。服药后患者于2012年10月25日复诊，乏力腰酸缓减，偶有恶心，血 BUN 6.95mmol/L，Scr 112 μmol/L，PRO（++），BLD（++）症状及其他理化指标均有改善，故守方治疗。

三诊 2013年4月16日。患者守方治疗半年再来，精神佳，乏力、腰酸不明显，但睡眠欠佳，时有心慌，舌暗苔白，脉细弦。复查血 Scr 96 μmol/L，BUN 6.25mmol/L，PRO（+），BLD（+）。以原方加远志、生龙骨、生牡蛎各30g以养心安神，重镇潜阳。

按：慢性肾衰竭是多种肾脏疾患的后期表现，属中医学"关格"、"肾劳"、"水肿"等病症的范畴。张大宁教授认为"脾肾衰败、湿毒潴留、瘀血阻络"是该病病机之关键，以"补肾活血、降逆排毒"为基本治疗大法，张大宁教授配以升清降浊法，将适量升麻加入大剂量生黄芪及丹参、川芎、三棱、五灵脂、蒲黄炭、黄芪炭、茵陈、半枝莲等为主药组成的肾衰方中，并以其为基本方临症加减，临床取得很好临床疗效，本案患者曾于2000年查 Scr：300mmol/L，服张大宁方药后，肾功能指标恢复正常，多年来，患者守方加减，坚持用药至今，肾功能指标基本正常。

例 2 患者，男，49 岁。

初诊 2012 年 8 月 20 日。患者曾于 2002 年 12 月底因腰痛于当地医院查尿常规示 BLD（3+），未见肉眼血尿。血压正常 110/80mmHg，诊为"慢性肾炎"予"肾炎康复片"治疗，未见明显好转。右肾囊肿史 7 年。现症：腰酸、纳可、寐安、二便调、舌质红、苔黄腻、脉弦细。实验室化验：尿常规：BLD（3+），LEU（±），RBC 1～2 个/HP。尿相差镜检：RBC 75 200/ml（均为肾小球性），WBC 20 400/ml。双肾 B 超：①右肾单纯性囊肿；②前列腺左右叶增大。血肾功能：均正常。中医诊断：腰痛；西医诊断：慢性肾小球肾炎。治法：补肾滋阴，清热止血。方药：①中药汤剂，处方：生黄芪 90g、升麻 30g、土茯苓 30g、荠菜花 30g、半枝莲 60g、女贞子 30g、墨旱莲 30g、生地炭 30g、杜仲炭 30g、金樱子 30g、败酱草 60g、苎麻根 60g、蒲公英 60g、黄芩 60g、生甘草 30g、仙鹤草 60g、仙茅 3g、淫羊藿 30g、车前子 30g、车前草 30g。10 剂。水煎服，每次服 300ml，每天 2 次，3 天 1 剂。嘱饮食清淡，优质低蛋白饮食为宜，禁食海鲜羊肉辛辣刺激制品。②补肾扶正胶囊，2 粒/次，每天 3 次。

二诊 2012 年 10 月 25 日。仍腰酸，无肉眼血尿，大便每天 1 次，舌淡暗苔白脉沉细。化验：尿常规：BLD（2+），RBC 3～4 个/HP。尿相差镜检：RBC 52 000/ml，均为肾小球性；WBC 7400/ml。治疗：①汤剂 3 天 1 剂，煎服法同前。药物组成如下：生黄芪 90g、升麻 30g、车前子 30g、车前草 30g、土茯苓 30g、荠菜花 30g、半枝莲 60g、女贞子 30g、墨旱莲 30g、生地炭 30g、杜仲炭 30g、金樱子 30g、败酱草 60g、苎麻根 60g、蒲公英 60g、黄芩 60g、生甘草 30g、仙鹤草 60g、白茅根 30g、桑寄生 30g、川续断 30g、煅牡蛎 30g。②补肾扶正胶囊，2 粒/次，每天 3 次。

三诊 2013 年 1 月 10 日。腰酸有所好转，余无不适，舌质红苔白，脉细沉。化验：尿常规：BLD（1+），RBC 1～3 个/HP。尿相差镜检：RBC 32 000/ml，均为肾小球性；WBC 2000/ml。治疗：从三诊的化验来看，尿相差镜检红细胞数目逐步减少，症状要有所减轻，病情向愈。仍宗前法治疗：①中药汤剂：3 天 1 剂，煎服法同前。药物组成如下：生黄芪 90g、升麻 30g、车前子 30g、车前草 30g、土茯苓 30g、荠菜花 30g、半枝莲 60g、女贞子 30g、墨旱莲 30g、生地炭 30g、杜仲炭 30g、金樱子 30g、败酱草 60g、苎麻根 60g、蒲公英 60g、黄芩 60g、生甘草 30g、仙鹤草 60g、桑寄生 30g、芡实 60g、陈皮 30g。②补肾扶正胶囊，2 粒/次，每天 3 次。

四诊 2013 年 3 月 5 日。右侧腰部仍有酸胀感，余无不适，大便每天 1 次，舌质红，苔白，脉细沉。化验：尿常规：BLD（1+），RBC 0～1 个/HP。尿相差镜检：RBC 12 000/ml，均为肾小球性；WBC 2000/ml 治疗。治疗：①中药汤剂，3 天 1 剂，煎服法同前。药物组成如下：生黄芪 90g、升麻 30g、车前子 30g、车前草 30g、土茯苓 30g、荠菜花 30g、半枝莲 60g、女贞子 30g、墨旱莲 30g、生地炭 30g、杜仲炭 30g、金樱子 30g、败酱草 60g、苎麻根 60g、蒲公英 60g、黄芩 60g、生甘草 30g、仙鹤草 90g、桑寄生 30g、芡实 30g、淫羊藿 30g。②补肾扶正胶囊，2 粒/次，每天 3 次。

五诊 2013 年 4 月 3 日。时有腰酸，但不明显，舌质红苔薄白，脉沉细。化验：尿常规：BLD（±），RBC（-）。尿相差镜检：RBC 6900/ml，均为肾小球性；WBC 1200/ml。

通过五诊的系统治疗，患者临床化验基本正常，临床治疗痊愈。患者表示可否更换剂型不服汤剂。张大宁教授认为该患者已经临床治愈，可以把汤剂变换为中药丸剂口服，并加大中药胶囊的用量，以巩固疗效治疗：①中药炼为丸，9g/丸，2 丸/次，每天 3 次。药物组成如下：生黄芪 120g、升麻 30g、车前子 30g、车前草 30g、土茯苓 30g、荠菜花 30g、半枝莲 60g、女贞子 60g、墨旱莲 60g、生地炭 60g、杜仲炭 60g、败酱草 90g、蒲公英 90g、黄芩 60g、苎麻根 60g、生甘草 30g、仙鹤草 90g、仙茅 30g、桑寄生 30g、淫羊藿 30g、茜草 60g、覆盆子 90g、白花蛇舌草 30g。②补肾扶正胶囊，3 粒/次，每天 3 次。

按：单纯性血尿为表现的原发性隐匿性肾炎，中医属血证范畴，多见于儿童和青壮年。其特点是病情缠绵、反复发作。现代医学对于该病仅仅能够预防和治疗感染及避免使用损害肾脏药物，而没有有效治疗的药物或手段。中医药对于该病的治疗效果明显，充分体现了自身的优势。张大宁教授通过多年对血尿的临床研究，认为单纯性血尿的中医病机是肾虚血热妄行，其中肾虚以肝肾阴虚为主。治疗若在补肾滋阴、清热止血的基础上加入适量升麻，辅佐诸药升降归属，治疗血尿效果更加。方中生黄芪、仙茅、淫羊藿补脾肾之阳，女贞子、墨旱莲、覆盆子滋肝肾之阴，肾阴阳双调扶正为本，有助于调节机体的免疫力，提高抗病力。蒲公英、黄芩、败酱草、半枝莲清热凉血，土茯苓、荠菜花、苎麻根、生甘草清热止血，生地炭、杜仲炭属于炭类止血并且有滋阴清热之效。升麻的加入使清阳之气上升，浊阴之气下降，辅佐诸要补益祛邪，有效减少血尿。

第二十三节　张大宁教授运用升麻治疗肾性蛋白尿、血尿

肾性蛋白尿、血尿是肾脏疾病最常见的临床表现，可见于各种原发性和继发性肾小球疾病。血尿会导致肾脏纤维化并使肾功能进行性减退，蛋白尿会促进肾小球硬化和肾小管萎缩及间质纤维化。因此，积极有效地治疗尿蛋白、血尿是治疗肾病的重要目标。张大宁教授在"肾虚血瘀论与补肾活血法"理论基础上，经过多年临床实践，对肾性蛋白尿、血尿形成了较深的认识，在治疗肾性蛋白尿、血尿方面积累了独特的经验。

（一）病因病机

张大宁教授在临床从事肾病研究 40 余年，创立了中医肾病理论。他提出，"肾虚血瘀"不仅是各种慢性病、老年病和人体衰老的基础，更是多种慢性肾脏疾病在某一特定时期的共同病机。肾虚、血瘀分别构成导致慢性肾病肾小球硬化的始动因素及病理基础。肾虚为本，血瘀为标，两者互为因果，是慢性肾病发生发展的重要因素。

慢性肾病中的蛋白尿在祖国医学中没有相对应的病名，而血尿可归于血证之尿血范畴。张大宁教授认为，现代医学中所谓的蛋白质及红细胞是构成和维持人体生命的物质基础。在祖国医学中，两者皆为水谷精微所化生，类似于"精微"、"精气"的概念。因此，可将肾性蛋白尿、血尿归于"精气下泄"的范畴。

"精气"宜藏不宜泄。肾主藏精，如《素问·六节脏象论》云："肾者主蛰，封藏之本，精之处也。"若肾气亏虚，封藏固摄功能失职则致肾气不固之证。脾主升清，是指脾气上升，并将其运化的水谷精微向上转输至心、肺、头目，并通过心肺化生气血，从而营养全身。脾能升清，则水谷精微能正常输布吸收。若脾不升清，则水谷精微运化失常。加之肾病迁延不愈，久病入络，瘀血阻于肾络，精气运行不畅，壅而外溢，精微下泄而成蛋白尿。因此，脾肾两虚、瘀血阻络是肾性血尿、蛋白尿的重要病机。

（二）治以补益脾肾、固涩升提

中医学认为，蛋白、血皆为人体水谷精微所化生，为人体的"精微"、"精气"，宜藏而不宜泄。若脾肾亏虚，清阳之气不得上升，水湿内阻，精微不能正常转输，肾虚封藏失职，不能固摄精微致精气下泄，精微外漏，则出现蛋白尿、血尿等症。可见，蛋白尿、血尿的产生与脾肾关系最为密切。再者慢性肾病多迁延难愈，反复发作。久病致虚，久病入络，由虚致瘀，而出现肾络瘀阻之征，从而加重蛋白尿的发生，成为病情缠绵难愈的重要因素。因此，张大宁教授提出，肾性蛋白尿、血尿的治疗当以补肾活血、固涩升提之法为基本大法。临证之时其善用黄芪、川芎、覆盆子、五味子等药物为主组方，同时提出将升麻作为治疗血尿、蛋白尿的特异性药物应用。

（三）辅以升麻治疗的意义

张大宁教授运用升麻治疗肾性蛋白尿、血尿之思路源于李东垣补中益气汤的启示和研究。该方功在补益中气、升阳举陷，在临证中用其加减治疗各种气虚下陷之久泄、久痢，取得了较好疗效。其中柴胡、升麻皆长于升举脾胃清阳之气，因此张教授考虑用其升举之性治疗肾性蛋白尿、血尿。因肾性蛋白尿、血尿属"精气下泄"，精微物质的丢失当属"伤阴"，而古代医家张洁古、李东垣、缪仲醇等认为柴胡具有"升阳劫阴"之说，故临证时只选用升麻治疗。

升麻辛、甘、微寒，性能升散，归肺、脾、胃、大肠经。《本草纲目》言其可行瘀血。《主治秘要》云："其用有升阳于至阴之下也。"《本草汇言》："升麻，散表升阳之剂也。如内伤元气，脾胃衰败，下陷至阴之分，升麻能疗之。此升解之药……下陷可举，内伏可托。又诸药不能上升者，惟升麻可升之。"

肾性血尿、蛋白尿产生的病机是脾肾两虚、瘀血阻络。其中脾气亏虚，升举无力，加之瘀血阻络，导致精微不能正常输布，精微下泄，是形成肾性血尿、蛋白尿的重要原因。治疗上以补肾活血、固涩为法的基础上，加用升阳举陷之升麻，效果较好。升麻性能升散，归脾经，可行瘀血，升阳于至阴之下，下陷可举，内伏可托，从而减少精气下泄。因此，临床用升麻治疗肾性血尿、蛋白尿有显著疗效。

（四）病案举例

刘某，男，18岁。

初诊　于2010年8月11日。主诉：体检发现镜下血尿1年。现病史：患者1年前于当地医院体检，查尿常规：BLD（+++），PRO（++）。服中药治疗（具体药物不详），病情好转。后因感冒病情时轻时重。现症：腰酸，乏力，纳差，寐差，尿中有泡沫，夜尿1~2次，大便每天1~2次。舌质暗红苔薄白，脉沉细涩。血压：135/85mmHg，双下肢浮肿（±）。查尿常规：BLD（+++），PRO（++）。尿相差镜检：红细胞34 000个/ml，肾性红细胞100%。中医诊断：尿血。证候诊断：脾肾两虚、肾虚血瘀。西医诊断：慢性肾炎。治则：补肾健脾，化瘀止血。处方：生黄芪90g，土茯苓30g，荠菜花30g，五味子30g，阿胶珠30g，仙鹤草60g，茜草60g，女贞子30g，旱莲草30g，冬瓜皮60g，白术30g，补骨脂30g，陈皮30g，牛膝30g。水煎服，每天2次，每次300ml，饭后温服。

二诊　守方治疗10余剂，患者腰酸乏力减轻，纳寐可，夜尿1次，大便每天1次。血压：125/80mmHg，双下肢浮肿（-）。复查尿常规BLD（+），PRO（+）。尿相差镜检：红细胞15 600个/mL，肾性红细胞100%。辨证仍为脾肾亏虚兼血瘀之证，继拟补益脾肾、固涩之法。上方去冬瓜皮，加杜仲炭30g，蒲黄炭30g，水煎服，每天2次，每次300ml，饭后温服。

三诊　2010年12月15日。患者劳累后乏力、腰酸加重，尿中泡沫多，舌暗红苔白，脉沉细涩。血压：140/80mmHg，双下肢浮肿（-）。复查尿常规BLD（+++），PRO（++）。尿相差镜检：红细胞55 600个/ml，肾性红细胞100%。患者因于劳累，脾肾亦虚，精微不固而下泄，则症状加重，故当加重补益脾肾之力，兼以升提固涩。处方：黄芪120g，五味子30g，女贞子30g，旱莲草30g，覆盆子30g，芡实60g，沙苑子30g，金樱子30g，煅牡蛎30g，益智仁30g，山药30g，仙茅30g，淫羊藿30g，党参30g，升麻15g，每天2次，每次300ml，饭后温服。服用2个月，乏力及腰酸症状明显改善，尿中泡沫消失。复查尿常规：BLD（±），PRO（-）。尿相差镜检：红细胞6 400个/ml。以上方加减治疗6月余，病情稳定。多次复查尿常规：BLD（-），PRO［（-）~（±）］。尿相差镜检：红细胞4000~5600个/ml，患者精神佳，无明显乏力腰酸之症，胜任日常劳作。

按：有学者认为，补肾健脾、利湿化瘀法治疗慢性肾炎血尿有较好的疗效，有学者认为慢性肾炎蛋白尿当从脾论治，有学者用活血化瘀法、补脾法、补肾法治疗肾炎蛋白尿，均取得了较好疗效。

张大宁教授认为，肾性蛋白尿、血尿的发生源于脾肾亏虚。脾肾亏虚，气化无权、运化不利，封藏固摄失职，血不循经，精微下泄而出现蛋白尿、血尿。该病病位在肾，与脾密切相关。临床实践中应四诊合参，辨证论治。治疗方案：基本证型为肾虚血瘀证，治法以补肾扶正、化瘀止血为主，方选尿血方（生黄芪30g，冬虫夏草3g，女贞子10g，旱莲草30g，仙鹤草30g，茜草15g，苎麻根10g，大蓟15g，覆盆子10g，白茅根15g）；兼下焦湿热者，治法兼以清热利湿、凉血止血，方选尿血方合小蓟饮子加减；兼阴虚火旺者，治法兼以滋阴降火，方选尿血方合知柏地黄丸加减；兼气阴两虚者，治法兼益气养阴，方选尿血方合生脉散加减；兼脾肾两虚者，治法兼以补益脾肾，方选尿血方合参苓白术散加减。

本文所举典型病例，初诊中患者病情迁延，复感外邪，出现腰酸、乏力、纳差、寐差、尿中有泡沫等症状。结合舌脉，诊断为尿血，属脾肾两虚、肾虚血瘀之证。治以补肾健脾，化瘀止血。方中生黄芪补气升阳、利水消肿，土茯苓、荠菜花解毒利湿，白术补气健脾，合冬瓜皮利水消肿，陈皮理气健脾，仙鹤草合茜草化瘀止血，合五味子收敛止血，阿胶珠补血，牛膝补肾活血，女贞子、旱莲草滋阴补肾，补骨脂补肾固精。诸药合用，共奏补肾健脾、化瘀止血之效，因此症状减轻。二诊辨证仍为脾肾亏虚兼血瘀之证，继拟补益脾肾、固涩之法。因双下肢浮肿（-），以上方去利水消肿之冬瓜皮，加杜仲炭、蒲黄炭以补肾止血。三诊劳倦过度，症状加重，当加重补益脾肾之力，兼以升提固涩。方中生黄芪补气升阳、利水消肿，配伍党参补气健脾；女贞子、旱莲草滋阴补肾，五味子、覆盆子、芡实、金樱子、沙苑子益肾固精，仙茅、淫羊藿温肾益精；山药合党参补脾益气，合益智仁补脾益肾固精，煅牡蛎与党参、山药合用，具有收敛固涩之效；升麻升举阳气，与黄芪、党参合用，升提下陷之中气。诸药合用，共奏补肾健脾、升提固涩之功，疗效显著。

第二十四节　"肾虚血瘀·湿热论"与港、澳地区慢性肾炎发病关系的临床研究

——附肾复康胶囊治疗278例慢性肾炎的疗效观察

慢性肾小球肾炎（CGN）简称慢性肾炎，是由多种原因、多种病理类型组成的原发于肾小球的一组有进行倾向的慢性肾脏炎症，也是一个自身免疫反应过程的疾病。临床特点是起病隐匿，病程冗长，可以有一段相当长时间的无症状期、尿常规检查有不同程度的蛋白尿、血尿及管型尿，随病情的逐渐发展，大多数患者可以出现不同程度的水肿、高血压及肾功能损害。慢性肾炎发病率较高，且预后较差，患者多于2~3年或20~30年后进入肾衰竭期。是我国引起慢性肾衰竭的首要病因，约占64.6%。本组研究的港、澳地区的慢性肾炎也占其慢性肾衰原发病因的首位。

现代医学对于该病的治疗，虽然已摸索出一些方法和药物，但在类型上有很大的局限性，且不良反应较大。大多数患者，仍仅局限于应用激素、消除病灶等权宜疗法，祖国医学在长期地医疗实践中，对该病的认识和治疗积累了丰富的经验。国内中医界对该病做了大量地临床研究和实验，特别是近年来的研究，使其疗效有较大幅度的提高。自20世纪50年代，认为该病的发病机理主要是脾肾阳虚，逐渐发展到20世纪80年代初的正虚为主、邪实为辅的认识。张大宁教授在总结前人经验的基础上，提出了"肾虚血瘀·湿热论"即肾虚血瘀为本，血瘀湿热为标，是该病发病的主要病因和病机。因此，所创之有效新药"肾复康"胶囊（原名：肾康）具有补肾健脾、

活血化瘀、清热利湿之功效，其治疗慢性肾炎的完全缓解率达58.3%，总有效率97.5%。远远超过全国中医治疗CGN完全缓解率28.8%的平均水平。本文为了研究和探讨"肾虚血瘀·湿热论"与港澳地区慢性肾炎的发病关系，对肾复康治疗278例慢性肾炎疗效总结和分析如下。

一、临 床 资 料

（一）病例选择及诊断标准

本组278例慢性肾炎患者，全部来自港、澳地区门诊患者，经随机抽样进行辨证分析及治疗随访。278例CGN患者均采用1985年第二届全国肾脏病学术会议修订的诊断标准及临床分型。

（1）起病缓慢，病程迁延，时轻时重，肾功能逐渐减退，后期可出现贫血，视网膜病变及尿毒症。

（2）有蛋白尿、血尿、水肿及高血压表现，轻重不一。

（3）病程中可因呼吸道感染等原因诱发急性发作，出现类似急性肾炎的表现。也有部分病例可有自动缓解期。

（4）根据临床表现临床上常进一步区分以下类型（临床分型）。

1）普通型：持续性中等量的蛋白尿及（或）尿沉渣异常、轻度水肿及（或）轻度高血压，部分病例可有轻度氮质血症。有些慢性肾炎患者可以始终没有水肿的表现，但迟早会发生程度不等的高血压。

2）高血压型：在普通型临床表现的基础上，而以高血压为突出表现，舒张压常为中度以上升高。随着病情发展，可伴有高血压性心脏病和脑血管病变，常伴有高血压眼底改变。

3）急性发作型：在急性非特异性病毒或细菌感染后不久或数日内出现蛋白尿和尿沉渣异常地加重，肾功能恶化，经过一段时间后会自动减轻，恢复至原来状态。临床表现类似急性肾炎。

（二）一般资料

1. 年龄与性别 其中男性183例，女性95例。年龄14岁以下21人；14～30岁72人；31～50岁127人；51～70岁44人；70岁以上14人。

2. 病程与分型 本组278例CGN患者的病程均在一年以上，其中病程1～2年106例；2～5年43例；5～15年47例；15年以上82例。临床分型属普通型的159例，属高血压型87例，属急性发作型32例。

3. 实验室检查统计 本组278例中均有不同程度的蛋白尿，其中尿蛋白（4+）者45例；尿蛋白（3+）者107例；尿蛋白（2+）者57例；尿蛋白（+）者56例；尿蛋白微量或（±）13例。伴有肉眼血尿或镜下血尿者106例；伴有白细胞者78例，伴有各种管型者46例。278例中大部分人已出现不同程度地肾功能减退。其中BUN正常33例，BUN 7.1～9mmol/L者157例；BUN 9～20mmol/L者68例；BUN 20mmol/L以上者20例。血Cr正常者58例，血Cr 107～177μmol/L者135例，血Cr178～442μmol/L者66例，血Cr在442～707μmol/L者19例。

二、"肾虚血瘀·湿热论"与CGN发病关系的研究分析

（一）病因病机及"肾虚血瘀·湿热论"的提出

慢性肾炎属中医学"水肿"、"尿血"等范畴，主要临床表现为水肿、高血压、贫血、蛋白

尿、血尿等。绝大多数慢性肾炎由其他原发性肾小球疾病直接迁延发展而来，如 IgA 肾病、系膜增生性肾炎、局灶性肾小球硬化、膜增生性肾炎、膜性肾病等。起病多因上呼吸道感染或其他感染而致，极少数病例可能由急性链球菌感染后肾炎演变而来。这与中医学的认识十分相近，中医学认为该病的发生，主要是外邪日久伤及脏腑功能，尤其是导致脾肾虚损而成，也因饮食劳倦、房事不节等耗伤脾肾为病；或因脏腑功能失调，复感外邪而发，如《诸病源候论·水病诸侯》曰："水病无不由脾肾虚所为，脾肾虚则水妄行，盈溢肌肤而令周身肿满。"说明脾肾虚损是该病发病的病理基础。随着近代对血证研究的发展，人们认识到瘀血与该病的发生有关，如《血证论》"血中有气，即有水"，"瘀血化水，亦发水肿，是血病而兼水也"。目前，临床上对 CGN 的病因病机认识基本统一。即本虚，肺、脾、肾虚是发病的基础，尤其是肾虚；标实即湿热、瘀血，是外在病因及病理产物。风寒、湿热、瘀血（指外感、皮肤疮疡及其他感染，或因七情内伤、饮食、劳伤、房劳等）标实通过本虚起作用。本虚是慢性肾炎的决定性因素，而标实是该病持续性发展和肾功能进行性减退的重要原因。

张大宁教授在长期肾病临床的研究基础上，发现该病的发生与其他各类慢性病一样，具备共同的特性即"肾虚血瘀"。认为：肾虚血瘀是脏腑功能虚损及气血功能失调的结果；是"久病及肾"、"久病多瘀"的结果；也是各类慢性疾病包括肾病某一特定阶段的病理基础。并基于上述认识提出了著名的"肾虚血瘀论"。"肾虚血瘀论"指出：在临床上肾虚和血瘀不是孤立的，而是相关并存的，肾虚必兼血瘀，血瘀加重肾虚，肾虚是本，血瘀是标，肾虚为因，血瘀是果；反过来，瘀血又构成新的致病因素，从多方面加重肾虚的程度，形成恶性循环。因此，CGN 的本证不仅仅是"本虚"，即以肾虚为主的肺、脾、肾三脏虚损，它们又同时兼有血瘀，故提出 CGN 的本证应为虚中夹实之证。而瘀血作为新的病理产物又同湿热一起，形成所谓的"标实"。故这一突破传统的新观点、新理论，我们称它为"肾虚血瘀·湿热论"。

从以上论述我们看出：肾虚血瘀是贯穿该病的发生发展过程中的根本要素。现代研究也证实：免疫反应（主要指肾虚）是引起肾小球疾病的关键，而免疫反应介导的凝血激活（中医指瘀血）则是病变持续发展和肾功能进行性减退的重要因素。我们曾观察慢性肾炎患者的血、尿 FPA 均增高，说明肾虚患者有着显著的肾内凝血；而湿热的产生又是 CGN 患者大量水湿存在的前提下日久化热的必然结果。它与肾虚血瘀一样始终贯穿于慢性肾炎的全过程。近年来有人通过科学实验证实，引起慢性肾炎的不是抗体或免疫复合物沉积直接所致，而是补体系统被激活所引起的破坏性炎症（指湿热）和凝血（指瘀血）的结果。再一次证明了湿热与瘀血作为标实（重要的病理因素），作用于本虚（主要的病理基础）的事实。

（二）278 例港澳地区 CGN 患者发病与"肾虚血瘀·湿热论"的关系

本组 278 例 CGN 患者全部来自港、澳地区。港、澳地区地处珠江三角洲毗邻珠江入海口。由于特殊的地理环境和天气影响，该地区常年平均温度在 20℃ 左右，平均相对湿度达 75% ~ 90%，高出内地相对湿度近四成。可能这也是该地区湿热证较多，诱发 CGN 多发的原因之一。此外，该地区由于海陆通航、商贾聚集、盛产各种海鲜及热带水果，形成了该地区特殊的饮食及生活习惯。

1. "肾虚血瘀·湿热证"与港澳地区 278 例 CGN 患者生活习惯的关系　从表 7-24-1 统计结果看：饮食习惯致脾胃升降失职，影响三焦决渎，而生湿化热；起居失常、不良嗜好及房劳均令耗伤气血、劳则伤肾，肾精暗耗、气滞血瘀；最终导致肾虚血瘀·湿热证，成为港、澳地区 CGN 发病的重要病理因素。正如明代李梃《医学入门》指出："阴水多因……饥饱、劳役、房欲而见阴证。"

表7-24-1 "肾虚血瘀·湿热证"与港澳地区 CGN 患者生活习惯的关系

生活习惯 证型	饮食（例）	起居（例）		嗜好（例）		夜生活（例）
	喜食海鲜油腻或 湿热性水果	打麻将 （12点以后）	夜睡	吸烟 （每天1盒以上）	饮酒 （每周3次以上）	
肾虚血瘀·湿热证	153	97	165	73	66	24
非肾虚血瘀·湿热	78	15	39	26	13	5

注：$P<0.01$

2. 278 例港澳地区 CGN 患者肾虚血瘀证与湿热证的关系 从表7-24-2统计结果表明：港、澳地区 278 例 CGN 肾虚血瘀证患者大多与湿热证相伴而生，说明"肾虚血瘀·湿热论"符合该地区 CGN 发病的病理机制。

表7-24-2 港澳地区 278 例 CGN 患者肾虚血瘀与湿热证的关系

	湿热（例%）	无湿热（例%）	合计（例%）
肾虚血瘀证	175（78.5%）	48（21.5%）	223（80.2%）
非肾虚血瘀证	16（29%）	39（71%）	55（19.8%）
合计	191（68.7%）	87（31.3%）	278（100%）

3. "肾虚血瘀·湿热论"与港澳地区 CGN 患者临床分型的关系 见表7-24-3、表7-24-4。

表7-24-3 肾虚血瘀证与港澳地区 278 例 CGN 临床分型的关系

中医辨证 临床分型	肾虚血瘀证（例）	无肾虚血瘀证（例）	合计（例）
慢性肾炎普通型	126*	33	159
慢性肾炎高血压型	79**	8	87
慢性肾炎急性发作型	18	14	32
合计	223	55	278

注：相互比较：$*P<0.05$，$**P<0.01$

表7-24-4 湿热证港澳地区 278 例 CGN 临床分型的关系

中医辨证 临床分型	湿热证（例）	无湿热证（例）	合计（例）
慢性肾炎普通型	106*	53	159
慢性肾炎高血压型	57*	30	87
慢性肾炎急性发作型	28**	4	32
合计	191	87	278

注：相互比较：$*P<0.05$，$**P<0.01$

从以上统计结果看出："肾虚血瘀·湿热论"作为 CGN 发病的主要病理机制普遍存在于临床各型 CGN 中，而在普通型及高血压型中肾虚血瘀情况更为突出。特别是高血压型，这可能也是该型不仅伴有 CGN 眼底病变，且常伴有肾血管痉挛而致肾功能进一步恶化，导致临床疗效较低的原因之一。至于湿热证也是港、澳地区 CGN 发病中广泛存在的证候；从统计结果看，急性发作型最高，普通型次之，高血压型再次之，但普通型与高血压之间则无显著性差异。

三、治 疗 方 法

本组 278 例慢性肾炎病人均使用张大宁教授研制的"肾复康"胶囊进行治疗观察。并设有 120 例西药对照组观察对比。

肾复康胶囊方药组成：生黄芪、冬虫夏草、白术、补骨脂、丹参、川芎、三棱、半枝莲、蒲公英等，浓缩制成胶囊。服法：每天 2~3 次，每次 2~3 粒，温水送服，疗程一般在半年~1 年，统计疗效。除采用西医通用的低盐、高质低量蛋白饮食外，还禁食海鲜、羊肉及刺激食品，当患者肾功能正常且伴大量蛋白尿时，则适当放宽蛋白摄入量，但不超过 1.0g/（kg·d）。本组 278 例 CGN 患者除适当配合少量西药降压、利尿对症治疗外，均采用"肾复康"胶囊纯中药治疗，不加用任何激素、免疫抑制剂及细胞毒药物。

西药组：除采用利尿、降压、抗凝等常规对症治疗外，适当根据病情运用激素及免疫抑制剂。

四、疗 效 观 察

（一）疗效评定标准

参考国家中管局 1987 制定中药治疗慢性肾炎临床指导原则的方案。

1. 完全缓解 水肿等症状与体征完全消失，尿蛋白检查持续阴性，或 24h 尿蛋白定量持续小于 20mg，高倍镜下尿红细胞消失，尿沉渣计数正常，肾功能正常。

2. 基本缓解 水肿等症状与体征基本消失，尿蛋白检查持续减少 50% 以上，高倍镜下尿红细胞不超过 3 个，尿沉渣计数接近正常。肾功能正常或基本正常（与正常值相差不过 15%）。

3. 好转 水肿等症状与体征明显好转，尿蛋白检查持续减少 1 个+，或 24h 尿蛋白定量持续减少 25% 以上，高倍镜下尿红细胞不超过 5 个，肾功能正常或有改善。

4. 无效 临床表现与上述实验室检查均无明显改善或加重者。

（二）治疗结果与分析

（1）本组 278 例慢性肾炎经纯中药制剂"肾复康"胶囊治疗后获完全缓解 162 例，基本缓解 80 例，好转 29 例，无效 7 例。完全缓解率为 58.3%，总有效率为 97.5%。

（2）肾复康组与西药对照组疗效比较见表 7-24-5。

表 7-24-5 肾复康组与西药对照组疗效对比

疗效 组别	完全缓解 [例（%）]	基本缓解 [例（%）]	好转 [例（%）]	无效 [例（%）]	总有效率 [例（%）]
肾复康组	162（58.3%）**	80（28.8%）	29（10.4%）	7（2.5%）**	271（97.5%）*
西药对照组	37（30.8%）	46（38.3%）	2（10%）	25（20.9%）	95（79.2%）

注：与对照组比较：*P<0.05，**P<0.01

表 7-24-5 统计结果表明：纯中药"肾复康"胶囊治疗 CGN 的疗效明显优于西药对照组，其完全缓解率和总有效率均达到较高的治疗水平，为今后临床治疗慢性常见病 CGN 提供了理想的中成药，其独特的病机学理论基础——"肾虚血瘀·湿热论"亦值得深入探讨。

（3）278 例 CGN 患者"肾复康"治疗前后"肾虚血瘀·湿热论"改善情况对比（表 7-24-6）。

表 7-24-6　港、澳地区 278 例 CGN 肾复康治疗前后证候及检查指针变化对比

组别	分型疗效	例数	肾虚血瘀·湿热证					尿液检查					血液检查		血压(mmHg)
			水肿	腰酸乏力	尿频夜尿多	面色㿠白或晦暗	舌暗苔腻，舌下静脉曲张	PRO	RBC(个/HP)	WBC(个/HP)	管型(个/HP)	24h尿蛋白(g/L)	Cr(μmoL/L)	BUN(mmoL/L)	
肾复康（治疗前）	普通型	159	76	125	110	91	108	(2+)~(4+)	(+)~(4+)	(+)~(3+)	(+)~(3+)	0.15~0.18或>0.18	107~442或>442	7.1~20或>20	130~180/80~110
	高血压型	87	28	56	39	78	83	(+)~(3+)	(+)~(4+)	(+)~(3+)	(+)~(2+)	0.15~0.18	88~442	7.1~20	140~200/95~120
	急性发作型	32	26	23	15	17	12	(2+)~(4+)	(+)~(4+)	(2+)~(4+)	(+)~(3+)	0.13~0.18或>0.18	117~442或>442	9~20或>20	120~150/70~100
肾复康（治疗后）	完全缓解	162	症状与体征完全消失					(-)	(-)	(-)	(-)	持续<0.02	正常	正常	正常
	基本缓解	80	症状与体征完全消失					(±)	<3个	(±)~(+)	(±)~(+)	持续减少50%以上	基本正常异常<15%	基本正常异常<15%	基本正常
	好转	29	症状与体征明显好转						<5个	(±)~(2+)	(±)~(2+)	持续减少50%以上	改善	改善	控制
	无效	7	症状与体征无明显改善或加重					(2+)~(4+)	(+)~(4+)	(+)~(4+)	(+)~(3+)	未改善	无变化或升高	无变化或升高	不正常
	P		<0.01					<0.01	<0.01	<0.01	<0.01	<0.05	<0.01	<0.01	<0.05

（三）医案举例

例 1　陆某，女，56 岁，原澳门某公司文职人员，已退休。初诊日期：2002 年 4 月 18 日。

患者既往有高血压病史，1997 年曾做乳癌手术。患慢性肾炎 15 年，加重 2 年。患者平素畏寒、腰酸乏力，时伴浮肿、头晕、心慌、恶心欲吐、便秘、寐差，在澳门私人诊所检查：尿蛋白（2+）～（3+），血压 140～160/95～110mmHg，经西医间断治疗，效果不显。2002 年 3 月 28 日因吐泻入澳门某医院急诊检查，诊为：慢性肾炎、尿毒症，并建议进行"血液透析"。患者不欲进行，后经朋友介绍来我中心诊治，当时主诉：畏寒、乏力、头晕心慌，伴呕吐、夜尿频、便秘，

查：面色晦暗，舌淡暗，苔黄腻，下肢微肿，脉沉弦细。BP 160/95mmHg，尿常规检查：PRO（3+），WBC（10～20）个/HP，RBC（5～8）个/HP，透明管型（2～4）个/HP；24h尿蛋白定量1.75g/L；血 Cr 478μmol/L；BUN 29.65mmol/L；UA 553μmol/L；Hb 87g/L。中医诊断："水肿"，西医诊断：慢性肾炎（普通型）、慢性肾衰竭。证属：脾肾两虚、瘀血内阻、水湿内停、日久化热。治以：补肾健脾、活血化瘀、清热利湿，用张大宁教授研制之"肾复康"胶囊治疗，适当配合西医降压药等。经治2个月，浮肿消失，畏寒、乏力明显减轻，头晕、心慌、呕吐、便秘消失，夜尿频如旧。查 BP 140/90mmHg，尿常规：PRO（2+），WBC（3～5）个/HP，RBC（2～4）个/HP，管型（－）；24h蛋白定量0.75g/L，血 Cr 358μmol/L；BUN 24.6mmol/L，UA 402μmol/L。继续服用"肾复康"胶囊半年，诸症及体征均消失，查 BP 140/80mmHg；尿常规：PRO（±），WBC（0～4）个/HP，RBC（0～2）/HP；24h蛋白定量0.2g/L，血 Cr 201μmol/L，BUN 14.8mmol/L，嘱继续服用"肾复康"胶囊巩固疗效。

例2 牛某，男，11岁，住香港九龙，学生。初诊日期：2001年6月3日。

患儿患血尿5年，间断性、反复性发作，有时为肉眼血尿，伴少量蛋白尿。特别是每当过劳或外感后容易复发，出现持续性血尿及蛋白尿，并伴有浮肿、血压偏高等现象，经治疗休息或感冒痊愈后，尿血及症状又明显减轻或消失。曾于香港某大医院及广州某医院多次诊治。诊断为：隐匿性肾小球肾炎，并做肾穿确定病理为膜性肾炎。曾用中西医治疗（包括激素治疗）效果不显。于2001年6月3日来我中心就诊，主诉无明显不适，但查面颊微胖、轻度满月脸（可能与长期服用激素有关）面色晦暗、双眼圈发黑、唇色淡暗、舌淡暗有瘀点，脉沉细涩无力；查尿常规：PRO（+），BLD（3+），RBC（35～40）个/HP，WBC（15～20）个/HP；肾功能正常，24h蛋白定量0.75g/L。中医诊断为："尿血"，西医诊断为：隐匿性肾炎（膜性肾炎），证属：脾肾气虚，瘀血阻络为本；湿热内浸，迫血妄行为标。治以补肾健脾，活血化瘀，清热利湿；用张大宁教授研制之"肾复康"胶囊治疗。经三个月治疗，面色恢复光泽，红润有华，未出现浮肿及血尿，查 BP 100/60mmHg，尿常规检查：PRO（±），BLD（－），RBC（2～5）个/HP，WBC（0～2）个/HP，24h蛋白定量0.15g/L；继续应用"肾复康"胶囊半年，未再出现血尿。服药中途曾有2次外感，亦未见复发。查尿常规：PRO（－），BLD（－），WBC（0～2）个/HP，24h尿蛋白定量为0.01g/L；BP 90/55mmHg，嘱继续服用"肾复康"胶囊巩固疗效。

五、讨 论

（一）通过以上临床观察和疗效分析

可以看出"肾虚血瘀·湿热论"是港、澳地区慢性肾炎发病率高的重要因素，而作为慢性肾炎发病的主要病理机制的"肾虚血瘀·湿热论"，则是广泛适用于各类慢性肾病的辨证基础。"肾复康"胶囊就是依据这一基本理论，研制成功的治疗各类慢性肾病的纯中药制剂。方中重用生黄芪益气健脾，补气升阳，利水消肿。《本经疏证》言：黄芪"其味甘，其气微温，直入中土而行三焦，故能内补中气，则本经所谓补虚，别录所谓补丈夫虚损、五痨、羸瘦益气也"。李东垣云，"内伤者，上焦阳气下陷，气下陷为虚热，非黄芪不可"。刘潜江云，"治虚损膀胱有热，尿血不止者"。现代药理研究认为：黄芪能增加网状内皮系统的吞噬功能，促进抗体形成，提高 E-玫瑰花环率，促进 T 淋巴细胞分化和成熟，增强 NK 细胞的细胞毒活性，诱生干扰素；黄芪还具有利尿，消除蛋白尿的作用，能治疗动物增殖性肾炎、肾毒血清性肾炎肾病，提高机体抗氧化和抗氧化剂的活力，降低血清脂褐质含量，并能杀灭溶血性链球菌、痢疾杆菌、金黄色葡萄球菌、炭疽杆菌、肺炎双球菌、结核杆菌等多种细菌，对流感病毒、腺病毒、滤泡性口腔炎病毒等也有对抗作用。冬虫夏草补肾益肺，止血化痰，有明显减轻肾脏病理改变的作用，能提高机体细胞免疫功能，改善肾衰患者的肾功能状态，有抗炎、抗惊厥，抗菌、抗病毒作用。白术、补肾脂健脾固肾，两药一味属土，一味属火，土非火不生，火非土不旺；脾健必得温肾之助两者相辅相成；对消除水肿，蛋白尿有奇效。丹参、川芎活血化瘀，成为控制肾炎持续性发展和延续肾功能持续减退的重要因素；现代药理证实：两者均有调节机体免疫功能、改善肾脏血液循环、促进肾脏病理损害的修复和纤维蛋白吸收的作用，并有抗变态反应性炎症、抗肾性高血压等作用。半枝连、蒲公英均有清热解毒、利水消肿之功效；现代药理证实：两者不仅有杀灭金黄色葡萄球菌、耐药菌株、溶血性链球菌、结核杆菌等灭菌作用，并能激发机体免疫功能，提高外周血淋巴细胞的转化率，并有参与肾外因素的利尿作用。全方配伍立意缜密，相得益彰；共奏补肾健脾、活血化瘀、清热利湿之功，实为针对"肾虚血瘀·湿热论"病机，治疗慢性肾炎之良效佳方。

（二）"肾复康"胶囊经药理学研究证实

（1）能降低 C-BSA 所致家兔慢性肾小球肾炎及 Heymann 肾炎大鼠的 24h 尿蛋白定量；能明显抑制上述两种实验性肾炎动物的肾小球直径和肾小球细胞数的增加，并随剂量增加，作用增强；说明"肾复康"胶囊对上述两种实验性肾炎有明显治疗作用。

（2）"肾复康"胶囊有明显利尿作用。

（3）"肾复康"胶囊能明显抑制高分子右旋糖酐所致大鼠全血黏度及血浆比黏度的升高。表明"肾复康"胶囊有明显的活血化瘀作用。

（4）"肾复康"胶囊能明显抑制免疫功能低下小鼠脾指数和胸腺指数的降低。表明"肾复康"胶囊具有明显的免疫增强作用（详细资料见相应参考文献）。

（三）典型病例分析

例一患者是一例典型的慢性肾炎患者，经失治、误治后发展成慢性肾衰竭、尿毒症的患者，虽病情十分严重（澳门某医院已建议其血液透析）。但经我们辨证属脾肾两虚、瘀血内阻、湿浊内停，治以补肾健脾、活血化瘀、清热利湿之"肾复康"胶囊取得满意效果。从这一点可以看出中医在治疗一些西医棘手的疾病，只要辨证施治恰当，获得疗效是肯定的。这是因为中医近年的某些研究已逐渐接近或吻合西医在某些疾病方面的前沿理论和微观认识。如导致该病发生的"本证"中脾肾两虚与西医认识的肾单位大量损害，"标证"中湿浊内蓄、瘀血内阻与西医认识的氮质潴留、肾血流动力学改变及肾实质缺血性损害均十分接近或吻合。

例二患儿是一隐匿性肾炎患者，而隐匿性肾炎大多数病理学类型是 IgA 肾病，其次是系膜增生性肾炎。作为本例的膜性肾炎患者临床上较少见；这类患者除可有持续性蛋白尿，兼发作性血尿外；常在诱因过后即呈隐匿状态特点；且应用激素和细胞毒类药物疗效不佳，预后较差；易发展为肾功能不全。本例患儿虽无明显不适症状，但我们抓住了面色、舌脉及病史等"四诊"的特殊表现，结合尿液检查等客观指针，针对该病本虚标实（即脾虚不统、肾虚不摄、久病血瘀、湿热迫血）的病机特点，通过补肾健脾（提高或调节机体免疫功能，改善机体抗病能力），活血化瘀（改善红细胞形态，促进肾组织局部血液循环），清热利湿（直接刹灭病原体，清除毒素）作用，起到了立竿见影、意想不到的效果。

（四）有关慢性肾炎治疗中常见的几个问题

1. 关于蛋白尿的问题 祖国医学认为：蛋白质属人体的精微物质。蛋白尿的产生是脏腑功能失调即肺、脾、肾三脏虚弱，特别是应责之于肾。《素问·六节脏象论》说："肾者，主蛰，封藏之本，精之处也。"肾气不足，精关不固，封藏失职，至精微下注，随尿排出。而脾主升清，使精微上输；若脾虚下陷，亦致精微下注。因此脾肾气虚是蛋白尿形成病机中的重要因素。这与西医对蛋白尿形成原因的认识，即肾小球滤过膜对蛋白质的通透性增加十分相似。此外，瘀血与湿热同样是蛋白尿形成的重要原因。蛋白尿长期反复地存在于肾炎患者的病程中，湿郁日久，易从热化，形成湿热；脏器虚损，易反复感染，即生湿热；久用中医温肾壮阳及西医激素之品，皆属助阳生热、助湿化热之弊。因此，湿热贯穿蛋白尿形成演变的全过程，"久病入络"、"湿热阻络"皆形成瘀血，使精微不循正道进而外泄下行，形成蛋白尿。从以上看来，蛋白尿的形成原理就是"肾虚血瘀·湿热论"的全部内容体现，可以说"肾虚血瘀·湿热论"是指导慢性肾炎临床的理论法宝。所以，临床上治疗蛋白尿不能一味地独用固肾涩精方药，就应补肾健脾与活血化瘀、清热利湿同用。这可能就是"湿瘀不祛，肾则不能气化生精；反之，邪去则能正安"的道理。

2. 关于水肿问题 水肿作为肾脏疾病的重要体征，中医文献早已记述，并有详尽的分类和治法。早在《素问》就已经有了著名的"平治于权衡、去宛陈莝……开鬼门，洁净府"。即利水三法——汗法、利法和下法。时至今日，利水之法已经发展到了"十四法"之多。但这里我们要指出的是慢性肾小球肾炎除急性发作型外，其水肿的分布与急性肾小球肾炎不同，大多数为全身性，腰以下尤甚，面色㿠白，腰酸肢冷，腹胀便溏，舌体胖大有齿痕，舌淡、脉沉细；如果是肾病型水肿，这种情况则更为突出，为全身高度水肿，甚至伴有腹水或胸腔积液。此类水肿通常属脾肾阳虚所致，治宜温阳益气、健脾利水；"肾复康"胶囊的立法原则即蕴含有此意。有关研究表明：该法对慢性肾炎的早、中、晚期都有不同地作用。早期以减少肾小管回收，由此导致水与氯化物的大量排泄；继而提高肾小球滤过率及肾有效血流量的增加；被改善后的肾功能又在 CGN 后期退肿作用中起着关键的作用。

3. 关于肾性高血压问题 肾性高血压是由肾动脉阻塞和肾实质疾病所引起的高血压。尽管它只占全部高血压患者中的一小部分，但它是慢性肾小球肾炎最常见的症状之一，肾性高血压的发病病机、中医辨证与原发性高血压病有显著不同。张大宁教授认为肾性高血压常见于脾肾阳虚水肿之后或起初无水肿，迁延日久脾肾阳虚、水湿化热、湿热瘀阻。所以，该病的病机演变过程应是由脾肾阳虚、湿热瘀阻→阳损及阴或肝肾阴虚、湿热瘀阻→阴阳两虚、湿浊瘀阻。肾虚是根本，湿热与瘀血存在于整个发病发展过程中。这也与张大宁教授的"肾虚血瘀·湿热论"相吻合；从临床实际情况来看，"肾复康"胶囊对肾性高血压确有治疗作用。其作用原理可能与补肾健脾（改善肾功能、保护肾单位，从而减少对肾小球旁器的刺激，避免肾素过度分泌）、活血化瘀（改善微循环、减轻肾动脉硬化及缺血）、清热利湿（降低水钠潴留）有关。

综上所述："肾虚血瘀·湿热论"是港、澳地区慢性肾炎发病率较高的重要因素，它亦是慢性肾炎发病的主要病理机转；对指导临床辨证施治慢性肾炎有重大指导意义。"肾复康"胶囊治疗慢性肾炎 278 例疗效观察结果亦证实了这一点。

第二十五节　补肾活血法为主治疗糖尿病性肾病 63 例

糖尿病性肾病是糖尿病的慢性微血管并发症之一，是目前世界上发病率较高的慢性疾病，也是糖尿病患者死亡的重要原因。随着糖尿病治疗水平的提高及糖尿病患者寿命的延长，糖尿病性肾病的发病率有增高的趋势，因此国内外十分重视对该病的研究，但尚未得出有效的治疗方案。我们根据张大宁老师提出的补肾活血法原理治疗糖尿病性肾病，取得了一定的疗效，现报告如下。

（一）临床资料

1. 病例选择 本文 127 例均按 WHO 诊断标准确诊为糖尿病并达到糖尿病性肾病分期标准的

患者。所选病例来源于住院患者、门诊患者及常规体检者，并符合以下条件：①神志清楚，能配合治疗。②非糖尿病以外因素造成肾脏受损者。③不伴有传染病、精神病及中毒性疾病。④非未满规定观察期而中断治疗，无法判断疗效或资料不全者。

2. 一般资料　将所选的 127 例符合标准的糖尿病性肾病患者按随机配对 1：1 的原则分为观察组和对照组。观察组 63 例，其中男 36 例，女 27 例；年龄 32～83 岁，以 50～70 岁居多，占 66.67%。病程 3～34 年，以 8～20 年者居多，占71.43%。根据丹麦医学家 Mogensen 的分期标准，属于糖尿病性肾病Ⅰ期者 14 例，Ⅱ期者 8 例，Ⅲ期 17 例，Ⅳ期者 15 例，Ⅴ期者 9 例。原发病为 1 型糖尿病者 11 例，2 型糖尿病 52 例。首诊时血糖增高者 10 例，血压增高者 21 例。对照组 64 例，其中男性 36 例，女性 28 例；年龄 34～79 岁，以 50～70 岁居多，占65.63%。病程 4～32 年，以 10～20 年者居多，占75%。属于糖尿病性肾病Ⅰ期者 12 例，Ⅱ期者 7 例，Ⅲ期者 20 例，Ⅳ期者 17 例，Ⅴ期者 8 例。原发病为 1 型糖尿病者 9 例，为 2 型糖尿病患者 55 例。首诊时血糖增高者 12 例，血压增高者 23 例。两组患者的年龄分布、性别比例相似，具有可比性。

3. 中医辨证分型

（1）脾肺气虚：气短自汗，倦怠乏力，食纳欠佳，胃脘不适，咽干舌燥，苔薄，舌淡红，脉虚细。

（2）心脾两虚：失眠多梦，心悸健忘，头晕目眩，倦怠乏力，食纳不佳，舌淡，脉濡细。

（3）脾肾气虚：纳呆乏力，胃脘胀满，腰膝酸软，耳鸣耳聋，面色萎黄，小便清长，大便淡薄，舌淡，苔白，脉虚细。

（4）脾阳不振，水湿逗留：面色萎黄，倦怠乏力，面目肢体浮肿，腰以下为甚，脘腹胀满，纳呆便溏，形寒怕冷，小便短少，舌体胖大，舌淡或暗淡，苔白腻，脉濡细。

（5）脾肾阳虚，水湿泛滥，湿浊上逆：面色㿠白，灰滞无华，形寒怕冷，四肢欠温，周身浮肿，以下肢为甚，腰膝酸软，恶心呕吐，周身瘙痒，伴胸闷憋气，心悸气短，腹胀尿少，舌淡红或暗淡，苔白，脉沉迟无力。

4. 观察指标及方法　临床疗效性观察指标：主要观察临床症状、体征及实验室指标的变化情况。疗效标准如下所述。

（1）糖尿病性肾病Ⅰ期

1）显效：症状基本缓解或消失，肾脏大小恢复或接近正常。GFR 恢复正常。

2）有效：症状改善，肾脏大小及 GFR 减少和（或）降低，但未达到显效标准。

3）无效：症状无改善，肾脏大小和 GFR 无改变。

（2）糖尿病性肾病Ⅱ期

1）显效：症状基本缓解或消失，血压正常，病理改变消失，或接近正常。GFR 和 UAE 恢复正常。

2）有效：症状改善，血压降低，GFR 和尿白蛋白排泄率（UAE）减少。

3）无效：症状无改善或有发展，病理、实验室检查无改变。

（3）糖尿病性肾病Ⅲ期

1）显效：症状基本缓解或消失，血压正常，病理改变消失，或接近正常（GFR 和 UAE 恢复正常）。

2）有效：症状改善，血压降低，GFR 和 UAE 减少。

3）无效：症状无改善，病理、实验室检查无改变。

（4）糖尿病性肾病Ⅳ期

1）显效：症状基本缓解或消失，血压正常，病理改变消失或接近正常。尿蛋白阴性。

2）有效：症状改善，血压降低，尿蛋白减少。

3）无效：症状无改善或有发展，病理、实验室检查无改变。

（5）糖尿病性肾病Ⅴ期

1）显效：症状基本缓解或消失，血压正常，病理改变消失，或接近正常。BUN降至正常或减少15%以上，Cr降至正常或减少1.5%以上。

2）有效：症状改善，血压降低，BUN和Cr下降，但未达到上述标准或无变化。

3）无效：症状无改善或有发展，BUN和Cr无变化或上升。

5. 统计学处理 根据数据的性质与分布情况，分别采用卡方检验和 t 检验。

（二）治疗方法

1. 治疗方案 治疗4周为1个疗程，2个疗程后统计疗效。观察组患者停用肾损害的相关药物，保留降糖、降压等对症治疗。对照组保留原有一切治疗。

2. 常规治疗 包括饮食，限钠，控制血糖、血压等方面。

（1）饮食：该病Ⅰ期、Ⅱ期、Ⅲ期予糖尿病饮食，Ⅳ期予优质蛋白糖尿病饮食，Ⅴ期予优质低蛋白高热量饮食。

（2）限钠：伴有高血压、水肿的患者，饮食中氯化钠低于5g/d。

（3）控制血糖：对于首诊时血糖控制不佳者，Ⅰ~Ⅳ期采用口服降糖药，Ⅴ期采用小剂量胰岛素配合中药控制血糖，其余患者维持原有降糖治疗。

（4）控制血压：血压>160/95mmHg时选用钙离子拮抗剂或（和）ACEI类制剂。

3. 中医辨证论治

（1）脾肺气虚：补益脾肺、益气养阴，兼活血化瘀。

（2）心脾两虚：补益心脾，兼活血化瘀。

（3）脾肾气虚：补益脾肾，兼活血化瘀。

（4）脾阳不振，水湿逗留：补肾健脾、利水祛湿，活血化瘀。

（5）脾肾阳虚，水湿泛滥，湿浊上逆：补肾扶正、活血化瘀、利水消肿，降逆排浊。

4. 汤剂组成 根据张大宁提出的补肾活血法为治疗大法，予患者补肾、活血、补气、行气等治疗。方剂主要包括生黄芪60g、冬虫夏草3g、芡实30g、杜仲30g、白术30g、丹参30g、川芎60g、三棱30g、大黄炭30g、生大黄30g等，再根据患者的个人病例特点加减。

（三）治疗结果

表7-25-1中表明观察组显效率、有效率和总有效率均优于对照组，且有显著性差异。提示补肾活血法治疗糖尿肾病有良好的治疗作用。

表7-25-1 两组患者治疗效果

组别	例数（例）	显效 [例（%）]	有效 [例（%）]	无效 [例（%）]	总疗效 [例（%）]
观察组	63	35（55.6）	15（23.8）	13（20.6）	50（79.4）
对照组	64	14（21.9）	11（17.2）	39（60.9）	25（39.1）

表7-25-2中表明观察组各期显效率、有效率和总有效率均优于对照组，Ⅰ、Ⅱ、Ⅲ期疗效的综合比较尤为突出，提示补肾活血法对DN有良好的治疗作用。

表 7-25-2　两组患者各期疗效比较

		例数（例）	显效 [例（%）]	有效 [例（%）]	无效 [例（%）]	总疗效 [例（%）]	χ^2
Ⅰ期	观察组	14	10（71.4）	3（21.4）	1（7.1）	13（92.9）	6.20*
	对照组	12	4（33.3）	2（16.7）	6（50.0）	6（50.0）	
Ⅱ期	观察组	8	5（62.5）	2（25.0）	1（12.5）	7（87.5）	5.40*
	对照组	7	1（14.3）	1（14.3）	5（74.4）	2（28.6）	
Ⅲ期	观察组	17	12（70.6）	3（17.6）	2（11.8）	15（88.2）	11.85*
	对照组	20	4（20.0）	3（15.0）	13（65.0）	7（35.0）	
Ⅳ期	观察组	15	6（40.0）	3（20.0）	6（40.0）	9（60.0）	1.27*
	对照组	17	4（23.5）	3（17.6）	10（58.8）	7（41.2）	
Ⅴ期	观察组	9	2（22.2）	4（44.4）	3（33.3）	6（66.7）	2.71*
	对照组	8	1（12.5）	2（25.0）	5（62.5）	3（37.5）	

*$P<0.05$

表 7-25-3 中表明两组患者治疗前后的血糖、血压无明显改变，提示补肾活血法对 DN 患者的血糖、血压无明显的治疗作用。

表 7-25-3　两组患者血糖、血压治疗前后的变化 （$\bar{x}\pm s$）

	例数	血糖（mmol/L）			血压（mmHg）	
		治疗前	治疗后	t	治疗前	治疗后
观察组	63	11.085 ±3.365	10.952± 3.637	1.26	150±15/80 ±20	145±20/75 ±15
对照组	64	11.133 ±3.254	11.036± 3.413		155±20/75 ±20	145±15/70 ±15

（四）讨论

糖尿病性肾病是糖尿病常见的严重并发症之一，有资料表明糖尿病患者取肾活检 90% 有肾脏病变，尸检资料表明其发病率为 10%～75%。糖尿病患者病程 15～20 年者 100% 可见此病。糖尿病性肾病已成为糖尿病患者常见并发症及主要死亡原因。现代医学虽对其做了深入研究，但尚未找到有效的治疗方案，且无法阻止病理恶化，致使残存肾单位得不到有效保护，肾功能损害至尿毒症阶段，预后较差。祖国医学认为，该病在糖尿病阶段有多饮、多尿、多食、消瘦等表现，可属"消渴"范畴，待糖尿病性肾病出现水肿、小便混浊如膏脂等症时，又当辨为"水肿"。而一旦脏腑亏损，气血阴阳不足，呕吐不止，格拒于外，小便不通，尿道关闭时，已属"虚劳、关格"。

该研究观察发现，补肾活血法对于糖尿病性肾病有一定疗效，不仅可有效地保护肾功能，而且能使受损的肾功能得到部分恢复，其中Ⅰ～Ⅲ期部分病例得到逆转。研究证实以补肾活血法为主，结合患者临床症状，辨证加减，可能对于糖尿病性肾病的治疗开辟一新的途径。

第二十六节 补肾活血法治疗椎动脉型颈椎病临床观察

椎动脉型颈椎病是颈椎病分型之一,是临床常见病、多发病,多发生于中老年人。笔者近年来,运用"张氏补肾活血法"治疗椎动脉型颈椎病30例,取得满意疗效,现报道如下。

一、临床资料

病例选择:按国家中医药管理局颁布《中医病症诊断疗效标准》,将符合肝肾不足型之椎动脉型颈椎病的60例患者。随机(信封法)按1:1配对原则分为观察组和对照组。

一般资料:将收集的60例患者,分为观察组和对照组,各30例。各组患者的基本情况见表7-26-1。

表7-26-1 两组患者基本情况比较

组别	n	男(例)	女(例)	年龄(岁)	病程(月)
治疗组	30	13	17	44.2±10.56	7.15±5.92
对照组	30	14	16	43.7±11.28	6.97±5.88

两组患者基本情况经统计学处理,$P>0.05$,具有可比性。

病例排除标准:需排除耳源性眩晕,颅内占位性病变等血管疾患,高血压等内科疾患引起的眩晕。

二、治疗方法

观察组:治宜补肾活血,益气通络。基本方:枸杞子20g、菟丝子20g、杜仲20g、熟地30g、山萸肉30g、淫羊藿20g、川芎20g、赤芍15g、丹参30g、三棱10g、莪术10g、牛膝15g、葛根30g、柴胡15g、黄芪30g。随症加减:偏肾阴虚者,加女贞子、旱莲草;偏肾阳虚者,加补骨脂、续断;偏血瘀者,加桃仁、红花;偏气虚者,加黄芪倍量、党参。水煎服,每日一剂,取汁400ml,分2次服用,15天为一个疗程。

对照组:静脉注射:血塞通注射液400mg(昆明制药集团股份有限公司,ZZ-5559-滇卫药准字1999第000343号),以5%葡萄糖250ml稀释后缓慢静脉滴注每天1次,15天为一个疗程。

两组患者治疗期间停用一切药物及其他疗法,一个疗程后做疗效评定。一般治疗最短一个疗程,最长3个疗程。

三、疗效观察

疗效标准:按照国家中医药管理局颁布实施的《中医病症诊断疗效标准,颈椎病的疗效评定》进行评定。

观察组、对照组临床疗效比较:见表7-26-2。

表 7-26-2　两组疗效对比

组别	n（例）	治愈［例（%）］	好转［例（%）］	未愈［例（%）］	总有效率［例（%）］
观察组	30	21（70.0%）	9（30.0%）	0	30（100%）*
对照组	30	15（50.0%）	8（26.7%）	7（23.3%）	23（76.7%）

* 与对照组比较 $P<0.05$

两组患者治疗后其疗效经 Ridit 分析，有显著性差异，$P<0.05$，观察组疗效优于对照组，说明补肾活血法治疗椎动脉型颈椎病行之有效。

四、讨　论

椎动脉型颈椎病属中医学"眩晕"范畴。《灵枢·海论》："脑为髓之海，其输上在于其盖，下在风府。……髓海有余，则轻劲多力，自过其度；髓海不足，则脑转耳鸣，胫酸眩冒，目无所见，懈怠安卧。"《景岳全书·眩运》："无虚不能作眩，当以治虚为主，而酌兼其标。"祖国医学认为"肾主骨生髓"，肾精是构成人体的基本物质，也是人体生长发育及各种功能活动的物质基础。肾阳不足，鼓动无力，血行停滞，导致血脉流通不畅，脉络失养，虚瘀共存。肾虚血瘀，气血运行不畅，气血精微不能上输头部，脑髓失于濡养而致眩晕。肾虚不能生髓充骨，是骨质退行性变化的内在因素。现代医学认为椎动脉型颈椎病是由于颈椎急剧扭曲、慢性疲劳性损伤或外伤，引起椎间隙狭窄、横突间距离减小、钩椎关节增生、韧带松弛、椎间关节失稳或颈椎间盘退变等，引起血管迂曲、痉挛，椎动脉管腔狭窄、椎动脉壁的压力增加，血流阻力增加，造成椎-基底动脉供血不足，导致脑内微循环障碍所致。补肾活血法是将补肾法与活血法有机结合起来，通过补肾促进活血，应用活血加强补肾，两者相互协同，达到改善肾虚血瘀的病理变化，使机体阴阳平衡、邪祛正存的一种治疗法则。笔者根据此法治疗该病，乃本、标同治。基本方中熟地、山茱萸滋阴补肾，枸杞子、菟丝子、杜仲补益肝肾，淫羊藿补肾壮阳，三者生精补髓；牛膝强肾益精，引药入肾；川芎、赤芍、丹参、三棱、莪术活血化瘀，祛瘀通络；葛根通阳解肌；柴胡调畅气机；黄芪补气升阳。诸药相伍，共奏补肾活血、益气通络之功。现代药理研究证明，葛根、赤芍、川芎、丹参、三棱、莪术、牛膝、菟丝子、淫羊藿等均能扩张血管，减少血管阻力，增加动脉、脑血流量，改善脑微循环，抑制血小板聚集和抗缺氧等作用，熟地黄、枸杞子、黄芪、柴胡均具有提高机体免疫、促进机体代谢、强心及扩张血管的作用。因此，补肾活血法治疗椎动脉型颈椎病是一个行之有效的方法。

第二十七节　补肾活血法与养生益寿

养生益寿是中医学的一个重要组成部分，服用药物是养生益寿的方法之一，通过服用药物，调理气血阴阳，补益脏腑，达到养生保健、延年益寿的目的。

中医的养生益寿多强调以肾气为本，《素问·上古天真论》叙述了男女自幼至老的生理变化规律，指出肾气对人体生长发育的重要作用和对整个生命机能盛衰的决定性影响，阐明了中医养生学说的生理基础，强调了保养肾脏精气的重要性，并指出养生可以推迟衰老，延长寿命。《素问·上古天真论》的一段论述——"肾者主水，受五脏六腑之精而藏之，故五脏盛乃能泻。今五脏皆衰，筋骨懈堕，天癸尽矣，故发鬓白，身体重，行步不正，而无子耳"——指出衰老是肾气虚衰的表现，由此也可见，一般的衰老过程也是肾气由盛渐衰的自然过程，如果肾气充盛，即使年高也可以不出现衰老的表现，反之，肾气虚衰，壮年也可出现衰老的表现。所以衰老从本质上看，不完全是年龄的反映，而是肾气盛衰的外在表现。中医学以此为依据，从补肾立法，形成了养生保健、延年益寿的一个重要特征。

历代养生益寿名方中补肾方占了很大比重。如《备急千金要方》中的服地黄方由地黄、巴戟天、厚朴、干漆、覆盆子、甘草组成，功能补肾益精，"使人老者还少，强力无病，延年"。《丹溪心法》中记载的延寿丹由天门冬、山药、巴戟天、熟地、生地、枸杞、茯苓、覆盆子、杜仲、菟丝子、牛膝、肉苁蓉、当归、人参、五味子等组成，"凡人于中年后常服，可以却疾延年"。《寿世保元》中的八仙长寿丸由生地、山茱萸、白茯神、丹皮、五味子、麦冬、山药、益智仁组成，也以滋阴补肾为主。《景岳全书》中的全鹿丸由鹿角胶、鹿茸、鹿肾、鲜鹿肉、鹿尾、熟地、黄芪、人参、当归、生地、枸杞子、肉苁蓉、巴戟天等组成，书中说"此药能补诸虚百损，五劳七伤，功效不能尽述，人制一料服之，可以延寿一纪"，虽然言过其实，但也说明了该药在养生方面的功效。清代的保健名方龟龄集用鹿茸、海马、杜仲、肉苁蓉、锁阳、补骨脂、熟地、生地等，以温肾助阳见长。

除养生方药之外，食疗药膳也是中药养生益寿的重要手段之一。常用的中药有人参、黄芪、黄精、女贞子、桑葚、冬虫夏草、黑芝麻、五味子、肉苁蓉、杜仲、益智仁、覆盆子、核桃仁、菟丝子、芡实、黑木耳、莲子、茯苓、生地、大枣、百合、补骨脂、枸杞子、桑螵蛸等，这些中药也以补肾者居多。

在传统的养生益寿方药中，活血药物受重视程度远远不及补肾药物。即使使用一些活血药也多用当归、鸡血藤、丹参、坤草等补血活血药，三七、红花、赤芍、没药、桃仁等多与其他补益药同用，单用或大剂量使用者较少见。中医理论认为血是人体正常生理机能活动的基础，《素问·五脏生成论》中说："肝受血而能视，足受血而能步，掌受血而能握，指受血而能摄。"衰老导致的生理功能减退多由于气血不足，如《灵枢·天年篇》："六十岁，心气始衰，苦忧悲，血气懈惰，故好卧。"所以一些养生益寿方药以补养气血为主，如九转黄精丹，由当归、地黄组成，以补养气血为功。

张大宁教授在老年病研究中调查发现，在健康老年人中存在着相当比例的瘀血证表现，于1974年提出了肾虚血瘀的新观点，随之提出了与之相应的补肾活血法。肾虚血瘀在衰老这一生理过程中发挥着重要的作用，衰老由肾虚而致血瘀，血瘀加重肾虚，两者互为因果，密不可分，单纯的补肾或活血并不能解决问题。补肾活血法并不是补肾法和活血法的叠加，而是建立在肾虚血瘀理论基础之上的补肾活血的统一，补肾与活血的统一正是符合中医治病求本的原则，补肾活血法通过补肾以活血，通过活血以补肾，在理论上达到了完美的结合，在临床实践中具有确切的疗效。肾虚血瘀理论为认识衰老本质提供了重要的指导，补肾活血法为抗衰老研究提供了一个新的中医治疗大法。

第二十八节　张大宁教授治疗肾衰常用药对举隅

张大宁教授从事中医临床四十余年，治学严谨，长于肾病、疑难病症，尤擅肾衰的治疗，并积累了丰富的临床经验。根据肾衰病因病机、发病特点，据理以立法，缘法以尽变，对运用补肾活血法用药法则自成体系。以补肾、活血、降浊为其治疗大法。分别采用：①补阳活血法；②补阴活血法；③补气活血法；④阴阳双补活血法等法则。张教授经临床多年精研经方，熟谙时方，处方遣药，见解独特，善用药对，巧妙精心配伍，气血药相配、阴阳并调、攻补兼施、籍以取得疗效的突破，现略作整理，以供同道参考。

1. 黄芪配伍冬虫夏草 补肾临证重用黄芪补气升阳，补气之中有升发、外达之性。黄芪性温而不燥，质润而不腻，善行而不窜，升补而不亢，补益中气。提高机体内在抗病能力，增强体质，帮助改善全身状况，以扶正固本为主，使肾气渐复，气血化源充足，正气渐盛以胜邪气。温运阳气以利水退肿。用于气虚不运，水湿内停之小便不利、水肿之证。张教授认为久病多虚、久病多瘀，重用黄芪调气以活血，"血无气载则必瘀凝"，强调瘀血之症与元气有密切关系。药理研究认为，黄芪有调节细胞免疫和体液免疫、降低尿蛋白，以及防止和逆转尿蛋白，抑制肾脏 NO 产生的作用，且有降血糖、改善肾功能的作用。其有扩张血管的作用，并可延迟蛋白尿及高胆固醇症的发生，具有明显促进肝脏合成白蛋白的作用。冬虫夏草性温味甘，补肺，益肾壮阳，秘精益气，专补命门。用于体虚畏寒。药理研究认为该品能调节免疫功能，促进造血功能，保肝、抗肝纤维化、抗氧化、抗衰老，保肾，可使庆大霉素造成急性肾损伤大鼠模型的尿素氮、血清肌酐、尿蛋白、肾衰指数显著下降。可改善肾功能，减轻肾水肿，保护庆大霉素对肾小管上皮细胞的损伤。防治急性肾衰竭。虫草煎剂对氨基糖苷类抗生素肾毒性急性肾衰竭模型的治疗显示，该品能明显加快急性肾衰竭模型肾功能和肾组织损伤的恢复，对其有良好的防治作用。二药配伍相得益彰，相互促进，补肾纳气，温运阳气以利水退肿。用于肾虚气滞，瘀血内阻，气虚不运，水湿内停之小便不利、水肿之证，久用颇佳，可获奇功。

2. 白术配伍芡实 白术苦温燥湿利水，为补气健脾之佳品。苦温燥湿，为脾脏所喜。脾司运化，得阳则运，能升则健。脾阳不振、运化失职、水湿不化致成水肿。脾健则化源充足，燥湿利水。药理研究认为白术具有明显持久的利尿作用，且可降低血糖，临证用于脾虚纳差、肾气不固、水运失职之小便不利、肾虚水肿等。芡实为滋养收涩之药，固肾益精，补脾祛湿，以收敛之功为长，适用于肾虚小便不禁、遗尿等证。临证多与白术配伍应用，健脾益气，固肾益精，利水消肿疗效倍增。

3. 丹参配伍川芎、赤芍 张教授采用补肾活血法重在活血祛瘀。丹参苦寒，养血活血、活血可改善血运，祛瘀活络，凉血消痈，寓补于消，以血热瘀滞用之为佳。现代药理研究认为该药可改善外周循环障碍，抗凝和抗纤溶，对肾功能有保护作用。川芎辛温升散，性善疏通，活血行气，活血祛瘀，为血中之气药，散寒止痛，以寒凝气滞血瘀用之为好，现代药理研究认为该药能降低外周血管阻力，降低血小板表面活性，抑制血小板聚集。赤芍性微寒，清热凉血，散瘀活血清血分实热，为凉血祛瘀之要药。肾衰竭多为肾病之重证，血瘀贯穿病程的始终，治疗重在活血化瘀。三药相伍活血化瘀、改善微循环、纠正局部组织的缺血缺氧，促进炎症的吸收，使得热清、瘀祛、毒解，清热凉血疗效甚佳。

4. 柴胡配伍三棱、莪术 柴胡为舒散升清之品，舒肝解郁，升阳举陷。药理研究认为柴胡可抗肾炎。柴胡皂苷 D 对动物膜性肾炎有抑制作用，可使肾小球毛细血管壁颗粒样沉积明显减少。三棱性平，既走血分又走气分，善破血行气、消积化瘀。莪术又能行气止痛，温通行滞，破血祛瘀，三棱与莪术均能破血祛瘀、行气消积。但莪术长于破气中之血，破气之力大于破血，破气以消积；三棱功擅破血中之气，破血之力大于破气。临证之时，治血必先行气，气行血自行。三药相伍多用于气滞血瘀之重证，升阳解郁、破血行气、消积化瘀可获良效。

5. 蒲黄炭配伍五灵脂 蒲黄炭性味甘平，无寒热之偏，主入血分，既能止血，又能化瘀，一般认为炒黑性涩，功专收敛、吸附、止血。故用于出血证无论有瘀无瘀，属寒属热皆可配伍应用，但以属实夹瘀者尤其适宜，又可滑腻下以利尿。药理研究认为该品有抗炎消肿作用，具糖皮质激素样作用，对免疫有抑制作用。五灵脂味甘性温而气浊，功擅活血化瘀止痛。用于瘀血内阻，血不循经之出血证。二药相伍，活血化瘀，抗炎消肿，利尿降浊功效增强。

6. 生大黄配伍大黄炭、生黄芪、海藻炭 降浊在肾衰治疗中亦有重要作用，补肾活血，升清降浊、推陈致新，降浊重用炭类。生大黄苦寒沉降力猛善走，可荡涤肠胃积滞，能清血分实热，泻热通便，有清热泻火、凉血解毒及活血祛瘀之效。大黄能使血中尿素氮、肌酐含量及门静脉血中的氨基酸含量明显降低，肝和肾中的尿素氮亦分别降低，尿中尿素氮排除量显著增加。现代研究认为，大黄致泻的作用部位主要在小肠，能使中远段结肠的张力增加，蠕动加快，并不妨碍小肠对营养物的吸收。大黄炭则止血效果显著。因其含有鞣质，可降低尿素氮，具有收敛作用。生黄芪补气升阳，利水消肿，生用偏于走表，固表止汗，利水退肿。用于气虚不运水湿内停之小便不利、水肿等证。海藻炭性寒能泻热引水，咸能润下，故能清热消痰，利水消肿。四药相互配伍，补运相辅，攻补兼施，升清降浊，补不留邪，攻不伤正；意在补其不足，攻其有余，寒温并调，相用不悖，相得益彰。

7. 黄精配伍当归 黄精甘平滋润。补脾益气，润肺滋肾，既可补气又可补阴。归肾经能填精生髓，强壮固本，为久服补益之佳品。当归性温，甘补辛散、苦泄温通，既能补血，又能活血，以养血为主，补中有行，行中有补，现代药理研究认为该药有改善微循环和扩血管作用及对免疫系统影响，减轻肾损害，促进肾小管病变的恢复，对肾脏有一定的保护作用。有利尿、抗炎作用。二药配伍，一气一血，气血双补，调气以补血，补血以行气，养血调经，行气活血，活血化瘀效果显著。

8. 仙茅配伍淫羊藿 仙茅，温肾壮阳，祛寒除湿，为温补肾阳主药。淫羊藿甘温，归肝肾经，补肾助阳，使阴得阳化，而阴中求阳。祛风除湿。现代药理研究该药能改善微循环，有利尿作用，有降低血糖、血脂作用。并对免疫功能有双相调节作用。二药均为补肾壮阳之品，相须为用温肾壮阳，祛寒除湿，临证用于肾阳虚疗效有佳。

9. 女贞子配伍墨旱莲、覆盆子 女贞子甘苦性凉，为清补之品特点是补而不腻，补中兼清，用于肝肾阴亏。墨旱莲甘酸性寒，甘主补，酸能敛，寒清热，入肝肾经，能补肾益阴兼止血。覆盆子益肾，涩精缩尿，为固涩兼补的收涩药，有益肾涩补之功，性温而不燥，补阴而益阳，虽固涩但无凝滞之弊。善治肾虚不固之证。对肾血虚者除女贞子配伍墨旱莲外，加用覆盆子益肾，补而不滞，阴阳双补，助补肾之力增强。

10. 败酱草配伍蒲公英、半枝莲 败酱草苦泄，微寒清热，既能清热解毒排脓，又可活血散结消痈，活血止痛，对葡萄球菌、链球菌有抑制作用。蒲公英苦以降泄，甘以解毒，寒能清热兼散滞气，为清热解毒、消痈散结之佳品，临证用于热淋涩痛。半枝莲苦寒，长于清热解毒，活血化瘀，利尿，用于湿热小便不利。三药相配活血化瘀、消痈、清热解毒、散结利尿，使热清、结散、肿消，降浊之力更猛。

11. 桑白皮配伍大腹皮、车前子、车前草 桑白皮以寒为用，以清为功，肃降肺气，通调水道，使小便自利而肿消。故有泄肺平喘、利水消肿之效。大腹皮性微温，宣发力强，既散无形之气滞，又泄有形之水湿，有行气导滞、利水消肿之功。行气利水，通腑降浊。车前子甘寒滑利，性专降泄，有通利水道、渗泄湿热之功，故对热结下焦之热淋、血淋、石淋、子淋等均可使用，而尤以湿热蕴结下焦所致之小便淋漓涩痛为宜。车前草性味功用同车前子，且能清热解毒，四药相互配伍，功用互补互助，以达降泻浊热、渗泻湿热、清热解毒、行气导滞、利水消肿之功。

12. 砂仁配伍莱菔子、焦三仙 砂仁性温而不太燥，行气而不破气，调中而不伤中。能醒脾消食，开胃。现代药理研究认为能促进胃液分泌，排除消化道积气。莱菔子性平入脾、胃、肺经，行滞消食、降气祛痰。消食导滞，下气消积；健胃消食。焦三仙消食化积，健脾和胃。砂仁配伍莱菔子、焦三仙临证用于肾衰竭出现消化道症状，如纳呆、呕吐、痞满、食积不化等证。健脾和胃，消食化滞、可除中积，理气导滞功效增强。

张教授治疗肾衰竭常用药对，配伍精心，选择用药以遂其性，辨证与辨病相结合，灵活变通，经临床运用，可奏良效。注重从中医学的整体观念出发，或多法联用，药物配伍独具匠心、独辟蹊径，恰到好处，以达桴鼓之效。

第二十九节　补肾活血针刺法在糖尿病
肾病中的应用

张大宁教授行医四十载，学术建树颇多，尤其是在肾病的研究方面形成了自己的学术风格和治疗体系。我们在耳熏目染中，对张大宁教授的补肾活血法有了一定理解，并运用于针灸临床中，获益匪浅，现仅将在糖尿病肾病（DN）治疗中应用之体会介绍如下。

一、肾虚血瘀为糖尿病肾病之本

DN 源于糖尿病，而糖尿病的发生源于脾胃功能失常。即脾失健运是肥胖之人易患糖尿病的主要因素。脾为后天之本，气血生化之源，人赖之而生存。今脾胃受损，升降失常，气血津液生化乏源，则脾不散精上输于肺，肺无以输布；脾不能为胃行其津液，则燥热内盛；脾气不升而下陷，则水谷精微下流膀胱，出现口渴多饮，消瘦乏力，四肢倦怠，消谷善饥，尿多而甘等症状。久治不愈，则肾损害随之出现。脾气亏虚，则不能升清降浊，清浊不分，浊留清流；肾为先天之本，肾通过所藏之元阴元阳影响其他脏腑，从而间接作用于气血，故《难经》曰："肾者，原气之所系也。"肾气亏虚，则精气渐衰，气不化津，则清从浊化。气虚则津停血阻，阴虚则灼津熬血，势必产生"因虚至瘀"。正如《医林改错》曰："元气既虚，必不能达于血管，血管无气，必停留而为瘀。"说明肾虚导致血瘀的病理变化。由于肾虚血瘀，而致机体气机不利，代谢失调，痰浊湿毒等代谢产物不能及时排出体外，而发生一系列病理变化，导致肾病的发生和发展。所以说肾虚血瘀为 DN 产生之根本。

二、浊毒内蕴为糖尿病肾病之标

浊毒、痰湿既为糖肾之标，又为肾虚血瘀所致之病理产物。肾虚必导致血瘀及浊毒内蕴，血瘀及浊毒又加重肾虚。现代医学所阐述的 DN 的主要特征：高脂血症、蛋白尿、血肌酐、尿素氮升高等当属中医"痰湿"、"浊毒"、"血瘀"范畴。祖国医学虽无血脂这一概念，但对人体脂、膏早有详细的论述。认为"五谷之津液，和合而为膏者，内渗于骨空，补益脑髓，而下流于阴股"，"膏，脂膏也。津液和合而为膏，以填补于骨空之中，则为脑为髓，为精为血"。可见脂、膏是人体的基本组成部分，由水谷所化生，并随津液敷布周身。其正常生理有赖于肾之气化、脾之运化、肝之疏泄、肺之宣发的作用。我们认为高脂血症虽涉及多个脏腑，但病变主脏在肾，肾主津液，对津液的存储、分布、利用及津液、精、血之间的转化起主导作用。肾阳虚不能温养脾土，脾阳不足则水谷不化精微，生痰生湿，侵犯营血；肾阴虚则虚火灼津或因水不涵木，致肝失疏泄，木不疏土，则痰湿困遏脾运，变生脂浊，壅塞脉道，血滞成瘀，脂浊发生之根本在于肾虚。蛋白亦属"脂、膏"之列，而大量蛋白尿的形成，则源于脾肾两虚，清气不升，反而下陷，下流膀胱，使大量精微物质不断流失，肾失所养。肾虚血瘀，血行无力，则浊毒之邪蕴结于体内。正虚邪实，加重肾虚的进程。

三、补肾活血治其本，分利浊毒治其标

DN 一旦形成和发展，则临床症情复杂，治疗应分清虚实缓急，标本兼治，我们以补肾活血、分利浊毒为大法，临床选用中脘、足三里、血海、地机、天枢、支沟、太溪、白环俞、肾俞、膏肓俞、阴陵泉、中极等穴治疗该病，取得了一定的疗效。方中：太溪为肾经之原穴，肾经原气之所发，肾俞为肾脏精气输注之处，二穴相配可养先天、益肾气，治其本。血海为脾血归聚之海，有导血归海之效。能扶脾统血，活血祛瘀，乃治疗血症之要穴。地机为脾经之郄穴，为气血汇聚之处，乃活血养血之要穴。二穴相配可化血中之瘀滞而通络。足三里为胃经之合穴，胃气之大会，补之则能益脾胃，补脏腑之虚损，升阳举陷；泻之则能升清阳，降浊阴，引胃气下行，助胃气水谷之运化；阴陵泉为脾经之合穴，能健脾升阳，运中焦，化湿滞，而开通水道；中脘为胃经之幕穴，六腑之所会，胃经之精气所汇聚之处，有健脾胃、助运化、调升降之功。与足三里、阴陵泉相配以调理脾胃。脾胃为后天治本，气血生化之源。由于 DN 患者先天之肾气已衰，唯赖后天之脾土以调养，尚可力挽，调理脾胃一方面可健脾益气养血，扶其正元不足，补后天以养先天；另一方面则除湿降浊，泄其邪之有余，使邪有出路，不致为患。支沟属手少阳三焦经，为三焦经气所行之"经"穴，功善调理诸气。气为血之帅，气行则血行，血行则瘀自除。天枢为手阳明大肠经幕穴，泻之可荡涤肠胃之秽浊，与支沟相配可调气通腑降浊，使邪毒由大便而去。白环俞、膏肓为降浊之经验效穴，中极为足太阳膀胱经之幕穴，能助膀胱之气化，通利小便，洁净腑，引浊邪而出。

总之腧穴相互配合，以太溪、肾俞补益肾之阴阳，中脘、足三里、阴陵泉调理脾胃，补后天以养先天，血海、地机养血活血而化瘀，七穴为君补肾活血治其本；以天枢、支沟、白环俞、膏肓、中极等穴为臣使毒由大便而出，湿由小便而去，使浊毒分利、引邪外出治其标，此扶正而无闭门留寇之嫌，活血祛瘀而不伤血，分利浊毒而不伤正，从而达到扶正祛邪、标本兼治的目的。

在以补肾活血针法治疗 DN 的过程中，我们还体会到在补肾活血的同时应不忘调理脾胃，一方面先天之精需靠后天之精的不断充养，另一方面 DN 患者多脾胃虚弱，如配合调理脾胃、和中降浊，恢复其升清降浊功能，不仅能消除消化道症状，还能促进毒素排泄而不伤正气。

以上是我们随张大宁教授侍诊之所得，难免挂一漏万，不妥之处，望请斧正。

第三十节　补肾活血法结合西药治疗肾衰竭临床观察

慢性肾衰竭是慢性肾疾病所引起的肾组织损伤和肾小球滤过功能下降，以及由此产生的代谢紊乱和临床症状组成的综合征，是各种类型肾脏疾病终末期的共同阶段。补肾活血法是张大宁老师于 1978 年提出的中医病机理论和临床治疗大法。我们应用该法治疗 95 例慢性肾衰竭患者，取得了较为满意的疗效，现报告如下。

（一）临床资料

1. 病例选择　全部病例符合 1992 年原发性肾小球疾病分型与治疗及诊断标准专题座谈会纪要所修订的诊断标准。所选病例来源于住院及门诊患者并附合以下条件：神志清楚，能配合治疗；不伴有传染病、精神病及中毒性疾病；非未满规定观察期而中断治疗，无法判断疗效或资料不全者。

2. 一般资料　171 例原发性慢性肾炎患者随机分成两组，治疗组 95 例，其中男性 46 例，女性 49 例；年龄 27～81 岁，平均 50.7 岁；病程 1～14 年，平均 6.2 年；原发病：慢性肾炎 48 例，高血压肾病 13 例，糖尿病肾病 12 例，肾病综合征 15 例，慢性肾盂肾炎 4 例，狼疮性肾病 3 例。对照组 76 例，其中男性 37 例，女性 39 例；年龄 25～79 岁，平均 5218 岁；病程 1～13 年，平均 6.5 年；原发病：慢性肾炎 40 例，高血压肾病 10 例，糖尿病肾病 8 例，肾病综合征 13 例，慢性肾盂肾炎 3 例，狼疮性肾病 2 例；两组患者的性别比例、年龄分布、病程长短及原发病等方面均无明显差异（$P > 0.05$），具有可比性。

3. 西医分期

（1）肾功能不全代偿期：治疗组 16 例，对照组 13 例。GFR 50～80ml/min，血尿素氮、血肌酐正常。

（2）肾功能不全失代偿期：治疗组 35 例，对照组 29 例。GFR 50～20ml/min，血肌酐 186～442μmol/L，尿素氮超过 711mmol/L。

（3）肾衰竭期：治疗组 29 例，对照组 22 例。GFR 20～10ml/min，血肌酐 451～707μmol/L，尿素氮 1719～2816mmol/L。

（4）肾衰竭终末期：治疗组 15 例，对照组 12 例。GFR 小于 10ml/min，血肌酐高于 707μmol/L，尿素氮 2816mmol/L 以上。

4. 中医分型　根据张大宁教授提出的"肾虚血瘀论"为理论依据，依据中医辨证论治原则，我们将慢性肾衰竭分为四型。

（1）虚型：主要是脾肾气虚和肝肾阴虚两种多见。治疗组有 95 例，对照组为 76 例。脾肾气虚：面色白倦怠乏力，气短，纳少，腹胀，腰酸痛，畏寒，肢冷，溲少，夜尿多，舌淡，脉沉细。肝肾阴虚：手足心热，目涩，耳鸣，咽干，头晕，溲黄，便干，阵发烘热，舌红少苔，脉细。

（2）瘀型：有瘀血证候的治疗组有 95 例，对照组为 76 例。原发病五年以上，面色晦暗，腰痛固定不移或刺痛，出血紫暗，舌质紫暗有瘀点，脉涩或结代，尿量小于每小时平均 20ml，甲皱微循环异形管袢大于 30%，微循环血流流速减慢。

（3）湿型：有水湿滞留证候的治疗组占 88 例，对照组为 70 例。有湿困、水湿两种表现。湿困：头重、口黏、大便黏腻、舌苔腻、脉濡。水湿：水肿、胸腔积液、腹水、胸闷气急、舌苔白润、脉濡缓。

（4）逆型：有浊阴上逆和肝阳上亢两种表现。治疗组为 85 例，对照组为 68 例。浊阴上逆：面色灰滞，恶心呕吐，口有氨味，头痛，嗜睡昏迷，皮肤瘙痒，舌苔腻。肝阳上亢：眩晕，耳鸣，烦躁，抽搐，脉弦。

5. 统计学处理　根据数据的性质与分步情况，分别采用 χ^2 检验及 t 检验。

（二）治疗方法

1. 治疗方案　治疗 4 周为 1 个疗程，2 个疗程后统计疗效。

2. 常规治疗

（1）高血压：限制每天食盐摄入量 2～3g，效果不佳或血压高于 160/95mmHg 者，加用钙通道阻滞剂。

（2）少尿、水肿：对于每天尿量少于 1L 者，适当饮水或喝淡茶以使尿量达到 115L/d 或以上；水肿严重者加用利尿剂。

（3）氮质血症：轻、中度氮质血症者不限制蛋白质摄入，若内生肌酐清除率在 30ml/min 以下者，每天蛋白摄入量 30～40g，以动物蛋白为主。可口服氧化淀粉。

（4）蛋白尿：常规激素治疗，晨起顿服，逐渐减量，若内生肌酐清除率在 30ml/min 以上者，雷公藤多苷口服，20mg，每天 3 次。

（5）其他：降脂、抗凝、降尿酸等对症治疗。

3. 补肾活血法治疗 根据张大宁教授提出的补肾活血法为治疗大法，方剂组成：黄芪、冬虫夏草、芡实、杜仲、白术、丹参、川芎、三棱、莪术、大黄、大黄炭等，再根据患者病例特点加减。水煎服，3 天 1 剂，每剂分 6 次，每天 2 次。

4. 观察指标及方法 主要观察临床症状、体征及实验室指标的变化情况。BUN 采用尿素酶法测定，Scr 采用苦味酸法测定，采用 Jaffep 反应测尿肌酐定量，Hb 采用氰化高铁血红蛋白（HiCN）法。

5. 疗效标准 目前临床上 CRF 疗效判断标准尚未统一，有人分析自身观察期与治疗期回归直线斜率（b）的变化，对治疗结果作出判断；也有人根据肾脏疾病严重程度判断标准，分期判定疗效。我们根据多年临床实践，结合目前临床大多数采用的标准，将疗效分为显效、好转、无效三类。

显效：临床症状明显改善或消失，Scr 降至正常或下降> 30%，Hb 升高。

好转：临床症状改善，Scr 下降 ≤30%，Hb 无明显变化。

无效：临床症状无改善或有发展，Scr 无变化或上升，Hb 下降。

（三）结果

1. 两组治疗后疗效比较 见表 7-30-1。

表 7-30-1 两组总疗效比较

组别	例数（例）	显效 [例（%）]	好转 [例（%）]	无效 [例（%）]	总疗效 [例（%）]
治疗组	95	56（58.9）**	32（33.7）*	7（7.4）**	88（92.6）**
对照组	76	17（22.4）	20（26.3）	39（51.3）	37（48.7）

注：对照组比较，*$P<0.05$，**$P<0.01$

从表 7-30-1 可能看出，治疗组显效率和总有效率分别为 58.9% 和 92.6%，均显著高于对照组的 22.4% 和 48.7%，差异有非常显著性意义（$P<0.01$）。

2. 两组患者治疗前后实验室检查指标的比较 见表 7-30-2。

表 7-30-2 两组患者治疗前后实验室检查指标比较（$\bar{x}\pm s$）

组别	例数（例）		Hb（g/L）	BUN（mmol/L）	Scr（μmol/L）	Ccr（ml/min）
治疗组	95	治疗前	87.6±19.3	27.5±3.8	378.0±19.9	34.0±8.0
		治疗后	90.3±25.2	15.1±2.9#	183.5±17.6△△	57.0±7.0△△
对照组	76	治疗前	88.1±18.5	26.7±3.5	369.0±18.6	36.0±5.0
		治疗后	86.3±20.4	20.3±1.7#	266.4±21.5	38.0±4.0

注：与同组治疗前比较，#$P<0.01$；与对照组治疗后比较，△△$P<0.01$

从表 7-30-2 可以看出，两组治疗后实验室检查均有明显改善，其中治疗组 BUN、Scr 治疗后均明显低于对照组，Ccr 明显高于对照组，差异有非常显著性意义（$P<0.01$）。Hb 两组间差异不明显。

（四）讨论

慢性肾衰竭是各种肾脏疾病终末期的共同表现，是一种严重危害人类生命的疾病，且发病率正逐年增高。防治 CRF 是世界医学界尚待解决的临证承启 29 难题，而西医目前没有一种有效治疗和完全控制的药物，只能运用对症治疗或替代疗法。张大宁教授在多年肾病临床实践的基础上，通过探索、总结终于发现了该病的四大病机"虚、瘀、湿、逆"，并根据中医补肾活血法的原理，临床上采用补肾、滋阴、活血、温阳、益气、行气等治法予以扶正、培本、祛邪的治疗原则，通过对机体局部的调整作用，扩张肾血管、提高肾血流量，促进纤维组织吸收。

我们通过多年临床总结，从扶正入手，大剂量使用黄芪、冬虫夏草等补肾益气之品。现代药理研究证实，黄芪对体液免疫、细胞免疫、网状内皮系统、外体系统均有增强其功能的作用，并有强心作用，能改善血液流变性，改善肾脏微循环，抑制病毒、细菌和消除变态反应原。冬虫夏草也具有多方面的免疫作用，其优点还在于不影响机体造血系统，又无淋巴细胞毒性，是一种极好的免疫调节药物，且对肾毒性损伤有保护作用，并有明显减轻肾脏病理改变和抗肾衰竭的作用。通过以上扶正治疗，不仅能保护残余的肾单位，还能修补已破坏的肾单位，达到恢复肾功能的作用。此外，应用川芎等活血化瘀药，通过该类活血药达到降低肾小球球内压，改善肾小球血流动力学的目的。现代药理学证实川芎对 CRF 有降低血浆脂质过氧化物和提高 SOD 的作用，从而减少氧自由基在体内的潴留，阻止对肾组织的损害。有人提出血瘀是肾衰竭病机中的"标"，但中医素有"久病多瘀"之论，慢性肾衰竭既然是由多种肾脏疾病迁延日久发展而来，就说明血瘀在慢性病 CRF 病机中的重要性。而血瘀既是病因，又是病理产物，它往往与肾虚相伴而生，互为因果，因此，我们认为瘀血应与肾虚一起作为慢性肾衰竭之"本"，始终贯穿于该病发生发展的全过程。所以，我们将活血与补肾一起列入扶正的范畴之中，即补肾活血法贯穿于 CRF 治疗的始终。

第三十一节　运用补肾活血法针刺治疗黄褐斑

黄褐斑是一种好发于面颊、额、颧部周围的黄褐色或咖啡色斑片状皮肤疾患，多见于已婚女性，俗称"蝴蝶斑"。此病多认为内分泌失调，而祖国医学多责之脾肾两虚、气滞血瘀所致，我们在临床上依据张大宁教授肾虚血瘀论，运用补肾活血法针刺治疗此病，疗效尚好，现报告如下。

一、临床资料

该组共 34 例均为已婚女性，年龄最小 26 岁，最大 46 岁，病程最长为 21 年，最短 21 个月；伴面瘫 20 例、伴腹泻 10 例、伴月经不调者 12 例，以上患者同时兼有多种症状，中医辨证可分为脾肾两虚、气滞血瘀。

二、治疗方法

主穴为双侧太溪或三阴交，及足三里，配合局部颧髎、阳白、四白、迎香等穴，肾虚证状明显者加刺肾俞，气滞血瘀明显者加刺太冲、外关、血海穴。针具选用 0.30mm×40mm 毫针，足三里、三阴交或太溪均直刺，手法宜选用补法。面部穴宜选用 0.30mm×25mm 的毫针，直刺以局部有酸胀感为度，行针 30min，气滞血瘀明显以局部放血为宜，每次 3～5 滴，15 次为一个疗程。

三、疗效标准

痊愈：经一个疗程治疗后，黄褐斑色素明显消失，面积消失 70% 以上。肤色基本恢复正常。

显效：经一个疗程治疗后，黄褐斑色素变浅，面积消失 50% 以上。

有效：经一个疗程治疗后，黄褐斑色素变浅，面积消失 30% 以上。

无效：经一个疗程治疗，黄褐斑色素无明显改善。

四、治疗结果

该组观察结果，痊愈 10 例，占 29.4%；显效 8 例，占 23.5%；有效 14 例，占 41.2%；无效 2 例，占 5.9%，显效率达 52.9%。

五、体　　会

黄褐斑的发病原因，现代医学没有明确解释，但一般认为与内分泌有关，尤其在生育后，内分泌改变造成面颊部色素沉着而影响面容，为大多数女士所恼。祖国医学认为脾肾两虚、气血瘀滞为此病的主要病机。无论何种原因导致脏腑气机失调，精血不能上荣于面，肌肤失于濡润导致此症，治疗中均以补肾活血调节全身气血运行为法则。取阳明经、肾经等，均可达到目的，如肾俞、脾俞、足三里、三阴交等。加之局部取穴，对改善面部的气血运行有一定的针对性，放血更是祛瘀生新之意。当然在临床诊疗工作中应严格审证求因。辨证施术，且不可千篇一律，盲目施治。

另在诊疗中应予患者交待好注意事项，如保持面部清洁，停用各种化妆品，保持心情舒畅，忌吃辛辣刺激性食物，最好食用清淡易消化的食品，注意休息不可过劳，树立信心，坚持治疗。总之，补肾活血治疗黄褐斑是一种行之有效方法，它不仅改变外在的皮肤，且能改善体内的脏腑机能及气血运行，以达祛病美容的功效。

第三十二节　补肾活血胶囊治疗慢性肾炎 278 例

我们在大量的临床基础上发现"肾虚血瘀·湿热证"是慢性肾炎的主要表现。根据张大宁教授提出的补肾活血法原理，采取标本同治的方法以补肾活血胶囊治疗慢性肾炎，取得了较好的效果，现报告如下。

（一）临床资料

该研究共观察 398 例，来源于 2000 年 1~6 月天津市中医药研究院及澳门中医医疗中心门诊及住院患者，均符合 1992 年安徽太平会议"原发性肾小球疾病分型与治疗及诊断标准专题座谈会纪要"的诊断标准。并符合以下条件。

（1）神志清楚，能配合治疗。

（2）除外系统性红斑狼疮、紫癜、糖尿病等原因造成的肾损害。

（3）不伴有传染病、精神病及中毒性疾病。

（4）除外未满规定观察期而中断治疗，无法判断疗效或资料不齐全者。398 例随机分为两组，其中观察组 278 例，西药对照组 120 例，两组进行对照观察。

观察组 278 例中男性 183 例，女性 95 例；14 岁以下 21 例，14～30 岁 72 例，31～50 岁 127 例，51～70 岁 44 例，70 岁以上 14 例；病程 1～15 年。临床分型属普通型 159 例，高血压型 87 例，急性发作型 32 例；278 例中大部分已出现不同程度的肾功能减退，其中尿素氮正常 33 例，7.1～9mmol/L 157 例，9～20mmol/L 68 例，20mmol/L 以上 20 例；血肌酐正常 58 例，107～177μmol/L 者 135 例，178～442μmol/L 者 66 例，443～707μmol/L 者 19 例。

西药对照组 120 例，男性 79 例，女性 41 例；年龄 14 岁以下 9 例，14～30 岁 31 例，31～50 岁 55 例，51～70 岁 18 例，70 岁以上 7 例；病程 1～15 年；临床分型属普通型 69 例，高血压型 35 例，急性发作型 16 例；大部分患者已出现不同程度的肾功能减退，其中尿素氮正常 16 例，7.1～9mmol/L 70 例，9～20mmol/L 28 例，20mmol/L 以上 6 例；血肌酐正常 27 例，107～177μmol/L59 例，178～442μmol/L 27 例，443～707μmol/L 7 例。

两组患者的性别、年龄、病程、分型及实验室检查等方面均具有可比性。

（二）治疗方法

观察组用补肾活血胶囊适当配合少量西药降压、利尿对症治疗，不用激素及免疫抑制剂。补肾活血胶囊组成：生黄芪、冬虫夏草、白术、补骨脂、丹参、川芎、三棱、半枝莲、蒲公英，浓缩制成胶囊。每粒 0.5g，每次 2～3 粒，每天 2～3 次，温水送服。除采用西医通用的低盐、高质低量蛋白饮食外，禁食海鲜、羊肉及及刺激性食物，当患者肾功能正常且伴大量蛋白尿时，则适当放宽蛋白摄入量，但不超过 1.0g/（kg·d）。

西药对照组除采用利尿、降压、抗凝等常规对症治疗外，适当根据病情运用激素。其中血肌酐超过 354μmol/L 者，除外结缔组织性疾病的肾损害，不宜使用激素及免疫抑制剂；持续性高血压、严重镜下血尿选择性蛋白尿的情况差者，不宜使用激素及免疫抑制剂。当血肌酐低于 265μmol/L 时，以 ACEI 和钙离子拮抗剂为主要降压药，若超过，单使用后者。疗程均为 6 个月～2 年，停药后随访 1 年统计疗效。

统计学方法：根据数据的性质与分布情况，计数资料采用 χ^2 检验；计量资料采用 t 检验；等级资料采用秩和检验。所有数据均采用 SPSS10.0 统计软件包进行统计学处理。

（三）结果

1. 疗效标准　参考《临床疾病诊断依据治愈好转标准》的方案。完全缓解：连续 3 次以上尿蛋白及红细胞定性检查阴性，24h 尿蛋白定量<0.3g，离心尿红细胞计数<3 个/HP，血压<140/90mmHg，水肿消失，肾功能恢复正常。显著缓解：连续 3 次以上尿蛋白及红细胞定性检查弱阳性，24h 尿蛋白定量 0.3～1g，离心尿红细胞计数 3～5 个/HP，血压（140/90mmHg，水肿明显好转，肾功能恢复正常或血肌酐下降超过 50。部分缓解：连续 3 次以上尿蛋白及红细胞定性检查减少，24h 尿蛋白定量较治疗前减少，离心尿红细胞计数减少，血压降低，水肿较前缓解，血肌酐及尿素氮下降或维持。无效：与治疗前相比蛋白尿、血尿、高血压、水肿及肾功能等无差别或恶化。

2. 结果　观察组 278 例，完全缓解 162 例（58.3%），显著缓解 80 例（28.8%），部分缓解 29 例（10.4%），无效 7 例（2.5%），总有效率 97.5；西药对照组 120 例，完全缓解 3 例（30.8%），显著缓解 46 例（38.3%），部分缓解 12 例（10%），无效 25 例（20.9%），总有效率 79.2。两组比较差异有显著性（$P<0.05$）。观察组患者经治疗后，24 小时尿蛋白、红细胞、肌酐及尿素氮等指标较治疗前有显著改善，与西药对照组比较差异有显著性（$P<0.01$）。

补肾活血胶囊治疗后，普通型、高血压型、急性发作型的总有效率分别为 97.5%、97.7%、

96.9%，3 型组间疗效差异无显著性。

（四）讨论

中医学认为，蛋白质属人体的精微物质。蛋白尿的产生是脏腑功能失调，即肺、脾、肾三脏虚弱，特别应责之于肾。肾气不固，精关不固，封藏失职，致精微下注，随尿排出。而脾主升清，使精微上输；若脾虚下陷，亦致精微下注。因此，脾肾气虚是蛋白尿形成病机中的重要因素。此外，瘀血与湿热同样是蛋白尿形成的重要原因。蛋白尿长期反复地存在于肾炎的病程中，湿郁日久，易从热化，形成湿热；脏器虚损，易反复感染，即生湿热；久用中医温肾壮阳之品，有助阳生热、助湿化热之弊。因此，湿热贯穿蛋白尿形成演变的全过程。"久病入络"、"湿热阻络"皆形成瘀血，使精微不循正道进而外泄下行，形成蛋白尿。从以上看来，蛋白尿的形成原理就是"肾虚血瘀·湿热论"的全部内容体现，可以说"肾虚血瘀·湿热论"是指导慢性肾炎临床的有效原则。所以，临床上治疗蛋白尿不能一味地独用固肾涩精方药，而应补肾健脾与活血化瘀、清热利湿同用。

水肿是肾脏疾病的重要体征，慢性肾小球肾炎除急性发作型外，其水肿的分布与急性肾小球肾炎不同，大多数为全身性，腰以下尤甚，面色㿠白，腰酸肢冷，腹胀便溏，舌体胖大齿痕、舌淡、脉沉细；如果是肾病型水肿，这种情况则更为突出，为全身高度水肿，甚至伴有腹水或胸腔积液。此类水肿通常属脾肾阳虚所致，治宜温阳益气，健脾利水。"补肾活血胶囊"的立法原则即蕴含此意。有关研究表明，该法对慢性肾炎的早、中、晚期都有不同的作用，早期可以减少肾小管回收，由此导致水与氯化物的大量排泄，继而提高肾小球滤过率及肾有效血流量的增加；改善后的肾功能又在慢性肾小球肾炎后期消肿中起着关键作用。

第三十三节　肾与老年痴呆

老年性痴呆主要包括阿尔茨海默型老年痴呆和血管性痴呆，是较常见的老年性难治疾病。近几年来，随着人类平均寿命的延长和人群的老龄化，老年性痴呆的发病率呈逐年上升趋势，占总人口的 4%～5%，已引起广泛的重视，老年性痴呆主要表现为记忆、语言、情感等障碍，思维和判断力减退，逐渐发展为性格改变、痴呆等。著名肾病专家张大宁教授认为肾与老年痴呆关系密切。

老年性痴呆其病位在脑，与中医脑、肾关系密切。脑之元神为统御五神之主，五脏精华之血，六腑清阳之气，皆上奉于脑，温养祖窍，而生精神、意识、思维、记忆、运动及喜怒忧思悲恐惊、视听嗅味语言等，脑髓内寓元神，为一身之主宰，五脏六腑听命于脑，神魂魄意志皆由脑之元神统领。脑髓为一身之主宰，营运谋划不休，所需血流量较多，约 800ml/分。管子曰"肾生脑"，肾是生髓之官，脑为髓之海，脊是精髓升降之路，髓之生成皆由肾精所化，肾中水精得命门之火激发，则直接入督脉注入脊髓，上行于脑，泌其津液，以润养脑髓。因此，肾气之强健、肾精之充盈，与脑髓发育之健旺有密切的关系。肾为先天之本，性命之根。最早记载肾的位置的当属《黄帝内经》，又有《难经四十二难》言明"肾有二枚，重一斤一两"，后世论述更为详细，《针灸大成》五脏六腑图中："肾有两枚，重一斤一两，状如石卵，色黄紫，当胃下两旁，入脊膂，附脊十四锥，前与脐平。"可见，古人很早就对肾的位置形态有了认识，其与现代解剖学上的外观、位置、重量等大体相似。在《内经》和《难经》中对肾的生理功能记载，主要为肾之藏精、主水、纳气、主骨生髓、其志为恐、在液为唾。肾精它受于父母，充实于后天，又影响下一代。肾为先天之本，《素问·阴阳应象大论》曰："夫精者，身之也。"《灵枢·经脉篇》："人始生先成精，精成而脑髓生，骨为干，脉为营，筋为刚，肉为强，皮肤坚而毛发长。"说明人之孕育，最先生成元精，由元精才逐渐生成脑髓、骨骼、血脉、皮肉毛发等形体组织。此精即为先天之精，饮食水谷所化之精，为后天之精。人到老年，先天后天之精皆已匮乏，正如朱沛文说："内肾为脑之源，脊髓为脑之本，小儿精少脑未满，老人精虚脑渐空，故记性皆少。"

肾精为脑髓之根本，近年来，肾虚本质的研究方面已受到高度重视，在肾与内分泌系统、肾与生殖系统、肾与免疫、肾与自由基、肾与能量代谢、肾与微量元素的研究方面都取得可喜进展。从肾的功能和作用来看，肾与内分泌系统的关系最为密切。只有作为人体内分泌系统重要组成部分的垂体–肾上腺皮质系统和垂体–性腺系统方能胜任。通过实验，进一步提示肾阳虚具有下丘脑–垂体–肾上腺皮质系统功能紊乱情况。广州军区总医院通过对53例患者的尿17–酮皮质类固醇方面的测定，认为肾阳虚主要由于垂体而后才影响到肾上腺皮质及性腺等，而垂体还受制于更高的中枢。有报道对青少年、壮年、老年人（健康者）的尿17–酮皮质类固醇含量进行测定，发现青年组>壮年组>老年组，说明垂体–肾上腺皮质系统和垂体–性腺系统的功能随年龄变化而变化，这与中医学认为人的生长发育衰老与肾气的盛衰有关的理论相吻合。《素问·上古天真论》"丈夫八岁，肾气实发长齿更；二八，肾气盛，天癸至，精气溢泻，阴阳和，故能有子；三八，肾气平均，筋骨劲强，故真牙生而长极；四八，筋骨隆盛，肌肉满壮；五八，肾气衰，发堕齿槁；六八，阳气衰竭于上，面焦，发鬓颁白；七八，肝气衰，筋不能动；八八，天癸竭，精少，肾脏衰，形体皆极，则齿发去"。人的体质强弱和寿命长短主要取决于肾中精气的盛衰。人脑的发育发展及衰老亦和肾密切相系。

张大宁等认为肾与脑有着极密切的关系，其对随机抽样的186例老年肾虚患者（包括肾阳虚、肾阴虚和肾阴阳俱虚及兼有血瘀患者）以补肾为主，辅以活血化瘀治疗。从其治疗前后的脑电图及脑血流图发现：随人体衰老而肾虚者脑血流图有不同的改变，其中肾阳虚者脑血流图多呈现转折波、三角波、正弦波，波幅也较低，口服硝酸甘油后多呈延迟反应，提示此型老人脑血管弹性明显减弱，供血较差，且对药物的反应低下；肾阴虚者，转折、三角、三峰波多明显波幅较同年龄组的肾阳虚为高，但有时呈血管紧张度不稳，服硝酸甘油后，反应较快，但不持久；肾阴阳俱虚者乃无规律性变化，有的偏于肾阳虚的波形，有的类似于肾阴虚的变化，有的介于两者之间。在服用补肾药后（具体药物不详），脑血流图发生了改变，肾阴虚的波幅变化快而明显。波幅是反映脑血流量的客观指标，提示阴虚服药后脑灌注量有较大幅度增多，但维持时间不长，说明此型血管紧张度不稳，而兼有血瘀者，波幅增多最大，维持时间也较长，说明补肾活血法对脑血流的改善有积极作用，对老年痴呆有一定的缓解作用。根据以上试验笔者考虑：①肾阳虚的患者较肾阴虚者为重；②肾阳虚患者易患老年痴呆；③早补肾阳，有利于预防老年痴呆；④温补肾阳应贯穿于治疗老年痴呆的各个环节。同时，对肾虚老人做脑电图观察，脑电图揭示肾虚老人脑的生物电活动减弱。肾阴虚、肾阳虚及肾阴阳俱虚三型的脑电图变化似无明显差异。绝大多数均呈现α节律变慢，调幅较差，有时左右两侧电压不太对称，低电压慢活动增加，电压普遍低平等。提示随着衰老及肾虚，各种神经结构的兴奋活动亦发生不同的变化，各中枢间的相互关系受到较明显的影响，脑力活动能力降低，随着患者的病情加重，易导致老年痴呆。

张大宁认为补肾活血法是通过调节神经、内分泌、免疫功能，改善微循环等作用，治疗各种慢性病、老年病及延缓衰老的一个大法。其是将补肾法与活血法有机结合起来，通过补肾促进活血，应用活血增加补肾。我们在长期的临床实践中认识到，肾虚和血瘀不是孤立存在的，而是相关并存的。肾虚必兼血瘀，血瘀加重肾虚，临床上往往肾虚为本，血瘀为标；肾虚为因，血瘀是果；反过来，瘀血又构成新的致病因素，从多方面加重肾虚的程度，形成恶性循环。这与老年痴呆的病机是一致的。1978年张大宁率先提出了"肾虚血瘀论"的概念，对临床极富指导意义。其观点如下所述。

（1）肾虚血瘀是气血功能失调的结果。

（2）肾虚血瘀是人体衰老的生理特性及病理机能。

（3）肾虚血瘀是"久病及肾"和"久病多瘀"的结果，即肾虚血瘀是各类慢性病的某一特定阶段的病理基础。

（4）肾虚血瘀是各类疾病共性的表现，即疾病的非特异性反应。

有实验研究表明：随着老年人或因疾病而使肾虚证状的逐渐加重，人体的神经、内分泌、免疫、合成代谢等均会发生一系列紊乱，如抗氧化物质的活性及含量降低，自由基代谢物含量显著升高。有报道证实肾虚患者血清过氧化脂质含量高于正常人，超氧化物歧化酶活力则显著降低，合并血瘀的则更低。还有研究表明，随年龄增加，毛细血管基膜逐渐增厚，外膜后纤维胶原化，孔径缩小，毛细血管代谢率下降，所有这些皆能影响元神之府——脑，脑神明失养，脑力活动能力降低，随着患者的病情加重，易导致老年痴呆。

由上述可见，通过肾、脑与老年痴呆的功能联系，肾阴阳虚衰，脑髓失养为其根本病机，临床上辩证地使用补肾活血法防治老年痴呆是较有效的方法，有关脑电图显示，应用补肾活血药后，随着肾气好转，脑电慢活动有所减少，α波电压增高调幅有变好的趋势，提示补肾活血法有改善脑生理功能的作用。关于肾阴、肾阳、瘀血与老年痴呆，值得在理论和临床上进一步探讨，以能更好地阻断老年痴呆的发展，并逆转，使老人有个幸福的晚年。

第三十四节 补肾活血法治疗临床期糖尿病肾病50例疗效观察

糖尿病肾病是糖尿病最多发的微血管并发症之一，也是导致 DM 患者残疾甚至死亡主要原因之一，一旦出现大量蛋白尿，便很难控制逆转，肾功能将进展性减退，直到发展至尿毒症，现代医学目前尚无有效措施，仍为当今临床的重点难点，故而延缓或阻止 DN 的发展就具有重大积极意义。

（一）资料与方法

1. 研究对象 该组观察患者均为天津市公安医院肾内科门诊及住院 DN 患者，共104例，按随机数字表法分为两组各52例。治疗组男28例，女24例；年龄45~70岁，平均（59.75±7.5）岁；病程5~20年，平均（10.1±5.3）年。对照组男26例，女26例；年龄46~70岁，平均（58.6±8.1）岁；病程5~19年，平均（9.8±6.1）年。两组资料在性别、年龄、病程上无统计学差异，具有可比性。见表7-34-1。

表7-34-1 两组一般资料比较 ($\bar{x}\pm s$)

组别	治疗组	对照组
例数（男/女）	52（28/24）	52（26/26）
年龄	59.75±7.5	58.6±8.1
病程	12.3±3.5	11.4±3.3

2. 诊断标准

（1）西医诊断标准：参照 WHO 修订的糖尿病诊断标准（1999年），符合2型糖尿病诊断标准，并按 Mogensen 分期标准，属Ⅳ期 DN（即临床期 DN）患者为观察对象：①有确切的糖尿病史；②24h 尿蛋白定量>0.5g（连续两次以上）并除外其他可能引起尿蛋白增加的原因：如泌尿系感染、运动、原发性高血压病、心力衰竭、酮症酸中毒等；③血肌酐≤265μmol/L（3mg/dl）者。

（2）中医辨证标准：参照中华中医药学会消渴病（糖尿病）分会 1993 年制定的消渴病辨证诊断参考标准，证属肾虚血瘀者，症见：神疲体倦，少气懒言，腰膝酸软，肢体困重，形寒肢冷。舌淡胖，有齿痕，舌质暗，有瘀斑，舌苔白腻，脉沉细。

凡符合以上西医诊断标准和中医辨证标准，18 岁≤年龄≤70 岁者均可入选。

3. 排除标准

（1）非 DM 所造成的肾病

（2）年龄<18 岁或年龄>70 岁。

（3）血肌酐>265μmol/L（3mg/dl）者。

（4）有传染病、中毒、感染及精神病及患有严重心、脑、肝等疾病者。

（5）近 1 个月有糖尿病酮症酸中毒等急性代谢紊乱及合并泌尿系感染者。

（6）不配合治疗不按规定用药，无法判断疗效，或资料不全等影响疗效者。

4. 观察指标

（1）安全性观察：①血压、心率、血、尿、便常规检查。②心电图、肝功能检查。③可能出现的不良反应（不良反应的表现、严重程度、消除方法）。

（2）疗效性观测临床症状、体征的变化。详细记录神疲体倦，少气懒言，腰膝酸软，肢体困重，形寒肢冷等主症变动情况及舌象、脉象，每周记录一次血糖：空腹血糖及餐后两小时血糖，采用德国罗氏公司罗康全活力型血糖仪。每 1 周检测 1 次。

糖化血红蛋白（GHb）：采用德国拜耳公司生产的糖尿病专用分析仪（GD8DCA2000+）及试剂盒，治疗前后各测一次。

24h 尿蛋白定量：治疗前后各测 1 次。用双缩脲比色法测定。

血肌酐：采用自动生化仪 HD-F2600，治疗前后各测 1 次。肌酐用苦味酸法测定。

男：内生肌酐清除率（ml/min）$= \dfrac{(140-年龄) \times 体重（kg）}{72 \times 血肌酐浓度（ng/dl）}$；

女：内生肌酐清除率（ml/min）$= \dfrac{(140-年龄) \times 体重（kg） \times 0.85}{72 \times 血肌酐浓度（ng/dl）}$。

5. 治疗方法　患者入选前以限制蛋白摄入、优质低蛋白饮食、控制血糖、降压等治疗，达到基本体征平稳，符合入选条件的病例进入试验。入选病例按照 1：1 随机分成治疗组和对照组。对照组在基础治疗的同时加依那普利 10mg；治疗组在对照组基础上加服补肾活血中药汤剂（药物组成：生黄芪 90g，荠菜花 30g，草决明 30g，生大黄 30g，覆盆子 30g，土茯苓 30g，车前子 30g，车前草 30g，丹参 30g，川芎 60g，赤芍 30g，北五味子 60g，杜仲 30g，生地 30g，三棱 30g，莪术 30g，半枝莲 30g，根据个人病情辨证加减），煎 1500ml，每次 250ml，三天 1 剂，早晚 2 次分服，疗程：8 周。基础治疗方案包括：①对患者进行相关基础知识宣教；②低盐低脂优质低蛋白饮食，③给予口服降糖药格列喹酮或胰岛素控制血糖，用量随具体病情而定，保证血糖达标同时注意避免低血糖发生，使血糖空腹血糖<7.1mmol/L，餐后两小时血糖<11.1mmol/L，糖化血红蛋白<7%。

6. 疗效判定标准　参照 2011 年由国家中医药管理局医政司发布的消渴病肾病（糖尿病肾脏疾病）诊疗方案（2011 版）相关内容制订。

（1）症状疗效判断标准：症候积分参照 2002 年版《中药新药临床研究指导原则》中的积分表进行判定，具体如下。

1）显效：症状明显好转或消失，临床主要症状积分减轻≥50%。

2）有效：临床主要症状积分减轻≥30%，但不足≥50%。

3）无效：临床主要症状积分减轻<30%，症状无改善或加重。

（2）疗效判断标准

1）显效：临床主要症状及体征减轻≥50%，尿微量白蛋白排泄率或尿蛋白定量减少≥50%，或正常。

2）有效：临床主要症状及体征减轻≥30%，但不足≥50%，尿微量白蛋白排泄率或尿蛋白定量减少≥30%，但不足≥50%。

3）无效：未达到上述有效标准者。

7. 统计学处理 将原始数据运用 SPSS 软件计算均值与方差，考虑到每个样本所含数据较多，用 Z 检验对样本均数±标准差（$\bar{x}\pm s$）的两组均数间差异性进行分析，取 0.05 作为检验水准，$P<0.05$ 认为有显著性差异，$P<0.01$ 认为有极显著性差异，$P>0.05$ 认为无差异表示。

（二）结果

1. 两组疗效比较 治疗组 52 例经治疗后显效 28 例，有效 14 例，无效 10 例，总有效率为 80.8%；对照组 52 例经治疗后显效 10 例，有效 12 例，无效 30 例，总有效率为 42.3%。以两组中各自显效、有效、无效的频数进行比较，经 χ^2 检验，$P<0.05$，治疗组疗效明显优于对照组。见表 7-34-2。

表 7-34-2 两组临床疗效比较

组别	例数（例）	显效（例）	有效（例）	无效（例）	总有效率（%）
治疗组	52	28	14	10	80.8
对照组	52	10	12	30	42.3
χ^2					18.68
P					<0.05

注：治疗组与对照组比较 $P<0.05$

2. 两组证候积分比较 由表 7-34-3 可见，两组治疗后证候积分均明显下降，表明两组均可改善 DN 临床症状，组间比较有显著差异（$P<0.05$），提示治疗组在改善早期 DN 患者临床症状方面优于对照组。

表 7-34-3 治疗前后证候积分比较（$\bar{x}\pm s$）

组别	例数	治疗前	治疗后
治疗组	52	27.14±5.82	11.03±3.69△
对照组	52	26.23±5.16	17.11±4.21
Z			9.32
P			<0.05

△：与对照组比较 $P<0.05$

3. 两组血糖、糖化血红蛋白比较 如表 7-34-4 所示两组空腹血糖（FBG）、餐后血糖（PBG）、糖化血红蛋白（GHb）治疗前后均无显著差异（$P>0.05$），组间比较无显著差异（$P>0.05$）。提示两组血糖、糖化血红蛋白在整个试验中均控制在规定范围内，也减少了高血糖对肾功能的影响。

表 7-34-4　两组治疗前后 FBG、PBG、GHb 比较（$\bar{x} \pm s$）

项目	治疗组 （n=52）		对照组 （n=52）	
	治疗前	治疗后	治疗前	治疗后
FBG（mmol/L）	7.85±1.39	7.43±1.04	7.74±1.25	7.31±1.17
PBG（mmol/L）	9.92±1.17	9.56±1.14	9.91±1.35	9.53±1.15
GHb（%）	6.41±1.37	6.35±1.01	6.28±1.02	6.18±1.03

注：$P>0.05$ 两组无显著性差异

4. 两组尿蛋白、肾功能比较　如表 7-34-5 所示，治疗组疗后尿蛋白、Scr 显著降低（$P<0.05$），Ccr 显著升高（$P<0.05$）；和对照组比较有显著差异（$P>0.05$）。两组比较，治疗组在减少尿蛋白，改善肾功能方面的作用明显优于对照组（$P<0.05$）。

表 7-34-5　治疗前后尿蛋白定量、肾功能检测结果比较（$\bar{x} \pm s$）

项目	治疗组（n=52）		对照组（n=52）	
	治疗前	治疗后	治疗前	治疗后
尿蛋白	1.55±0.34	0.59±0.29△	1.38±0.46	1.04±0.35
Z		5.92		
P		<0.05		
Scr（μmol/L）	105.85±11.32	85.31±9.16△	103.16±9.83	98.37±10.91
Z		8.90		
P		<0.05		
Ccr（ml/min）	57.23±8.07	72.42±12.41△	58.53±7.89	60.42±7.03
Z		8.18		
P		<0.05		

△治疗组与对照组比较：$P<0.05$

5. 不良反应　两组试验全程中未发现明显不良反应，两组在治疗前后都进行了肝功能和血常规检查，未见异常。血压心率均保持平稳。临床表现未发现患者对药物有过敏反应和不耐受现象，亦未发现明显毒副作用。

（三）讨论

近代研究认为 DN 的病机学说可概括为脾肾亏虚、气阴两虚、肾虚血瘀、毒损肾络等。该病不同的发展阶段，病机重点又各有偏重。王氏等从 2009 年 2 月~2010 年 1 月间调查 302 例 DN 患者调查结果显示，在 DN 的起病、病程进展变化及其导致的多种相关疾病中，肾虚证与血瘀证患者都占有相当大的比例。所以我们可以据此推论"肾虚血瘀"为 DN 之主要病机。肾虚和血瘀并非孤立存在的，而是紧密关联的，肾虚必兼血瘀，血瘀加重肾虚，且肾虚为本，血瘀为标，肾虚为因，血瘀为果，同时瘀血又构成新的致病因素，更加重肾虚，形成恶性循环，针对肾虚血瘀这一病机，名老中医张大宁教授提出"补肾活血法"这一主要治疗原则，达到改善肾虚血瘀的目的，使机体阴阳平衡，邪去正存。而补肾活血法可通过扶正祛邪，有效控制炎症反应，延缓甚至阻断 DN 进展，近年来有报道，针对肾气虚衰、肾络瘀阻的病机特点，采用补肾活血法治疗 DN，已取得较好的临床疗效。故而，深入研究补肾活血法对于探索 DN 新的有效的治疗方法具有十分重要的意义。

方药分析：方中重用黄芪补肾益气、行气活血为君，配伍五味子补益肺肾以使金水相生，草决明、杜仲等补肾扶助正气以固本，用土茯苓、荠菜花等清热利湿行气活血，半枝莲清热解毒、活血祛瘀，三棱、莪术活血破血、行气消积。还加用车前子、生大黄使湿毒瘀血从大、小便分利而去，给邪以出路。此方甘淡平和，不燥不温，滋而不腻，综合方中诸药配伍精妙合理，有效解决"久病留瘀，久病入络"的问题。本方标本合治，消补并用，肾气亏虚可补，络脉血瘀可化，两者相辅为用，可愈顽疾。

本节观察结果表明，在西药基础上联合补肾活血中药治疗临床期 DN，总有效率明显要优于单用西药治疗的对照组，两组比较，治疗组疗后各项症状明显减轻，说明中西医联合治疗该病能显著改善患者的症状，延缓疾病的进展。

第三十五节　补肾活血法治疗多发脑梗死性痴呆66例

多发脑梗死性痴呆，是血管性痴呆中最为常见的类型，是由多个大小不等的脑内梗死灶所引起的脑功能障碍而产生的获得性、持续性智能损害。笔者自 1995～1998 年，根据张大宁教授的学术思想，运用补肾活血法理论，临床组方治疗该病 66 例，临床效果满意。现总结如下。

一、临床资料

全部病历均为本院门诊患者，其诊断符合 1990 年 5 月中华医学会制定的《老年呆病诊断标准》，同时符合《现代老年病诊疗手册》中血管性痴呆 DSM－Ⅳ诊断标准。患者中男性 44 例，女性 22 例；年龄 50～59 岁 17 例，60～69 岁 30 例，70～79 岁 19 例，平均 68 岁；病程最短 2 个月，最长 3 年。轻度痴呆 30 例，中度痴呆 28 例，重度痴呆 8 例。记忆力减退 66 例，认识能力减退 50 例，计算力减退 32 例，口语能力减退 26 例，情感改变 35 例，思维能力下降 41 例，人格改变 20 例，伴肢体功能障碍者 23 例，合并高血压者 43 例，合并糖尿病 26 例，合并冠心病 29 例。

二、治疗方法

以补肾活血法为原则组方：方药组成：熟地 15g、山药 15g、山茱萸肉 10g、益智仁 10g、黄精 15g、何首乌 20g、黄芪 20g、川芎 15g、桃仁 10g、红花 10g、丹参 15g、地龙 15g、水蛭 15g、茺蔚子 10g、石菖蒲 15g、郁金 10g。每天 1 剂水煎，水煎分 2 次服，1 个月为一个疗程。连续服药三个疗程。

三、疗效观察

（一）疗效评定标准

依据 1990 年 5 月的中华医学会制定的《老年呆病疗效评定标准》进行评定：①显效：主要症状基本恢复，神智清醒，定向健全，回答问题正确，反应灵敏，生活自理，能进行一般社会活动。②有效：主要精神症状有所减轻或部分消失，生活基本自理，回答问题基本正确但反应迟钝，智力、人格仍有障碍。③无效：主要症状无改变或病情有发展，生活不能自理，回答问题不正确，神智痴呆。

（二）治疗结果

轻度痴呆显效 8 例，有效 21 例，无效 1 例；中度痴呆显效 2 例，有效 17 例，无效 9 例；重度痴呆有效 2 例，无效 6 例。总有效率 76%。

四、讨 论

中医学认为，脑居高巅，在脏腑精华充养下，发挥其内统五脏六腑，外驭躯体百骸的作用。而五脏六腑的精气上充髓海，是靠气血的正常运行来实现的。如肝肾不足，精血亏乏，髓海失充，或因气虚血瘀，气血运行不畅，导致气血精髓转化失常，均可引发脑梗死性痴呆。笔者以补肾活血法为原则组方：取熟地、山药、山萸肉、益智仁、黄精、何首乌补肾健脑益智，川芎、桃仁、红花、丹参、茺蔚、水蛭、地龙活血逐瘀，通经活络能扩张血管、加速血流，增加大脑的血液供应量。黄芪有助养阴精、益气行血、推动血循之功，石菖蒲、郁金豁痰开窍，有助增智之用，诸药合用治疗多发脑梗死性痴呆疗效满意。

第三十六节　补肾活血法治疗动脉粥样硬化 56 例

动脉粥样硬化是心脑血管疾病的主要病理过程，是防治各类缺血性疾病的基础。随着人们生活水平的日益提高及饮食结构的改变，AS 发病率有逐渐增高的趋势，因此国内外十分重视对该病的研究，但降血脂仍是目前防治 AS 的重要措施，而尚未得出更为有效的治疗方案，我们根据张大宁教授于 20 世纪 70 年代末首先提出的补肾活血法治疗动脉粥样硬化，取得一定疗效，现报道如下。

（一）临床资料

将所选的 112 例符合标准的动脉粥样硬化患者按随机配对 1∶1 的原则分为观察组和对照组。观察组 56 例，其中男性 31 例，女性 25 例；年龄 32～78 岁，以 40～70 岁者居多 43 例，占76.8%。单纯 TC（胆固醇）升高者 22 例，单纯 TG（三酰甘油）升高者 16 例，TC、TG 都升高者 18 例；首诊时伴有血糖增高者 12 例，血压增高者 26 例。对照组 56 例，其中男性 32 例，女性 24 例；年龄 34～81 岁，以 40～70 岁者 42 例，占 75%；单纯 TC 升高者 24 例，单纯 TG 升高者 15 例，TC、TG 都升高者 17 例；首诊时伴有血糖增高者 11 例，血压增高者 28 例。两组患者的年龄分布、性别比例等无显著性差异，具有可比性。

本文 112 例均符合 WHO 的诊断标准，即胆固醇（TC）≥6.0mmol/L 或三酰甘油（TG）≥1.54mmol/L 或高密度脂蛋白（HDL－C）男性≤1.04mmol/L，女性≤1.17mmol/L，有一项符合标准者，即可入选。所选病例来源于住院患者、门诊患者及常规体检者。全部病例符合以下条件：①神志清楚，能配合治疗者。②不伴有传染病、精神病及中毒性疾病者。③非未满规定观察期而中断治疗，无法判断疗效或资料不全者。④除外糖尿病、甲状腺功能低下、肾病综合征、阻塞性肝胆疾病、胰腺炎及口服避孕药等继发性高脂血症。

（二）治疗方法

1. 中医治疗 根据张大宁教授提出的补肾活血法为治疗大法，予患者补肾及活血治疗，通过补肾促进活血，又通过活血加强补肾，外加"柴胡"一味，以达到"气行则血行"的功效。方剂主要包括冬虫夏草、熟地、山茱萸肉、山药、丹皮、茯苓、泽泻、丹参、川芎、三棱、莪术、柴胡等。再根据患者的个人病例特点进行加减。4周为1个疗程，2个疗程后统计疗效。观察组患者在观察期间停用降血脂及相关的药物，采用该法治疗，而保留降糖、降压等对症治疗。对照组保持原有一切治疗。

2. 检测方法 血清胆固醇（TC）、三酰甘油（TG）、高密度脂蛋白胆固醇（HDL-C）、低密度脂蛋白胆固醇（LDL-C）采用自动生化分析仪常规方法；载脂蛋白A（ApoA）、载脂蛋白B（ApoB）采用免疫比浊法（用Beckman 700型生化分析仪）；脂蛋白（a）[Lp（a）]、氧化型低密度脂蛋白（OX-LDL）用BIO-TEKEL311型全自动酶标仪，采用酶联免疫法测定；血浆内皮素（ET）水平采用均相竞争法直接测定，程序按解放军总医院东亚免疫技术研究所提供的125 I标记放免法进行。

3. 数据处理和结果 数据均用均值±标准差（$\bar{x}\pm s$）表示，方差分析用组间 q 检验。

（三）治疗结果

结果见表7-36-1、表7-36-2、表7-36-3、表7-36-4。

表7-36-1 治疗前后两组血脂水平及生化指标的变化（$\bar{x}\pm s$）

项目	治疗前		第四周		第八周	
	观察组	对照组	观察组	对照组	观察组	对照组
TC（mmol/L）	1.90±0.85	1.88±0.86	1.76±0.75	1.80±0.81	1.48±0.26	1.69±0.56
TG（mmol/L）	12.02±2.10	12.00±2.12	8.21±1.80	9.25±1.52	6.14±1.10	8.20±2.05
HDL-C（mmol/L）	0.22±0.09	0.23±0.08	0.62±0.12	0.58±0.18	1.22±0.12	0.93±0.18
LDL-C（mmol/L）	11.59±1.56	11.61±1.55	9.36±1.23	9.52±1.05	6.49±1.33	8.61±1.96

注：与同组治疗前比较：$P<0.01$。与对照组同期比较：$P<0.01$

从表3-36-1我们可以看出：治疗前两组患者的血脂水平无明显差异；而至治疗第四周时，观察组和对照组的各数值均有不同程度的降低，虽观察组降低更为明显，但两组之间仍无显著性差异（$\chi^2=10.05$，$P>0.05$）；两组患者在治疗第八周后血脂水平及生化指标均较治疗前明显降低，且两组之间有显著性差异（$\chi^2=22.61$，$P<0.01$）。

表7-36-2 治疗前后血清脂蛋白含量的变化（$\bar{x}\pm s$）

项目	治疗前		第四周		第八周	
	观察组	对照组	观察组	对照组	观察组	对照组
ApoA（g/L）	1.92±0.60	1.90±0.57	2.46±0.56	2.37±0.14	4.12±0.49*	3.07±0.14*
ApoB（g/L）	5.91±1.12	5.95±1.08	4.01±1.32	4.33±1.20	1.13±0.10*	3.19±1.00*
Lp（a）（mg/L）	164.6±11.4	160.6±13.5	122.8±11.0	145.6±5.9	98.9±3.4*	129.3±6.3*
OX-LDL（μg/L）	95.9±6.1	96.1±6.5	76.2±3.1	81.3±2.8	40.3±3.5*	75.8±2.5*

注：与同组治疗前比较：$*P<0.01$。与对照组同期比较：$P<0.01$

从表7-36-2我们可以看出：治疗前两组患者的血清脂蛋白含量无明显差异（$P>0.05$）；而

至治疗第四周时，观察组和对照组的各数值均有不同程度的降低，而 ApoA 含量则相反，虽观察组变化更为明显，但两组之间仍无显著性差异（$P>0.05$）；两组患者在治疗八周后血清脂蛋白含量均较治疗前明显变化（$\chi^2 = 70.71$，$P<0.01$），且两组之间除 OX-LDL 外，各项脂蛋白均有显著性差异（$P<0.01$）。表明虫草地黄活血汤能明显对抗动脉粥样硬化患者的血清脂蛋白含量的升高。

表 7-36-3　治疗前后血浆内皮素水平的变化（$\bar{x}\pm s$）

项目	治疗前		第四周		第八周	
	观察组	对照组	观察组	对照组	观察组	对照组
ET（ng/L）	735.95±127.10	714.33±110.52	598.36±83.28	631.87±92.65	232.40±72.79*	547.92±86.10

注：与同组治疗前比较：*$P<0.01$。与对照组同期比较：$P<0.01$

从表 3-36-3 我们可以看出：治疗前两组患者的血浆内皮素水平无明显差异（$P>0.05$）；而至治疗第四周时，观察组和对照组的各数值均有不同程度的降低，虽观察组变化更为明显，但两组之间仍无显著性差异（$P>0.05$）；两组患者在治疗第八周后血浆内皮素水平较治疗前明显变化（$P<0.01$），且两组之间有显著性差异（$P<0.01$）。

表 7-36-4　治疗后 24h 蛋白尿定量的变化（$\bar{x}\pm s$）

项目	治疗前		第四周		第八周	
	观察组	对照组	观察组	对照组	观察组	对照组
24h 蛋白尿定量	34.30±14.69	35.32±13.41	28.93±10.45	32.62±10.12	17.33±3.56*	25.77±6.58

注：与同组治疗前比较：*$P<0.01$。与对照组同期比较：$P<0.01$

从表 7-36-4 我们可以看出：治疗前两组患者的 24h 蛋白尿定量无明显差异（$P>0.05$）；而至治疗第四周时，观察组和对照组的各数值均有不同程度的降低，虽观察组变化更为明显，但两组之间仍无显著性差异（$P>0.05$）；两组患者在治疗八周后 24h 蛋白尿定量较治疗前明显变化（$P<0.01$），且两组之间有显著性差异（$P<0.01$）。

（四）讨论

该研究结果表明，以张大宁首先提出的补肾活血法为大法组方的虫草地黄活血汤治疗动脉粥样硬化，有降低患者血清总胆固醇、三酰甘油、低密度脂蛋白、血清脂质过氧化物的活力、载脂蛋白 B、脂蛋白（a）、氧化型低密度脂蛋白、血浆内皮素水平及升高高密度脂蛋白、全血谷胱甘肽过氧化物酶活力、血清超氧化物歧化酶活力、载脂蛋白 A 的作用。且相对于对照组有显著性差异，说明以补肾活血法为大法治疗动脉粥样硬化有明显的作用。

动脉粥样硬化是动脉硬化中的常见类型，发病机理尚未完全阐明，其特点为病变发生在动脉内膜，且主要局限于该处。先后有脂质和复合糖类聚积、出血和血栓形成、纤维组织增生和钙质沉着并有动脉中层的逐渐退变和钙化。病变多累及大、中型动脉，多呈偏心性分布。该研究的大量结果证实，降低过高的 TC、TG 及 LDL-C，提高血中 TG、HDL-C 水平，对阻抑动脉粥样硬化的发展甚至消退都是有益的。LP（a）是新近认识的一种特殊脂蛋白。大量研究证实它是动脉粥样硬化的独立危险因子。该研究证实补肾活血法及其虫草地黄活血汤对 LP（a）有明显的影响。ox-LDL 与动脉粥样硬化有着非常密切的关系，与 LDL-C 相比，ox-LDL 具有很强的细胞毒性，由于它为动脉粥样硬化病灶中特有的成分，其浓度与病变范围成正比例，故可作为动脉粥样硬化性心脑血管病特异性的辅助诊断指标，同时也可作为观测药物干预动脉粥样硬化性疾病效果的一项标准。

而动脉粥样硬化不只会导致心脑血管疾病，还会损害肾脏，通过 24h 尿蛋白定量检测，得出动脉粥样硬化患者，24h 尿蛋白定量明显增加，其机制可能与一氧化氮合成酶产生一氧化氮，并与肾组织中的超氧离子发生反应生成过氧化亚硝酸盐，从而造成细胞凋亡；一氧化氮增多与蛋白尿有关；一氧化氮合成酶表达增加及一氧化氮的增多，可能通过细胞凋亡导致肾小球硬化及肾小管间质肾损害。而观察组患者治疗后 24h 尿蛋白定量检测较对照组均有显著性差异，说明补肾活血法可起到一氧化氮合成抑制剂的作用，防治肾小球系膜细胞溶解，阻止蛋白尿并降低肾小球转化生长因子 β 的表达和胞外基质的积聚，防止肾小球硬化。

近年对动脉粥样硬化的中医病因病机探讨，认为其外因为嗜食肥甘厚味，内因为脾肾不足，属本虚标实之证，脾肾不足为本，痰浊瘀血为标。故补肾活血法采用滋补肝肾、益气健脾，佐以行气活血以奏效，不仅能有效地治疗动脉硬化，而且很好地保护了肾脏的功能。

第三十七节　运用张大宁教授补肾活血学术思想治疗老年眩晕 42 例

老年眩晕是临床上常见的老年病症之一，病程长、反复难愈。张大宁教授学术思想的精华之一是补肾活血法，其内涵是针对本虚标实证通过培元固本活血化瘀达到阴阳平衡气血运行通畅消除症状的目的。本人运用这一学术思想治疗肾虚血瘀型老年眩晕 42 例，疗效满意。现报道如下。

一、临床资料

42 例均为门诊患者，其中男 15 例，女 27 例；年龄 60~82 岁，平均 69.3 岁；病程最长 21 年，最短 2 年，平均 6.7 年；西医诊断：高血压 12 例，高黏血症 10 例，高脂血症 6 例，椎-基底动脉供血不足 7 例，颈椎病 3 例，脑动脉粥样硬化症 4 例。

诊断标准：参照国家中医药管理局颁布《中医病证诊断标准》诊断。42 例均属肾虚兼血瘀证眩晕。主要表现为头晕较甚，兼头痛，眼花耳鸣，少寐健忘，心烦口干，神倦乏力，腰膝酸软，舌黯红，舌边有瘀点，苔少，脉弦细。

二、治疗方法

以滋阴补肾合活血化瘀法治疗。药用：熟地黄 15g、山茱萸 10g、山药 15g、泽泻 10g、丹皮 10g、茯苓 10g、桃仁 12g、红花 10g、当归 10g、川芎 10g、赤芍 12g、丹参 20g。水煎服，每天 1 剂。2 周为 1 个疗程。

三、疗效观察

（一）疗效标准

按照国家中医药管理局颁布《中医病证诊断疗效标准》制订。

治愈：症状、体征及有关检查基本正常。好转：症状及体征减轻，有关检查有改善。未愈：症状无改变。

（二）治疗结果

治愈 18 例，有效 22 例，无效 2 例。总有效率 95.2%。治疗时间最长 30 天，最短 15 天，平均 21 天。

四、典型病例

患者，女，63 岁退休教师。2001 年 5 月 18 日头晕目眩，耳鸣反复发作 2 年，再发 10 天初诊。述 1999 年 5 月无明显诱因出现头晕目眩，耳鸣，兼有头痛。曾在外院就诊，服用谷维素、氨咖甘片等月余，效果不佳。近 10 天头晕目眩再发。诊见：头晕目眩，兼头痛耳鸣，腰膝酸软，四肢麻木，少寐健忘，神倦乏力，心烦口干，唇舌紫暗，舌边有瘀点，少苔，脉弦细数。血压 160/85mmHg，总胆固醇 8.4mmol/L，三酰甘油 2.7mmol/L。血液流变学检查示：血细胞比容 0.58，纤维蛋白原 4.4g/L，血浆比黏度 1.901。脑血流图示：脑动脉呈硬化状态。中医诊断为老年眩晕，属肾阴虚兼血瘀证。西医诊断为高黏血症、高脂血症、脑动脉硬化症。治以滋阴补肾兼活血化瘀法。方药如前。每天 1 剂，连服 7 剂后，症状减轻，继服 10 剂，症状消失，复查脑血流图正常，总胆固醇 4.78mmol/L，三酰甘油 1.68mmol/L，血细胞比容 0.44，纤维蛋白原 3.2g/L，血浆比黏度 1.68。随访半年未见复发。

五、讨论与体会

《灵枢·海论》云："脑为髓之海，其输上在于其盖，下在风府，髓海有余，则轻劲多力，自过其度；髓海不足则脑转耳鸣，胫酸眩冒，目无所见，懈怠安卧。"可见年老之人，肝肾亏虚，髓海不足，上下俱虚，发生眩晕。肾水化气，审水不足而血滞郁结。唐容川在《血证论》中明确指出："气生于肾水"，"气乃肾中水化之阳"。年老肾精不足，化气不利，气弱血行不力，滞结经脉，瘀血由生；精之不足而致血营稠结，血行障碍，瘀阻必生。故肾阴亏虚可致血滞成瘀。瘀血在内，阻塞经脉而使血行涩滞，血液不能上奉养脑，清窍空虚，清阳不升，发为眩晕。现代研究表明，血液流变学、微循环、免疫及某些生化指标可在一定程度上反应血瘀的病理状态。笔者根据临床上老年眩晕肾阴虚兼有血瘀证改变的特点，运用张大宁教授补肾活血的学术思想，在传统滋阴补肾法基础上，加用活血化瘀药物治疗，以六味地黄汤滋补肾阴；丹参、桃仁、红花、当归、赤芍、川芎活血化瘀、通利血脉，且有扩张血管、改善微循环、降低血黏度、增加脑血流量之功效。全方共奏滋阴补肾、活血化瘀的作用，使肾精足以充养脑髓，瘀血得以化散，气血畅行，清阳得升，清窍得养，则眩晕自愈。

第三十八节　补肾活血法治疗老年痴呆29 例临床观察

老年性痴呆是一种原因未明的慢性进行性精神衰退疾病，主要表现为患者的智能、记忆及性格损害，并有脑实质萎缩。我国 65 岁以上人口中发病率约占 10%，该病严重影响了老年人生活质量的提高，目前尚无良好的治疗方法。笔者采用补肾活血法治疗老年性痴呆 29 例，取得满意疗效。

一、临床资料

29 例患者中男 18 例，女 11 例年龄最大 89 岁，最小 56 岁；病程最长者 19 年，最短者 1 年。全部病历均按 1990 年 5 月全国老年痴呆专题学术研讨会修订的《老年呆病诊断、辨证分型及疗效评定标准》为诊断依据。有典型的痴呆症状；记忆减退、反应迟钝、记忆力差、性格改变、语言及书写能力差、人格障碍等。29 例均经头颅 CT 检查示：脑萎缩。

二、治疗方法

处方由：熟地 20g、何首乌 15g、山药 20g、山萸肉 15g、枸杞子 15g、紫河车 5g（烘干研粉冲服）、丹参 20g、川芎 15g、赤芍 20g、茜草 15g 组成。服药 30 天为一个疗程，重复两个疗程，复查头颅 CT，统计疗效。

三、治疗结果

均按 1990 年 5 月全国老年痴呆专题学术研讨会修订的疗效标准进行评定。显效 5 例（主症基本消失，神志清醒，回答切题，反应灵敏，生活自理）；有效 21 例（主症减轻或部分消失，反应迟钝，回答基本切题，生活基本自理）；无效 3 例（症状无变化）。全部病例均复查头颅 CT，19 例脑萎缩较前好转，总有效率为 93.1%。

四、讨论与体会

老年痴呆属中医的"健忘"、"郁证"、"痴证"等，其病理改变中医有精辟论述："脑为髓海，诸髓者皆通于脑，肾藏精而通脑。"脑气虚脑缩小。说明脑的功能健全与否与肾中所藏精气盛衰密切相关。而瘀血阻络精气不能上达充并，也是老年痴呆的一个重要原因。所以老年痴呆的病机关键是肾精亏损，血脉瘀阻。故方中用熟地、何首乌、山药、山茱萸肉、枸杞子、紫河车补肾填精。用丹参、川芎、赤芍、茜草活血通络去瘀生新。

第三十九节　浅论"补肾活血"法治疗糖尿病肾病

糖尿病肾病（dabetic nephropathy，DN）是糖尿病常见并发症之一，其发病隐匿，初起多不被注意到，逐渐发展至慢性肾衰竭，为糖尿病患者致残和致死的重要原因。此病为消渴之变证，属中医"水肿"范畴。现就张氏"补肾活血"法治疗 DN 的学术思想略谈浅识。

一、肾虚血瘀是 DN 的主要病机

（1）DN 为消渴变证，在其本证"消渴"的发生、发展过程中，肾最为重要，若因肺、胃燥热下伤肾阴，则肾被损及，若因肾阴亏虚，阴虚火旺，上灼肺、肾之阴，则可致消渴，且燥热与阴虚互为因果，燥热越盛则阴越虚，阴越虚则燥热越盛，可见不论是因肾虚而致消渴，还是因消渴日久累及于肾，肾虚在消渴病过程中是必然存在的。肾为先天之本，内寓真阴真阳，为人体气血、阴阳、水火之根本，在消渴病程中，先见肾阴不足，再致肾阳亏虚，终致阴阳两虚，肾虚封藏失职则精微失竭，气化失司则精微不敷，阴浊不降，迁延日久，肾气虚极，中阳衰败，则阳虚水泛而见水肿、神倦、泛恶，甚则口中有尿味，可见在 DN 病机中，肾虚为其根本。

（2）在消渴的全过程中，均可产生淤血。阴虚火旺与燥热之邪可灼伤血脉而致瘀血，气阴两伤时期因气不帅血而成血瘀，营阴不足则血泣不行而成瘀，肾阳不足，血脉不得温煦则寒凝血瘀，瘀血既是消渴病的病理产物，也是导致其变证的重要致病因素。

（3）现代医学认为糖尿病可致肾脏广泛损害，可累及肾血管、肾小球、肾小管和肾间质。高血糖对微血管的影响包括：使胶原纤维之间以葡糖糖为媒介的异常交联增多，稳定性增强，使糖化胶原分解减慢，糖化胶原与白蛋白和免疫球蛋白结合增加，引起基膜蛋白沉积，致使微血管基膜增厚，基膜纤维联结蛋白糖化，胶原纤维之间的正常联结减少，使肾小球滤过膜孔径增大；肾小球上皮细胞糖蛋白合成增加，致基膜增厚。红细胞膜蛋白糖化引起红细胞变形能力减退。同时血小板功能亢进，TXA_2/PGI_2 比例失调，NO 减少及脂质过氧化物增加，多元醇通道活性增加，使肾小球中山梨醇含量过高，细胞肿胀，Na^+-K^+-ATP 酶活性下降，RAS 系统异常等诸多因素致使微血栓形成，微循环障碍，终致肾功能逐渐减退直至衰竭。从其病理、生理改变可见瘀血为 DN 的重要特征。其中肾小球结节性硬化为 DN 的特征性改变，病变程度与肾功能呈明显的负相关。

（4）张大宁教授提出的"肾虚血瘀"理论认为肾虚和血瘀不是孤立存在的，而是相关并存的，肾虚必兼血瘀，血瘀加重肾虚，且肾虚为本，血瘀为标，肾虚为因，血瘀为果，同时瘀血又构成新的致病因素，更加重肾虚，形成恶性循环，此观点科学地阐释了 DN 发生、发展及演变过程的病理机制。

二、"补肾活血" 法为中医治疗 DN 的重要治则

现代医学目前对 DN 尚无特殊治疗手段，有效地控制血糖被认为是预防 DN 的主要环节，当病情发展至肾功能失代偿期时，多采用透析技术进行治疗。糖尿病患者常伴有高血压和冠心病、心血管功能不稳定，血液透析时易发生低血压和心功能不全。腹膜透析则易造成腹膜炎症。因此中医药仍作为 DN 治疗的重要手段，以往多尊崇补肾利水之法，忽略了血瘀在 DN 中的影响。

张氏所论"补肾活血"法是将补肾与活血有机结合起来，通过补肾促进活血，应用活血加强补肾，两者相互协同，达到改善肾虚血瘀的病理变化，使机体阴阳平衡，邪祛正存。并针对慢性肾衰竭的病机，提出以补虚活血为本，祛湿降逆为标，整体局部结合，理证治病相结合，多种治法相结合的治疗原则，拟创了相关的系列方剂，如健脾补肾汤（生黄芪、附子、防己、白术、土茯苓、茵陈等），滋补肝肾汤（女贞子、旱莲草、山茱萸肉、龟板、当归、白芍等），活血汤（赤芍、丹参、泽兰、三棱、莪术、桃仁等），补肾扶正胶囊（重用冬虫夏草、西洋参、百合等），活血化瘀胶囊（重用蜈蚣等），肾衰灌肠液（重用大黄、大黄炭、生黄芪、附子、赤芍等）等方药，针对慢性肾衰竭过程中不同阶段的病证进行治疗。观张氏临证用药，多用黄芪、附子、山茱萸肉、五味子、金樱子、覆盆子、生地、女贞子、茯苓、山药、葛根、知母、枸杞、花粉、丹皮、大黄、大黄炭、川芎、桃仁、红花、莪术等。现代药理研究证实，中药的作用是多靶点、多药效的。有资料显示：黄芪、山药、地黄、五味子、女贞子、金缨子、覆盆子、川连、知母等均有降糖作用；黄芪、生地、麦冬、补骨脂、黄精、菟丝子、枸杞、山药、女贞子、泽泻具有抗自由基作用，枸杞具有改善红细胞脆性的作用，葛根、地黄、大黄对高糖状态下蛋白质非酶糖基化反应有明显的抑制作用；川芎、川连、黄芩、丹参具有醛糖还原酶抑制剂作用。桃仁、红花、丹参、水蛭、地龙等均有抗凝、抗血栓形成作用，麦冬、玄参、生地等养阴药可明显提高组织耐缺氧能力，黄芪、山药、枸杞、麦冬、玄参、菟丝子、桑螵蛸等具有恢复肾功能及消除尿蛋白的作用，黄芪、冬虫

夏草、川芎、丹参等可使肌酐、尿素氮下降，提高内生肌酐清除率的作用。黄芪、冬虫夏草、补骨脂、菟丝子等补益药可提高人体免疫功能，尤其是增加巨噬细胞的数量和功能，使患者自身对糖基化蛋白的清除能力增强。泽泻、茯苓、茯苓、车前草等有利尿作用。从众多的现代中药分析结果可以看出，以补肾活血为法，其所用药物多具有降糖、降压、利尿、抗自由基、抑制蛋白糖化及多元醇通道开放，清除肌酐、尿素氮，改善微循环等多种作用，从不同机制上对 DN 的形成、发展有显著的抑制作用，增强糖尿病患者肾功能障碍的代偿期限，改善 DN 患者的生活质量，延长生命。

从前述可见，"肾虚血瘀"为 DN 的主要病机，而"补肾活血"法作为一种综合疗法，可通过调节神经、内分泌、免疫功能，改善微循环等多种作用机制达到降低血糖、利尿、改善微循环及肾功能的治疗目的，在 DN 治疗中常可取得极好的疗效。因此"补肾活血"法应作为临床治疗 DN 的一种主要方法加以推广，为更多的 DN 患者解除痛苦，提高生命质量。

第四十节 补肾活血法治疗男子性功能障碍的临床研究

男子性功能障碍是一种临床常见病，它是以男子勃起功能障碍和性欲减退为主要症状的临床症候群。国内外的大量统计资料证实，40 岁以上男子发病率在 35%～85%，严重地影响了人们的健康与生活。现代医学认为其由内分泌性、血流动力学性、神经性、心理性，以及药源性等各种原因引起。阳痿一病，医学上概念不尽相同，至于患者则用词更为混乱。美国国立卫生研究院对勃起功能障碍的定义为：勃起功能有障碍是指持续不能达到或维持充分的勃起以获得满意的性生活。据此定义，凡阴茎勃起硬度不足以插入阴道或勃起维持的时间不足以圆满地完成性交，而且其发生频度超过性生活的 50% 时即可诊断为勃起功能障碍。多年来，笔者在继承中医学保健理论"补肾填精壮阳"的大法基础上，根据张大宁教授提出的"补肾为主，肝肾并治，活血化瘀，辛温香窜"的基本治法，运用张氏"黄氏川芎汤"治疗 496 例男子性功能障碍患者，取得满意疗效。

(一) 资料与方法

1. 病例选择 802 例患者均符合美国国立卫生研究院（NIH）对勃起功能障碍（ED）的诊断标准。为了临床实用及便于统计疗效，虽然勃起功能障碍比一般使用的"阳痿"更为确切，但因为该研究系中医药课题，故仍沿用中医"阳痿"病名，参照勃起功能障碍的诊断。所选病例来源于本院住院及门诊患者。并符合以下条件：①神志清楚，能配合治疗；②不伴有传染病精神病及中毒性疾病；③非未满规定观察期而中断治疗、无法判断疗效或资料不全者。

2. 一般资料 802 例患者，年龄 25～65 岁，随机分成两组：治疗组 496 例患者中 20～29 岁 64 例，占 12.9%；30～39 岁 104 例，占 21.0%；40～49 岁 240 例，占 48.4%；50～59 岁 64 例，占 12.9%；60 岁以上 24 例，占 4.8%。对照组 306 例患者中 20～29 岁 33 例，占 10.8%；30～39 岁 67 例，占 21.9%；40～49 岁 144 例，占 47.1%；50～59 岁 42 例，占 13.7%；60 岁以上 20 例，占 6.6%。病程最短者一个月，最长者 24 年，其中以病程在 5 年以上者为最多：治疗组半年以下 88 例，占 17.7%，0.5～1 年 48 例，占 9.7%；1～2 年 112 例，占 22.6%；2～5 年 120 例，占 24.2%；5 年以上 128 例，占 25.8%；对照组半年以下 48 例，占 15.7%；0.5～1 年 32 例，占 10.5%；1～2 年 66 例，占 21.6%；2～5 年 71 例，占 23.2%；5 年以上 89 例，占 29.1%。治疗组伴有前列腺炎者 240 例，占 48.4%，神经衰弱 120 例，占 24.2%；附睾丸炎 8 例，占 1.6%；鞘

膜积液 4 例，占 0.8%；隐睾症 4 例，占 0.8%；阴囊水肿 4 例，占 0.8%，阴茎海绵体纤维化 4 例，占 0.8%；对照组伴有前列腺炎者 138 例，占 45.1%；神经衰弱 67 例，占 21.9%；附睾丸炎 7 例，占 2.3%；鞘膜积液 4 例，占 1.3%；隐睾症 3 例，占 1.0%；阴囊水肿 2 例，占 0.7%；阴茎海绵体纤维化 2 例，占 0.7%。两组患者的年龄分布、病程长短等比较差异均无显著性（$P>0.05$），具有可比性。

3. 诊断标准 参考国内外相关资料的基础上，结合临床体会，确定阳痿诊断标准如下：Ⅰ度，即全痿，阴茎不能勃起，无性欲要求，不能性交。治疗组 288 例占 58.1%，对照组 175 例占 57.2%。Ⅱ度，即半痿，有性要求，夜间或晨起尿意时偶有阴茎勃起，但不能性交。治疗组 160 例占 32.3%，对照组 98 例占 32.0%。Ⅲ度，软痿，有性要求，但同房开始阴茎即刻痿软，伴射或不射精。治疗组 48 例占 9.6%，对照组 175 例占 10.8%。两组患者比较差异不显著（$P>0.05$），具有可比性。

4. 中医辨证分析 参考中医传统理论，根据临床实际，将阳痿分为肾阳虚血瘀型、单纯肾阳虚型及肾阴阳两虚型 3 种，其中治疗组肾阳虚血瘀型 368 例占 74.2%，单纯肾阳虚型 40 例占 8.1%，肾阴阳两虚型 88 例占 17.7%；对照组肾阳虚血瘀型 223 例占 72.9%，单纯肾阳虚型 24 例占 7.8%，肾阴阳两虚型 59 例占 19.3%。两组患者均以肾阳虚血瘀型最多，且两组患者中医辨证分析比较差异无显著性（$P>0.05$），具有可比性。

5. 治疗方法 治疗组口服黄芪川芎汤，每天 2 次，每次 300mL，3 天一剂，单剂方药组成：黄芪 90g、川芎 60g、蛇床子 30g、冬虫夏草 3g 等，药材均购自天津市药材公司，并经天津市中医药研究院鉴定；对照组口服美国辉瑞公司生产的万艾可（批号 45883001），每次 50mg，每天 1 次。4 周为 1 个疗程，两个疗程后统计疗效。

6. 统计学处理 实验数据以 $\bar{x}\pm s$ 表示，计数资料采用 V^2 检验，计量资料采用 t 检验。

（二）结果

1. 疗效判断标准 参照国内外疗效标准。痊愈：阴茎勃起有力，可以经历性生活兴奋、强化、高潮、消退 4 期。显效：阴茎勃起有力，但上述 4 期不完整。好转：阴茎勃起时尚有力，时而不坚，不能完成兴奋、强化、高潮、消退 4 期。无效：勃起稍有或无改善，不能性交。

2. 治疗结果

（1）总疗效分析：见表 7-40-1。治疗组痊愈率、显效率和总有效率均显著高于对照组（$P<0.01$）。

表 7-40-1 治疗组与对照组疗效比较

组别	倒数（例）	痊愈		显效		好转		无效		总有效率（%）
		（例）	（%）	（例）	（%）	（例）	（%）	（例）	（%）	
治疗	496	292	58.87**	170	34.27**	9	1.81	25	5.04	94.95**
对照	306	66	21.57	40	13.07	4	1.31	196	64.05	35.95

注：与对照组比较：**$P<0.01$

（2）治疗组疗效与年龄、病程的关系：见表 7-40-2 和表 7-40-3。治疗组疗效随年龄的增长，而呈一种递减的趋势，其中以 20～29 岁组、30～39 岁组和 40～49 岁组最为明显，较最高年龄组比较差异显著（$P<0.05$）；而病程的长短与疗效无明显关系（$P>0.05$）。

表 7-40-2 治疗组疗效与年龄的关系

组别	例数（例）	痊愈（例）	（%）	显效（例）	（%）	好转（例）	（%）	无效（例）	（%）	总有效率（%）
20～29 岁	64	55	85.94	6	9.38	2	3.13	1	1.56	98.44*
30～39 岁	104	67	64.42	33	31.73	2	1.92	2	1.92	98.08*
40～49 岁	240	131	54.58	97	40.42	2	0.83	10	4.17	95.83*
50～59 岁	64	29	45.31	28	43.75	1	1.56	6	9.38	90.63
60 岁以上	24	10	41.67	6	25.00	2	8.33	6	25.00	75.00

注：与 60 岁以上组比较：* $P<0.05$

表 7-40-3 治疗组疗效与病程的关系

病程	例数（例）	痊愈（例）	（%）	显效（例）	（%）	好转（例）	（%）	无效（例）	（%）	总有效率（%）
≤0.5 年	88	63	71.59	22	25.00	2	2.27	1	1.14	98.86
0.5～1 年	48	28	58.33	17	35.42	1	2.08	2	4.17	95.83
1～2 年	112	67	59.82	40	35.71	1	0.89	4	3.57	96.43
2～5 年	120	61	50.83	48	40.00	2	1.67	9	7.50	92.50
≥5 年	128	73	57.03	43	33.59	3	2.34	9	7.03	92.97

（3）治疗组疗效与伴有病症的关系：见表 7-40-4。治疗组中，伴有隐睾症及阴茎海绵体纤维化等阳痿患者，疗效不很满意。

表 7-40-4 治疗组疗效与伴有病症关系

伴有病症	例数（例）	痊愈（例）	（%）	显效（例）	（%）	好转（例）	（%）	无效（例）	（%）	总有效率（%）
慢性前列腺炎	240	125	52.08	76	31.67	24	10.00	15	6.25	93.75
神经衰弱	120	69	57.50	33	27.50	10	8.33	8	6.67	93.33
附睾丸炎	8	3	37.50	2	25.00	2	25.00	1	12.50	87.50
鞘膜积液	4	1	25.00	1	25.00	1	25.00	1	25.00	75.00
隐睾症	4	0	0	1	25.00	1	25.00	2	50.00	50.00
阴囊水肿	4	1	25.00	1	25.00	1	25.00	1	25.00	75.00
阴茎海绵体纤维化	4	0	0	1	25.00	1	25.00	2	50.00	50.00

（4）治疗组疗效与阳痿分度的关系：见表 7-40-5。治疗组中，Ⅲ度患者较其他两种疗效好，尤其是较Ⅰ度患者更好。

表 7-40-5 治疗组疗效与阴痿分度的关系

分度	例数（例）	痊愈（例）	（%）	显效（例）	（%）	好转（例）	（%）	无效（例）	（%）	总有效率（%）
Ⅰ度	288	140	48.61	126	43.75	4	1.39	18	6.25	93.75
Ⅱ度	160	112	70.00	40	25.00	2	1.25	6	3.75	96.25
Ⅲ度	48	40	83.33	4	8.33	3	6.25	1	2.08	97.92

（5）治疗组疗效与中医分型的关系：见表7-40-6。黄芪川芎汤对肾阳虚血瘀型患者较其他两种疗效更佳，尤其是较肾阴阳两虚型患者更为明显。

表 7-40-6　治疗组疗效与中医分型的关系

中医分型	倒数（例）	痊愈		显效		好转		无效		总有效率（%）
		（例）	（%）	（例）	（%）	（例）	（%）	（例）	（%）	
肾阳虚血瘀型	368	246	66.85	111	30.16	4	1.09	7	1.90	98.10
单纯肾阳虚型	40	18	45.00	15	37.50	3	7.50	4	10.00	90.00
肾阴阳两虚型	88	28	31.82	44	50.00	2	2.27	14	15.91	84.09

（三）讨论

按中医传统治疗阳痿方法来看，"补肾填精壮阳"为基本大法，其历代医学潜方用药亦基本如此。两千年来阳起石、淫羊藿、巴戟天及各种动物"肾"的广泛使用，均说明了这点。但由于疗效不佳，"上火"不良反应的大量出现，证明此种治法存在不少弊端。张大宁教授根据古人"壮阳当以填精为本"及"肝主筋"、"黑极之本"的理论，结合当今对"活血行气"的最新研究，大胆提出"肝主筋，为黑极之本，筋不舒则阳不举，活血行气使气行血畅，气行血畅则阳自举，阳痿自愈"的新的治疗观点，并在选药上，突出冬虫夏草的阴阳并补，川芎的"辛温香窜、行血中之气"，研制成黄芪川芎汤治疗阳痿，临床上取得突出疗效，既延长了勃起时间，又增强了性欲，且改善了患者的整体素质，显示了中医中药的优势，值得进一步深入探讨与研究。

第四十一节　补肾活血法治疗早期糖尿病肾病60例

糖尿病肾病是糖尿病的主要微血管病变，其发病率约占糖尿病患者的17%，是糖尿病致残致死的主要原因。糖尿病肾病临床上大体可分早期糖尿病肾病和临床糖尿病肾病，一旦进入临床糖尿病肾病，肾功能即发生不可逆损害，故对早期糖尿病肾病的治疗就显得尤为重要。我们在临床上结合张大宁教授治疗肾病的思想和理论，运用补肾活血法治疗早期糖尿病肾病60例，疗效满意，现报道如下。

一、临床资料

该组60例患者中，男26例，女34例；年龄42～68岁；病程3～7.5年；全部病例尿微量蛋白排泄率（132±46.11）μg/min，符合早期糖尿病肾病诊断标准。早期糖尿病肾病诊断标准：尿微量白蛋白排泄率20～200μg/min，超过200μg/min则诊断为临床糖尿病肾病。

二、治疗方法

该组病例全部采用口服降糖药格列吡嗪、二甲双胍控制血糖，使空腹血糖<7.8 mmol/L，餐后2h后血糖<10.0 mmol/L，尿糖（－）或（＋）。配合口服糖肾合剂，处方：黄芪50g，熟地黄、党

参、牡丹皮、山药各20g,丹参40g,水蛭、当归、何首乌、红花、茯苓、泽泻、山茱萸各15g,三七6g。每瓶100 ml,每天1瓶,早饭前服50 ml,晚饭后服50 ml,三个月为1个疗程。

三、疗效标准与治疗结果

(一) 疗效标准

治愈:尿微量白蛋白排泄率<20 μg/min。好转:尿微量白蛋排泄率较前下降15%,但仍>20 μg/min。无效:尿微量白蛋白排泄率无改善,或较前升高。

(二) 治疗结果

该组病例治疗1个疗程后,早期糖尿病肾病治愈46例,占76.7%;好转8例,占13.3%,无效:6例,占10.0%。

四、典型病例简介

荣某,男,51岁,病史3年,间断服用二甲双胍治疗,空腹血糖10.1 mmol/L,餐后2h时血糖16.3mmol/L,尿糖(2+),尿蛋白(-),尿微量白尿白排泄率126μg/min,诊断为早期糖尿病肾病。经予格列吡嗪、二甲双胍治疗,空腹血糖降至7.1 mmol/L,餐后2h血糖降至8.6 mmol/L,尿糖(-),并配合口服糖肾合剂1个疗程,复查尿微量白蛋白排泄率<20μg/min,早期糖尿病肾病治愈。

五、讨 论

糖尿病肾病的病理改变主要为弥漫性肾小球硬化及肾动脉硬化,早期肾小球滤过率升高,晚期肾小球滤过率下降,其发病机理尚未完全明了。大量实验证明糖尿病肾病中的微血管病变与高血糖所致的血液流变学、血流动力学、血小板功能异常等有关,最终导致血黏度升高、微循环障碍、组织缺血缺氧而导致血管神经病变发生。这与中医学的"津枯血燥,脉络瘀阻"的认识是一致的。糖尿病的病机以阴虚燥热为主,我们在临床实施中受张大宁补肾活血思想的影响,发现糖尿病肾病是在肾虚的基础上合并血瘀,故补肾活血化瘀是治疗糖尿病肾病的根本大法,糖肾合剂中的黄芪、党参、山药、茯苓益气健脾,增补后天之本;熟地黄、泽泻、山茱萸益气养阴,滋补肝肾,滋补先天之本,使气血旺盛,水谷精微敷布周身;丹参、水蛭、牡丹皮、当归、红花、三七活血化瘀,现代药理研究有抗血小板聚集、降低血黏度的作用。诸药合用,气阴双补,先后天并调,血瘀得通标本兼治,从而使早期糖尿病肾病得以治愈。

第四十二节 益肾活血法治疗2型糖尿病 72例临床观察

糖尿病是常见的内分泌——代谢病,我国糖尿病患者以2型为主,其发病多隐匿,并发症往往较严重,传统认为糖尿病病机为阴虚灼燥热为主,往往有典型的"三多一少"症状,我们在临床上发现2型糖尿病以肾虚血瘀为病机关键,我科从2002年10月起,用益肾活血方法治疗 2 型糖尿病 72 例，收到满意的效果，并与用西药格列齐特治疗的 68 例做对比观察，现总结如下。

一、临 床 资 料

按 WHO（1996）糖尿病的诊断标准，全部病例均确诊为 2 型糖尿病，并能坚持服中药，且饮食控制满意者列为观察对象。将 140 例糖尿病患者随机分为益肾活血汤治疗组（下称治疗组）和西药格列齐特对照组（下称对照组）。治疗组 72 例患者中，男 34 例，女 38 例；年龄 45～79 岁，平均 61 岁；病程 6 个月～15 年，平均 5.8 年，对照组 68 例患者中，男性 33 例，女性 35 例；年龄 44～76 岁，平均 60 岁；病程 5 个月～14 年，平均 6.1 年。

二、治 疗 方 法

全部病例均予控制饮食，并停止原来的治疗。治疗组以益肾活血汤（生地 40 g，桑椹子 20 g，何首乌 30 g，泽泻 12 g，黄芪 30 g，葛根 15 g，川芎 10 g，丹参 30 g，益母草 15 g，水蛭 10 g，鬼箭羽 20 g，山茱萸 20 g，牡丹皮 15 g），水煎服，每天 1 剂，每剂水煎 2 次，药汁混匀约 300 ml，分 2 次口服。对照组选用格列齐特，每次 80 mg，每天 2 次，口服，均为饭前（30 min）服用。疗程 4 个月，疗程前后查空腹血糖，餐后 2h 血糖，血脂、血液流变学，甲皱微循环等。

三、疗 效 观 察

（一）观测指标

1. 症状体征　每日定量观察并记录患者症状。
2. 血液流变学　治疗前后各测 1 次。
3. 甲皱微循环　治疗前后各测 1 次。

（二）疗效标准

显效：症状消失或大部分症状显著改善，空腹血糖（FBG）<7.2 mmol/L，餐后 2h 血糖（PBG）<8.3 mmol/L；有效：治疗后症状明显改善，FBG<8.3 mmol/L，PBG<10 mmol/L；无效：治疗后症状无改善，空腹血糖下降<30%。

（三）治疗结果

治疗组 72 例中，显效 44 例（61.1%），有效 21 例（29.2%），无效 7 例（9.7%），总有效 65 例（90.3%）；对照组 68 例中，显效 27 例（39.7%），有效 23 例（33.8%），无效 18 例（26.5%）总有效率 50 例（73.5%）。两组比较有显著性差异（$P<0.05$）。

（四）两组治疗前后糖代谢度化比较

表 7-42-1 显示，治疗组与对照组治疗后血糖有显著差异（$P<0.01\sim0.05$），但两组治疗后血糖指标亦有显著性差异（$P<0.05$），说明治疗组降糖作用优于对照组。

表 7-42-1　两组降糖疗效变化比较（$\bar{x}\pm s$）

项目	治疗组（$n=72$）		对照组（$n=68$）	
	治疗前	治疗后	治疗前	治疗后
FBG	13.8±2.61	6.62±2.12 * * △	12.7±2.23	7.86±2.36
PBG	17.56±2.32	9.40±2.25 * * △	16.8±2.19	10.8±2.34

注：两组治疗前与治疗后比较：＊＊$P<0.001$；两组治疗后比较，△$P<0.05$

（五）两组治疗前后血脂变化比较

表 7-42-2 显示，治疗组治疗后各项指标有显著性差异（$P<0.05$），而对照组指标虽下降但无统计学差异。两组治疗后比较各项指标有显著性差异（$P<0.01\sim0.05$）。

表 7-42-2　两组血脂疗效变化比较（$\bar{x}\pm s$）

项目	治疗组（$n=72$）		对照组（$n=68$）	
	治疗前	治疗后	治疗前	治疗后
胆固醇	5.83±1.12	4.53±1.08 * △	5.26±1.20	5.06±1.16
三酰甘油	2.78±0.96	1.54±1.09 * △	2.62±1.10	2.28±1.15
高密度脂蛋白	0.95±0.27	1.21±0.31 * △△	1.02±0.31	1.11±0.35

注：两组治疗前治疗后比较，＊$P<0.05$，两组治疗后比较，△$P<0.05$，△△$P<0.01$

（六）两组治疗前后血液流变学变化

表 7-42-3 显示，治疗组除血细胞比容虽下降但无明显差异外，其余各项指标均有显著性差异（$P<0.05\sim0.01$）；而对照组指标虽有下降，但无统计学差异。治疗后两组比较，除血细胞比容无显著差异外，其余各项指标均有显著性差异。

表 7-42-3　两组治疗前后血液流变学变化比较（$\bar{x}\pm s$）

项目	治疗组（$n=72$）		对照组（$n=68$）	
	治疗前	治疗后	治疗前	治疗后
全血比黏度高切	6.20±0.91	4.65±0.96 * * △	6.01±0.86	5.53±0.93
全血比黏度低切	8.40±1.17	7.08±1.06 * * △△	8.27±1.22	8.02±1.24
血浆比黏度	1.90±0.54	1.22±0.60 * △	1.86±0.58	1.60±0.62
血细胞比容	43.20±0.36	42.10±0.34	43.05±0.35	42.80±0.37
纤维蛋白原（mg%）	984±126	845±128 * △	978±128	950±132

注：两组治疗前与治疗后比较，＊$P<0.05$，＊＊$P<0.01$；△$P<0.05$，△△$P<0.01$

（七）两组治疗前后甲皱微循环变化

表 7-42-4 显示治疗组治疗前后各项指标均有显著差异（$P<0.01\sim0.05$），对照组指标虽有下降，但无统计学差异，治疗后两组间比较有显著性差异（$P<0.01\sim0.05$）。

表 7-42-4　两组甲皱微循环变化比较 ($\bar{x}\pm s$)

项目	治疗组（$n=72$）		对照组（$n=68$）	
	治疗前	治疗后	治疗前	治疗后
形态积分	2.14±0.49	1.78±0.48 *△	2.16±0.57	2.10±0.62
流态积分	2.10±0.32	1.42±0.41 *△	1.96±0.37	1.80±0.45
周围状态积分	1.92±0.39	1.10±0.42 *△	1.76±0.46	1.49±0.50
总积分值	6.25±0.42	4.81±0.45 **△△	6.22±0.37	5.57±0.43

注：两组治疗前与治疗后比较，＊$P<0.05$，＊＊$P<0.01$；两组治疗后比较△$P<0.05$，△△$P<0.01$

（八）主要症状的变化

症状改善率（消失加好转）治疗组和对照组分别为：口渴多饮 73.2% 和 36.8%；多食善饥 62.4% 和 31.2%；尿次频多 50.4% 和 18.2%；肢麻乏力 71.2% 和 28.3%。两组比较有显著差异（$P<0.05$）。

四、讨　　论

糖尿病属中医"消渴"范畴，其发病机理多为阴虚燥热，以肾阴不足为本。但同时燥热之邪又可伤阴耗气，导致阴阳俱虚；脾阳虚弱，升清降浊无权，精微不布，水湿痰浊之邪内生，阻滞气机，气滞血行不畅而成该病，或因气虚推动血液无力运行而瘀阻；痰瘀互阻可阻碍营血运行，彼此互为因果，导致脏腑失养，机体阴阳失衡而产生各种症状与并发症。现代医学认为糖尿病以血糖升高为特征，常常伴有血脂增高，血液黏稠度加大，导致血流缓慢，进而导致心脑肾及神经、眼等组织脏器的复化，因而在治疗该病时以张大宁益肾活血法为指导，在滋补肾阴为本，佐以健脾化痰，活血化瘀贯穿始终。方中生地、山茱萸、桑椹子、何首乌，滋肾养阳、增精益髓以扶正固本，黄芪、泽泻益气健脾、化痰降浊，丹参、川贝、益母草、水蛇、鬼箭羽、牡丹皮、草根活血祛瘀、通利血脉。诸药合用，共奏益肾活血之功。

第四十三节　应用补肾健骨法治疗骨质疏松的临床体会

骨质疏松症（Osteoporosis，OP）是以骨量减少、骨组织显微结构退化为特征，以致骨的脆性增高而骨折危险性增加的一种全身骨病。即骨量减少：应包括骨矿物质和其基质等比例的减少。骨微结构退变：由于骨组织吸收和形成失衡等原因所致，表现为骨小梁结构破坏、变细和断裂。骨的脆性增高、骨力学强度下降、骨折危险性增加，对载荷承受力降低而易于发生微细骨折或完全骨折。可悄然发生腰椎压迫性骨折，或在不大的外力下发生桡骨远端、股骨近端和肢骨上端骨折。

自 2001 年以来，笔者依据张大宁教授提出的补肾活血法，并结合临床实践，拟补肾活血健骨之法治疗骨质疏松症的内服中药骨松胶囊，试用于临床，取得了较满意的效果。

一、临床资料

治疗患者 38 例，男性 9 例，女性 29 例；年龄 39～68 岁；病程 1～8 年。其中骨矿含量

（BMC）和骨密度（BMD）为 M1SD ~ 2SD（根据诊治的要求分为轻、中二级）。主要的症状有疼痛、四肢乏力、下肢肌肉痉挛、盗汗。主要体征是身高缩短、驼背、骨折、指甲变软，易裂等。

二、治 疗 方 法

骨松胶囊选用淫羊藿、骨碎补、紫河车、锁阳、狗脊、仙茅、黄芪、龙骨、牡蛎、鳖甲、枸杞子、土鳖虫、杜仲、川断、金樱子、巴戟天、红花、川芎、当归、车前子等补肾中药为基础方，临床随症加减。将上药研沫装胶囊，每次 3 粒，每天 3 次，3 个月为一个疗程。

三、结 果

给药 6 个月临床症状明显缓解或消失。通过双能 X 线扫描，骨矿含量和骨密度均有增加。

四、讨 论

（1）祖国医学认为骨质疏松症当归属于"虚劳"、"骨痹"、"骨痿"的范畴。根据中医理论和临床资料，对骨质疏松症的辨证分型可归纳为：肝肾阴虚型、肾阳虚衰型、肾精不足型、气血虚弱型、气滞血瘀型和风邪偏胜型。病机是以肾虚为主的阴阳平衡失调，由于阳虚，肾阴也受损，阳损及阴。肾阴虚，亦可形成肾阳虚。阴阳互根互用，只有阴阳共处于一个平衡状态，才能达到平密协调的生理环境。

"肾主骨生髓，精生髓、髓居其中，髓养骨，骨生髓"。因此，肾精充足，则骨骼生化有源坚固充实，强健有力。若肾气不足，肾精必虚，髓无充，骨失养，脆弱无力，发为骨瘦。导致骨吸收大于骨形成过程及骨形态改变，骨质疏松与心、肝、脾、肺、肾及骨髓等各系统关系极为密切，尤以肝、肾的关系最为密切，肾藏精，肝藏血，两者相互滋养、相互化生才能达到肝肾协调、气血充足，筋骨坚强。

骨松胶囊具有滋阴补肾、强筋壮骨的作用。能补气养阴、益肝固精、健脾养胃、续筋健骨。同时具有温经通络、行痹止痛、补脾益气的作用。说明补肾壮骨中药不但能抑制骨吸收，而且还具有增加骨组织形成防止骨质丢失的作用，从而有利于骨质疏松症的预防和治疗。

根据中医"肾主骨"的理论，应用补肾中药对骨质疏松症进行治疗，补肾中药可尽快解除骨质疏松所致的自觉疼痛症状，对骨折愈合有一定的促进作用，提高骨密度值，说明补肾中药对骨质疏松症有治疗意义。

（2）现代医学认为骨质疏松症与内源性雌激素有关，雌激素的减少，对破骨细胞的抑制作用减弱，破骨细胞相对加强，破骨与成骨明显失衡，出现骨的吸收增加，骨的形成减少，导致骨质逐渐丢失。

肾虚则下丘脑–垂体–性腺轴功能减退可引起骨质疏松症。骨质形成与钙、磷代谢有直接的关系，血钙、血磷有助于骨矿质和骨基质的形成，钙质必需在维生素 D 的协同下才能转化为骨质及形成新骨质。采取增大骨峰量，延缓骨量丢失是防止骨质疏松最有效的手段。

肾虚与现代医学所讲的"各种激素的分泌下降，骨合成降低"，所导致的骨质疏松是相辅相成的。应用补肾中药能显著提高相对骨体积和平均骨小梁宽度及骨细胞陷窝长度。还能显著提高骨钙、磷含量。所以，补肾中药有明显的改善骨质、增加骨密度的作用。补肾中药是治疗骨质疏松症可靠、有效的药物。同时，补肾中药还可改善肾虚证状，抑制骨吸收，增强骨密度，提高骨转换率，恢复部分失骨。

　　按照骨重建理论应用中药序贯疗法治疗骨质疏松症也是今后发展的方向，在改善症状与体征、反映骨形成指标及成骨细胞活性差异序贯治疗疗效更好，提示序贯疗法及验方治疗骨质疏松症均有效。序贯疗法是根据骨重建理论设立的，在激发骨重建启动后，及时地抑制骨吸收，进而促进骨形成，对骨重建各阶段使用有针对性的药物，使骨重建始终处于正性骨平衡状态，增加了骨量，并防止出现高骨转换及低骨转换而引起的骨量丢失。

　　在骨重建活动周期中，每个基础多细胞单位（BMU）要经历静止—激活—吸收—逆转—形成五个阶段。当BMU处于静止状态时，给予激活（activation，A）的药物，使BMU激活，启动骨重建活动。为防止高骨转换引起的骨量丢失，所以在骨重建启动后，及时给予抑制（depression，D）骨吸收的药物以减少骨量丢失。然后再撤销（free，F）抑制骨吸收的药物。接着再重复（repeat，R）上述ADF程序，如此往复不止（序贯）。ADRF程序每次序贯后骨量都会有新的增长。

　　目前治疗骨质疏松症的药物主要有两大类，一类是以减少骨吸收为主，又称为抗吸收药，包括雌激素、二磷酸盐和降钙素。另一类药物以增加骨形成为主，包括氟化物和甲状旁腺素肽，但大多不能有效地增加骨量，降低骨折的发生率。

　　应用中药防治骨质疏松症有着广阔的发展前景，观察对骨质疏松症的细胞学、病理学的改变，其作用机理是从补肾入手，以达增加骨矿含量的作用。

　　总之，破骨细胞、骨吸收功能过度活跃可造成骨量过多丢失，是骨质疏松症等高转换型代谢性骨病的主要因素，对此我们要采用相应的措施来阻止骨质疏松的演变过程。

第四十四节　浅析骨质疏松症从肾论治

　　原发性骨质疏松症是以骨量减少，骨组织显微结构退化为特征，导致骨的脆性增高而易发骨折的一种全身性骨病。主要表现为胸背及下腰部骨疼痛，畸形和易于骨折。中医认为该病属于"骨痿"、"骨枯"等范畴，多与肾虚证有密切关系。本节将就此作一浅述。

一、从骨质疏松症的病因病机来分析

　　祖国医学认为肾为先天之本，主藏精，主骨生髓，骨的生长发育，全赖肾中精气的滋养。肾精充盈则骨髓生化有源，骨髓得以滋养而强壮有力；反之，肾精虚衰则骨之生化无源，骨骼失养而易发骨痿。如《素问·上古天真论》曰："七八……肾脏衰，形体皆极；……。"《素问·痿论》曰："肾气热，则腰脊不能举，骨枯而髓减，发为骨痿。"现代医学研究证实，随着年龄的增长，肾虚证的发生率逐渐升高，人体骨骼中骨矿含量却逐渐减少，骨折发生率随肾虚证发病率的升高而上升。通过对肾虚证患者生化研究表明，肾虚者均有下丘脑-垂体-性腺轴功能减退，性激素水平下降，从而造成肠钙吸收减少，单位体积内骨组织含量减少而易发生骨质疏松证。说明了骨质疏松的发病确与肾虚证有密切联系。

二、从骨质疏松症的实验研究来分析

　　动物实验表明，无论是从单味中药、中药复方还是有效成分提取物的研究上均表明，补肾健脾药、补肾益肝药、补肾活血药均能不同程度上提高骨质疏松症大鼠的骨密度、骨矿含量，提高骨质疏松症模型大鼠的血清骨钙素、雌激素、胰岛素样生长因子、甲状旁腺激素、碱性磷酸酶、降钙素等水平；升高体内$1,25(OH)_2d_3$水平；降低血清IL-1、IL-6等水平；促进成骨细胞的增殖、分化，促进成骨细胞骨钙素和胰岛素样生长因子等 mRNA 的表达；抑制破骨细胞的数量和活性；抑制破骨细胞基质金属蛋白酶-9 mRNA 表达；改善骨基质的分子结构，使骨结构力学特性加强；调节体内新陈代谢和骨骼内环境微量元素的平衡，影响体内多种酶的活性，延缓细胞组织的衰老蜕变过程，促进骨的重建。

三、从骨质疏松症的临床治疗来分析

基于中医对骨质疏松症病因和病机的认识，该病在辨证论治上多从肾虚角度入手。如在骨质疏松症的辨证分型方面，虽无统一认识，但也多趋向于肾虚型为主；在治疗原则上有补肾健脾、补益肝肾、补肾活血等不同方法，都以补肾为基础，在用药上也多为补肾壮骨、填精补髓之品。如邓伟民应用补肾中药治疗绝经后骨质疏松症患者，结果患者临床表现及骨代谢生化指标明显改善，骨密度上升，说明补肾中药有促进骨形成作用。王和鸣用补骨合剂治疗老年性骨质疏松症，临床症状及体征改善，骨矿物含量增加，施杞采用补肾填精法防治绝经后骨质疏松症，表明中药能改善骨代谢，增加骨形成，减少骨吸收。张大宁在原有肾虚致病的基础上更提出肾虚血瘀是各类老年疾病的共同病理，肾虚必致血瘀，血瘀加重肾虚，由此提出了对临床有指导意义的"肾虚血瘀论"和与之相应的"补肾活血法"，更开创了包括骨质疏松症在内的老年疾病防治的新层次。

总之，中医对骨质疏松症的临床治疗和实验研究，证明"肾主骨"理论指导骨质疏松症治疗的科学性和正确性，从肾着手治疗骨质疏松症确实行之有效。

第四十五节　张大宁补肾活血法在鼻科的运用

张大宁教授给我们讲的第一次课是在 1978 年，那是我国恢复全国高考制度的第一年，也是天津中医药大学恢复重建的第一年。从那时起，我知道了什么是"阴阳"，什么是"五行"。尽管在此以后的很长一段时间里，我仍然弄不清楚怎样才算是阴阳消长，怎样才算是五行生克，但我的中医事业由此而开始。

毕业后的 20 多年里，我一直从事中医耳鼻咽喉科的临床及科研工作，而且常常告诫自己，无论是临床还是科研，都要尽可能地使自己成为一名真正的中医工作者。因此，在我的日常工作中除了更多的运用传统的中医理论、中医方法外，还特别注重发现、学习、借鉴和使用现代的、先进的中医学新理论和新方法。如今我们已成功地将张大宁教授提出的补肾活血法，借鉴并运用于过敏性鼻炎的治疗中，取得了明显的临床疗效。

一、补肾活血法在鼻科的运用

过敏性鼻炎的主要症状是，鼻痒、喷嚏、鼻分泌物增多和鼻阻塞。检查可见鼻黏膜肿胀，呈灰白色或灰蓝色。鼻道内有大量的浆液性或浆液黏液性分泌物。有的患者并发鼻息肉，若并发化脓性鼻窦炎则可见鼻分泌物呈脓性。

《素问·宣明五气篇》谓："五气所病，肾为欠为嚏。"《内外伤辨惑论》云："元阳本虚弱，更以冬月助其令，故病者善嚏，鼻流清涕，寒甚出浊涕，嚏不止。"虽然过敏性鼻炎的中医病因较多，如心火、风热、肺热、肺寒、卫气不固等，但肾阳不足和气滞血瘀亦是其重要原因之一。

按照现代医学的分类方法，过敏性鼻炎可以分为常年性与季节性两种。前者不分季节，随时可以发作，长期反复不休。后者为定期性或季节性，仅发作在一年中某一个季节或节气，到一定的时间发作，也在一定的时间消失。笔者曾就过敏性鼻炎的中西医分型进行了分析比较，认为西医的常年性大致相当于中医的虚证，而西医的季节性大致相当于中医的实证。

现代医学证明过敏性鼻炎与哮喘病在流行病学、解剖学、组织学、生理学、病理学和免疫学等方面都有着特定的联系，并有部分相通的治疗方法。过敏性鼻炎与哮喘病往往同时存在，有学者为此提出了"一个呼吸道，一种疾病"的全新概念。甚至有人建议将变应性鼻炎和哮喘视为一个疾病，命名为变应性鼻气管炎。

同其他危险因素一样，过敏性鼻炎也是哮喘病的危险因素之一。很多过敏性鼻炎患者存在非特异性支气管反应性增强的现象。解剖学提示鼻黏膜与下呼吸道黏膜在结构上有很多相似之处。病理生理学研究提示过敏性鼻炎与哮喘病的关系密切。虽然过敏性鼻炎与哮喘病不同，一般认为上下呼吸道很可能同时受到共同炎症过程的影响，通过相互联系的机制，这种炎症反应可持续存在或发展。变应性疾病可能是系统性疾病，因为上或下呼吸道过敏原激发试验均可导致呼吸道的另一端发生炎症反应。即下呼吸道激发试验（支气管激发试验）可引起鼻黏膜炎症，鼻激发试验同样引起下呼吸道炎症。

根据上述原理，我们参阅了由张大宁教授主编的《中医补肾活血法研究》一书，就书中运用补肾活血法治疗支气管哮喘的相关章节进行了认真的研读。在治疗常年性过敏性鼻炎的过程中，借鉴使用了具有提高T淋巴细胞免疫功能，增强体质，改善微循环障碍的补肾活血法。选择了如丹参、赤芍、红花、杏仁、王不留行、生黄芪、枸杞子、蒲公英、冬虫夏草、川续断、女贞子、郁金、淫羊藿、陈皮、鸡血藤等药物。再根据临床其他症状，配合其他药物治疗常年性过敏性鼻炎，取得了明显的临床疗效。

经常配伍使用的药物有：若恶风怕寒，自汗明显加生黄芪、党参、诃子肉、甘草、白术、桔梗等；若鼻涕淡黄色加桑叶、薄荷、地龙、路路通、紫草、茜草、旱莲草等；清涕不止加金樱子、五味子、乌梅等；若喷嚏多加地龙、蝉蜕等；喘促明显加麻黄、杏仁等；痰黄加黄芩、金银花、蒲公英、栀子、败酱草、鱼腥草等；精神不振，腰痛脊冷，四肢不温加附子、肉桂、熟地、山药、山茱萸肉、补骨脂等；食少纳呆，乏力加党参、茯苓、陈皮等。

二、补肾活血法对中医辨证的贡献

任何学科的进步和发展都需要有新的理论、新的内容在不断地注入。由于中医学是一门古老的、传统的，建立在哲学基础上的自然科学（也有人称之为社会科学），与现代医学的基础理论完全不相同，然而其社会角色却一样，它要与现代医学一道，行使着同样重要的职责，既治病救人。为了缩短两者的差异，许多中医专业人员，盲目地搞起了中医现代化。更有甚者，是在对中医学基本原理还不太理解的情况下，搞起了中医的科研。造成这种盲目性的原因当然是多方面的，但认识上的偏见和观念上的单一，是其主要原因之一。认识上的偏见和观念上的单一，又是学习不足、实践不足的必然产物，是一种极为肤浅的认识。

什么样的科研才是中医科研，中医学的科研究竟怎样搞，这些都是我们每一个科技工作者应认真考虑的问题。以往的实践证明，套用西医学的研究模式来研究中医学，显然是不行的。

《中医补肾活血法研究》完全运用了传统的中医学思维、中医学词汇，把传统的中医学理论赋予了崭新的内容。不但系统地解释了肾病、衰老与中医肾虚血瘀的关系，提出了补肾活血的治疗方法，而且扩展了补肾活血法的应用范围，甚至运用了现代的医学研究方法，证明了补肾活血法的科学性、实用性。全书既是对传统中医理论的科学的总结，也是对现代中医辨证的科学创新，是一部中医学理论与中医学实践相结合的优秀作品，是一项值得推广的科技成果，它丰富了中医的辨证方法，也为那些轻视中医传统理论的人们树立了良好榜样。

基础研究与应用研究应当具有同等的重要性，然而就中医学而言，基础研究是建立在应用研究基础上的，因此，应用研究便显得非常重要了。干祖望废八纲辨证创十纲辨证，也是为了应用。他在解释十纲中，寒热、虚实、表里、标本、体用，而没有阴阳时说：阴阳是天地间最大的，它的等级层次决不可与寒热、表里、虚实等量齐观，它是统帅十纲的领袖。再从另一个角度上来看寒热等十纲，虽然抽象，但尚具体一点，不若阴阳抽象到无可捉摸。这十纲中，寒者温之、热者凉之，虚则补之、实则泻之，表则宣解、里则吐下，标者先治、本者后医，体病考虑手术、用病坚持药治，他们都有应付办法。而阴阳则独无应付方法，未闻有"阴者阳之、阳者阴之"的一语。所以它是十纲的统帅，不能与十纲等同，更不能属于同一个层次，只能用来统领十纲。换句话说，阴阳的应用价值并不大。

补肾活血法同样是一种应用研究，是我们今后研究工作中需要学习的，我们要借鉴这种方法，把中医事业发扬光大。

第四十六节 补肾活血法在痹证中的应用

笔者在临床中依据张大宁教授补肾活血的理论治疗痹证（强直性脊柱炎）稍有心得，现试从理论及临床加以探讨，兹陈管见，请同道斧正。

一、祖国医学对痹证（强直性脊柱炎）病名的认识

强直性脊柱炎是一种原因未明、以中轴关节的慢性炎症为主的全身性疾病，病变主要累及骶髂关节、脊柱，严重者腰背强直，不能屈伸，甚至丧失劳动能力。祖国医学无强直性脊柱炎病名，根据其临床表现认为该病属于痹证范畴，但并非一般的风、寒、湿、热痹，而属于骨痹、肾痹的范畴。《黄帝内经》云："骨痹不已，复感于邪，内舍于肾"，"肾痹者善胀，尻以代踵，脊以代头"。这说明是脊柱弯曲，不能屈伸，坐起困难，故强直性脊柱炎可归痹证范畴来讨论。

二、肾虚血瘀是骨痹（强直性脊柱炎）的病机关键

中医认为肾主藏精，而精能生髓，髓居骨中，骨赖髓以充养。故《素问·宣明五气》说"肾主骨"，如肾精充足，则骨髓生化有源，骨骼得以髓的充养而坚固有力。反之则肾精虚少，骨髓化源不足，不能充养骨骼，则出现骨脆无力。《素问·脉要精微论》说"背者胸中之府，背曲肩随，府将坏矣，腰者肾之府，转摇不能，肾将惫矣"。如果肾虚，正气不足，容易感受外邪。如肾阴虚，肾气热，则腰脊不举，骨枯而髓减，发为骨偻，《黄帝内经素问校释》注曰："偻，背脊弯曲。"如肾阳虚，阳气为外不固，不得开阖，风、寒、湿乘虚而入发为痹证。故《素问·生气通天论》曰："阳气者，精则养神，柔则养筋，开阖不得，寒气从之，乃生大偻……。"《诸病源候论·腰痛不能俯仰候》说"肾主腰脚……劳损于肾，动伤经络，又为风冷所侵，血气搏击，故腰痛也，阳病者不能俯，阴病者不能仰，阴阳俱受邪气者，故令腰痛，不能俯仰"。肾虚寒邪深入肌肉、筋骨，经络不通气血运行不畅，而至骨痹之证。正如《证治准绳》论腰胯痛说"若因伤于寒湿，流注经络，结滞骨节，气血不和，而致腰胯背脊疼痛"。综上所述，肾虚是强直性脊柱炎的先决条件即病机基础，经络不通、瘀血阻滞是该病重要病理变化，故肾虚血瘀是强直性脊柱炎的病机关键。

三、补肾活血法在强直性脊柱炎中的应用

肾虚血瘀是强直性脊柱炎的主要病机,治疗上以补肾活血为大法。

(一) 强直性脊柱炎的常见征候

腰胯疼痛,喜暖畏寒,腰腿酸软或疼痛,腰部僵硬不能转摇,俯仰受限并兼见膝、踝、肩、肘等关节疼痛或上下肢游走疼痛;阴天遇寒或劳累加重,休息或得热则舒;或兼见男子阴囊寒冷,女子白带寒滑。舌苔薄白或白厚,脉象多见沉弦或尺脉沉弦略细,或弱少。

(二) 强直性脊柱炎方药

自拟补肾活血汤,方药组成:骨碎补18g、熟地15g、当归20g、补骨脂12g、金狗脊30g、川芎20g、淫羊藿15g、川续断18g、杜仲20g、川牛膝12g、土鳖虫10g、知母10g。方中骨碎补补骨祛瘀、强骨坚肾,熟地补肾填髓、生精养血,当归养血活血化瘀共为君药;补骨脂补肾阳、暖丹田,金狗脊补肾壮腰膝、利俯仰,川芎行气活血化瘀共为臣药;淫羊藿、川续断、杜仲、川牛膝补肝肾、强筋骨、壮腰膝、益精气,土鳖虫活血化瘀共为佐药;使之以知母滋肾以防温性药物生热。诸药共同组成补肾壮腰、活血化瘀、强筋健骨之剂。

加减法:寒甚疼痛重者,加制川草乌各10g(先煎);舌苔白厚者去熟地,加苍术10g,茯苓20g;久病关节强直,不能行走者加寻骨风15g、透骨草15g、蜈蚣2条、祁蛇10g;疼痛游走者加青风藤30g。

四、典 型 病 例

李某,男,20岁,学生。

初诊 2001年1月10日。

主诉:腰部疼痛反复发作3年,自服吲哚美辛25mg,每天3次。一个月前疼痛连及髋及下肢,以左侧明显,左腿屈伸不利,腰部活动受限,午后低热,体温37.5℃左右,纳可,夜寐安,二便调。舌苔薄白,脉沉弦细。检查HLA-B$_{27}$阳性,血沉30mm/h,类风湿因子阳性,X线示:双侧骶髂关节关节间隙变窄,关节面模糊。诊断为强直性脊柱炎早期;骨痹、肾虚血瘀证。治法:补肾活血通络。药用骨碎补18g、补骨脂12g、当归20g、赤白芍各12g、川续断15g、杜仲25g、狗脊20g、蜈蚣2条、祁蛇10g、寻骨风15g、透骨草15g、独活10g、地龙10g、知母10g、鳖甲10g、青蒿12g。30剂,水煎服。

二诊 2001年2月10日。服药后,病情好转,低热已退,疼痛减轻,髋关节、膝关节活动欠灵活。嘱停服吲哚美辛,原方去青蒿、鳖甲,加威灵仙30g,骨碎补加至20g,继服。

三诊 2001年6月8日。疼痛消失,活动自如,诸症消失,继服上方,巩固疗效。

第四十七节 补肾活血法治疗高脂血症60例

高脂血症是临床常见病,近年来其发病率有逐渐增高的趋势。高脂血症既是独立病种,又可作为病理现象对心血管、脑血管疾病的发生或加重产生重要的影响,依据张大宁教授的肾虚血瘀论及补肾活血法等理论,我科采用补肾活血法治疗高脂血症60例,取得良好疗效,现报道如下。

一、临床资料

该组共观察病例60例，男34例，女26例；年龄29~80岁，30岁以下2例，30~35岁23例，55岁以上35例；病程最短者3个月，最长达10年，平均2年左右。

诊断标准：均按中华人民共和国国家卫生和计划生育委员会颁布的《新药临床研究指导》中有关高脂高黏血症的诊断标准，并且所有病例均排除近期患有心脏疾患、脑血管疾病、糖尿病和肾脏疾病等病症患者。

二、治疗方法

方剂组成：丹参、川芎、何首乌、枸杞子、决明子、荷叶、山楂、大黄、鸡血藤、水煎服，每次100ml，每天2次，丹参粉针剂800mg，加入0.9%的生理盐水250ml中，静脉滴注，每天1次，15天为1个疗程。

均于治疗或观察前2周停用其他降脂药物，并测血脂水平，在治疗前后测血脂。

统计学处理，组间均值的差异比较用 t 检验。

三、治疗结果

从表7-47-1可见，使用补肾活血法后，血脂的各项指标均有明显下降或好转，与治疗前比较差异有显著性。

表7-47-1　治疗前后血脂的变化 $(\bar{x}\pm s)$

项目	治疗组	
	治疗前	治疗后
TC（mmol/L）	6.01±0.74	5.12±0.64*
TG（mmol/L）	2.33±0.21	1.59±0.30*
HDL-c（mmol/L）	1.20±0.19	1.29±0.169**
LDL-c（mmol/L）	4.32±0.50	3.65±0.38**
APOA（g/L）	1.38±0.10	1.27±0.11**
APOB（g/L）	0.97±0.23	0.90±0.11*

注：治疗前后比较，* $P<0.05$，** $P<0.01$

四、讨　　论

高脂血症，中医辨证多为肝肾阴虚及瘀血证，其治疗当以补肾活血化瘀为主。药理实验证明，中药活血药具有扩张血管、改善微循环、降低血黏度的作用。川芎活血化瘀；何首乌、枸杞子补肝肾、益精血；鸡血藤补血活血通络；决明子清肝；山楂、荷叶、大黄健脾胃、消食积、导滞通便。诸药合用，标本兼顾，补泻兼施，共奏补肾去瘀之效。现代研究证实，丹参中提取的丹参酮具有降低血液中胆固醇和三酰甘油的作用；川芎所含的川芎嗪及挥发油能显著改善脂蛋白代谢；何首乌、大黄促进胃肠蠕动，阻碍胆固醇吸收；决明子抑制胆固醇的吸收；鸡血藤所含鸡血藤醇能有效分解血脂，特别是对低密度脂蛋白有明显的作用；故该方临床应用于治疗高脂血症，取得了良好疗效。

第四十八节 补肾活血汤治疗阳痿的疗效观察

我们经过多次筛选药物和临床验证，并结合张大宁教授治疗肾病的思想和理论，研制成治疗阳痿的补肾活血汤（煎煮罐）。经过两年的临床应用对比观察，其疗效明显优于后者。

一、临 床 资 料

（一）一般资料

我们从 2001 年 7 月~2003 年 7 月，共收治了 22~75 岁的已婚、无其他严重疾病的阳痿患者 135 人。将这些患者随机分为治疗组和对照组，治疗组 98 人，对照组 37 人。后将这两组按年龄各分为三个小组。22~40 岁为第一小组，41~55 岁为第二小组，56~75 岁为第三小组。治疗组的情况是：第一小组 49 人，第二小组 32 人，第三小组 17 人；对照组的情况是：第一小组 18 人，第二小组 11 人，第三小组 8 人。

（二）阳痿的分级和诊断标准

1. Ⅰ级阳痿 性生活时阴茎能勃起，也能变硬，但不能持久（不超过 10min），能进行但不能完成性生活。

2. Ⅱ级阳痿 性生活时阴茎能勃起，但不能变硬，不能进行性生活。

3. Ⅲ级阳痿 性生活时阴茎不能勃起，也不能变硬，不能进行性生活。

（三）补肾活血汤和育亨宾的有关资料

1. 补肾活血汤的有关资料

（1）成分：黄狗肾 12g、九香虫 10g、巴戟天 10g、生晒参 6g、五味子 9g、柴胡 10g、白芍 9g、川芎 10g、郁金 9g、生甘草 6g。

（2）功效：补肾益气，疏肝化瘀。

（3）主治：阳痿。

（4）用法用量：每次服一瓶（100ml），每天服 3 次，两个月为一个疗程。

2. 育亨宾的有关资料

（1）成分：育亨宾宁碱，化学结构为 17α 羟基育亨朋-16α 羧酸甲基酯。

（2）作用：减少阴茎静脉血回流，促进阴茎充血勃起。

（3）主治：阳痿。

（4）用法用量：每次服 3 片（6mg），每日服 3 次，10 周为一个疗程。

（四）疗效观察项目和疗效评定标准

1. 疗效观察项目

（1）性生活时阴茎能否勃起。

（2）性生活时阴茎勃起后能否变硬。

（3）性生活时阴茎勃起变硬后能否持久（10min 以上）。

（4）能否完成性生活（以射精为标准）。

2. 疗效评定标准

（1）痊愈：用药一疗程后，性生活时阴茎能勃起，也能变硬，且能持久（10min 以上），能够完成性生活。

（2）好转：用药一个疗程后，Ⅲ级阳痿转为Ⅱ级或Ⅰ级阳痿，Ⅱ级阳痿转为Ⅰ级阳痿。

（3）无效：用药一个疗程后症状无任何改善。

二、结　果

经过两年对 135 例阳痿患者的临床对比用药观察，统计结果如下。

（一）治疗组的结果

第一小组：痊愈 39 人，好转 8 人，无效 2 人。痊愈率 79.59%，有效率 95.92%。
第二小组：痊愈 21 人，好转 8 人，无效 3 人。痊愈率 65.63%，有效率 90.63%。
第三小组：痊愈 10 人，好转 3 人，无效 4 人。痊愈率 58.82%，有效率 76.47%。
总痊愈率 71.43%，总有效率 90.82%。

（二）对照组的结果

第一小组：痊愈 12 人，好转 3 人，无效 3 人。痊愈率 66.67%，有效率 83.33%。
第二小组：痊愈 6 人，好转 2 人，无效 3 人。痊愈率 54.55%，有效率 72.73%。
第三小组：痊愈 3 人，好转 2 人，无效 3 人。痊愈率 37.50%，有效率 62.50%。
总痊愈率 56.76%，总有效率 75.68%。

为便于统计和对照，兹将不同年龄患者用药后痊愈率和有效率比较两表分列于下（表7-48-1，表7-48-2）。

表7-48-1　不同年龄患者用药后痊愈率比较

年龄（岁）	观察人数（人）		痊愈人数（人）		痊愈率（%）	
	治疗组	对照组	治疗组	对照组	治疗组	对照组
22～40	49	18	39	12	79.59	66.67
41～55	32	11	21	6	65.63	54.55
56～75	17	8	10	3	58.82	37.50
合计	98	37	70	21	71.43	56.76

经统计学检验，$P<0.01$，有显著性意义。

表7-48-2　不同年龄患者用药后有效率比较

年龄（岁）	观察人数（人）		痊愈人数（人）		痊愈率（%）	
	治疗组	对照组	治疗组	对照组	治疗组	对照组
22～40	49	18	47	15	95.92	83.33
41～55	32	11	29	8	90.63	72.73
56～75	17	8	13	5	76.47	62.50
合计	98	37	89	28	90.82	75.68

经统计学检验，$P<0.01$，有显著性意义。

三、讨 论

（一）阐述阳痿的病因病理必须把中西医理论相结合

关于阳痿的病因病理，中医（也称传统中医药学）和西医（也称现代医药学）各有自己的系统理论。

中医理论认为阳痿的主要病因病机是：①肾精亏虚："先天不足"，或"恣情纵欲，房劳过度……阴精亏耗，则阳无以附……发为阳痿"。②脾肾气虚："思虑忧郁，损伤心脾……脾胃乃……生化之源……肾精赖以滋养。脾胃虚则气血不足，宗筋失养，阳痿乃作"。③肝气郁结："情志不遂，郁怒伤肝，肝气郁结……阳气不得以伸……而成阳痿"。④瘀血内阻："血行不畅，瘀血内停，宗筋弛纵"导致阳痿。

西医理论认为阳痿的主要病因病理是：①性腺发育不良："原发性性腺功能不全……如Klinefeltr 综合征……血中游离睾酮降低……而引起阳痿"。②性神经衰弱："供应……（性）神经的血管有病变……影响（性）神经的营养供应"引起性神经衰弱，导致阳痿。③精神忧郁："家庭矛盾或夫妇间感情不和……情绪激动、心情忧郁"，勃起受到抑制，形成阳痿。④血管病变：阴部"动脉粥样硬化……内膜增生……管腔狭窄"、"供血不足"，使阴茎难以充血勃起，导致阳痿。

综上所述可以看出：中医理论长于整体概括，西医理论长于局部剖析，只有把两者有机地结合起来，才能形成阳痿完整的病因病理。

（二）该药的处方既符合传统中医药学理论，也符合现代医药学实验结论

依据前述病因病理，我们制订了相应的治疗原则。根据中医理论我们制订的治疗原则是：补肾益气，疏肝化瘀。根据西医理论制订的治疗原则是：提高人体内的雄激素水平，增强性神经的功能，解除精神的抑郁状态，疏通阴部血管增加血流量。

根据上述的治疗原则，我们筛选了十味中药饮片组成本品的处方。兹依据传统中医药学理论和现代医药学实验结论，将它们在处方中的作用论述于下。

传统中医药学理论认为：黄狗肾"补肾壮阳"，九香虫"温肾助阳"，两药均可温补肾阳，同为君药。巴戟天"补肾"、"益气"，人参"补元气、益脾气"，五味子"补肾"、"益气"、"收敛"；三药合用，能益脾肾之气，防元气耗散，共为臣药。柴胡"疏肝解郁"，白芍"养血柔肝"，川芎"活血行气……祛瘀"，郁金"行气……活血祛瘀"；四药并用，可疏通肝气、祛除瘀血，同为佐药。生甘草"解毒，调和诸药"，能解除诸药的毒性，调和诸药的性味，为使药。诸药合用，共奏补肾益气、疏肝化瘀之效，而治疗阳痿之病。

现代医药学实验证实：黄狗肾"含雄性激素"，巴戟天"有促性腺机能作用"，人参"有促性腺激素样作用"；三药并用，可提高性功能。五味子能"使脊髓反射加强"，川芎"对……脊髓反射中枢具有兴奋作用"；两药合用，可增强脊髓勃起中枢的兴奋性。柴胡"有明显镇静作用"，白芍"有较强的镇静作用"，巴戟天"有明显抗抑郁作用"；三药并用，能解除精神的忧郁状态。川芎有"抗血栓形成"作用，郁金有"降血脂"作用，九香虫有"抗凝"作用；三药合用，可疏通阴部血管，增加血流量，促进阴茎充血。生甘草"有解毒作用"，能解除方中各饮片的毒副作用。诸药并用，即可提高人体内的雄激素水平，增强性神经的功能，解除精神的忧郁状态，疏通阴部血管增加血流量，促进阴茎勃起，从而治疗阳痿。

第四十九节 滋肾通利胶囊治疗泌尿系感染临床研究

泌尿系感染是常见病、多发病，20% ~ 50% 的女性一生中至少有过一次泌尿系统感染，70 岁以上男性的菌尿发生率约为 31 5%；美国每年有 700 余万尿路感染者就诊，100 万人需住院治疗。现代医学对此病虽有一定疗效，但长期效果不稳定。笔者用张大宁教授研制的中药制剂"滋肾通利胶囊"治疗泌尿系感染 136 例，取得满意效果，现报告如下。

一、临床资料

1. 诊断及入选标准　256 例患者均符合 1985 年第二届全国肾脏病会议通过的标准：①正规清洁中段尿（保证尿液在膀胱存留 4 ~ 6 h 以上）细菌定量培养 $\geq 10^5$/ml；②参考离心中段尿沉渣镜检白细胞数 > 10 个/HP，或有明显尿路刺激症状；③行膀胱穿刺尿培养阳性（不论多少），可以确诊。并符合以下条件：①神志清楚，能配合治疗者；②不伴有精神病及中毒性疾病者；③非未满规定观察期而中断治疗，无法判断疗效或资料不全者。

2. 一般资料　256 例患者，随机分为治疗组和对照组。治疗组 136 例，其中男 14 例，女 122 例；年龄 3 ~ 76 岁，10 岁以下 5 人，10 ~ 20 岁 7 人，21 ~ 30 岁 19 人，31 ~ 40 岁 32 人，41 ~ 50 岁 35 人，51 ~ 60 岁 20 人，61 ~ 76 岁 18 人；尿常规检查白细胞（+ + + +）者 15 例，（+ + +）者 36 例，（+ +）者 44 例，（+）41 例；尿液白细胞镜检均 ≥ 5 个/HP；尿细菌学检查 $\geq 10^5$/ml 者 96 例，其余 40 例 10^4 ~ 10^5/ml，但均尿路刺激征明显；患者肾功能等生化检查正常；伴有糖尿病者 31 例，伴有尿路结石者 27 例；首次发病 94 例，再发感染者 42 例。对照组 120 例，男 11 例，女 109 例；年龄 4 ~ 73 岁，10 岁以下 4 人，10 ~ 20 岁 6 人，21 ~ 30 岁 16 人，31 ~ 40 岁 31 人，41 ~ 50 岁 31 人，51 ~ 60 岁 17 人，61 ~ 76 岁 15 人；尿常规检查白细胞（+ + + +）者 17 例，（+ + +）者 31 例，（+ +）者 37 例，（+）35 例；尿液白细胞镜检均 ≥ 5 个/HP；尿细菌学检查 $\geq 10^5$/ml 者 86 例，其余 34 例 10^4 ~ 10^5/ml，但均尿路刺激征明显；患者肾功能等生化检查正常；伴有糖尿病者 29 例，伴有尿路结石者 26 例；首次发病 91 例，再发感染者 29 例。

3. 中医分型　依据中医辨证论治原则，笔者将泌尿系感染分为 4 型：脾肾阳虚型、肝肾阴虚型、阴阳两虚型和湿热壅阻型。临床上在确诊泌尿系感染的基础上，笔者采取"定性与定量"辨证的方法，即凡具有以下证型中任意 3 项或 3 项以上症状或体征者，则可确定此型。

脾肾阳虚：纳呆、腹胀、下午尤甚、便溏、面浮或肢肿、畏寒肢冷、腰脊或腰膝酸软或疼痛、性功能障碍（包括阳痿、早泄、性淡漠等）、周身无力、面色萎黄无泽、舌质胖淡、齿痕、脉沉细无力或沉迟无力。肝肾阴虚：两目干涩或视物不清、眩晕、耳鸣、五心烦热、口咽发干、腰脊或腰膝酸软或疼痛、男子遗精、女子月经不调、易于急躁、舌红少苔、脉细数或沉细。阴阳两虚：面色无华、少气乏力、午后低热或手足心热、口干咽燥、腰脊酸痛等。湿热壅阻：遍体浮肿、胸脘痞闷、咽喉肿痛、感冒发热、大便秘结、烦热口渴、小便赤短、舌苔黄腻、脉沉数或濡数。

笔者对 256 例随机抽样的泌尿系感染患者进行了辨证分型分析，其中治疗组：脾肾阳虚型 32 例，肝肾阴虚型 35 例，阴阳两虚型 28 例，湿热壅阻型 41 例；对照组：脾肾阳虚型 27 例，肝肾阴虚型 29 例，阴阳两虚型 24 例，湿热壅阻型 40 例。

4. 观察指标及方法　主要观察临床症状、体征及实验室指标的变化情况。采用位相显微镜尿沉渣自动分析仪检查尿沉渣,尿细菌定量培养采用简易式稀释倾碟法 等。

5. 疗效标准 完全缓解连续 3 次以上尿白细胞镜检、细菌定量检查阴性,无尿感症状。显著缓解:连续 3 次以上尿白细胞镜检、细菌定量检查阴性或弱阳性,尿路刺激征明显好转。部分缓解:连续 3 次以上尿白细胞镜检、细菌定量检查减少,尿路刺激征好转。无效:与治疗前相比无差别或恶化。

6. 统计学处理 根据数据的性质与分布情况,分别采用 χ^2 检验、Fisher 确切概率法和 t 检验。

二、方 法

治疗方案:对照组根据药敏选用一种抗生素哌拉西林钠、头孢拉啶、头孢曲松钠、氧氟沙星、培氟沙星等口服或静脉滴注治疗,并嘱患者多饮水,祛除梗阻因素。治疗组在上述基础治疗方法上加用滋肾通利胶囊,主要由野菊花、土茯苓、车前子、蒲公英、半枝莲、牛膝、女贞子、旱莲草、黄芪等十几味中药组成。口服每次 2~3 粒,每天 2~3 次,连服一个月治疗。治疗 2 周为 1 个疗程,2 个疗程后统计疗效。1 年后对复发率进行比较。

三、结 果

1. 两组疗效比较 见表7-49-1。治疗组完全缓解率和总缓解率均显著高于对照组 ($P<0.05$);1 年复发率治疗组较对照组低,两组比较差异极显著性 ($P<0.01$)。

表 7-49-1 两组总疗效及复发率的比较

组别	例数(例)	完全缓解 [例(%)]	显著缓解 [例(%)]	部分缓解 [例(%)]	无效 [例(%)]	总缓解率 [例(%)]	复发 [例(%)]
治疗组	136	98(72.1)△	22(16.2)	11(8.1)	5(3.7)	131(96.3)△	6(4.4)△△
对照组	120	67(55.8)	18(15.0)	13(10.8)	22(18.3)	98(81.7)	36(30.0)

注:与对照组比较, △$P<0.05$, △△$P<0.01$

2. 两组患者治疗前后实验室检查的比较 见表 7-49-2。两组均较治疗前好转,治疗组较对照组治疗后亦有显著性差异 ($P<0.05$)。

表 7-49-2 两组患者治疗前后实验室检查比较 ($\bar{x}\pm s$)

组别	例数(例)	尿常规(/ml) 治疗前	尿常规(/ml) 治疗后	尿白细胞镜检(个/HP) 治疗前	尿白细胞镜检(个/HP) 治疗后	尿细菌定量培养(/ml) 治疗前	尿细菌定量培养(/ml) 治疗后
治疗组	136	173±26		21±4	2±1**△	152 365±349	37±4**△
对照组	120	179±22		20±5	4±2**	160 391±361	86±7**

注:与同组治疗前比较, **$P<0.01$;与对照组比较, △$P<0.05$

3. 观察组辨证分析比较 在治疗组中,脾肾阳虚、肝肾阴虚和阴阳两虚型患者的疗效虽优于湿热壅阻型,但无显著性差异 ($P>0.05$)。

4. 观察组不同致病菌疗效比较 滋肾通利胶囊对于大肠杆菌、金黄色葡萄球菌疗效肯定,总有效率为 98.1% 和 95.8%,与抗铜绿假单胞菌总有效率 71.4% 有显著性差异 ($P<0.05$)。

四、讨 论

　　泌尿系感染主要表现为尿频、尿急、尿痛、排尿不适等症状。如此对应的中医学的认识可见于《金匮要略·消渴小便不利淋病》中的"淋之为病，小便如粟状，小腹弦急，痛引脐中"。即把这种小便频数短涩，滴沥刺痛，欲出未尽，小腹拘急，或痛引腰腹的病症称为淋证，故笼统地讲，泌尿系感染属中医淋证的范畴。《景岳全书》云："淋之初病，则无不由乎热剧，无容辨矣，淋之为病。小便痛涩欲滴，歇止不止者是也。"认为早期以下焦湿热为主。久病，耗伤正气，或年老休虚，或素体虚弱，劳累过度，房室不节，均可致脾肾气虚而成慢性虚证。《巢氏病源》云："诸淋者由肾虚膀胱湿热故也。"结合临床实践，笔者发现此病虽是多由风、寒、湿、热等外邪因素诱发，但"风雨寒热，不得虚，邪不能独伤人"，内因正气不足是发病的关键。现代医学虽然对此病症有较为对症的治疗药物，但不良反应大；又由于滥用抗生素而产生的耐药菌株的出现，易形成抗药性，且复发率高，进一步增加了感染相关的泌尿系-肾脏疾病的复杂性和严重性。滋肾通利胶囊功用补肾益气、清热解毒、利湿通淋，标本兼治，增强患者体质，恢复机体正常免疫功能，在临床用药观察中，长期疗效尤其显著，为泌尿系感染患者的治疗开辟了一新的途径。

参 考 文 献

白海涛．2006．蛋白尿对小儿肾脏病慢性进展的影响及治疗．实用儿科临床杂志，21（5）：263-265

白善信．2001．慢性肾衰的中草药防治研究．中国中西医结合肾病杂志，2（4）：246-248

陈玲．2003．中西医结合治疗功能性子宫出血症疗效观察．现代中西医结合杂志，12（9）：936

陈伟锦．2011．黄芪注射液治疗甘露醇致急性肾损伤的疗效观察．海南医学院学报，17（8）：1054-1056

陈懿，王国佐，葛金文，等．2008．川芎嗪对局灶性脑缺血大鼠血管内皮生长因子表达的影响．中国中西结合肾病杂志，15（6）：329-331

陈跃星．2008．补肾化瘀方治疗糖尿病肾病 24 例观察．浙江中医杂志，4（3）：130-131

陈志强，范焕芳，韩琳，等．2008．肾络通对系膜增生性肾炎大鼠肾小球 Col-Ⅳ、FN 表达的影响．中国老年学杂志，28（12）：2312-2313

程益春，赵泉霖．1999．糖尿病肾病中医治疗．见：吕仁和．糖尿病（消渴病）中医诊治荟萃．北京：中国医药科技出版社，45-48

邓悦，王宏，南征．2003．糖尿病肾病从"毒损肾络"辨治理论体系探要．中医药学报，31（3）：2-4

董兴刚，徐建国．2001．肾切除加阿霉素诱导"肾阳虚"动物模型的研制．中国医药学报，17（2）：84-85

杜斌，胡小芸．2010．与全身性感染相关急性肾损伤的诊断与治疗．中华危重病急救医学，22（12）：709-710

杜秀英，段淑兰．2001．辨虚治本法治疗慢性支气管炎缓解期临床观察．医学理论与实践，14（10）：980

樊妍妍．2012．肾性血尿辨治探析．辽宁中医药大学学报，14（3）：58-59

范军，车树强．2011．补阳还五汤加味治疗慢性肾小球肾炎临床观察．天津中医药，（3）：197-199

付荣国，周琳，聂萌，等．2006．黄芪当归合剂对大鼠缺血性急性肾损伤的保护研究．中国中西医结合急救杂志，13（1）：9-11

傅思莹，陶渝．2003．MMP-2 与肾脏疾病．国外医学泌尿系统分册，23（4）：466-469

高博，姚玉霞．2001．肾阳虚大鼠下丘脑神经元型 NOS mRNA 表达及补肾药调查作用．中国中医基础医学杂志，7（8）：23-24

郭立芳，李林林，张雪云，等．2011．糖尿病肾病的中医药研究进展．医学综述，7（7）：2049-2052

郭兆安，于春江，李悦，等．2013．芪蛭降糖胶囊治疗糖尿病肾病Ⅲ期的临床研究．中国中西医结合急救杂志，20（5）：261-265

国家中医药管理局．2002．中药新药临床研究指导原则．北京：中国医药科技出版社，162

侯英华，王耀光．2011．王耀光教授从脾论治慢性肾炎蛋白尿．吉林中医药，31（10）：947-948

胡万荣．1998．慢性肾炎的诊治体会．天津中医药大学学报，17（2）：10-11

湖南医学，1996，13（5）：259

贾胜琴．2012．补肾活血法组方对阿霉素肾病小鼠足细胞的影响．天津：天津医科大学

蒋芬，陈源汉，梁馨苓，等．2011．急性肾损伤 RIFLE 与 AKIN 标准在重症监护病房患者的应用比较．中华危重病急救医学，23（12）：759-762

焦鸿丽．1997．L-精氨酸对高脂血症家兔主动脉和冠状动脉粥样硬化斑块面积的影响．中国动脉硬化杂志，5（3）：199

柯传虎，梁毅．2002．再生障碍性贫血肾为本机理探讨．中医研究，15（6）：2

李爱阳，李娟，叶青，等．1999．硒、维生素 E 联用对家兔实验性动脉粥样硬化的影响．中华老年医学杂志，25（1）：18

李光善，邓悦，黄启福，等．2003．毒损肾络是糖尿病肾病的病理基础．中医药学刊，21（9）：1477-1478

李捷．2009．五灵脂研究进展．医学信息，22（9）：2258-2260

李立斌，严静．2014．急性肾损伤的早期诊治：路在何方？中华危重病急救医学，26（4）：209-211

李梅，陈兰，翟金海，等．2012．陈福来教授治疗顽固性蛋白尿 8 法．长春中医药大学学报，28（3）：455

李琪 . 1998. 糖尿康治疗 2 型糖尿病的临床研究 . 辽宁中医杂志, 7 (3): 116-117

李卫国, 陈洪宇 . 2013. CKD 方联合氯沙坦钾治疗慢性肾脏病蛋白尿的临床观察 . 中国中西医结合肾病杂志, 14 (9): 819-820

李信雨 . 2012. 原发性肾病综合征的中西医结合治疗研究 . 天津中医药, (2): 193-195

李艳梅 . 1998. 血府逐瘀丸对动脉粥样硬化血瘀征象及危险因素影响的研究 . 中国中西医结合杂志, 1 (2): 79-81

李瑜, 李琳璋, 王世端, 等 . 2006. 黄芪对兔内毒素性急性肺损伤的保护作用 . 中国中西医结合急救杂志, 13 (6): 348-350

李振吉, 贺兴东, 王思成, 等 . 2012. 名老中医临床经验、学术思想传承研究的战略思考 . 世界中医药, 7 (1): 1-4

梁兰青 . 2011. 急性肾损伤的诊断与治疗 . 新疆医学, 41, 81-89

梁幼雅 . 1998. 补肾法治疗慢性结肠炎探讨 . 新中医, 30 (3): 3

林炳辉, 方素钦, 叶盈, 等 . 2002. 中老年人脾肾虚证实质的探讨 . 中国中西医结合杂志, 22 (1): 33

林兰 . 中西医结合糖尿病学 . 北京: 中国医药科技出版社 .

刘芳 . 2002. 重用党参黄芪降尿蛋白疗效观察 . 天津中医药大学学报, 21 (4): 21-21

刘广全, 郭政新 . 1999. 补肾化瘀中药配合西药治疗再生障碍性贫血 119 例 . 安徽中医临床杂志, 11 (6): 390

刘红燕, 贾汝汉, 丁国华, 等 . 2003. 高脂血症大鼠肾脏一氧化氮变化及其意义 . 中国动脉硬化杂志, 11 (3): 199

刘苗, 张勉之, 谭小月, 等 . 2011. 复方五味子醇提液对糖尿病肾病的治疗作用及机制 . 天津医药, 39 (6): 557-559

刘文军 . 2000. 慢性肾功能衰竭 . 北京: 科学技术文献出版社, 9

刘志红, 黎磊石 . 2002. IgA 肾病的分型治疗 . 肾脏病与透析肾移植杂志, 11 (1): 43-44

吕仁和, 时振声, 王铁良 . 1999. 糖尿病肾病的中医诊治 . 北京中医, 6 (2): 8-10

罗赛华, 郭赛群 . 2009. 大黄对脑外伤并发急性肾衰患者近端肾小管功能的影响 . 中国现代药物应用, 12 (24): 1-2

马艳 . 2003. 益肾散瘀汤治疗慢性肾炎疗效观察 . 天津中医药大学学报, 22 (3): 38

马子密, 傅延龄 . 2002. 历代本草药性注解 . 北京: 中国医药科技出版社, 684-825

毛卫华, 林丽, 夏淑芳 . 2012. 中西结合治疗脾肾气虚证型慢性肾小球肾炎研究 . 中华全科医学, 10 (3): 426-428

孟晓伶 . 2012. 黄芪和丹参注射液联用治疗糖尿病肾病疗效观察 . 中国误诊学杂志, 30 (7): 512-513

南征 . 2001. 消渴肾病 (糖尿病肾病) 研究 . 长春: 吉林科学技术出版社: 176

聂莉芳, 于大君, 余仁欢, 等 . 2003. IgA 肾病综合临床疗效评价标准研究 . 中国中西医结合肾病杂志, 4 (11): 671

潘龙, 李小会, 曹彩霞, 等 . 2004. 川芎嗪预防急性缺血性肾衰竭的实验研究 . 中国中西医结合肾病杂志, 5 (2): 78-79

邵启慧 . 2006. 滋肾活血法在治疗消渴兼证中的运用 . 辽宁中医杂志, 10 (5): 19-21

沈伟梁, 张勉之, 张大宁 . 2002. 论张大宁教授 "补肾活血法" 的立论基础 . 中国中西医结合急救杂志, 9 (5): 249-252

沈自尹 . 1986. 肾虚实质的研究 . 天津中医, 3 (2): 23

施明, 徐建 . 2003. 失眠临床辨证论治探讨 . 上海中医药杂志, 37 (3): 18

司福全, 张大宁 . 2008. 张大宁学术思想及诊疗经验述要 . 天津中医药大学学报, 27 (3): 171-174

宋晶, 吴启南 . 2009. 浅析中药芡实对蛋白尿的治疗作用 . 中国现代药物应用, 15 (3): 133-134

苏文文, 陈仁寿 . 2012. 浅析黄芪的几种特殊效用 . 安徽中医学院学报, 31 (5): 3-4

孙传进, 郭兆安 . 2011. 黄芪治疗肾脏病机制研究进展 . 中国中西医结合肾病杂志, 12 (9): 845-846

孙传兴 . 1998. 临床疾病诊断依据治愈好转标准 . 第 2 版 . 北京：人民军医出版社, 125

汤晓静, 梅长林 . 2012. KDIGO 指南解读：急性肾损伤的诊治 . 中国实用内科杂志, 32 (12)：914-917

陶少平 . 1995. 肾虚实质的现代临床研究 . 山东中医学院学报, 19 (5)：355

屠伯言, 俞中康, 郑敬宇, 等 . 2001. 糖尿病肾病补肾活血法治疗的临床和实验研究 . 上海中医药杂志, 5 (1)：1-4

王公道, 安茂竹, 朱祥兰, 等 . 2005. 前列腺素 E_1 联合黄芪与川芎注射液治疗急性肾衰竭的临床观察 . 中国中西结合肾病杂志, 6 (11)：664-665

王海燕 . 1996. 肾脏病学 . 第 2 版 . 北京：人民卫生出版社, 703-705, 1385

王海燕, 郑法雷, 刘玉春, 等 . 1993. 原发性肾小球疾病分型与治疗及诊断标准专题座谈会纪要 . 中华内科杂志, 32 (2)：131-134

王建中, 陈香美, 张燕平, 等 . 2002. 基质金属蛋白酶-9 和金属蛋白酶组织抑制-1 在 IgA 肾病肾组织中的表达 . 中华内科杂志, 41 (2)：75-78

王静 . 2010. 糖尿病肾虚证与血瘀证的相关性研究 . 成都：成都中医药大学

王军跃 . 1999. 芪棱片对实验性动脉粥样硬化家兔血液流变学的影响 . 中国中医基础医学杂志, 5 (7)：22

王荣华, 付宜鸣 . 2001. 衰老时大鼠人脑皮质枕叶神经肽阳性神经元的变化 . 解剖科学进展, 7 (4)：3121

王少平 . 1973. 24 例尸检与肾虚关系的探讨 . 新医药杂志, (11)：34

王艳玲, 多秀瀛, 张大宁 . 2005. 张大宁教授治疗肾衰常用药对举隅 . 天津中医药, 22 (2)：98-100

武继彪 . 1990. 动脉粥样硬化的研究进展 . 国外医学药学分册, 17 (5)：276-279

席修明 . 2010. 从急性肾衰竭到急性肾损伤 . 中华危重病急救医学, 22 (12)：705-706

肖冰 . 1992. 慢性支气管炎免疫状态及其与虚证的联系 . 湖南中医学院学报, 12 (1)：61

谢先龙 . 1990. 试论中医肾主纳气理论的实质：肺肾酸碱平衡调节学说 . 实用中西医结合杂志, 3 (5)：294

徐宁, 刘临祥 . 2008. 当归补血汤加减及综合疗法治疗糖尿病肾病 32 例临床观察 . 医学理论与实践, 21 (2)：178-179

阎雪梅, 贾凡 . 2011. 扶肾颗粒质量标准研究 . 天津中医药大学学报, 30 (4)：234-237

杨人勋 . 1994. 脂蛋白 (a) 与动脉粥样硬化 . 心血管病学进展, 15 (4)：221-223

杨婉花, 原永芳, 汪关煌, 等 . 2008. 蛋白尿中西药物干预治疗概况 . 中国药师, 11 (6)：708-710

叶任高, 李幼姬, 刘冠贤 . 2007. 临床肾脏病学 . 北京：人民卫生出版社, 2：197

叶玉梅 . 2003. 中药治疗更年期功能性子宫出血 46 例 . 中国中医急症, 12 (1)：85

易著文, 刘琳 . 2009. 急性肾损伤的定义、诊断及治疗 . 临床儿科杂志, 27 (4)：301-306

尤春雪, 张振秋, 侯学智, 等 . 2013. HPLC 波长切换技术同时测定升麻、葛根药对提取物中 11 个成分 . 中成药, (4)：761-765

余俊文, 林碧莹, 刘奔流, 等 . 2009. 147 例原发性肾小球疾病病理分型与中医证候的相关性分析 . 江苏中医药, 41 (8)：21-23

余锐萍 . 2003. 弥散神经内分泌系统研究概念 . 动物医学进展, 24 (1)：11

袁沙沙, 张勉之 . 2011. 补肾活血法治疗糖尿病肾病 50 例疗效观察 . 天津中医药, 28 (2)：110-111

袁发焕, 廖立生, 光丽霞 . 1994. 复方川芎散延缓大鼠慢性肾衰进程机理的探讨 . 中华肾脏病杂志, 10 (6)：335-338

张爱君 . 2011. 慢性肾炎蛋白尿中医证治浅析 . 陕西中医, 32 (4)：507-509

张赐安 . 2002. 中西医结合治疗神经衰弱 70 例 . 新中医, 34 (7)：61

张大宁 . 2005. 补肾活血法与肾脏疾病 . 北京：华文出版社, 67-68

张大宁, 沈伟梁, 张勉之, 等 . 2003. 肾虚血瘀·湿热论与港、澳地区慢性肾炎发病关系的研究 . 中国中医基础医学杂志, 9 (6)：401-403

张大宁, 张大千 . 1982. 补肾法对老年肾虚患者脑电及脑血流影响的观察 . 辽宁中医杂志, 9 (1)：25

张大宁, 张宗礼, 车树强, 等 . 2003. 张大宁学术思想研究进展 . 天津：天津科学技术出版社, 17

张大宁 . 1974. 祖国医学关于"肾"的研究 . 天津医药, 2 (12)：664

张大宁.1987. 中医补肾活血法研究. 北京：中国医药科技出版社，156-164

张大宁.1990. 实用中医肾病学. 北京：中国医药科学技术出版社，137-186

张大宁.1997. 中医补肾活血法的研究. 北京：中国医药科技出版社，25-28，52，156-166

张大宁.1997. 中医补肾活血法研究二. 北京：中国医药科技出版社，165 -166

张灏，高顺生.2000. 运动性疲劳的研究进展. 北京体育师范学院学报，12（2）：721

张亮，张克非，吴雄飞.2008. 商陆皂苷甲对大鼠抗 Thy1 系膜增生性肾炎的治疗作用. 中国中西医结合肾病杂志，9（6）：506-508

张勉之，车树强，张文柱，等.2004. 补肾活血法结合西药治疗慢性肾衰竭临床观察. 上海中医药杂志，38（5）：28-30

张勉之，段惠军，张大宁.2004. 补肾活血法组方中药防治肾间质纤维化的实验研究. 中草药，35（3）：302-304

张勉之，李树茂，何璇.2012. 张大宁名老中医学术思想及思辨特点研究报告. 中国中西医结合肾病杂志，13（8）：662-665

张勉之，沈伟梁，张宗礼，等.2003. 张大宁教授学术思想探讨. 天津中医药，20（6）：6-9，459-461

张勉之，张大宁.2002. 补肾活血法治疗慢性肾小球肾炎 86 例. 中国中西医结合急救杂志，9（5）：297

张勉之，张大宁.2004. 补肾活血法治疗难治性肾病综合征临床观察. 中国实验 方剂学杂，10（3）：53-55

张勉之，张大宁，徐英，等.2004. 肾衰排毒散治疗 266 例慢性肾衰竭的临床研究. 中国中西医结合杂志，24（6）：557-559

张勉之，张大宁，张敏英，等.2006. 补肾活血法治疗 IgA 肾病 160 例临床研究. 中医杂志，47（1）：38-40

张勉之，张大宁.2004. 论中医肾虚的辨证与治法. 中国医药学报，19（3）：153-156

张勉之，张大宁.2004. 心、肾命门关系实质的探讨与"心—肾轴心系统学说". 中医杂志，45（10）：795-796

张勉之，张大宁.2004. 心、肾、命门关系与心—肾轴心系统. 中医杂志，45（10）：795-796

张勉之，张敏英，张大宁，等.2004. 慢性肾衰竭原发病的流行病学研究. 中国慢性病预防与控制杂志，12（2）：70-72

张勉之，张敏英.2004. 中医学"肾"功能与肾虚病因的流行病学研究. 中国慢性病预防与控制杂志，12（1）：43-45

张勉之.1999. 应用补肾活血法延缓衰老的研究与探讨//中国中医药学会年会论文专辑.264-268

张勉之.2002. 肾复康治疗慢性肾小球肾炎 62 例的临床研究. 中国医药学报，17（8）：475-479

张勉之.2002. 肾复康治疗慢性肾小球肾炎临床研究. 中国医药学报，17（8）：4751

张勉之.2003. 补肾活血法组方"虫草地黄活血汤"治疗动脉粥样硬化实验研究. 中国医药学报，18（4）：204

张勉之.2004. 论中医肾虚的辨证与治法. 中国医药学报，19（3）：153-156

张勉之.2010. 补肾活血法在慢性肾脏病中的应用. 创新技术，37（2）：18-19

张勉之.2013. 张大宁谈肾病与肾保健. 北京：中国医药科技出版社

张培英.1999. 原发性高血压辨治探要. 山东中医杂志，18（11）：483

张守琳.2013. 补肾健脾、利湿化瘀法治疗慢性肾炎血尿临床研究. 吉林中医药，33（2）：161

张燕，崔丽.2007. 霉酚酸酯对糖尿病肾病大鼠肾小管—间质肾损伤的保护作用. 中国药理学通报，23（6）：777-781

张蕴慧，薛金贵.1999. 中老年高血压病与肾虚血瘀证相关性研究. 山东中医杂志，18（6）：266

张宗礼，车树强，陈翠兰，等.2003. 张大宁学术思想研究进展. 天津：天津科学技术出版社，133-134

赵君，谭小月，张勉之.2012. 五味子合剂对糖尿病肾病小鼠肾组 MCP-1 及 iNOS 表达的影响. 天津医药，40（6）：594-597

赵丽君，马宏.2008. 基质金属蛋白酶及其抑制物与肾小球硬化. 中国中西医结合肾病杂志，9（6）：562-564

赵娜，田焕焕，李志，等．2013．脓毒症并发急性肾损伤的危险因素分析与早期诊断．中华危重病急救医学，25（9）：542-545

赵平，郑瑞强．2013．连续性肾脏替代治疗严重感染所致急性肾损伤的研究进展．中国中西医结合急救杂志，20（2）：118-120

赵刃，吴迪，朱晓菲，等．2013．芪苓健肾颗粒治疗 IgA 肾病大鼠的实验研究．天津中医药，（4）：232-234

郑法雷．2002．与感染有关的肾脏疾病．世界医学杂志，6（9）：7-8

郑筱萸．2002．中药新药临床研究指导原则．北京：中国医药科技出版社，233-237

中华人民共和国卫生部．1993．中药新药治疗糖尿病的临床研究指导原则第一辑

中华人民共和国卫生部．2002．中药新药临床研究指导原则．北京：中国医药科技出版社

中华医学会糖尿病分会慢性并发症调查组．2002．1991—2000 年全国住院糖尿病患者慢性并发症及相关大血管病变回顾性分析．中国医学科学院学报，24（5）：447-451

中华中医药学会肾病分会．2006．慢性肾小球肾炎的诊断、辨证分型及疗效评定．上海中医药杂志，40（6）：8-9

钟毅，朱秉匡，郑仕富．1999．益寿调脂片防治高脂血症的研究．中国中医基础医学杂志，5（1）：37

钟毅．1999．益寿调脂片防治高脂血症的研究．中国中医基础医学杂志，1（1）：22-23

周景霞，尤丕聪，刘春涛，等．2013．探讨急性肾损伤分期的 KDIGO 标准在选择连续性血液净化治疗介入时机中的指导意义．中华危重病急救医学，25（7）：420-423

周仲瑛．2007．中医内科学．北京：中国中医药出版社

祝葆华，陈孝文，江黎明，等．2001．大鼠抗 Thy1 系膜增生性肾炎模型的研究．广东医学院学报，19（2）：87

左菊英．1996．川芎治疗慢性肾功能不全的抗自由基作用研究．湖南医学，13（5）：259

Aldermad EL. 1992. Regression of at her osclerosis. Ather osclerosis. 97：81-89

Alzawawy A, Zohary M, Ablordiny M, et al. 2009. Estimation of mono- cyte- chemoattractan tprotein- 1 （MCP- 1） level in patients with lupusnephritis. Int J Reum Dis, 12 （4）：311-318

Badid C, Mounier K, Costa AM, et al. 2000. A role of myofibroblast during normal tissue repair and excessive scaring: interest of theirassessment in nephropathies. Histol H istopathol, 15 （1）：269-280

Ballardie FW, Roberts IS. 2002. Controlled prospective trial of prednisolone and cytot oxics in progressive IgA neph ropathy. JA m Soc Nephrol, 13 （1）：142-148

Baricos WH, Cortez SL, El-Dabr SS. et al. 1995. ECM degradation by cultured human mesangial cells is mediated by a PA/plasmin/MMP-2 cascade. Kidney Int, 47 （4）：1039-1047

Baxter Survey Data. 1994. Global Dialys is Patients of 1993. *In*：14th Annual Conference on Perit oneal Diablysis 1994. Columbia：Florida. School of Medicine Univ of Missouri, 111-112

Bohle A, Muller GA, Wehrmann M, et al. 1996. Pathogenesis of chronic renal failure in the primary glomerulopathies, renalvasculopathies and chronic interstitial nephritides. Kidney Int, 49：2

Bredt DS, snyder SH. 1990. Isolation of nitric oxide synthetase, a calmodulin- requiring enzyme. Proc Natl Acad Sci USA, 87 （2）：682

Brenner BM, Lazarus JM. 1991. Chronic renal failure. *In*：Harrison TR. Harrision' principles of int ernal medicine. 12th ed. New York：McGraw- Hill, 1150-1156

Brosius FC, Khoury CC, Buller CL, et al. 2010. Abnormalities in signaling pathways in diabetic nephropathy. Expert Rev Endocrinol Metab, 5 （1）：51-64

Carew TE. 1989. Rolebio logically modified low density lipoprotein in ather osclerosis. A m J Car diol. 64：18-20

Catania JM, Chen G, Parrish AR. 2007. Role of matrix metallo proteinases in renal patho physiologies. Am J Physiol Renal Physiol, 292 （3）：905-911

Caterina De R, Libby P, Peng HB, et al. 1995. Nitric oxide decrease cytokine-induced endothelial activation: nitric oxide selectively reduces endotheial expression of adhesion molecules and proinflammatory cytokines. J Clin Invest,

96（1）：60-68

Chevalier RL, Thornh ill BA, Chang AY. 2000. Unilateral urcieral obstruction innconatal ratslcads to renal in sullicicncy in adulthodd. Kidncy Int, 58（5）：1987

Chen MH, Chen JC, Tsai CC, et al. 2005. The role of TGF-beta 1 and cytokines in the modulation of liver fibrosis by Sho-saiko-to in rat's bile duct ligated model. J EthnoPharmacol, 97（1）：7-13

Chien CF, Wu YT, Tsai TH. 2011. Biological analysis of herbal medicines used for the treatment of liver diseases. Biomedical Chromatography, 25（1-2），21-38

Chiu PY, Leung HY, Ko KM. 2008. Schisandrin B enhances renal mitochondrial antioxidant status, functional and structural integrity, and protects against gentamicin-induced nephrotoxicity in rats. Biological & Pharmaceutical Bulletin, 31（4），602-605

Chiu PY, Leung HY, Siu AH, et al. 2007. Schisandrin B decreases the sensitivity of mitochondria to calcium ion-induced permeability transition and protects against ischemia-reperfusion injury in rat hearts. Acta Pharmaco-logica Sinica, 28（10），1559-1565

Chiu PY, Tang MH, Mak DH, et al. 2003. Hepatoprotective mechanism of schisandrin B：role of mitochondrial glutathione antioxidant status and heat shock proteins. Free Radical Biology & Medicine, 35（4），368-380

Chow FY, Nikolic-Paterson DJ, Atkins RC, et al. 2004. Macrophages in streptozotocin-induced diabetic nephropathy：potential role in renal fibrosis. Nephrol Dial Transplant, 19（12）：2987-2996

Chow FY, Nikolic-Paterson DJ, Atkins RC, et al. 2004. Macrophages in streptoz-otocin-induced diabetic nephropathy：potential role in renal fibrosis. Nephrol Dial Transplant, 19（12）：2987-2996

Cosyns JP, Jadoul M, Squifflet JP, et al. 1999. Urothelial lesions in Chinese-herb nephropathy. Am J Kidney Dis, 33（6）：1171-1173

Cui YG, Wang XH. 2002. The endocrinology reason of males exual disfunction. Foreign Med Sci —Family Planning（国外医学·计划生育分册）, 21（1）：11-13

De Broe M E. 1999. On a nephrotoxic and carcinogenic slim ming regimen. A m J K idney Dis, 33（6）：1171-1173

Dixon A, Maric C. 2007. 17beta-estradiol attenuates diabetic kidney disease by regulating extracellular matrix and transforming growth factor-beta protein expression and signaling. American Journal of Physiology. Renal Physiology, 293（5），1678-1690

Dong FQ, Li H, Cai WM, et al. 2004. Effects of pioglitazone on expressions of matrix metallo-proteineses-2 and 9 in kidneys of diabetic rats. Chin Med J, 117（7）：1040-1044

Durvasula RV, Shankland SJ 2006. Podocyte injury and targeting therapy：an update. Current Opinion in Nephrology and Hypertension, 15（1），1-7

Dvorak HF, Brown LF, Detar M, et al. 1995. Vascular permeability factor/ vascular endothelial growth fact or, microvascular, hyperpermeability, and angiogenesis. Am J Pathol, 146（5）：1029-1032

Eddy AA. 1996. Molecular insights into renal interstitial fibrosis. J A m Soc Nep hrol, 7：2495-2508

Faraci FM. 1990. Role of nitric oxide in regulation of basilar artery tone in vivo. Am J Physiol, 259（4）：216-219

Fernandez-Catalan C, Bode W, Huber R, et al. 1998. Crystal structure of complex formed by the membrane thpe 1-matrix metalloproteinase with the tissue inhibitor of metalloproteinase-2, the soluble progelatine A receptor. Embo J, 17（17）：5238-5248

Fernandez-Catalan C, Bode W, Huber R, et al. 1998. Crystal structure of complex formed by the membrane type 1-matrix metalloproteinase with the tissul in hibitor of metalloproteinases-2, the soluke progelatinase A receptor. Embo J, 17（17）：5238-5248

Ferrara N, Winer J, Burt on J, et al. 1991. Aortic smooth muscle cells express and secrete vascular endothelial growth fact or Growth Factors, 5（2）：141-143

Frazier KS, Paredes A, Dube P, et al. 2000. Connective tissue growth factor expression in the rat remnant kidney model andassociation with tubular epithelial cells undergoing transdifferentiation. Vet Pathol, 37（4）：328-335

Galle J, Wanner C. 1996. Impact of nitric oxide on renal hemodynamics andglomerular function: modulation by atherogenic lipoproteins ? Kidney Blood Press Res, 19 (1): 2-4

Giridharan VV, Thandavarayan RA, Sato S, et al. 2011. Prevention of scopolamine- induced memory deficits by schisandrin B, an antioxidant lignan from Schisandra chinensis in mice. Free Radical Biology & Medicine, 45 (8), 950-958

Gray SP, Cooper ME. 2011. Diabetic nephropathy in 2010: alleviating the burden of diabetic nephropathy. Nature Review NePhrology, 7, 71-73

Gross JL, de Azevedo My, Silveiro SP, et al. 2005. Diabetic nephroathy: diagnosis, prevention, and treament. Diabetes Care, 28: 164-176

Guo JK, Menke AL, Gubler MC, et al. 2002. WT1 is a key regulator of podocyte function: reduced expressionlevels cause crescentic glomerulonephritis and mesangial sclerosis. Hum Mol Genet, 11 (6): 651-659

Hartner A, Cordasic N, Menendez-Castro C, et al. 2010. Lack of alpha8-integrin aggravates podocyte injury in experimental diabetic nephropathy. American Journal of Physiology. Renal Physiology, 299 (5), 1151-1157

He W, Kang YS, Dai C, et al. 2011. Blockade of Wnt-Catenin Signaling by paricalcitol ameliorates proteinuria and kidney injury. J Am Soc Nephrol, 22: 90-103

Healy E, Hugh RB. 1998. Role of tubule epithelial cells in pathogenesis of tubulointerstitial fibrosis induced by glomerular disease. Curr OP in N ep hrol Hyp ertens, 7 (3): 525

Hewitson TD, Becker GJ. 1995. Interstitial in IgA glormerulonephritis. Am J NeP hrol, 15 (2): 111-117

Hotchkiss H, Chu TT, 2006. Hancock WW. Differential expression of profibrotic and growth factors in chronic allograft nephropathy. Trans Plantation, 81 (3): 342-349

Huang F, Xu L, Ganggang S, et al. 2009. Antioxidant isolated from schisan-dra propinqua (Wall.) baill. Biol Res, 42 (3): 351-356

Iwano M, Plieth D, Danoff TM, et al. 2002. Evidence that fibroblasts derive from epithelium during renal interstitial fibrosis. J Clin Invest, 110 (3): 341-350

Jarad G, Miner J H. 2009. Update on the glomerular filtration barrier. Current Opinion in Nephrology and Hypertension, 18, 226-232

Jinde K, Nikolic-Paterson DJ, Huang XR, et al. 2001. Tubular phenotypic change in progressive tubulointerstitial fibrosis in human glomerulonephritis. Am JK idney Dis, 38 (4): 761-769

Kamgar M, Nobakhthaghighi N, Shamshirsaz AA, et al. 2006. Impaired fibrinolytic activity in type II diabetes: correlation with urinary albumin exeretion and progression of renal disease. Kidney Int, 69 (10): 1899-1903

Kanasaki K, Haneda M, Sugimoto T, et al. 2006. N- acetyl- seryl- aspartyl- lysyl- proline inhibits DNA synthesis in human mesangial cells via up- regulation of cell cycle modulators. Biochem BioPhys Res Commun, 342 (3): 758-765

Kang YS, LiY, Dai C, et al. 2010. Inhibition of integrin- linked kinase blocks podocyte epithelial- mesenchymal transition and ameliorates proteinuria. Kidney International, 78 (4), 363-373

Kanjanabuch T, Ma LJ, Chen J, et al. 2007. PPAR- gamma agonist protects podocytes from injury. Kidney International, 71 (12), 1232-1239

Karalliedde J, Viberti G. 2010. Proteinuria in diabetes: bystander or pathway to car diorenal disease? Journal of the American Society of Nephrology, 21 (12), 2020-2027

Kerjaschki D. 2001. Caught flat-footed: podocyte damage and the molecular bases of focal glomerulosclerosis. Journal of Clinical Investigation, 108 (11), 1583-1587

Kirwan RP, Leonard MO, MurPhy M, et al. 2005. Transforming growth factor- beta- regulated gene transcription and protein expression in human GFAP-negative lamina cribrosa cells. Glia, 52 (4): 309-324

Konishi T. 2009. Brain oxidative stress as basic target of antioxidant traditional oriental medicines. Neurochemical Research, 34 (4), 711-716

Kralik PM, Long Y, Song Y, et al. 2009. Diabetic albuminuria is due to a small fraction of nephrons distinguished by albumin-stained tubules and glomerular adhesions. Am J Pathol, 175 (2): 500-509

Kwon DY, Kim daS, Yang HJ, et al. 2011. The lignan-rich fractions of fructus Schisandrae improve insulin sensitivity via the PPAR-gamma pathways in in vitro and in vivo studies. Journal of Ethnopharmacology, 135, 455-462

Lan HY. 2003. Tubular epithelial-myofibroblast transdifferentiation mechanisms in proximal tubule cells. Curr OP in Nep hrol Hyp ertens, 12 (1): 25-29

Lassnigg A, Schmidlin D, Mouhieddine M, et al. 2004. Minimal changes of serum creatinine predict prognosis in patient after cardiothoracic surgery: a prospective cohort study. J Am Soc Nephrol. 15 (6): 1597-1605

Lenz O, Elliot SJ, Steler-Stevenson WG. 2000. Matrix metallo-proteinases in renal development and disease. J Am Soc NoPhrol, 11: 574-581

Li J, Perella MA, Tsai TC. 1995. Induction of vascular endothelial growth factor gene expression by interleukin 1β in rat aortic smooth muscle cell. J Biol Chem, 270 (1): 308-309

Liu N, Shimizu S, Ito-Ihara T, et al. 2007. Angiotensin II receptor atesblockade ameliorates mesangio proliferative glomerulone Phritis in rats through suppression of CTGF and PAI-1, independently of the coagulation system. NePhron ExP NePhrol, 105 (3): 65-74

Liu Y. 2010. New insights into epithelial-mesenchymal transition in kidney fibrosis. Journal of the American Society of Nephrology, 21 (2), 212-222

Lixia Y, Qiuxia L, Jianhua F, et al. 2012. Inhibition of nephrin activation by c-mip through Csk-Cbp-Fyn axis plays a critical role in Angiotensin II-induced podocyte damage. Cell Signal, 25 (3): 581-588

Llorens A, Rodrigo I, LoPez -Barcons L, et al. 1998. Down-regulation of E-cadherin in mouse skin carcinoma cells a migratory and invasive phenotype linked to matrix metalloproteinase-9 gelatinase expression. Lab Invest, 78 (9): 1131-1142

Lu Y, Chen DF. 2009. Analysis of Schisandra chinensis and Schisandra sphenanthera. Journal of Chromatography A, 1216 (11), 1980-1990

Lutz J, Yao Y, Song E, et al. 2005. Inhibition of matrix metallo proteinases during chronic allograft nephropathy in rats. TransPlantation, 79 (6): 655-661

Mandal AK, Hiebert LM. 2008. Renal protection in diabetes: is it affected by glucose control or inhibition of the reni-nangiotensin pathway? Clinical NePhrology, 69 (3), 169-178

Mankhey RW, Bhatti F, Maric C. 2005. 17beta-estradiol replacement improves renal function and pathology associated with diabetic nephropathy. American Journal of Physiology. Renal Physiology, 288 (2), 399-405

Mantovani A, Sica A, Sozzani S, et al. 2004. The chemokine system in diverse forms of macrophage activation and polarization. Trends Immunol, 25 (12): 677-686

Mason RM, Wahab NA. 2003. Extracellular matrix metabolism in diabetic nephropathy. Journal of the American Society of Nephrology, 14 (5), 1358-1373

Matsusaka T, Sandgren E, Shintani A, et al. 2011. Podocyte injury damages other podocytes. J Am Soc Nephrol, 22 (7): 1275-1285

Melekos, Naber. 2000. Complicated urinary tract infections. Int J Antimicrob- Agents, 15 (4): 247-256

Menke AL, Schedl A. 2003. WT1 and glomerular function. Semin Cell Dev Biol, 14 (4): 233-240

Minor RJ, Myers PR, Harrison DG, et al. 1990. Diet-induced atherosclerosis increase the release of nitrogen oxides from rabbit aorta. J Clin Invest, 86 (6): 2109-2116

Mogensen CE, Chachati A, Christensen CK, et al. 1986. Microabuminuria: anearly marker of renal invovment in dia-betes. Uremia Invest 5, 9 (2): 85-95, 201

Mogensen CE, Schmitz A, Christensen CK. 1998. Comparative renal pathophy siology, relevant to IDDM patients. Diabetes Metabolism Rev, 4 (5): 453

Mogensen CE. 1995. Management of early nephropathy in diabetic patients. Annu Rev Med, 46 (1): 79

Moreno-Bueno C, Portillo F, Cano. 2008. Transcriptional regulation of cell polar ity in EMT and cancer. Oncogene, 27 (55): 6958-6969

Morri T, Fujita H, Narita T, et al. 2003. Association of monocyte chemoattractant protein-1 with renal tubular damage in diabetic nephropathy. J Diabetes ComPlications, 17 (1): 11-15

Mrowka C, Schedl A. 2000. Wilms' tumor suppressor gene WT1: from structure to renal pathophysiologic features. J Am SocNephrol, 11 (Suppl 16): 106-115

Nakamaki S, Satoh H, Kudoh A, et al. 2011. Adiporectin reduced proteinuriainstre ptozotoctin- induced diabetic wistar rats. Exp BiolMed, 236 (5): 614-620

Ng YY, Huang TP, Yang WC, et al. 1998. Tubular epithelialmyofibroblast transdifferentiation in progressive tubulointerstitial fibrosis in 5/6 nephrectomized rats. K idney Int, 54 (3): 864-876

Ninomiya T, Perkovic V, de Galan BE, et al. 2009. Albuminuria and kidney function independently predict cardiovascular and renal outcomes in diabetes. Journal of the American Society of Nephrology, 20, 1813-1821

Nuvokawa Y, Ishida V, Tanaka S, et al. 1994. Promoter analysis of human inducible nitric oxide synthase gene associated with cardiovascular homeostasis. Biochem BioPhys Res Commun, 200 (2): 802-807

Oh SY, Kim YH, Bae D S, et al. 2010. Anti- inflammatory effects of gomisin N, gomisin J, and schisandrin C isolated from the fruit of Schisandra chinensis. Bioscience. Biotechnology and Biochemistry, 74 (2), 285-291

Ohara Y, Peterson TE, Harrison DG. 1993. Hypercholesterilemia increases endotheliat superoxide anion production. J Clin Invest, 91 (6): 546-547

Ohtaka A, Ootaka T, Sato H. 2002. Significance of early phenotypicchange of glomerular podocytes detected by Pax2 in primary focalsegmental glomerulosclerosis. Am J Kindey Dis, 39 (3): 475

Ono T, Liu N, Makino T, et al. 2004. Role of mesangial Factor V expression in crescent formation in rat experiment mesangioproliferative glomerulonephritis. J Pathol, 204 (2): 229-238

Ono T, Liu N, Makino T, et al. 2005. Suppressive mechanisms of sairei- to on mesangial matrix expansion in rat mesangio proliferative glomerulone phritis. NePhron Exp Nephrol, 100 (3): 132-142

Osicka TM, ComPer WD. 2004. Characterization of immunochemically nonreactive urinary albumin. Clinical Chemistry, 50 (12): 2286-2291

Ovalle, Levancim. 2001. Urinary tract infections in pregnancy. Curr Opin Urol, 11 (1): 55-59

Pagtalunan ME, Miller PL, JumPing-Eagle S, et al. 1997. Podocyte loss and progres sive glomerular injury in type II diabetes. Journal of Clinical Investigation, 99, 342-348

Pangborn CA, Athanasiou KA. 2005. Growth factors and fibrochondrocytes in scaffolds. J OrthoP Res, 23 (5): 1184-1190

Peti-Peterdi J, SiPos A. 2010. A high- powered view of the filtration barrier. Journalof the American Society of Nephrology, 21, 1835-1841

Pontrelli P, Raulelri E, Ursi M, et al. 2004. Jun-N-terminal kinase reglates thrombin indued PAI-1 gene expression in prosimal tubuar epithelial cells. Kidney int, 65 (6): 2249-2261

Priollet P. 1999. Arterio pathy of the lower limbs: toward a global medicalcare. Rev Med Interne, 20: 473-475

Qi Z, Fujita H, Jin J, et al. 2005. Characterization of susceptibility of inbred mouse strains to diabetic nephropathy. Diabetes, 54 (9): 2628-2637

Qian Y, Feldman E, Pennathur S, et al. 2008. From fibrosis to sclerosis: mechanisms of glomerulosclerosis in diabetic nephropathy. Dia betes, 57, 1439-1445

Rainer HB, Stefanie M, Bode Boger, et al. 1995. Supplementation of hypercholesterolaemic rabbits with Larginine reduces the vascularrelease of supreoxide anions and restores NO production. Atherosclerosis, 117 (2): 273-275

Razzaque MS. Taguchi T. 2002. Cemlular and molecular events leading to rerlal tubulointerstitial fibrosis. Med Electron Miscrosc, 35 (2): 68-80

Ross R. 1993. Atherosclerosis: a defense mechanism gone away. Am J Pathol, 143 (4): 987-1002

Schena FP. 1992. IgA N ephropat hies. *In*：Cameron JS，Davison AM. Oxford textbook of clincal nephrol ogy. Oxford：Oxford Universit y Press，339-369

Saito T，Sumithran E，Glasgow EF，et al. 1987. The enhancement of aminonucleoside nephrosis by the co-administration of protamine. Kidney International，32（5），691-699

Schreck R，Raeuerle PA. 1991. A role for oxygen radicals as second messengers. Trends Cell Biol，1（23）：39-42

Sebe A，Leivonen SK，Fintha A，et al. 2008. Transforming growth factor-induced alph α-smooth muscle cell actin expression in renal proximal tubular cells is regulated by P38 mitogen-activated protein kinase，extracellular signal-regulated protein kinase1，2 and the smad signalling during epithelial-myofibroblast transdifferentiation. NePhrol Dial TransPlant，23（5）：1537-1545

Seidman. 2000. Urinary tract infection guidelines questioned. Pediatrics，105（2）：466-467

Stacchiotti A，Li Volti G，Lavazza A，et al. 2011. Different role of Schisandrin B on mercury-induced renal damage in vivo and in vitro. Toxicology，286（1），48-57

Sugiyama H，Kashihara N，Makino H，et al. 1996. Apoptosis in glomerular sclerosis. Kidney Int，49（1）：103-111

Svensson M，Sundkvist G，Arnqvist HJ，et al. 2003. Signs of nephropathy may occur early in young adults with diabetes despite modern diabetes management：results from the nationwide population-based Diabetes Incidence Study in Sweden（DISS）. Diabetes Care，26（10）：2903-2909

Taneda S，Hudkins KL，Cui Y，et al. 2003. Growth factor expression in a murine model of cryoglobulinemia. Kidney Int，63（2）：576-590

TasliPinar A，Yaman H，Yilmaz MI，et al. 2011. The relationship between inflammation，endothelial dysfunction and proteinuria in patients with diabetic nephropathy. Scand J Clin Lab Invest，71（7）：606-612

Teng J，Zhang PL，Russell WJ，et al. 2003. Insights into mechanisms responsible for mesangial alterations associated with fibrogenic glomerulopathic light chains. NePhron Physiol，94（2）：28-38

Tesch GH，Allen TJ. 2007. Rodent models of streptozotocin-induced diabetic nephropathy. Nephrology（Carlton），12（3），261-266

Tuttle KR. 2005. Linking metabolism and immunology：diabetic nephropathy is an inflammatory disease. J Am Soc NePhrol，16（6）：1537-1538

Vi ncent L，David H. 2011. Adriamycin nephropathy：a model of focal segmental glomerulosclerosis. Nephrology，16（1）：30-38

Wamoch DG. 2005. Towards a definition and classification ofacute kidney injury. J Am Soc Nephrol，16（11）：3149-3150

Wan Y，Gu L，Suzuki K，et al. 2005. Multi-glycoside of tripterygium wilfordii Hook f. ameliorates proteinuria and acute mesangial injury induced by anti-Thy1. 1 monoclonal antibody. NePhron ExP NePhrol，99（4）：121-129

Wang XF. 1999. The treatment experience of male sexualdis function. J Trad it Chin Med Chin M ater Med Jilin（吉林中医药），（4）：17

Wei Q，Dong G，Yang T，et al. 2007. Activation and involvement of P53 in cisplatin-induced nephrotoxicity. Am J Physiol Renal Physiol，293（4）：1282-1291

Wharram BL，Goyal M，Wiggins JE，et al. 2005. Podocyte depletion causes glomerulosclerosis：diphtheria toxin-induced podocyte deple-tion in rats expressing human diphtheria toxin receptor transgene. Journal of the American Society of NePhrology，16（16），2941-2952

Wu Y，Wu G，Qi X，et al. 2006. Protein kinase C-beta inhibitor LY333531 attenuates intercellular adnesion molecule-1 and monocyte chemotactic protein-1 expression in the kidney in diabetic rats. J Pharmacol Sci，101（4）：335-343

Xiong Y，Li YJ Liu G Z，et al. 1996. Endogenous inhibitors of nit ricoxide synthesis and lipid peroxidation in hypercholest erlolemic rabbits. Act a Pharmac Sinica，12（2）：149-150

Xu FS. 1997. The status quo and expect ation of TCM andrology. J Nanjing Univ Tradit Chin Med（南京中医药大学学

报), 13 (2): 67-70

Yang C, Patel K, Harding P, et al. 2007. Regulation of TGF-β1/MAPK-mediated PAI-1 gene expression by the actin cytoskeleton in human mesangial cells. Exp Cell Res, 313 (6): 1240-1250

Yang J, Liu Y. 2002. Blockage of tubular epithelial to myofibroblast transition by hepatocyte growth factor prevents renal interstitial fibrosis. Journal of the American Society of Nephrology, 13 (1): 96-107

Yang J, Liu Y. 2003. Delayed administration of hepatocyte growth factor reduces renal fibrosis in obstructive nephropathy. A m J Physiol Renal Physiol, 284 (2): 349-357

Zeisberg EM, Potenta SE, Sugimoto H, et al. 2008. Fibroblasts in kidney fibrosisemerge via endothelial- to-mesenchymal transition. J Am Soc Nephrol, 19 (12): 2282-2287

Zeisberg M, Maeshima Y, Mosterman B, et al. 2002. Renal fibrosis extracellular matrix microenvironment regulates migratory behavior of activated tubular epit-helical cells. Am J Pathol, 160 (6): 2001-2008

Zhang DN. 1997. The study of TCM Nourishing Kidney and Activing Blood (中医补肾活血法研究). Beijing: China Medico-Pharmaceutical Science and Technology Publishing House

Zhang M, Liu M, Xiong M, et al. 2012. Schisandra chinensis fruit extract attenuates albuminuria and protects podocyte integrity in a mouse model of streptozotocin-induced diabetic nephropathy. Journal of ethnopharmacology, 141 (1): 111-118

Zhang M, Zhang D, Xu Y, et al. 2004. Treatment of chronic renal failure by supplementing the kidney and invigorating blood flow. Journal of traditional Chinese medicine, 24 (4): 247-251

Zhang M, Zhang D, Xu Y, et al. 2004. Treatment of chronic renal failure by supplementing the kidney and invigorating blood flow. Journal of traditional Chinese medicine, 24 (4): 247-251

Zhang Mian-zhi. 2005. Nourishing kidney and activating blood flow and renal disease. Beijing: Huawen Publishing House, 36-40

Zhang MZ, Duan HJ, Zhang DN, et al. 2004. Experimental study on protective and therapeutic effect of nourishing kidney and activating blood recipe on renal interstitial fibrosis. Chinese Traditional and Herbal Drug, 35 (3): 302-304

Zhang MZ, Zhang DN, Liu SS, et al. 2004. Treatment of chronic renal failure by supplementing the kidney and invigorating blood flow. Journal of traditional Chinese medicine, 24 (4): 247-251

Zhang MZ, Zhang DN, Zhang DZ, et al. 2007. Professor Zhang Daning's clinical experince in treating nephropathy and his academic ideology evaluation. Zhong Guo Zhong Xi Yi Jie He Shen Bing Za Zhi, 8 (5): 252-254

Zhang QX, Magovern CJ, Mack CA, et al. 1997. Vascular endothelial growth factor is the major angiogenic factor in omentum: m echa-nism of the omentum-mediated angiogenesis. J SurgRes, 67: 147-154

Zhong J, Cornelsen Gencay MM, Bubendorf L, et al. 2006. ERK1/2 and P38 MAP kinase control MMP-2, MT1-MMP, and TIMP action and affect cell migration: a comParison between mesothelioma and mesothelial cells. J Cell Physiol, 207 (2): 540-552